医学影像技术与操作

贾振雨　等◎主编

长江出版传媒 湖北科学技术出版社

图书在版编目(CIP)数据

医学影像技术与操作/贾振雨等主编. -- 武汉：湖北科学技术出版社，2022.11

ISBN 978-7-5352-8479-2

Ⅰ. ①医… Ⅱ. ①贾… Ⅲ. ①影像诊断 Ⅳ. ①R445

中国版本图书馆CIP数据核字(2022)第207617号

责任编辑：许可　　封面设计：胡博

出版发行:湖北科学技术出版社　　电话:027-87679426
地　　址:武汉市雄楚大街268号　　邮编:430070
（湖北出版文化城B座13-14层）
网　　址:http://www.hbstp.com.cn

印　　刷:山东道克图文快印有限公司　　邮编:250000

787mm×1092mm　1/16　　23.5印张　556千字
2022年11月第1版　　2022年11月第1次印刷
定价：88.00 元

《医学影像技术与操作》
编委会

主　　编

贾振雨　　聊城市退役军人医院
王军阳　　滕州市中心人民医院
孙国恒　　昌乐齐城中医院
朱立明　　青岛市黄岛区中心医院
李曙光　　烟台市莱州荣军医院
陈忠泉　　五莲县叩官镇中心卫生院

副主编

王淑娟　　烟台市烟台山医院
王倩倩　　嘉祥县人民医院
李建东　　济南市第三人民医院
郝金鑫　　嘉祥县人民医院
宋　辉　　青岛市黄岛区中心医院
张树文　　河北省沧县医院
李海英　　河北省沧县医院
岳金娟　　黄岛区中心医院

编　　委

程广婷　　青岛市肿瘤医院

前　言

随着医学影像学新技术、新设备、新治疗方法不断涌现和创新，影像诊断已从单一依靠形态变化进行诊断发展成为集形态、功能、代谢改变为一体的综合诊断体系，是现代医学临床工作不可缺少的助手。医学影像学科在疾病诊断和应用中发挥越来越重要的作用，影像学的发展也促进了其他临床学科的发展。

本书详细介绍了医学影像学基础概论和成像原理，重点介绍了X线技术诊断、CT技术诊断、MRI技术诊断等内容，包括对各系统常见疾病的临床病理特点、影像表现、影像诊断与鉴别诊断等的介绍。资料新颖，条理清晰，重点突出，简洁实用，理论联系实际。具实用性和可读性，可作为临床医务工作者参考用书。

在编写过程中，由于编者较多，写作方式和文笔风格不一，再加上时间有限，难免存在疏漏和不足之处，望广大读者提出宝贵的意见和建议。

编　者

目　录

第一篇　X线技术诊断

第二篇　CT技术诊断

第三篇 MRI 技术诊断

第四篇 超声技术诊断

第一篇　X 线技术诊断

第一章　X 线成像技术

第一节　X 线成像技术在临床诊断中的应用评价

X 线成像技术在临床上应用于人体检查和疾病诊断，主要是依据对 X 线图像的观察和分析。因此，在进行 X 线诊断时，必须掌握 X 线成像原理，熟悉 X 线图像的特点和临床应用价值，并根据正常人体组织结构的 X 线表现和异常病变的 X 线征象分析，进一步明确可能存在的病灶及其性质。

X 线之所以能使人体组织结构或病变在影像信息接收器上显像，一是基于 X 线的特性（穿透性、荧光作用、感光效应），二是基于人体组织结构有密度和厚度的差别。当 X 线穿透人体各种不同组织结构或病变时，由于 X 线吸收衰减后到达影像信息接收器的 X 线量有差异，最终就形成了由黑到白不同灰度的影像。

一、X 线图像的特点

由于模拟 X 线成像技术与数字 X 线成像技术的成像方式不同，其 X 线图像的特点也有所不同，现分述如下。

（一）模拟 X 线检查的图像特点

1.X 线图像为直接模拟灰阶图像

X 线图像是透过人体组织结构的 X 线直接在荧光屏或胶片上形成的图像，是一种由黑到白不同灰阶的影像组成。通过影像的密度及其变化来反映人体组织结构的解剖和病理状态。

值得注意的是，人体组织结构的密度与 X 线图像的密度是两个不同的概念。前者是指人体组织结构本身的密度（如骨骼、软组织、脂肪和气体的密度均不相等），而后者则指 X 线图像上所显示影像的黑白程度。当然，两者之间是有一定关系的，即密度高的组织结构（如骨骼、钙化），其吸收 X 线量多，在 X 线图像上呈白影；反之，密度低的组织结构（如气体、脂肪），其吸收 X 线量少，在 X 线图像上呈黑影或灰黑影。

X 线图像的黑白不同，代表影像的密度不同。在 X 线图像上，影像密度的高、低主要与组织结构的类型（骨骼、软组织、脂肪或气体）有关，也与被检部位或组织结构的厚度有一定关系。在描述 X 线影像的黑、白程度时，通常用高密度、中等密度和低密度来表示。若人体组织和器官发生病变时，X 线图像上的黑白发生变化，即影像密度发生改变，分别称之为密度减低或密度增高。

2.X 线图像是影像重叠图像

X 线图像是 X 线束穿透人体被检部位内的各种不同密度和厚度的组织结构后的投影总和，是该部位各种组织结构影像的相互叠加的图像。因此，在 X 线图像上的某些组织结构或病变的投影能够得到很好的显示，另有一些组织结构或病变的投影可能被掩盖而较难显示或不能显示。

3.X 线图像具有放大和失真

由于 X 线束是锥形投射的，当 X 线检查时人体与胶片(或荧光屏)之间有一定的距离，因此，被照射部位的 X 线成像会出现一定程度的放大并产生半影，使影像的清晰度减低。如果照射部位偏离中线，还会出现该部位影像的变形和失真。由于影像的放大与失真，X 线图像的清晰度减低。

4.X 线图像不可调节

模拟 X 线图像的影像灰度、对比度与摄影参数等是密切相关的。X 线摄影经显影定影后得到的 X 线影像，其灰度和对比度是不可调节的。

(二)数字化 X 线成像的图像特点

数字化 X 线成像的图像(包括 CR、DR 图像)，虽然仍保持模拟 X 线成像的图像特点，即具有影像重叠、放大和失真等缺陷，但它有别于模拟 X 线成像图像最突出的特点是可以通过灰阶处理和窗口技术处理，调整影像的灰度和对比度，获取多幅不同灰度和对比度的 X 线图像，从而使不同密度的组织结构及病灶同时得到最佳显示。

计算机体层摄影(CT)是最早应用于临床的数字化 X 线成像技术，因此，同样具有数字化 X 线成像的图像特点。

二、X 线诊断的应用价值与限度

X 线检查应用于临床疾病诊断已有一百多年历史。尽管现代成像技术如超声、CT、MRI 等在疾病诊断上显示出很大的优越性，但并不能完全取代 X 线检查。X 线检查仍然是临床上常用的基本的影像学检查方法，在某些疾病诊断中具有重要的价值，当然也存在许多局限性。因此，要根据患者的具体情况合理选用适宜的影像学检查方法，为临床提供快速、有效、准确的影像学诊断依据。下面简单介绍各种 X 线检查技术的诊断价值和局限性。

(一)X 线透视

X 线透视有其优点，也有其不足之处。X 线透视主要应用于胸部、腹部及四肢某些病情的检查，而对头颅、五官颌面、脊柱及骨盆等解剖结构复杂的部位没有价值。

1.胸部

常用于观察食管和支气管的不透 X 线异物、心脏大血管搏动、膈肌运动等情况。食管钡剂造影时常需在透视下观察食管的功能改变。既往透视常用于胸部健康普查，但多采取胸部平片检查。

2.腹部和盆腔

常用于急腹症如急性胃肠穿孔和肠梗阻的观察。消化道造影及子宫输卵管造影时常需要在 X 线透视下进行动态观察。

3.四肢

可用于快速诊断四肢骨折与脱位，并可配合临床医生对骨折或脱位的复位治疗，从不同角度观察对位、对线情况。

(二)X 线片

X 线片是 X 线成像技术中应用最为广泛的检查方法，对于人体各个部位的疾病都有重要的诊断价值。但由于X线图像信息量不足，许多情况下需要进一步做其他影像学检查以明确诊断。

1.头颅

平片仅用于颅骨病变如颅骨骨折、骨肿瘤及肿瘤样病变、骨髓炎和骨结核、颅骨先天性发育畸形等疾病的诊断，但对颅底骨病变的诊断有一定局限性。平片对颅内各种疾病（颅内肿瘤、脑血管病、感染等）的诊断有很大限度，常需要做CT或MRI检查进行诊断。

2.五官颌面

平片对五官颌面部的骨折、眶内金属异物、感染性疾病（鼻窦、中耳乳突、咽部）、肿瘤病变等均有一定的诊断价值，但平片对骨质结构改变及肿瘤侵犯范围的观察评估仍有明显的局限性，常需CT或MRI检查明确诊断。

3.胸部

X线片常作为胸部疾病的首选影像学检查方法，可广泛应用于支气管、肺部、胸膜、纵隔及心脏大血管疾病的诊断，但平片对纵隔肿块病变及心脏大血管疾病的定性诊断有一定局限性，常需要进一步结合其他影像学检查（CT、超声、心血管造影）明确诊断。

软X线摄影常用于乳腺疾病的诊断。

4.腹部和盆腔

平片仅用于急腹症（急性胃肠穿孔和肠梗阻）、腹部及盆腔异常致密影（结石、钙化及异物）、盆腔金属节育器异常等情况的诊断，对大多数消化道、泌尿系疾病，以及肝、脾、胰、肾和肾上腺、子宫和卵巢等实质性器官病变的诊断有很大的局限性，常需进一步做X线造影、超声、CT、MRI等检查进行诊断。

5.脊柱和四肢

平片常作为脊柱、四肢骨关节疾病的首选影像学检查方法，可广泛应用于骨关节创伤、骨关节化感染性疾病、骨肿瘤及肿瘤样病变、慢性骨关节病骨关节发育畸形和发育障碍等疾病的诊断，但对脊椎及骨盆等解剖结构复杂部位的诊断，也有一定局限性。

（三）X线造影检查

人体许多部位或组织器官缺乏良好的对比度，X线透视和平片检查难以显示人体解剖结构或病理改变，常需要使用造影检查进一步诊断。

1.颅脑

脑血管造影（DSA）对某些脑血管疾病（如脑动脉瘤和脑血管畸形等）的诊断有很高的诊断价值，是一种可靠的检查方法。

2.五官颌面

泪囊及泪道造影对了解泪囊及泪道病变有一定价值。

3.胸部

心脏大血管造影有助于先天性心脏病的诊断，而对于冠状动脉病变的诊断，选择性冠状动脉造影是一种可靠的诊断方法。

4.腹部和盆腔

X线造影检查对腹部和盆腔疾病的诊断有很重要的价值。消化道造影常作为胃肠道疾病检查首选的影像学检查方法。胆道胰管造影对胆道系统疾病、尿路造影对泌尿系肿瘤及感染性疾病、子宫输卵管造影对子宫及慢性输卵管疾病的诊断均有很大的价值。

5.脊柱和四肢

脊髓造影对椎管内肿瘤及椎间盘突出等疾病有一定的诊断价值,但由于 CT 和 MRI 检查技术在这些疾病诊断中的普遍应用,脊髓造影已基本被淘汰。四肢血管造影对软组织内血管瘤及良恶性骨肿瘤的鉴别诊断有一定的诊断价值。

第二节　数字化 X 线检查和数字图像处理技术

一、数字化 X 线检查技术

数字化 X 线检查技术包括计算机 X 线摄影技术(CR)和数字化 X 线摄影技术(DR),它使传统的 X 线摄影全面实现了向数字化 X 线摄影的飞跃,为影像信息的数字化后处理、储存、传输和打印打下了坚实的基础。

(一)计算机 X 线摄影技术

1.CR 的成像过程

(1)信息采集:经过人体后的 X 线信息投射到 CR 的 IP 板上,形成潜影。

(2)信息转换:指存储在 IP 板上的 X 线模拟信息转化为数字信息的过程。CR 的信息转换部分主要由激光阅读仪光电倍增管和模/数(A/D)转换器组成。IP 板在 X 线照射下储存了模拟信息,在激光阅读仪中进行激光扫描时受到激发而产生荧光,荧光的强弱与 IP 板在 X 线摄影时贮存的能量大小精确地成比例,即呈线性正相关。该荧光经高效光导器采集和导向,进入光电倍增管转换为相应强弱的电信号,然后进行增幅放大和 A/D 转换器转换成为数字信号。

(3)信息处理:指用不同的相关技术根据诊断需要对影像进行处理,达到影像质量的最优化。

(4)信息的存档与输出:在 CR 系统中,IP 板被扫描后所获取的信息可进行存储和打印,并可实现远距离传输。

2.CR 一般工作流程

(1)使用前准备:包括室温及湿度是否在允许范围内(温度 10～30℃,相对湿度 30%～75%);确认电源电压;频率变化是否在允许范围内;每一部分的地线是否连接完好;电缆是否完好等。

(2)开机:先打开显示器,再打开扫描主机开关,待所有程序进入工作状态后方可使用。

(3)录入患者的基本信息:如姓名、性别、年龄、ID 号、临床诊断、送诊科室等。

(4)进入部位选择界面:如头部、颈、胸、乳腺、腹、骨盆、上肢、下肢等。

(5)用条码扫描器对已获取影像信息的 IP 板的条码窗口进行扫描。

(6)曝光后,将扫描后的 IP 板插入扫描主机读取已记录的影像信息。

(7)通过计算机对已获取图像进行影像后处理,调节其对比度、密度、反转等处理。

(8)根据需要选择单幅、双幅或多幅方式打印或将图像传输到别的显示终端。

(9)关机:关闭扫描主机,关闭计算机。

3.操作注意事项

(1)如果机器的电器出现问题,通常机器会作警告和报警等提示,若设备运行过程中发生故障或发生其他紧急情况,应立即切断电源开关。

(2)不要擅自修改程序和拆卸机器,只有经专门培训的技术人员才可维修。

(3)在有易爆气体的环境下,严禁使用数字化X线设备。

(4)在机器活动范围内,患者与操作人员不能停留或放置任何物品,以避免发生碰撞。

(5)准备必要的放射防护措施。

(6)注意设备的日常维护、保养及校准,出现故障必须详细记录,并通知工程师前来维修。

(二)数字化X摄影技术

与CR相比,DR具有更高的空间分辨力、更大的动态范围、更低的X线照射量、更丰富的图像层次,在曝光后几秒内即可显示图像,大大地改善了工作流程,提高了工作效率。根据探测器结构类型和成像技术的不同,可分为直接数字化X线成像(非晶硒)、间接数字化X线成像(非晶硅)、CCDX线成像、多丝正比电离室成像等。多用非晶硒和非晶硅射线探测器成像。

1.DR的成像过程

DR的成像过程与CR相似,所不同的是模拟信息转换成数字化信号是由FPD来完成。在此不再详述。

2.DR操作流程

DR的类型较多,其成像原理和设备结构也有所不同,但其操作步骤有共同之处。

(1)开机:为了保障系统操作的安全、计算机网络系统的顺利登录以及文字报告打印机、激光胶片打印机的正常运行,系统启动必须严格按以下顺序操作。①接通配电柜电源总闸;②接通接线板电源;③接通X线机控制器电源;④接通电脑主机电源;⑤开启技术工作站及其医生工作站;⑥开启激光打印机或文字报告打印机;⑦确认系统处于开始正常状态。

(2)工作流程:①核对患者资料,确定摄影部位;②录入患者的信息;如姓名、性别、年龄、编号等;③在技术工作站设定摄影部位及其曝光参数;④摆位及对准中心线;⑤曝光采集影像信息;⑥调节采集图像的窗宽、窗位,使之符合诊断要求;⑦根据需要选择打印规格,打印激光胶片;⑧发送影像至诊断工作站或PACS系统。

3.关机流程

①关闭技术工作站;②关闭医生工作站;③关闭激光打印机;④关闭X线高压;⑤关闭配电柜电源总闸。

二、数字图像处理技术的应用

数字图像的处理功能,主要是利用窗口技术,即调节图像的窗宽和窗位来改变影像的层次与影像对比度,使图像具有更佳的层次和丰富的信息,以便满足临床对疾病诊断的需要。

此外,图像后处理技术还包括对比和边缘增强、亮度、对比度、组织均衡调节。边缘增强的调整可使图像边缘更为锐利,轮廓更为清晰;组织均衡是通过调节组织密度高低的区域和均衡的强度范围，使曝光不足或曝光过度的部分的图像信息重新显示出来，解决了摄影部位组织间的密度或厚度的差异造成的图像信息缺失。经过各参数的调整，使每次曝光后的图像都能取得预期的显示效果。

图像处理技术还有动态范围调节、对比增强，对病灶区进行勾边增强，建立图像轮廓，突出病灶，便于测量及定位；对病变区进行放大、移位、灰度校准、灰度转换、附加说明；对图像进行镜像放大，便于观察图像细节，还可对图像进行旋转，即上下、左右、顺时针或逆时针旋转和正负图像转换、图像排列方式选择等。

第三节　数字减影血管造影技术的应用

数字减影血管造影(DSA)技术的临床应用初期，主要通过外周静脉注射对比剂来观察全身的动脉、静脉及心脏形态，但因减影图像分辨率太低，影像质量差，无法满足临床诊断的需要。后来，DSA 设备性能的改进和介入放射学的进展，特别是选择性和超选择性 DSA 动脉法的应用，扩大了血管性介入诊断与治疗的范畴。

一、检查前准备

(一)患者准备

主要包括：①碘过敏及麻醉药过敏试验；②测定血常规、出凝血时间，检查心、肝、肾功能；③穿刺部位备皮；④检查前 4 小时禁饮食，给镇静剂及排空大小便；⑤向被检者解释，消除顾虑及紧张，争取术中配合；⑥备好临床检查资料和有关影像学资料；⑦建立静脉通道，便于术中给药和急救。

(二)器械准备

主要包括：①检查 X 线机、导管床 DSA 设备及高压注射器等设备是否完好；②准备好相应型号的穿刺针、导丝及适宜形状的导管、消毒手术包；③必要的应急抢救设备，如氧气、除颤器、气管切开包、气管插管器械等。

(三)药品准备

主要包括：①对比剂准备；②栓塞剂抗凝剂化疗药及各种急救药物的准备。

二、适应证和禁忌证

(一)适应证

(1)血管病变。

血管病变包括局限性或弥散性血管狭窄、血管狭窄与扩张相间、血管闭塞和阻塞、血管瘤、动静脉畸形和动静脉瘘、血管先天性变异畸形或缺如、血栓形成和静脉瓣膜功能不全以及人造血管或冠脉搭桥血管的再病变等。

(2)出血性病变。

出血性病变包括消化道急、慢性出血、支气管大咯血、外伤性血管损伤、自发性动脉瘤破裂或动静脉畸形血管破裂、医源性(如手术、穿刺)所致的血管损伤等。

(3)血管介入治疗。

血管介入治疗如血管成形术、血管内支架安置术、经颈内静脉门体静脉分流术、血管内溶栓术、出血动脉及肿瘤供养动脉的栓塞术等。

(4)鉴别诊断。

鉴别诊断包括良恶性肿瘤的鉴别、炎性与肿瘤性病变的鉴别、血管瘤与囊性病变及肿瘤性病变的鉴别等。

(5)术后随访。

如冠状动脉搭桥术后复查、颅内血管性病变术后复查、血管成形术后复查、血管内支架安置术后复查及人造血管术后复查等。

(6)各种先天性心脏病。

(二)禁忌证

1.碘过敏。

2.严重的心、肝、肾功能不全。

3.严重的凝血功能障碍,有明显出血倾向;严重的动脉血管硬化。

4.高热、急性感染及穿刺部位感染。

5.恶性甲状腺功能亢进、骨髓瘤。

三、常用DSA检查技术

(一)头颈部血管造影技术

1.造影体位设计

常规应用Seldinger技术,经皮股动脉穿刺插管,将导管送入颈总动脉(颈内动脉或椎动脉),然后从导管内注入少量对比剂,经证实后即可造影。

颈内动脉造影常规只摄取标准正、侧位,必要时加摄左、右斜位。在透视下正位观察,两岩骨位于眶内下2/3处。侧位为水平侧位,要使两外耳孔重合。15°～30°角的斜位可显示颈内动脉的根部。左前斜位60°～65°角斜位可使主动脉弓、颈动脉及椎动脉彼此分离且清晰显示。左右斜位70°角可使颈内与颈外动脉起始部分离。30°角斜位可较好显示颈内动脉虹吸部。椎动脉造影常规选择标准侧位和汤氏位。侧位为水平侧位,两外耳孔重合。

颅内动脉及颈部动脉造影,一般选择DSA的常规脉冲方式成像,以2～3帧/s的摄影速度曝光,曝光至静脉回流为止。对于不易配合者可选用超脉冲方式,以25帧/s的摄影速度曝光。采用注射延时,先曝光采集mask像1～2s后,再注射对比剂。

2.造影参数选择

一般使用浓度为50%～60%的非离子型对比剂。在主动脉弓处注药时,颈动脉造影对比剂总量为20～15mL/次,注射流率12～18mL/s。颈总动脉注药时,对比剂用量10～15mL/次,注射流率6～8mL/s,压限450PSI;颈外动脉注药时,对比剂用量6～8mL/次,流率4～6mL/s,压限300PSI。颈内动脉注药时,对比剂用量8～10mL/次,注射流率6～7mL/s。于椎动脉内注药时,对比剂用量6～8mL/次,注射流率4～5mL/s,压限300PSI。椎动脉造影时,对比剂总量为6～8mL/次,注射流率3～5mL/s,注射压力限制在45～600PSI(pounds per square inch,磅/平方英寸)。对于超选择性的颅内动脉或颈外动脉的分支,对比剂用量6～8mL/次,注射流率3～6mL/s。

(二)胸部血管造影技术

1.造影体位设计

上腔静脉造影取正位;肺动脉造影常规取正侧位,肺栓塞时可加摄斜位。对支气管动脉、上腔静脉、锁骨下动脉、胸廓内动脉及肋间动脉造影时,选用 DSA 的脉冲方式成像,采像帧率 36 帧/s。肺动脉采用超脉冲 DSA 成像或 DCM 减影成像,25 帧/s。均采用屏气曝光,先曝光 1～2s 采集 mask 像,后注射对比剂,曝光至感兴趣区显示满意为止;肺动脉造影曝光至左房显像,上腔静脉造影曝光采像至侧支循环显示。

2.造影参数选择

一般使用为 50%～60%的离子型对比剂或相应浓度的非离子型对比剂。肺动脉干注药时,对比剂用量 30～40mL/次,流率 15～20m/s,压限 400～600PSI。一侧肺动脉选择性造影时,对比剂用量 20～30mL/次,流率 10～15m/s。上腔静脉非选择性造影时,对比剂用量 20～30mL/次,流率 10～15mL/s。插管法选择造影时,对比剂用量 15～25mL/次,流率 8～10mL/s。锁骨下动脉造影时,对比剂用量 5～10mL/次,流率 4～8mL/s。

(三)腹部血管造影技术

1.造影体位设计

腹腔动脉、肝动脉及其分支血管造影均采用正位。动脉瘤或血管主干相互重叠者,可选用相应的左、右前斜位。肝脏血管造影一般采用 DSA 的脉冲方式,24 帧/s。先曝光 1～2s 采集 mask 像,再注射对比剂。动脉造影观察门静脉者,曝光时间达 15～20s,直至门静脉显示满意。肝动脉造影者,应曝光至肝内毛细血管期显示,或动脉门静脉瘘显示满意。

2.造影参数选择

一般使用为 50%～60%离子型对比剂或相应浓度的非离子型对比剂。腹腔动脉造影每次注射 30～35mL,流率 8～10mL/s。肝总动脉造影每次 10～20mL,流率 5～7mL/s。超选择肝内动脉造影每次 8～10mL,流率 4～6mL/s。肝右动脉比肝左动脉对比剂量和流率均略高。肝内血管栓塞后复查造影,对比剂每次 4～8mL,流率 1～3mL/s。

(四)四肢血管造影技术

1.造影体位设计

上肢血管造影,患者仰卧,手臂向外平展。下肢血管造影,患者仰卧,下肢伸直。一般摄取正位,必要时加摄侧位和斜位。摄下肢血管正位片时,股部应轻度外旋,摄片时间为注射对比剂完毕即摄第 1 张照片,隔 3～5 秒摄取第 2 张照片。具体摄片时间应根据上下肢血流速度不同、穿刺点与病变部位及病变种类等情况做适当调整。如静脉栓塞者,可于注射对比剂后 5～10 秒摄取第 2 张照片。

2.造影参数设计

一般使用浓度为 40%的离子型对比剂,或相应浓度的非离子型对比剂。锁骨下动脉造影,对比剂总量 12～15mL/次,流率 4～5mL/s,压限 150～300PSI。腋动脉-上肢动脉造影,对比剂总量 10～12mL,流率 3～4mL/s,压限 150～300PSI。髂总动脉-下肢动脉造影,对比剂总量 15～20mL/次,流率 12～15mL/s,压限 300PSI。髂外动脉-下肢动脉造影,对比剂总量为 10～12mL/次,流率 6～8mL/s,压限为 150～250PSI。选择性下肢动脉造影,对比剂总量为

10～12mL/次，流率 4～6mL/s，压限 150～200PSI。下肢静脉造影，对比剂用量为 60～80mL/次，注射流率 1～1.5mL/s。

四、DSA 检查技术的特点

与传统的血管造影相比，DSA 检查技术具有下列特点：

(1)DSA 图像的密度分辨率高，即使密度差值为 1%的影像也能显示出来。

(2)DSA 图像的获取储存、处理和传递都是以数字形式进行的，使得图像可以进行各种后处理、测量和计算，有效地增加了诊断信息，有利于图像储存以及远程传输与会诊。

(3)能消除血管以外的重叠结构影像，仅留下造影的血管影像，图像清晰且分辨率高。

(4)能做动态性能研究，如确定心脏功能参数(射血分数、体积变化等)。

(5)造影图像能长期存盘、反复观察，且无信息损失。

(6)DSA 的血管路径图功能能做插管的向导，可减少手术中的透视次数和检查时间。

(7)DSA 对微量碘信息敏感性高，所需对比剂用量少且需要的浓度低，而图像质量高。

(8)心脏冠状动脉 DSA 成像速度快，时间分辨率高，单一时间内可获得较多的画面。

第二章　呼吸系统疾病的X线诊断

第一节　常见肺部疾病

一、先天性肺发育异常

(一)肺不发育及发育不全

1.X线诊断要点

一侧性肺不发育。因肺不充气而看不到患侧肺组织及支气管影以及血管纹理的痕迹，常呈均匀性密度增高影。同侧隔影常不易看到，纵隔向患侧移位。如同时发现脊椎有半椎体畸形，则对本病的诊断更有帮助。

健侧肺血管纹理增多，并可因过度充气，而疝入患侧，健侧膈肌较低平。与一侧性肺不张不同的是肺发育不全者两侧胸廓基本对称。

2.临床联系

本病为胚胎期肺的生长、发育障碍的结果。轻症者一般无临床症状，常由于其他原因于胸部X线检查时发现。临床上常伴发肺部反复和顽固性感染。

(二)肺动静脉瘘

1.X线诊断要点

根据X线片表现，可分为囊状肺的静脉瘘和弥散性肺小动静脉瘘。前者常为单发，多见于下叶，为结节状影，多呈凹凸不平或浅分叶状，密度均匀，边缘光滑。常可见一支或数支粗大扭曲的血管阴影引向肺门，为输入血管。后者表现为肺叶或肺段分布的多发葡萄状高密度阴影，也可仅表现为肺纹理增粗、扭曲、紊乱，甚或无阳性所见。

2.临床联系

本病常常至青年或成年后才出现症状，病变轻微者常无临床症状，若肺动静脉瘘破裂，常有不同程度的咯血，破入胸腔者则发生血胸。较大的肺动静脉瘘可出现呼吸困难、发绀、杵状指(趾)及红细胞增多。若肺动静脉瘘靠近胸壁表面，则往往在相应的胸壁上于吸气时听到响亮的“心外”性杂音，是肺动静脉瘘的特征。

二、肺部炎症

(一)大叶性肺炎

1.X线诊断要点

X线征象较临床症状出现为晚，X线表现与病理分期有关。

(1)充血期：初期无明显异常。一般常在发病6～12h后出现X线征象，表现为病区肺纹理增浓，肺野透亮度略减低，有时病区周围可出现极淡的云雾状阴影。

(2)实变期：相当于病理上的红色和灰色肝样变期。典型表现为病变区呈均匀密实阴影。

其形态、范围与受累肺段、肺叶完全符合。由于抗生素的广泛应用，大叶肺炎以肺段形式出现者日益增多，实变阴影呈现一个肺段的解剖形态和范围，其近胸膜一边常显示清楚、平直，其余则模糊不清。

病变的叶间裂可稍突。如病变内伴有肺不张，也可略小于正常，叶间裂稍凹。若有少量胸膜渗出液，则可见肋膈角变钝。由于含支气管与实变肺组织相互衬托，有时可显示空气支气管征。

(3)消散期：实变阴影的密度逐渐减低，呈散在斑片状阴影。进一步吸收，仅出现条索状阴影或完全恢复正常，少数病例可演变成机化性肺炎或慢性肺化脓症。

2.临床联系

本病好发于青壮年，冬春季发病较多。患者发病急骤，高热、寒战、胸痛、气急等为常见症状。吐铁锈色痰则为本病的典型临床表现。严重者可出现休克。

(二)支气管肺炎

1.X 线诊断要点

支气管肺炎 X 线表现比较复杂，基本上是呼吸性细支气管炎伴有小叶性的实质浸润、肺不张和肺气肿的综合反映。

(1)斑片状小病灶阴影，是支气管肺炎的主要诊断依据。多数于发病第一天即出现，病灶，直径 2～5mm，中心致密，边缘模糊，大小不等，沿肺纹理散在分布，以中、下肺野内中带较密集。长期卧床患者的坠积性肺炎则多见于脊柱旁沟区和两肺下野。晚期，小病灶更加密集重叠或融合，可形成较大的片状阴影，但其密度仍保持不均匀的多中心融合的特征。

(2)小叶性肺不张和小叶性肺气肿，表现为边界清楚、密度较高的小三角形或斑点状致密影和泡性小透亮区，常掺杂在小病灶影之间。以幼儿出现率较高，诊断意义较成年人尤为重要。

(3)肺门阴影密度增高，肺纹理增浓，结构模糊不清。有时肺门区有结节状致密影。这是经常伴随的血管、支气管周围炎和淋巴结炎的综合反映。

(4)急性期常伴有明显的呼吸功能障碍征象，如膈肌运动和肺呼吸透亮度差、减低等。

2.临床联系

本病多并发于麻疹、百日咳、猩红热等急性传染病，幼儿、老年人易感。常表现为高热、咳嗽、咳泡沫状黏液脓性痰，严重者可有呼吸困难、发绀。

(三)支原体肺炎

1.X 线诊断要点

X 线表现很不典型。多数患者病变局限于 1 个或 2 个肺段，以下叶多见。

(1)局限性肺纹理增浓：早期为肺间质性炎症改变，表现为病变区肺纹理增浓，边界模糊，有时伴有网织状阴影，或较淡的斑点状阴影。常呈肺段分布。

(2)肺门周围炎：表现为单侧肺门阴影增大，结构模糊，边界不清。

(3)肺泡实质性浸润灶：以节段性分布较多，表现为一较大的云絮状片状阴影，有的呈小叶性分布，呈现多个小斑片状阴影，形如支气管肺炎。有的呈底边与肺门阴影相延续，而向肺野伸展的扇形阴影，病变密度一般较淡，边缘模糊。但也偶有表现为粟粒样病变或密度较浓，边缘较清晰,类似团块状病变者。病变一般2周左右开始吸收,如无继发感染,吸收后不留痕迹。

2.临床联系

本病发病多在冬春之交合夏末秋初,好发于青壮年。轻重不一,有的无自觉症状,仅在胸痛透视时发现,有的也可高热。一般表现轻微发热、咳嗽、胸闷、头痛、咳黏稠痰、疲乏感等。

(四)流感病毒性肺炎

1.X线诊断要点

(1)单纯流感性肺炎:肺门阴影增大、模糊,肺门上极周围及肺上野纹理增浓、增多或呈网状影,而两肺下野透亮度增强,呈急性肺膨胀状态,此为间质性炎症的反应。主要见于婴幼儿,有的同时伴有心脏普遍性增大。

(2)严重病例或继发细菌感染:出现大小不等的实质性病灶阴影。有的在肺上野纹理增浓区出现斑点状影,有的呈现类似支气管肺炎的小叶性病变,甚至可有节段性或大叶性病变。一般说实质性病变阴影越多,越应考虑为混合性感染。病变的性质及分布,一般取决于混合感染的致病菌。如链球菌感染常为粟粒样病变,肺炎双球菌感染常呈肺段性或大叶性实变,葡萄球菌感染则常伴有肺气囊等。这些病变的吸收一般较慢,在临床复原后,常可持续1～2个月。

2.临床联系

本病以婴幼儿和少年儿童并发率高,年龄越小影响越重。一般是在流行性感冒发病4～5d后,即感觉好转时重新出现症状。患儿常急性发作,先有发热,鼻咽炎或气管炎,引起呼吸困难、咳嗽及咳痰。听诊有湿性啰音。

(五)腺病毒肺炎

1.X线诊断要点

(1)肺纹理增浓、模糊。初期纹理走向尚规则,后期间质炎症转为纤维化时则显示紊乱。

(2)肺炎性浸润,密度较淡而均匀,边界模糊,有时伴有条状或斑点状阴影,多分布于下肺野和内侧带。严重者小病灶可迅速融合成大病灶或扩及一叶大部,呈密集的大片状阴影,形如大叶性肺炎。病变周围的肺野可有明显的肺气肿或肺不张,偶有心脏增大。

(3)肺门阴影增大,或见有增大淋巴结的结节状阴影。

2.临床联系

本病好发于6个月至4岁的儿童,以6～18个月者多见,营养不良婴幼儿易感。一般发病急骤,中毒症状较一般非化脓性细菌性肺炎为重,体征亦较明显。有高热、嗜睡、萎靡及阵发性痉挛性咳嗽等。严重者有呼吸困难,明显发绀,并有心血管和中枢神经系统功能失调等症状。

(六)麻疹肺炎

1.X线诊断要点

麻疹时肺部改变一部分是由麻疹病毒引起的麻疹肺炎,一部分是在麻疹病理基础上的细菌性继发感染,即麻疹并发肺炎。幼儿多见。

(1)麻疹肺炎:X线表现与一般间质性肺炎相似,可分3种类型。

网织型:或称细支气管炎型。由于间质性浸润,两肺广泛的网状阴影,肺纹理增强、模糊。间质性炎症是其主要病理基础。

网织小结节型:或称细支气管炎伴粟粒状支气管肺炎型。表现为两肺广泛的网状阴影,伴有针尖大小的结节状阴影。系间质性改变伴肺泡性炎症及泡性肺不张的反映。

网织、浸润型：表现为密度较淡、均匀、边缘不清的云雾状阴影。浸润病灶的产生系肺不张及肺泡炎症进展的结果。

以上3种类型可随病程演变而发展，约持续2周后开始吸收。肺门淋巴结可有轻至中度增大，但一般仅表现为肺门阴影增浓。

(2)麻疹并发肺炎：一般取决于混合感染致病菌的种类，常见者有2种类型。

间质性肺炎伴小叶性肺炎：除以上间质性改变外，尚有密度深浓、边缘模糊的小斑片状阴影，沿支气管分布，以两肺下野内带居多。

间质性肺炎伴病灶融合性肺炎：病变互相融合成大病灶，甚至呈节段性大叶性肺实变，广泛分布于两肺的内中带。病灶区内可见到散在分布的肺气肿征象，显示为小条状或圆形透亮区。

麻疹并发肺炎吸收缓慢，吸收后常产生支气管扩张。如并发肺大疱、纵隔气肿及气胸等并发症，则产生相应的X线改变，从而使本病X线表现更加复杂化。

2.临床联系

本病多见于幼儿，初期症状与严重麻疹呼吸道感染的临床表现无法区别，也可能在发疹性退热后体温重新上升而发病。一般有发热、气急、咳嗽、呼吸困难、胸痛、烦躁不安等。

(七)机化性肺炎

1.X线诊断要点

本症是肺部外特征性炎症未能彻底治愈的结果。肺炎一般经2～4周的有效治疗即可消散，如超过此限仍未消散，称为未消散性肺炎。根据炎症消散和纤维化的程度，进而又可转化为机化性肺炎及炎性假瘤。

(1)未消散性肺炎：由于急性炎症的消退，肺内片状阴影的边缘较急性期略清晰，但仍较模糊，并有少量条索状阴影出现，病变周围的胸膜反应较明显。

(2)机化性肺炎：由于纤维组织的逐渐增生收缩，可见病变范围逐渐缩小，密度更加致密，轮廓日益清晰，周围条索影更加增多。持续一定时间后，其大小、形态趋向稳定，即成为机化性肺炎。病变节段或肺叶常有萎缩现象，周围肺组织常有代偿性肺气肿。邻近叶间裂向病侧移位，附近胸膜明显增厚。

(3)炎性假瘤：基本上是机化性肺炎的后期阶段。X线显示为较明确的瘤样团块状阴影，多为单发，也可多发。呈圆形、椭圆形、哑铃形或三角形，密度较高，边缘大多光滑清晰，有的有长条索影伸向肺野。少数假瘤可显示空洞、囊腔或钙化。假瘤发展甚为缓慢。

2.临床联系

本病成年人多见，女性居多。可无任何症状，也可有胸闷、胸痛、低热、咳嗽、咳浓痰或血丝痰等症状。化验检查一般无特异性发现。病程一般较长，可有肺部炎症病史。

(八)间质性肺炎

1.X线诊断要点

(1)弥散性不规则的纤细条纹阴影，自肺门向外伸展，边缘较清晰，相互交织成细网状，增厚越显著网影越粗糙，其间夹杂有小点状致密阴影(肺不张)或小透亮区(肺气肿)。病变以肺门周围和下肺野较明显。肺野透亮度均匀地减低、模糊。

(2)肺门阴影增浓增大,结构紊乱模糊,有时可见到增大的淋巴结。

(3)婴幼儿患者常有明显的具有特征性的急性肺膨胀表现,肺野透亮度增加,肋间肺膨出、膈下降、动度减低、肋膈运动失调,肺呼吸运动透亮差减低。

(4)长期反复的支气管感染常表现为广泛散布的绳索状或粗网状阴影,粗糙,致密,肺纹理增加,分布紊乱,甚至可达蜂窝肺的程度。多见于成年人继发的慢性间质性肺炎。

2.临床联系

间质性肺炎分急性和慢性两种。在婴幼儿多发生于麻疹、百日咳、流行性感冒等病。慢性者多继发于肺和支气管的慢性疾病。

(九)吸入性肺炎

1.X 线诊断要点

(1)急性肺水肿:初为两肺广泛性肺纹理增强、模糊,继而有密度较淡的片状云雾状阴影自肺门向外扩散,并以两肺内中带明显,形如蝶翼,而两肺尖、外带和肺底部清晰。

(2)阻塞性肺气肿和肺不张:病变区局限性透亮度增加和致密的三角形、条状或不规则的阴影。可与其他征象并存,也可为早期征象单独出现。

(3)支气管肺炎:表现为散在性小斑片状阴影,中央较浓、边缘模糊,以中下野较多见。如系单侧多见于右侧。

(4)纤维化、肉芽肿及"石蜡瘤":此为类脂质性肺炎的慢性阶段表现为两肺基底部密度增加、紊乱的线状阴影,正常肺纹理结构不清,并有细小散在的粟粒状阴影,夹杂于线状阴影周围。所谓"石蜡瘤"为孤立的边缘较模糊的圆形致密阴影,直径 2～3mm。有时肺门阴影增浓并有结节状增大淋巴结。应与周围型肺癌相区别。

(5)肺脓肿:慢性吸入性肺炎极易发生细菌性感染,在病变区内形成肺脓肿,可呈急性表现或慢性经过。一般表现为团絮状浓密阴影,如与支气管相通则可见脓腔及液平面。并常有广泛的间质性纤维化及肺不张。

2.临床联系

吸入性肺炎是呼吸道吸入异物引起的肺部炎症性病变,多发生于婴幼儿及久病体弱的老年人。

三、肺脓肿

(一)X 线诊断要点

X 线对肺脓肿的诊断有重要意义,能确定其部位、范围,指导体位引流的方向。并可确定有无脓胸、肺不张等并发症,还可以对疗效进行观察。X 线所见因病理发展阶段不同而异。

1.急性肺脓肿

病变初期在肺野显示大片密度较高的致密影,密度以中心为最浓,愈向外愈淡。可侵犯肺的一段或数段。实变中如有坏死、液化则局部密度减低。坏死组织排出后形成空洞及液平面。空洞内壁光整或不规则,周围常伴有多量的炎性浸润,形成所谓厚壁空洞,构成肺脓肿的典型征象。也有的病变中心密度不均匀,呈蜂窝状改变,是多处肺组织破溃的表现。败血症所致的肺脓肿常为两侧多发性病变,呈大小不等的圆形阴影,形成空洞后其壁薄,变化快,短时间内可以吸收或扩大。

2.亚急性或慢性肺脓肿

肺组织逐步发生纤维化、机化和支气管扩张，在X线片中有以下表现。

(1)空洞阴影：可为圆形单个空洞或呈圆形蜂窝状、多个脓腔互相沟通的多房性空洞。洞壁增厚，周围有不同程度的慢性炎性浸润。

(2)片状或肿块状阴影：为肺实变所形成，密度不均，境界不清，周围有粗长的纤维条索状阴影。

(3)条索状阴影：由广泛纤维组织增生所致，肺内有大量不规则条索状密度增高影。

(4)肺门淋巴结大：患侧肺门阴影增大或结节状阴影。

(二)临床联系

本病典型表现为发病急骤，呈急性病容，寒战、高热、弛张型体温，并伴有全身中毒症状。咳嗽初起时较轻，随后咳嗽及痰量逐日增加，待脓肿破入支气管时，痰量突然剧增，可达数百毫升。浓痰多有腥臭味，有时痰中带血。待咳出大量浓痰后，全身症状即有好转。

四、肺结核

(一)X线诊断要点

肺结核是由结核杆菌在肺内引起的慢性传染性疾病。分为以下几种类型。

1.原发型肺结核

(1)原发复合征：原发病灶表现为云絮状密度增高阴影，边缘模糊。伴有病灶周围炎时，表现为较大范围的云絮状阴影，有时可占据一个或数个肺段，其边缘模糊，与正常组织分界不清。病灶周围炎逐渐吸收后，在愈合中的原发病灶可显示为境界清楚，密度较高的增生性或已经部分钙化的病灶。肺门或纵隔增大淋巴结表现为突出于正常组织的肿块影。自原发病灶引向增大淋巴结的淋巴管炎，表现为一条或数条较模糊的条索状致密影。有时原发病灶、淋巴管炎与增大的肺门淋巴结连接在一起，形成哑铃状，称为原发复合征，但这种征象在临床上并不多见。

(2)胸内淋巴结结核：肺门及纵隔淋巴结增大时，统称为胸内淋巴结结核。淋巴结大，常伴周围组织渗出性炎症浸润，称为炎症型。淋巴结周围炎吸收后，在淋巴结周围有一层结缔包绕，称为结节型。炎症型主要变化为增大的淋巴结周围肺组织内出现较多的炎性浸润，表现为从肺门向外扩展的密度增高阴影，边缘模糊，与正常肺组织分界不清，如气管旁淋巴结大，则1侧或2侧上纵隔呈弧形增宽。结节型表现为肺门区的圆形或椭圆形致密阴影，向肺野突出，右侧较多见。如数个相邻淋巴结同时增大，可融合成块，边缘呈分叶状。气管旁淋巴结大表现为上纵隔两旁的突出阴影，如多个淋巴结增大，可使纵隔影增宽，边缘呈波浪状。隆突下组淋巴结大在正位上不易显示，侧位片上肺门增大的淋巴结可清楚显示。

2.血行播散型肺结核

结核杆菌进入血液循环可引起血行播散型结核。根据结核杆菌侵入血液循环的途径、数量、次数和机体的反应，可分为急性粟粒性肺结核和亚急性血行播散性肺结核。

(1)急性粟粒性肺结核：两肺从肺尖到肺底均匀分布大小及密度相同的粟粒状阴影，直径约2mm，境界清楚，如渗出性病灶，则其边缘较模糊，正常肺纹理不易辨认。发病初期，仅见肺纹理增强，2周左右才出现典型的结节，晚期粟粒状阴影常有融合的倾向。恶化时，粟粒状密度增高影常有融合的倾向。

(2)亚急性及慢性血行播散性肺结核：由于结核菌多次反复地侵入肺部，在X线上出现多种性质的增生性，渗出性、纤维化及钙化等病灶。陈旧的硬结钙化灶大都位于肺尖及锁骨下，新的渗出或增生病灶大都位于下方，有时可见薄壁空洞。病灶多密度不同，分布不匀，大小不等。有些病灶可吸收或硬结钙化而愈合。机体抵抗力差或治疗不彻底而病变恶化时，可发生病灶周围炎，并发渗出性胸膜炎，也可形成空洞，进而发展成慢性纤维空洞型肺结核。

3.浸润型肺结核

病变早期大多局限于锁骨上下区，其次为两下叶背段。往往渗出与增生同时出现，并可伴有少量干酪样改变。X线上常可见到陈旧性病灶周围炎，表现为边缘模糊的致密阴影，中心密度较高。锁骨下新的渗出性病灶呈边缘不清、密度不均匀的云絮状阴影。范围较广时，可波及一个或数个肺段，为楔形絮状或团块状阴影。也可弥散于整个肺叶(多在右侧)，为密度浅而均匀的大叶性浸润。还可位于两肺任何部位，表现为边缘不清的圆形浸润。病灶内密度低区为病灶溶解、空洞形成的表现。空洞有无壁、薄壁、张力、干酪厚壁和纤维空洞等数种，多为圆形或椭圆形，其周围可能有多少不等的周围炎或纤维性变。一侧或两侧中下肺野有空洞播散而来的广泛散在的支气管播散灶。

4.结核球

结核球为一种干酪性病变被纤维组织包围而成的球形病灶，呈圆形或椭圆形；也可因空洞引流支气管阻塞，空洞被干酪物质充填而形成。大小各为2～3cm。多数为单发，多见于锁骨下区。结核球轮廓清楚整齐。偶可略呈切迹很浅的分叶状，密度一般均匀，但其内的干酪病灶可液化而形成空洞。空洞形态不一，常为厚壁。部分结核球内可见成层状的环形或弥散的斑点状钙化影。除球形灶外，结核球附近的肺野内可见散在的增生性或纤维性病灶，称之为卫星病灶。

5.干酪性肺炎

干酪性肺炎为大片渗出性结核炎变很快产生干酪坏死所形成。表现为肺段或肺叶的实变，轮廓较模糊，与大叶性肺炎相似。肺叶体积常因肺组织广泛破坏而缩小。

6.慢性纤维空洞型肺结核

锁骨上下区见有形状不规则的纤维空洞，周围有比较广泛的条索状纤维性改变及新老不一的病灶。由于纤维收缩，常使肺门上提，肺纹理垂直向下呈垂柳状，可合并支气管扩张。未被病变波及的部位可呈代偿性肺气肿。两侧上部通常见胸膜增厚。胸膜增厚及肺纤维性变引起邻近肋间隙变窄。纵隔被牵拉移向患侧胸廓塌陷。肋膈角胸膜亦可增厚，使肋膈角变钝，同时伴有膈幕状粘连。

(二)临床联系

本病为严重危害人类健康的主要传染病，传染源主要是继发性肺结核的患者，飞沫传播是肺结核最重要的传播途径。常表现为咳嗽、咳痰、咯血、胸痛、呼吸困难，多伴有长期午后潮热，部分患者可有倦怠乏力、盗汗、食欲减退和体重减轻等。

五、肺寄生虫病

(一)肺血吸虫病

1.X线诊断要点

(1)肺门两侧肺门增大模糊，肺门结构不清。

(2)肺纹理增多、增粗，且分布紊乱。

(3)肺实质为肉芽肿的表现，大小1～3mm，粟粒状结节。结节的大小、形态和密度不一，多沿肺纹理分布，以两侧中下肺野和内中带较多。可有片状或大片状影，少数可形成不规则肿块状影。

(4)胸膜改变偶有胸腔积液及胸膜增厚粘连。

2.临床联系

本病是由人体与疫区污染的水接触后而感染。早期症状为发热急骤，伴寒战及荨麻疹，脐周围和上腹部疼痛，腹泻，呈稀水样便或黏液血便。肺部急性期轻症者可无症状，主要为干咳，痰量少而稀，呈白色泡沫状，偶见咯血者，可伴有胸闷、气促或胸痛。肝、脾大，可伴有痢疾和腹泻，晚期可发生肝硬化。

(二)肺吸虫病

1.X线诊断要点

(1)边缘模糊的浸润性阴影(出血期)：为早期出血性表现。肺中下部分布最多，呈孤立性或融合的肺浸润阴影。

(2)多房性囊样阴影(囊肿期)为X线的特征性表现。为肺门周围或肺下野单房或多房性透亮区，周围可见条索状阴影伸向肺野。

(3)边缘锐利的结节状阴影(包囊期)为囊肿被肉芽组织和纤维组织包裹所形成。呈散在性分布，边缘锐利的结节状阴影，有些中心可看到多个空泡。结节周围常有几条特征性放射状条纹影。

(4)硬结或钙化阴影(愈合期)密度高，边缘清楚，呈大小不等的结节状影。可呈环形、点状或片状钙化。

(5)胸膜可有增厚，粘连或渗出液，也可发生心包粘连。

2.临床联系

本病是由于肺吸虫幼虫在肺内生长所致。患者表现为发热、疲乏、食欲缺乏，可有胸痛、阵发性轻咳、咳果酱样黏痰，咯血等症状。

(三)肺包虫囊肿病

1.X线诊断要点

为边缘整齐的圆形浓密阴影，密度均匀，小者形如豆状，大者可达10cm。常位于两肺下野，以右肺下野多见。囊肿破裂可形成几种不同的X线征象。如空气存留于外囊与内囊之间而使两者分离，可见囊肿内有一弧形透亮带，并随体位改变；如空气同时进入内囊与外囊，则可见囊肿内有液平面，其上有两层弧形透亮带；如内囊破裂可使部分囊膜脱落漂浮于液平面上，呈不规则的阴影，形如“水上浮莲”，为囊肿破裂的典型征象；如液体完全排空，则囊肿成为环影,囊壁较薄,有时可似肺结核的纤维空洞,但在其他部位没有结核病变。

2.临床联系

本病是由犬绦虫蚴寄生肺内所致。患者食入被犬绦虫卵污染的食物引起污染。囊肿逐渐长大引起压迫或并发感染时,可有咳嗽、咳痰、咯血及胸痛等。巨大囊肿可引起呼吸困难。囊肿破裂时痰呈黏液状略带咸味,并可能含有粉皮样碎片。严重者可引起大量咯血,甚至发生窒息。

六、肺肿瘤

(一)肺良性肿瘤

1.肺错构瘤

(1)X线诊断要点:病变边缘清楚,有的可轻度分叶,直径一般为2~4cm。部分病变内有钙化灶,呈小点状或斑片状,中心钙化形如爆米花状,对错构瘤的诊断具有一定意义。

(2)临床联系:本病为肿瘤样病变,体积小时无任何症状,较大肿瘤可引起咳嗽、咯血,并引起气短等压迫症状。

2.支气管腺瘤

(1)X线诊断要点:中心型腺瘤X线片上可为阴性,但一般表现为气道阻塞的间接X线征象。有的于肺门区可见肿块阴影。周围型者通常为密度均匀、轮廓清楚、完整的球形病变,直径为2~3cm。

(2)临床联系:本病以30~50岁多见,主要临床表现为咳嗽、咯血、胸痛,病程较长。

(二)肺癌

肺癌依肿瘤的部位、形态、蔓延方式、瘤周变化以及有无继发病变和转移情况等,出现不同的X线表现。

1.X线诊断要点

(1)中心型肺癌:早期癌肿局限于支气管腔,瘤体直径不超过2cm,无胸腔淋巴结转移。黏膜内发展,X线检查可无异常。癌肿逐渐增大,突向支气管管腔内,产生不同程度的狭窄以至阻塞,则出现一系列的继发改变。

阻塞性肺气肿:为早期间接征象。较少见。深呼气时患侧的某一肺叶或整侧肺野透亮度增加。一侧肺气肿时,纵隔可示摆动现象。

阻塞性肺炎:呈节段性或肺叶性实变,亦可不按节段分布而在肺内形成不规则的片状阴影。其特点为肺实变区看不到空气支气管征;病变经抗生素治疗可大部分吸收,但较一般肺炎吸收慢,且肺内多遗留一些异常阴影;肺炎可在同一部位反复发作;节段性或大叶性肺炎常伴有部分性肺不张,使肺容积缩小。

阻塞性肺不张:肺不张的范围可由小而大,由肺段发展至肺叶,由一叶发展至邻近另一叶肺,甚至引起一侧肺不张。肺不张可为肺癌唯一的X线表现,有的于不张肺的根部可见肿块影。右上叶肺不张时,其下缘呈横"S"状,外侧为不张肺的下缘,内侧则为肿瘤的边缘。

肺门阴影的改变:X线片显示肺门肿块阴影,肿块位于一侧肺门,突向肺野,边缘清楚。

(2)周围型肺癌:早期肺癌的表现为肺内小的癌肿(2cm或更小),X线片显示为密度较淡,边缘较模糊的小圆形阴影;有分叶,边缘模糊。有的表现为小片状阴影,呈磨玻璃密度。随瘤体的增大，癌组织完全侵占了肺组织，密度渐趋均匀，一般分叶征亦较明显。3cm 以上的肿瘤，密度多较密实，轮廓亦较清楚。中等大小支气管起源的肺癌，癌组织可沿支气管及其分支蔓延。X 线片上表现为密度较淡的小片状阴影。

浸润性生长的肺癌，大多表现为轮廓清楚，边缘毛糙并有短细毛刺的阴影。由瘤体向肺内发出长短不一的癌索，邻近肺组织出现不同程度的间质反应。短细毛刺的形成系癌性浸润、阻塞性肺炎、癌性淋巴管炎、支气管扩张以及纤维组织增生等因素所致。癌肿轮廓模糊、似炎症实变者，病理上瘤体由多数癌结节聚积而成，其中常夹杂充气的肺组织；癌肿轮廓清楚，外缘锐利光滑者，癌肿呈膨胀性生长，瘤周肺组织可形成一菲薄的萎缩层。如瘤周肺组织发生肺气肿者，则见紧贴瘤周有一层透亮环状阴影。细支气管和肺泡癌常由瘤周或瘤体内呈放射状发出 1 条或数条索状阴影，称为兔耳征或尾巴征，系瘤周小叶间隔和血管周围结缔组织增生所致。X 线片上显示肿瘤内有钙化者较少见，一般为密度较高的结节或点状钙化。老年肺结核患者于钙化灶周围出现结节阴影时，应高度警惕癌肿的可能。较大的肿瘤内部可发生坏死液化而形成空洞，X 线于肿块内出现透亮区，多呈偏心的厚壁空洞，壁厚薄不均，内壁凹凸不平，有时可见突入腔内的结节影，一般洞腔内无液体或少量液体。少数为薄壁空洞。具有空洞的肺癌以鳞癌多见。癌肿阻塞小支气管，胸膜侧肺组织可出现小节段性肺炎、肺不张、局部胸膜增厚等征象。癌肿如沿淋巴道向肺门蔓延，肿瘤与肺门之间可见细而不均匀或粗而均匀的条索影，随癌肿的增大而增粗。条索阴影出现时多已有肺门部淋巴结大。有的癌肿于其附近肺野内形成结节状的转移瘤。

(3)细支气管和肺泡癌：好发于贴近胸膜处的肺组织，其病程长短不一，X 线表现有一定的特殊性。

结节型：为肺周边部位的孤立性球形病变，密度低且不均匀，其中有小的透亮区。可显示空气支气管征，当癌肿增至 3～4cm 时，上述 X 线特征渐不明确。本型可出现兔耳征或邻近胸膜显示局限性“V”字形皱缩。

浸润型：多数癌结节聚积所致。呈小叶、肺段甚至大叶性肺实变，边缘模糊，似一般肺炎的实变区。

弥散型：两肺示多发性粟粒状、结节状或浸润阴影，病变分布不均匀，可局限于一部分肺野内，亦可播散于两肺，以中下肺野和内中带较多，可逐渐增大、融合，其中可见较大的原发瘤。

(4)肺癌的转移征象：肺癌可于早期或晚期在肺内或肺外发生转移。X 线检查对发现转移瘤具有重要的作用。

常见有肺门和纵隔淋巴结转移。X 线可见肺门或纵隔淋巴结大，压迫气管、支气管，使之变直移位，甚至狭窄，亦可引起气管分叉角度增大或变小。肺内转移病变可见于邻近肺野或对侧肺野，单发或多发，呈粟粒状、结节状或小片状阴影。中心型肺癌可显示为由肺门向外围放射的条索影。另外，癌肿沿淋巴道蔓延时，肺野内可出现网状阴影，癌肿周围、癌肿与肺门之间，显示条索或带状阴影，这些都是癌性淋巴管炎的表现。

癌肿侵犯胸膜，病变可不显示或表现为密度较低、轮廓清楚的球形病变，需与肺内病变相鉴别。肺癌侵及心包膜时可引起心包积液。靠近胸壁的癌肿易侵蚀肋骨。肺上沟癌常破坏第 2～6 后肋骨。肺癌骨转移多见于肋骨和胸椎，单发或多发，以骨质破坏为主，少数为成骨性。

2.临床联系

肺癌为最常见的恶性肿瘤之一，主要临床表现为咯血.刺激性咳嗽和胸痛。间断性痰中带血为本病主要表现，也是早期肺癌的唯一表现。

(三)肺转移瘤

肺是转移瘤的好发脏器。原发恶性肿瘤向肺内转移的途径有血行转移、淋巴转移和肿瘤直接侵犯，以血行转移最为常见。

1.X 线诊断要点

(1)血行转移：表现为两肺多发性肺内球形病变，边缘清楚、密度均匀、大小不一，较大病灶可达 10cm 以上，较小病变为粟粒结节病灶。于两肺中下部较多见，亦可见其局限于一侧肺或一部分肺野。单个的肺转移瘤较少见。大量粟粒性转移，多见于绒癌、肾癌及甲状腺癌，病变较大时轮廓较清楚，密度均匀，中下肺野较多。转移性肿瘤中形成薄壁或厚壁空洞者，其原发癌多为男性头颈部和女性生殖器的鳞状细胞癌。转移瘤内可出现钙化或骨化，提示原发瘤为成骨肉瘤或软骨肉瘤。

(2)淋巴转移：原发病变多为乳腺、胃、甲状腺、胰腺、喉部和肺部的恶性肿瘤。表现为肺纹理增粗，外缘不规整，两下肺野尤为显著，同时沿肺纹理分布有细小的结节影，可见柯氏 B 线。与转移病变的同时，可有胸腔积液征象。淋巴转移同时有血行转移者，除淋巴转移征象外，两肺内可见更多均匀散布的结节阴影。

2.临床联系

多数肺转移瘤患者先有原发肿瘤的临床症状及体征，病变轻微的患者可无任何症状。主要的临床表现为咳嗽、呼吸困难、胸闷、咯血和胸痛等。

七、肺部损伤性病变

(一)肺外伤

1.X 线诊断要点

(1)肺纹理改变：肺纹理增粗，边缘模糊，在肺门附近常掺杂斑点状阴影，肺野透亮度减低。

(2)多发性小病灶：病变呈密度较淡、边缘不清的斑片状阴影。常沿肺纹理分布，多侵及一肺或两肺下野。

(3)大片实变：此征象出现较晚。多发生于损伤严重的病例，系大范围的肺泡内出血，X 线为大片致密影，边缘不规则，占据 1 个肺叶或肺段，1～2 周吸收。

(4)肺内血肿阴影：多为单发，呈圆形或椭圆形致密影，边缘清楚，常在肺损伤数小时后出现。吸收较慢，完全吸收可长达数月到 1 年。病变吸收后，可残留索条状瘢痕甚至钙化影。

(5)空洞样改变：肺破裂处因血液及气体外溢，其外围有纤维包膜形成，可显示空洞样改变，其中有液平面。当出血完全吸收，而有气体残留时可形成透亮的囊肿样改变。

(6)胸壁其他外伤的表现：如肋骨骨折、气胸等。

2.临床联系

胸部创伤后常在数小时内出现呼吸困难、胸痛、咳嗽及不同程度的咯血，严重者常处于休克状态。

(二)放射性肺炎

1.X线诊断要点

(1)急性期:相当于肺野照射部位,呈现密度较高的片状阴影,分界明显,为放射性肺炎特征性表现。有的病变呈支气管肺炎样改变,为斑片状模糊阴影,互相融合无明显边界。邻近肺野可出现代偿性肺气肿表现。

(2)慢性期:放射野处呈纤细的网状纤维索条阴影,近肺门处较为明显。以后范围逐渐扩大,纤维索条增多,密度增高,可互相融合呈中心密度较高的致密块状阴影,其边缘似有许多绒毛状尖刺,一般在放射治疗结束半年后,病变范围逐渐缩小,周围呈索条状影。病变边缘锐利,界线分明,邻近肺野可有代偿性肺气肿。气管及心脏和膈向患区移位,肋间隙变窄及胸廓变形等。明显肺功能减退时,可引起肺源性心脏病。经常继发感染时,使纤维化病变更加增多,其间可见支气管扩张。

2.临床联系

放射性肺炎是由于对胸部恶性肿瘤进行大剂量、大面积放射治疗后引起肺组织放射性损伤。本病的发生与患者肺部生理情况和原有的病理情况有密切联系,高龄患者动脉硬化、肺气肿、支气管扩张、肺不张等情况,经放射治疗后容易发生放射性肺炎,有急性呼吸道感染则更易诱发本病。

(三)有害气体引起的肺部损伤

刺激性或蒸发性有害气体和硫酸、氯气、光气等被吸入后产生一系列肺部病变。

1.X线诊断要点

(1)肺纹理改变病变初期两肺下野纹理增多,其边缘模糊不清,周围可伴有大小不等的斑点状阴影。

(2)炎性改变肺内弥散性支气管、细支气管炎或肺炎,两肺中、下野呈放散状分布的斑点或小片状阴影。病变可融合成大片浓密影,病情好转后阴影逐渐消散。

(3)肺水肿典型者常以两肺门为中心向两侧分布的蝶翼状云雾阴影。而肺的外围及肺底较为透亮,也可在云雾影中夹杂着大小不等的斑片影。

(4)肺间质性炎症多为慢性中毒病例,呈粟粒状细小斑点,常沿两肺纹理分布,也可因支气管慢性纤维化形成纤维索条影,多分布于两肺下野内侧,并延伸到肺外带。往往伴有不同程度的肺气肿。

2.临床联系

本病损伤程度与有害气体的浓度和接触时间长短有关,又与气体的溶解度有关。患者可有头晕、胸闷、呛咳、咳黏液痰,继而呼吸困难、咯血样痰,患者烦躁不安,肺部湿性啰音。严重者出现四肢厥冷,血压下降,进入危急状态。

八、肺尘埃沉着病

肺尘埃沉着病是过多的生产性粉尘被吸入,引起气道和肺泡损伤,形成肺部弥散性纤维化。

(一)硅沉着病

1.X 线诊断要点

(1)肺纹理改变:两肺野的条状纹理增多、增粗,特别在下肺野明显,此即早期硅沉着病改变。硅沉着病进展期条状纹理向肺野外带伸展,显示紊乱,边缘不清,但仍与支气管树保持一定的间断联系,也可因纤维组织的牵拉、收缩,使肺纹理发生曲折、扭转、互相交错,纹理断续及串珠状影像。晚期,肺纹理可变细、中断或消失。

(2)网状阴影:首先出现于两肺中、下野,特别是肺野外带,并居于肺纹理之间,但不与肺纹理发生联系,排列不规则,界限模糊的纤细条纹互相交织呈网状阴影,如成片出现则肺野朦胧不清。在网眼之间可见泡性肺气肿的小透明点,呈白圈黑点的影像。可见 Kerley 氏线。晚期硅沉着病网影相对减少。

(3)结节阴影:硅沉着病结节为硅沉着病特异性表现,为圆形、椭圆形或不整齐的孤立点状阴影,大小、密度、形状等均受矽尘含量的影响。如含矽量高时结节圆而大(1～4mm),密度高,边缘清晰。含矽量低时结节小,边缘模糊、淡薄,形状不规则。结节最早出现于中、下肺野网状阴影的背景上,逐渐扩散至全肺,可均匀或不均匀。有的可因肺基底气肿而将结节推向中、上肺野。

(4)团块阴影:硅沉着病三期,结节互相融合成团块。开始时为局部结节增多、密集、轮廓不清,最后融合为致密而均匀的团块。呈椭圆形或不整齐形,边缘清楚,多位于上、中肺野的外带及锁骨下,常分布对称,呈八字状。

(5)肺门改变:肺门影扩大,密度增高。晚期淋巴结收缩,于淋巴结包膜下呈现卵壳状钙化影。由于肺气肿加重,使周围肺纹理相对减少,出现肺门"残根"现象。

(6)胸膜改变:早期表现为肋膈角变钝或消失,随病变进展,肺底胸膜肥厚,表现膈面毛糙,或膈胸膜粘连所形成的幕顶样改变。纵隔胸膜增厚粘连表现为纵隔阴影增宽,边缘平直或呈不规则状。

(7)肺气肿:可为弥散性、局限性或称为灶性肺气肿。

(8)硅沉着病结核:病灶形态不规则,边缘模糊、密度不均,多有空洞形成。病变常在两上肺野,或不对称。病灶与肺门间有索条状阴影相通连。纵隔及肺门可向患侧移位。

(9)其他:可见肺大疱、自发性气胸、肺不张或肺源性心脏病。

2.临床联系

硅沉着病是全身性疾病,除呼吸系统表现外,还有心血管系统、消化系统、神经系统表现。

(二)煤硅沉着病

1.X 线诊断要点

可见两肺有广泛的肺纹理改变和纤维条索以及网织阴影,肺野透亮度降低呈磨玻璃样。结节直径较小,形态不规则,密度较低,肺内有散在局灶性肺气肿透亮区域存在。

2.临床联系

本病主要有咳煤尘性黑痰史,另有咳嗽、气急及胸痛等表现。

(三)石棉沉着病

石棉沉着病的 X 线表现主要为肺间质的改变,表现有肺纹理和肺门两个方面的改变。

1.X线诊断要点

(1)肺纹理改变:早期可见肺纹理加重,两肺下野呈磨玻璃状,末梢纹理边缘模糊如绒毛,并互相交织呈细网状或小蜂窝状阴影。此外,尚有细小颗粒状影,散布其间,偶尔出现肺纹理中断。病变发展到二期时,范围扩大至两肺中、下野,磨玻璃样改变更加明显。肺内弥散性间质性纤维化、胸膜增厚及肺纹理扭曲变形更为显著,影像边缘不清,并伸向肺野外带,互相交织成蜂窝状。在下肺野肋膈角部可见小叶间隔线,颗粒状阴影更为增多。晚期,纹理扭曲变形、中断、网状影增多、网眼增大等改变更为明显。此外,心影可因心包膜的增厚及粘连而轮廓不清,并有由肺门向两侧肺野伸展的粗大条状纹理,可表现为奇特的"蓬发状心影"。石棉沉着病出现的颗粒状阴影小而不规则,很似针尖坐落在纹理网格上,影像较淡,分布不规则。

(2)肺门改变:肺门影增大,密度增高,结构紊乱,轮廓模糊不清。

(3)并发症:除上述主要改变外,还有弥散性肺气肿、肺底部胸膜增厚粘连等X线征象。

此外,尚可并发支气管肺炎和支气管扩张以及节段性肺不张。如有块状阴影出现,则应考虑有肺癌或胸膜间皮瘤的可能。

2.临床联系

本病是由于吸入石棉粉尘所致,患者工龄5年以上,主要有慢性支气管炎及肺气肿的表现。

九、其他原因疾病

(一)结节病

1.X线诊断要点

根据胸部结节病的发展过程,其X线表现有以下几点。

(1)胸部淋巴结大:发生在肺部病变出现之前,多首先表现为单纯胸部淋巴结的增大,特点为对称性两肺门多个淋巴结增大,偶有一侧肺门淋巴结增大。可见纵隔淋巴结增大,少数可发生钙化或蛋壳样钙化。

(2)肺部病变:常表现为以肺间质病变为主的网状结节阴影及实质性腺泡结节阴影。

(3)其他并发症:如肺气肿、肺不张的X线表现。

2.临床联系

本病为非干酪性肉芽肿,可侵及多个脏器,如肺、肝、脾、皮肤、眼及骨骼等,多见于20～50岁,女性高于男性。

(二)肺泡微石症

1.X线诊断要点

肺泡微石症具有特征性X线表现,两肺有弥散性细小的钙化灶,约1mm,密度高,边界清楚,以两肺中下野较多。多数微结石重叠可形成大片致密阴影,而在肺的外围可见散在的结石。病变可存在多年而无变化,有时可见结石增大、肺气肿及肺大疱形成。并可发生自发性气胸。胸膜可因微结石的存在而出现钙化阴影。

2.临床联系

本病早期无临床症状,晚期出现呼吸困难、发绀、咳嗽及肺心病的症状。

(三)特发性肺含铁血黄素沉着症

本病以反复的肺出血引起含铁血黄素沉着及肺纤维化为特征。

1.X线诊断要点

(1)出血期:表现为两肺片状模糊的实变阴影,可呈广泛的分布,但多在肺门周围及中、下肺野。肺门可见增大。

(2)吸收期:肺出血所形成的片状模糊阴影变化较快,肺泡内的出血可在1～2d内被吞噬细胞摄取而进入淋巴管及肺间质内。此时表现为片状阴影消失,出现网状阴影,继之网状阴影也逐渐消失。反复发作后,肺间质内含铁血黄素沉着增多,并形成结节,且肺间质发生较广泛的纤维化。此时则表现为广泛分布的网状结节阴影,结节大小为2～3mm。广泛的肺纤维化偶可导致肺心病。

2.临床联系

生后数月即可发病,主要症状为发作性苍白、无力、低热、咳嗽。

(四)肺泡蛋白质沉着症

1.X线诊断要点

两肺有多数小片状实变阴影,边界模糊,密度不均。病变的分布多在肺门周围,以中下野较多,可形成蝶翼状,类似肺水肿的影像。少数患者可因纤维化而出现索条状及硬性小结节阴影。偶尔因支气管阻塞而出现肺段不张及阻塞性肺气肿。

2.临床联系

本病多见于20～50岁成年男性,多数患者症状轻重不一。起病慢,病程长,常见症状为逐渐加重的呼吸困难,咳嗽、吐脓痰。体检时常有杵状指。

第二节 胸膜疾病

一、胸膜炎

(一)X线诊断要点

急性期胸部主要表现为胸腔游离积液或包裹性积液,部分患者并发支气管胸膜瘘,则可见气胸平面。慢性期主要表现为胸膜增厚、粘连,甚至钙化,使患者肋间隙变窄,胸部塌陷,纵隔移向患侧,横膈上升。部分患者邻近肋骨可出现骨膜反应。

(二)临床联系

胸膜炎的常见病因是感染,尤其结核性胸膜炎最为常见。其次为细菌感染。

二、胸膜肿瘤

(一)胸膜间皮瘤

1.X线诊断要点

X线透视和胸部X线片对小的病灶难以显示,有时仅可见胸腔积液,病变较大时可以显示突入肺野的结节,呼吸时随肋骨运动,肺内肿块呼吸时随膈肌一起上下移动。

2.临床联系

本病分为局限型与弥散型两种类型:前者多为良性,无临床症状;后者均为恶性,表现为胸痛、呼吸困难、咳嗽、体重下降等。

(二)转移性胸膜肿瘤

1.X 线诊断要点

(1)胸腔积液型:表现为中等量或大量的胸腔积液,胸腔积液量多且生长迅速,如同时在其他器官发现原发病灶或于抽液后发现肺内有原发肿瘤,以及肋骨、脊椎等处伴有转移性病灶,即可确定诊断。尤其是老年人,若发现不明原因的血性胸腔积液,需高度警惕有转移性肿瘤的可能。

(2)肿块型:此型较少见,在胸片上显示为多发的圆形或椭圆形致密肿块影,贴于胸壁上。胸膜肿块型转移瘤可无胸腔积液。

2.临床联系

本病主要见于肺癌、乳腺癌、胃肠道肿瘤及卵巢肿瘤,主要症状为胸痛及进行性呼吸困难。

第三节　纵隔疾病

一、纵隔炎

(一)X 线诊断要点

1.急性纵隔炎

主要呈纵隔增宽,以两上纵隔显著。病变进展时范围逐渐扩大,可向下延伸至膈肌水平。由于胸膜和肺组织受累,纵隔边缘模糊,主动脉弓和气管边缘可不清晰。侧位观察,胸骨后间隙和心后间隙模糊、变暗。无明确的肿块影。食管穿孔所致者可并发纵隔气肿和颈部皮下气肿及胸腔积液或液气胸。

2.慢性纵隔炎

慢性纵隔炎多数位于前中纵隔的上中部,表现为纵隔增宽和肿块突出阴影,多向纵隔的一侧突出,尤以右侧多见。

(二)临床联系

纵隔发生炎症时常有严重的全身中毒症状,伴有明显的胸骨后疼痛并放射到颈部。

二、纵隔气肿

(一)X 线诊断要点

正位胸部 X 线片上,纵隔内可见到透亮的气体影,一般以左侧纵隔、上纵隔显示明显。侧位胸片可见胸骨后出现透亮区,纵隔内部分结构可因纵隔内积气而清晰显示。气体亦可向颈部蔓延形成皮下气肿,或向下弥散于心脏与膈之间。

(二)临床联系

发生纵隔气肿后患者突然感到胸骨后闷胀、疼痛且向颈部放射,严重时出现气急、发绀、上腔静脉淤积、烦躁不安、脉搏细频、血压下降、吞咽困难、声音嘶哑。

三、纵隔肿瘤

(一)胸骨甲状腺肿

1.X 线诊断要点

胸骨后甲状腺多位于胸腔入口处,下界多在主动脉弓顶部水平以上。向纵隔的一侧或两侧突出。

肿块呈椭圆形、梭形或倒置三角形,边缘光滑,可延伸至颈部,可随吞咽动作向上移动,上界不清。肿块密度均匀,有的伴有钙化,呈斑状或壳状。

气管可受压变形、移位。胸部正位片可见上纵隔密度增多,侧位胸片显示胸骨后方透亮度降低。

2.临床联系

胸骨后甲状腺常伴有颈部甲状腺肿大,可在早期出现气管压迫症状,引起刺激性干咳和气急。

(二)胸腺瘤

1.X 线诊断要点

胸腺瘤大多位于前纵隔中部,往往紧贴心底部,心脏与大血管交界处。大多向纵隔的一侧突出,体积大者也可突向两侧。肿块呈圆形或椭圆形,边缘光滑,密度均匀,少数有点条状或弧形钙化,呈波浪状或分叶状。X 线后前位胸片可以纵隔增宽,侧位可见前纵隔内肿块影。

2.临床联系

本病恶变机会较多,表现为生长快,切除后复发,部分病侧有重症肌无力症状。个别病例有严重贫血,胸腺癌切除后可好转。

(三)畸胎类肿瘤

1.X 线诊断要点

肿瘤多位于前纵隔,心脏与升主动脉交界处最多。左侧多于右侧。肿块呈圆形或椭圆形,轻度波浪状,多房性囊肿可呈分叶状。边缘光滑锐利。如伴有继发感染和炎性粘连,边缘可不规则,形成锯齿状或粗毛刺样边缘。其内可显示骨骼影。

2.临床联系

一般多在青年或中年人,肿块发展到一定体积后才引起症状,如胸闷、胸痛和干咳。

(四)恶性淋巴瘤

1.X 线诊断要点

主要位于中纵隔上中部和肺门区,通常以气管旁为主。清楚、锐利、密度均匀,一般无钙化,典型征象为两上纵隔增宽,边缘呈波浪形,明显的分叶状肿块。病变发展迅速,常压迫气管变窄或移位。

2.临床联系

纵隔恶性淋巴瘤多发生于青壮年,男多于女。主要症状为不规则发热、周身浅表淋巴结大,以颈部最多见。

(五)支气管囊肿

1.X线诊断要点

多位于中纵隔上中部，以气管旁和隆突下最多见。少数可位于食管旁和肺门区。

囊肿呈圆形或椭圆形，边缘清楚，密度均匀，无分叶或钙化征。隆突下囊肿后前位观察与心影相重叠，可突出于右肺门区。气管和主支气管侧的边缘可受压呈扁平形。囊肿可随呼吸运动变形，亦可有随吞咽动作上移征象。

2.临床联系

本病多发于儿童和青少年，10岁以下较多见。囊肿较小时一般无症状，囊肿较大者出现呼吸道和食管压迫症状，以隆突下囊肿出现症状较早而明显。

(六)心包囊肿

1.X线诊断要点

位于纵隔前部，大多数在心膈角前部，右侧多于左侧。少数发生于心底部，可向纵隔两侧突出。囊肿呈圆形或椭圆形，边缘光滑，与心影不能分开。密度偏低而均匀，无钙化。囊肿小者侧位观察形成水滴状影像可随深呼吸或体位改变而变形，常伴有传导性搏动。

2.临床联系

心包囊肿是一种发育畸形，一般无症状，囊肿较大者可有心前区闷痛。

(七)神经源性肿瘤

1.X线诊断要点

多位于后纵隔脊柱旁沟区，后缘大都与椎间孔相重叠。呈圆形或椭圆形，多为单发，向纵隔的一侧突出。恶性肿瘤可引起较广泛的骨质侵蚀，边缘欠清晰。

2.临床联系

本病青壮年较多，大多数无症状，约50%患者在X线检查时偶被发现，体积大者可引起疼痛与麻木，以肩胛间或后背明显。

第四节　横膈疾病

一、膈疝

(一)胸腹膜裂孔疝

1.X线诊断要点

X线表现取决于疝孔大小和疝内容物的性质。大的膈疝，患侧膈阴影大部或全部消失，为含气的肠曲和胃的阴影所代替，并占据肺野的部分或全部。腹部含气肠曲阴影明显减少，或含气的胃肠(常伴有液平面)贯穿于胸腹腔。肺发育不全或因受压产生肺不张，心脏和纵隔移向健侧，严重者可显示纵隔摆动。在立、卧位透视，因疝内容物数量的改变，X线表现有所不同。胃底从右侧裂孔疝入胸腔时，X线表现为密度不均匀、含气且伴有液平面的阴影。小的膈疝多位于膈的外后方，疝内容物多为腹膜后脂肪组织，X线表现为膈后方局限性向肺野内突出阴影。

2.临床联系

本病可发生于任何年龄,男性比女性多,通常无自觉症状,有的可出现咳嗽、呼吸困难、胸痛、上腹部不适、呕吐、吞咽困难等症状。

(二)胸骨旁(或胸骨后)裂孔疝

1.X线诊断要点

正位在右心膈角,侧位在前肋膈角处显示为膈上局限隆突的圆形阴影,边缘光整。疝内容物如胃肠曲,其内可见透亮阴影。如大网膜或部分肝疝入,则阴影密实。结肠疝入时,行钡灌肠可见横结肠中部被牵拉向上移位,呈倒置的"V"或"U"字形。

2.临床联系

多数患者无自觉症状,少数因疝入胸腔内容物较多,出现上腹部或胸骨的不适及受压感。也可有绞窄性肠梗阻的症状。

(三)外伤性膈疝

1.X线诊断要点

(1)膈破裂多见于左侧,膈升高,膈面不整,动度减弱或部分消失,甚至有异常运动。

(2)胃疝入胸腔表现为边缘欠整齐的弧形阴影。弧影下可见液平面。在液平面下有连续的含气肠曲;液平面上借气体衬托于肺野内可见胃黏膜皱襞的影像。

(3)含气的肠曲疝入胸腔后,呈现一个或多个囊状透亮影,可伴液平面,类似肺囊肿,但不如囊肿小而圆滑。

(4)大网膜和实质脏器一起疝入,则为密实阴影。单纯网膜疝入,则基底部呈半球状阴影,其下方有固定的含气肠曲。

(5)右侧肝疝入,可见膈上有圆形或半圆形阴影。膈面不清、肝下积气肠曲阴影上移。

(6)内脏疝入伴有破裂者,肺纹理消失,心脏纵隔移向健侧。

2.临床联系

本病多有外伤史,常发生在左膈,表现为消化、呼吸和循环系统轻重不等的症状。急性期表现为气急、胸闷、剧,甚至休克;慢性期多数有餐后饱胀、胸闷、气紧等症状。

二、膈膨升

(一)X线诊断要点

(1)膈位置升高,可达第3、4后肋。

(2)膈活动减弱或消失,甚至呈现矛盾运动。

(3)心影受压移位,且随呼吸运动出现摆动;肺组织受压可出现盘状不张。

(4)左侧膈膨升使胃体翻至胃底之上导致胃扭转,即钡剂检查显示胃呈纵轴翻转,紧贴膈下如蜷曲的大虾状。

(5)行人工气腹造影,膈呈弧线状阴影。

(6)局限性膈膨升表现为右膈的前内方半圆形阴影,突向肺野,密度均匀一致,边缘清晰,吸气时更加明显,呼气时稍变平坦,深呼气则可不显示,边缘清楚。

(二)临床联系

通常无自觉症状,有的可出现咳嗽、呼吸困难、胸痛、上腹部不适、呕吐、吞咽困难等症状。

第三章　循环系统疾病的 X 线诊断

第一节　后得性心脏病

一、风湿性心脏病

(一)X 线诊断要点

不同摄片体位的表现如下。

1.后前位

两侧肺瘀血，上肺静脉扩张，下肺静脉变细，血管模糊，重者出现肺静脉高压征象，如间质性或肺泡性水肿、Kerley 线等。左心房增大导致右心缘可见双心房影和(或)心影中央密度增高。主动脉结因心搏量少及心脏旋转而变小。肺动脉段隆起，肺动脉增粗、模糊。左心缘出现第三心弓(左心耳)，左下心缘平直，心尖上翘，当有关闭不全时则左心室增大，左下心缘长径与横径均增大，重者左支气管上抬，气管分叉角增大。

2.右前斜位

心前间隙缩小，肺动脉段隆起，左心房增大，心后上缘后突，压迫充钡食管。

3.左前斜位

心前间隙缩小，肺动脉段隆起，左主支气管受压上抬。

4.侧位

胸骨后心脏接触面增加，食管受左心房压迫而后移，单纯狭窄者心后三角存在，关闭不全时缩小或消失。

(二)临床联系

临床症状以劳累后心悸为主，重者可有咯血、端坐呼吸、肝大、下肢水肿等症状，心尖区舒张期隆隆样杂音。

二、肺源性心脏病

(一)X 线诊断要点

1.急性肺源性心脏病

X 线表现为心影突然增大、肺动脉段突出、上腔静脉或奇静脉扩张等。

2.慢性肺源性心脏病

为常见心脏病之一，X 线表现主要为肺部慢性病变，肺动脉高压及右心室增大。心脏外形呈梨形。

(二)临床联系

本病为慢性病，患者多有肺气肿和慢性支气管的体征。

三、高血压性心脏病

(一)X线诊断要点

1.心脏改变

高血压早期,心脏外形无明显改变,长期血压持续增高,可形成向心性肥大的X线表现,正位心界大小改变不明显,仅见左心室段圆钝隆起。心功能不全时,左心室明显增大,后前位表现为心尖向左下延伸,左心室段延长,相反搏动点上移,左前斜位左心室向后突出,并与脊柱重叠不易分开。

2.大血管改变

表现为弥散性或局限性升主动脉扩张。主动脉弓上缘可达到或超过胸锁关节水平,主动脉结明显向左突出。左心室增大,主动脉增宽,心腰显示凹陷,成为典型的"主动脉型心脏"。肺门阴影增大、模糊,肺纹理增加,肺透亮度减低,甚至发生间质性或肺泡性肺水肿。

(二)临床联系

本病继发于长期高血压,伴有头晕、头痛、耳鸣、乏力、心悸、失眠等。

四、冠状动脉粥样硬化性心脏病

(一)X线诊断要点

1.轻度心肌缺血

X线心脏往往无明显阳性发现。

2.心肌梗死

心肌梗死的X线征象为梗死区搏动异常,此为主要X线征象,可出现典型的矛盾运动、搏动幅度减弱或搏动消失等。较广泛或多发的心肌梗死、心力衰竭或心包积液可使心影增大。心力衰竭常从左心开始,以后波及右侧。偶可见血栓钙化。

3.心室膨胀瘤

心室边缘局部隆起,矛盾运动,搏动减弱或消失。

(二)临床联系

本病主要侵犯主干及大分支,如前降支的近心段、右冠状动脉和右冠支。由于血流受阻,心肌出现缺血、梗死,严重者出现心室壁瘤。

五、心肌病及其他心肌损害

(一)X线诊断要点

1.原发性心肌病

(1)充血性心肌病:心脏普遍性扩大,以左心室为著,有时可呈"主动脉型"或球形。主动脉结正常或较小。老年人可见主动脉扩大,主动脉瓣无钙化。心脏两侧搏动减弱而不规则,特别是左心缘,有时右心缘搏动正常,甚至增强。

(2)梗阻性心肌病:多数病例心脏增大,左心室增大为著,可见左心缘圆钝,向左向后突出。心肌肥厚显著时心脏搏动减弱。

2.心肌炎

X线表现无特征性。轻者,心脏大小及形态可正常或轻度、中度扩大,一般心脏松弛无力,略呈三角形,与横膈交接面延长。对可疑病例可摄取立位及卧位片比较心脏大小,往往在立位时心脏大小正常，卧位发现心脏扩大。

3.克山病

心脏普遍性增大，以左心室增大最为明显。大部分病例心影呈烧瓶状或球状，少数病例呈主动脉型或二尖瓣型。正位观察可见心脏向两侧扩张，与膈的交接面延长，整个心脏呈无力状态，失去其正常弧度。部分病例中可见心脏局部边缘僵直，甚至向内凹陷，常见于心尖部。心脏搏动幅度普遍降低，边缘僵直处搏动消失。

4.高原性心脏病

以右心室增大为主，肺动脉段突出，右心室漏斗部扩张，使心腰凸起，心脏呈二尖瓣型。小儿主动脉影不明显，故心脏可呈球形。上腔静脉常增宽。心脏明显增大者心搏动减弱显著。肺呈瘀血表现。

5.甲状腺性心脏损害

(1)甲状腺功能亢进性心脏病：无心力衰竭者，心脏一般不大，但肺动脉段突出，心缘及肺动脉段搏动增强、增速。并发心力衰竭者，心脏可普遍增大，表现为左心室中等度扩大，右心室及左右心房轻度扩大。肺纹理一般正常。

(2)甲状腺功能减退性心脏病：X线检查可见心脏普遍增大呈球形，心包积液、心肌水肿。心脏搏动缓而弱。肺纹理及主动脉正常。有时伴有一侧或两侧胸腔积液。

6.贫血引起的心肌损害

心脏呈普遍性增大，左心室较显著。心脏搏动增强，心率增快，肺动脉段突出，肺纹理及主动脉影均正常。

7.脚气病引起的心肌损害

左、右心室均可增大，以右心室为主，心脏搏动增强、增快，肺动脉段突出。

(二)临床联系

本病常有心悸、气促、胸痛、眩晕、心律失常及心力衰竭等，有时有胸部压迫感，腹胀、咯血、肺部啰音，及心力衰竭征象如肝大、颈静脉怒张。

第二节　主动脉疾病

一、主动脉粥样硬化

(一)X线诊断要点

1.主动脉迂曲、延伸及扩张

后前位观察，升主动脉阴影增宽，向右侧突出，升主动脉与右心缘的交界点至主动脉弓顶点距离加大，主动脉结升高，可超过胸锁关节水平，并向左突出。食管的主动脉结压迹增大、增深。降主动脉延伸、迂曲、向左突出，有的甚至超过左心缘。左前斜位见主动脉直径增宽。主动脉迂曲、延伸，使升主动脉、降主动脉左、右及前后分离。主动脉窗增大，胸骨后间隙变窄。降主动脉向后与脊柱重叠，而下部向前扭曲。中下段食管可沿主动脉产生弯曲，因而可发生吞咽困难症状。

2.主动脉壁钙化

主动脉结(弓降部)边缘常见新月形、镰状形、线状或斑状钙化。降主动脉壁内亦可见线状或斑片状钙化。腹主动脉有时亦可见管壁有条状或不规则钙化。升主动脉极少钙化,如有钙化时,主要围绕冠状动脉及大血管开口处,并位于后内壁。

3.主动脉密度的改变

由于主动脉壁内膜增厚、钙化及扩张等改变,可使主动脉密度增加。

4.心脏改变

一般心脏正常。主动脉瓣狭窄或关闭不全,或合并高血压时,左心室可增大。合并冠状动脉硬化时,可引起冠状动脉粥样硬化性心脏病或左心室膨胀瘤等。

(二)临床联系

本病多发生于40岁以上,男性居多。一般无自觉症状,听诊可发现主动脉瓣区第二心音亢进,并可听到收缩期杂音。

二、主动脉瘤

(一)X线诊断要点

主动脉瘤呈局限性囊状或梭状阴影,以主动脉升部及弓部多见。边缘光滑锐利,有时可见到线形或弧形钙化。肿块有扩张性搏动,瘤体压迫或侵蚀周围器官。

(二)临床联系

本病常见临床表现为疼痛、压迫症状,体表搏动性膨突,听诊可有杂音与震颤。

三、主动脉夹层

(一)X线诊断要点

主动脉增宽,主动脉壁钙化内移,心影增大。

(二)临床联系

本病又称夹层动脉瘤,急性者突出剧烈胸痛,严重者发生休克。

第三节　心包疾病

一、心包炎及心包积液

(一)X线诊断要点

心包积液在300mL以下时不易发现。中等量积液时正位见心脏阴影向两侧增大,心缘正常弧变消失,心脏外形可呈烧瓶状或球形。上纵隔阴影缩短增宽。心脏搏动减弱或消失,尤以心尖部明显,主动脉搏动正常。肺纹理减少或正常。

(二)临床联系

本病多是全身疾病的局部表现或邻近组织病变蔓延的结果,表现为心前区疼痛或闷痛、呼吸困难与心脏压塞等症状。

二、缩窄性心包炎

(一)X线诊断要点

(1)心影大小一般正常或轻至中度增大,边缘不规则,变直,心影呈三角形或梨形。心脏搏动消失或明显减弱，少数可形成不规则的搏动，表现为心包增厚处搏动减弱、消失，在无粘连或增厚不等处，搏动仍可出现，甚至明显增强。主动脉搏动减弱。上纵隔影增宽。

(2)心包钙化呈不规则蛋壳状波及整个心缘或其大部，也有的仅见小片或局限性线条状钙化。钙化主要位于房室间沟、右心室部分及膈面。

(3)肺内可有轻度淤血，常有一侧或两侧胸腔积液或胸膜增厚、粘连。

(二)临床联系

本病病程缓慢，早期症状为虚弱无力、呼吸困难，后期出现肝大、腹腔积液、颈静脉怒张及下肢水肿等。

第四节　先天性心脏病

一、房间隔缺损

(一)X 线诊断要点

婴幼儿期或年龄较大缺损小而分流量少的，心肺可无明显异常。达到一定分流量时，右心房、右心室因容量的过负荷而增大，肺血增多。左心室发育等，主动脉正常或缩小。表现如下。

1.肺血增多

除肺动脉段隆突外，两肺门血管影增宽，肺门血管呈扩张性搏动(称肺门舞蹈征)，两肺中带肺血管纹理增粗增多，并可延伸至肺外带，肺血管纹理边缘清晰。

2.心脏增大

心脏呈不同程度的增大，右心房增大较明显。

(1)后前位：心脏左移，右上纵隔与右心缘影不明显，主动脉结缩小，肺动脉段空出，心尖上翘，肺血增多。

(2)左、右前斜位：肺动脉段隆起，心前间隙缩小，左心房不大，右心房段延长或隆起。

(3)侧位：心前缘与胸骨接触面增加，心后三角存在。

(二)临床联系

本病患者可以无症状，形体正常，发育稍小，劳累后有心悸、气促，易患呼吸道感染，无发绀。体检胸骨左缘第 2 肋间收缩期杂音。

二、室间隔缺损

(一)X 线诊断要点

室间隔缺损的 X 线表现完全受血流动力学异常所决定。

1.缺损小而分流量少者

心肺无明显异常或仅肺血管纹理增多，此种肺血管纹理增多仅发生于下肺野。肺动脉段多平直或隆突，左心室轻度增大。

2.缺损在 1cm 以上者

分流量较大，肺血增多，肺动脉段隆起，心影以左心室增大为主，左心室、右心室均增大。

3.在上述基础上合并肺动脉高压者

两肺中外带肺纹理扭曲变细，肺动脉段与大分支扩张，严重者肺门呈一"截断"样。心脏右心室增大比左心室显著，常伴有肺间质水肿及肺泡性水肿的X线片，但以充血现象为主。

(二)临床联系

临床上小孔室间隔缺损患者无症状，胸骨左缘有全收缩期杂音。大孔室间隔缺损有大量左向右分流出现震颤，婴儿期即可有充血性心力衰竭。患者生长及发育差，反复呼吸道感染、多汗、喂养困难、心悸、气促、乏力，至右向左分流时可出现发绀。

三、动脉导管未闭

(一)X线诊断要点

导管细小而分流量少者，心、肺可无明显异常，或仅有左心室轻度增大，肺动脉段轻突，主动脉弓稍宽。导管较粗而分流量多者，肺动脉段隆突及肺血增多明显，两肺纹理增多且粗，透视可见"肺门舞蹈征"，但较房间隔或室间隔缺损发生较少。心脏呈轻度至中度增大，主动脉弓增宽，有时可见漏斗征。

(二)临床联系

本病可因分流量大小表现出不同的临床形式。分流量甚小者临床可无主观症状；中等分流量者常感乏力、劳累后心悸、气喘；分流量大时多为临床症状严重。

四、肺动脉瓣狭窄

(一)X线诊断要点

(1)心脏改变。轻度狭窄，心脏大小正常或仅轻度增大，以右心室为显著，心脏呈二尖瓣型。肺动脉瓣严重狭窄者，右心室增大明显。

(2)肺动脉段因狭窄后扩张而隆突，隆突下方与心脏交界分明，呈切迹样。左肺门影增大，主动脉弓相对变小，故整个心脏与大血管显示为下面为圆隆的心脏，中间为隆突的肺动脉段，两者之间界限分明。最上方为相对变小的主动脉弓，故颇似葫芦形。如有增大而搏动的左肺门，纤细而静止的右肺门，为瓣膜型肺动脉狭窄的典型表现。

(3)肺纹理。肺野清晰，血管纤细稀少，边缘清晰。

(二)临床联系

轻症肺动脉瓣狭窄可无症状，重者在活动时有呼吸困难及疲倦，严重狭窄者可因剧烈活动而导致昏厥甚至猝死。

五、法洛四联征

(一)X线诊断要点

25%的患者伴有右位主动脉弓，故右上纵隔处有突出之主动脉结，部分患者左上纵隔无主动脉结，肺动脉段凹陷，心左下缘为向上翘起的心尖，左、右心房无明显改变，肺动脉和肺血均减少。

(二)临床联系

患者自幼出现发绀和呼吸困难，易疲乏，劳累后常取蹲踞位，常伴杵状指，严重缺氧时可引起昏厥。

第四章　消化系统疾病的X线诊断

第一节　胃　疾　病

一、慢性胃炎

(一)X线诊断要点

X线对确定有无慢性肥厚性胃炎帮助较大,但对表浅性和萎缩性胃炎则因黏膜改变不明显常难以确定,阴性的检查结果不能排除本病的存在。必须密切结合临床分析。

1.慢性浅表性胃炎

多见于胃窦及体部,病变轻时常无X线异常改变;中度以上,常见局部有不规则挛缩波,黏膜皱襞略粗、紊乱,有时可见表浅小溃疡,局部压痛,壁柔软。

2.慢性萎缩性胃炎

黏膜皱襞常纤细、稀少或消失,呈光滑无突征象(特别是气钡双重造影时显示较著),有时也可见局限性锯齿状多波挛缩,钡充满时则消失,胃张力常显松弛。

3.慢性肥厚性胃炎

本病多发于胃窦,黏膜皱襞隆起、粗大而宽、排列紊乱、扭曲、皱襞数量减少、表面粗糙,常有多发表浅小溃疡及大小不等的息肉样结节。胃排空延缓,且有少量空腹潴留液,有时强大的蠕动波可通过挛缩的胃窦到达幽门。可见胃壁柔软及黏膜皱襞可塑性,无破坏断裂。常伴有胃黏膜脱垂及十二指肠炎或溃疡。

(二)临床联系

本病临床表现极不一致。部分患者可无症状,有些则很明显,主要为上腹疼痛和饱胀感。

二、胃溃疡

(一)X线诊断要点

1.形态的改变

(1)龛影:为圆形致密影,周围为一环形透明区,宽度可随触诊加压的大小而变化。切线位呈乳头状突出胃腔轮廓之外,边缘光滑整齐,底部宽,口部则因邻近黏膜下层水肿显著而呈对称性狭窄,称"狭颈征"。有时,狭颈表现为边界光整的环带状透光影,称为"项圈征"。

如病情发展到慢性穿孔,切线位见溃疡,表现为一圆形或椭圆形囊。立位检查,囊腔可见3层密度不同的阴影从上至下,密度由高到低,依次为钡剂、液体、气体。因囊壁无收缩力,往往在胃排空后囊内尚存残钡。

(2)黏膜皱襞的改变:慢性溃疡周围的瘢痕收缩而形成的黏膜皱襞均匀性纠集,这种分皱襞分别以车轮状向龛影口部集中达口部边缘并逐渐变窄。如溃疡有恶变或溃疡型胃癌,则周围黏膜皱襞紊乱、僵硬呈杵状结节、中断或消失。仔细观察龛影附近黏膜皱襞的表现,对鉴别良病变、恶性病变甚为重要。

2.功能的改变

(1)胃液分泌亢进,空腹时胃内常有滞留液。

(2)张力和蠕动多增强或减弱,胃的排空时间延长加快。

(3)胃紧张力普遍增强时,胃体积缩小,位置较高。

(4)痉挛性改变,常见同胃小弯溃疡相对的大弯处出现边缘平滑的切迹;痉挛严重时可使大弯同小弯溃疡处贴近,几乎将胃分成两腔,故称痉挛性葫芦样胃;环肌轻度收缩则使大弯稍凹陷,同时因黏膜皱襞粗厚而呈锯齿状边缘。有时痉挛表现在胃窦部呈漏斗形狭窄,纵横皱襞交叉粗乱。

(二)临床联系

本病主要表现为上腹部反复、周期、节律性疼痛。

三、胃下垂

(一)X 线诊断要点

可分 2 种类型。

1.部分或单侧的黏膜脱垂

当蠕动通过时,十二指肠球基底的一侧有 1~2 条粗大皱襞,形成索状缺损,蠕动过后可消失,如脱垂的皱襞较粗长,局部似息肉样缺损,蠕动过后或加压按摩后可消失。

2.完全或对称性脱垂

胃黏膜突入十二指肠球基底部较多且深,球充盈中等量钡剂时,显示基底部呈凹凸不平的半球形充盈缺损,幽门管多增宽,球基底外缘呈锐角适当推压胃窦部,迫使胃黏膜脱出增重,于胃窦和球部钡剂大部排空时,可显示粗大的胃黏膜皱襞通过幽门管似蕈状,于球基底部形成不规则的缺损。球部常有炎症,幽门管常松弛或有浅小溃疡,幽门区可有压痛、痉挛激惹,局部柔软无肿块,经手法按摩及改换体位(向左侧仰卧或立位)时,脱垂的黏膜可复位,一般黏膜脱垂胃排空正常,但胃及十二指肠有浅小溃疡时,钡剂排空延缓。

(二)临床联系

胃下垂多见于妇女,其中生育多者更为多见。此外,瘦长体型的人,亦常呈胃下垂。胃下垂的临床症状多不明显,少数患者可有食后上腹胀痛、消化不良、呃气等。

四、胃良性肿瘤

(一)X 线诊断要点

胃良性肿瘤多发生于胃窦,肿瘤的大小及发生部位不同,其 X 线表现也不同。

(1)若肿瘤较少,胃腔内可出现小而圆的充盈缺损。其边缘光滑整齐,胃蠕动及黏膜皱襞均显正常;如肿瘤较大,则充盈缺损明显,胃及其他脏器受压移位,局部黏膜皱襞展平消失。

(2)如肿瘤向腔外生长,蠕动时腔内充盈缺损显示很小;如肿瘤突向腔内生长,蠕动时瘤体呈球形挤向腔内,基底呈蒂样与胃壁相连,与胃壁交界处呈光滑柔软的锐角;如肿瘤居胃壁中间,其周围都有一定厚度肌肉包绕,蠕动时局部胃壁收缩受限,蠕动波减弱或消失,胃腔内呈半球状或光滑的弧形充盈缺损,以上肿块常可触及并有滑动感,无压痛;瘤表面有糜烂时,可有压痛。

(3)带蒂的息肉,经手法推压可见活动度较大,仔细观察可见细蒂与黏膜牵拉情况。幽门前区之息肉常可突入十二指肠球内形成充盈缺损影。胃壁的异位胰腺,与良性肿瘤的 X 线表现不易区别,异位胰腺中央腺管开口部略呈凹陷,如造影剂进入腺管内,显示一条微细的线状影像,则为与其他良性肿瘤鉴别的重要依据。

(4)良性肿瘤易恶变,如肿瘤有分叶状、胃壁浸润、破坏、僵硬、蠕动消失、肿块基底广泛固定、巨大溃疡等,再结合临床症状加剧,则为恶变的表现。

(二)临床联系

早期多无症状,当肿瘤增大,发生溃烂、溃疡或阻塞时,常有腹痛、呕吐甚至大量呕血、便血等。上腹部偶可触及游动肿块。

五、胃癌

(一)X 线诊断要点

1.黏膜皱襞的改变

黏膜皱襞增生固定、隆起变形、破坏中断、凹凸不平,边缘毛糙、溃疡形成。癌肿继续进展,其破坏的范围逐渐扩大,可形成多个结节状癌块,中央有不规则盘状、深浅不等的溃疡形成。

2.充盈缺损

癌肿增大伸入胃腔,形成充盈缺损。缺损的周围有不规则黏膜皱襞变平或僵硬的节裂,蠕动消失,局部可触及肿块或滚动感,肿块表面常有不规则深浅不等的溃疡。在适当的体位,局部加压或气钡双重对比下,方可将肿块显示清楚。

3.癌性溃疡

溃疡型胃癌的中心组织坏死,形成深浅不等的溃疡,显示癌块中央有不规则的凹陷区,内有钡剂残留,周围由高低不平的峭壁与正常胃壁分界明显,加压后形成环形透亮带,此征象又称为“环堤征”,其边缘常见有多处树根样的裂隙,又称“裂隙征”。胃黏膜皱襞近环堤处常呈不规则的杵状改变或断裂,蠕动到此消失。气钡双重造影时,病变与正常组织交界处多形成折角。

4.蠕动的改变

在胃癌的浸润处胃壁增厚,蠕动消失。消失的范围一般较肿块范围为广。

(二)临床联系

胃癌是我国最常见的恶性肿瘤之一,好发年龄为 40～60 岁,好发部位为胃窦、小弯与贲门区。

六、胃肉瘤

(一)X 线诊断要点

起源于胃黏膜下间叶组织的恶性肿瘤,称胃肉瘤,又称胃非上皮恶性肿瘤。其中以恶性淋巴瘤多见,其次为平滑肌肉瘤。钡剂检查对胃肉瘤的确诊有一定的困难。部分患者于手术前可被误诊为胃癌或胃良性肿瘤,多在病理组织检查后才得出正确结论。

1.胃恶性淋巴瘤

浸润型淋巴肉瘤在 X 线上表现为胃壁呈广泛浸润性僵硬状(有的胃腔可呈革袋状),黏膜皱襞高度增厚,加压亦不易变形,蠕动波减弱或消失。息肉型淋巴肉瘤表现,为多数大小不一、形状亦不规则的圆形充盈缺损。

2.胃平滑肌肉瘤和神经纤维肉瘤

两者皆可向胃壁内、外生长。如向胃壁外生长较大时，可见胃轮廓呈内压性凹陷及移位，胃腔缩小；若向胃腔内突入生长，则呈边缘光滑的圆形或半圆形充盈缺损，肿瘤与胃壁交界处呈锐角。表面黏膜皱襞多呈展平状态，蠕动波可达肿块边缘，肿块随胃腔压力的增加可改变其大小。两者的不同点是平滑肌肉瘤可于其中心部见有特征性的窦道样溃疡影像，而神经纤维肉瘤则可因其中心部组织坏死而呈囊状改变，在少数病例中可形成较大的溃疡龛影。

(二)临床联系

本病好发年龄为 40～50 岁，症状以上腹痛为主，其次为食欲缺乏、消瘦、恶心、呕吐、黑便及弛张热等。

七、胃内异物

(一)X 线诊断要点

1.X 线不透性异物

此为金属类异物，如铁钉、硬币、别针等。这些异物可在 X 线透视或摄片上直接显影，所以诊断不难。

2.X 线可透性异物

此为非金属物质，如毛发团、布条、植物性结石等。这些异物尽管已成结石，但在 X 线上是不显影的，因而必须行钡剂造影检查方可确诊。可透性胃内异物应以小量多次服钡法为宜。此时，可见透明异物清晰地于钡影之中显示为充盈缺损，并且可有推移的征象。如为体积较大柿石时，则可见造影剂于其顶部逆流而下，或沿胃的小弯侧与柿石之间通过。若以手法推挤，或以不同体位使造影剂黏附于柿石的表面，可清晰显示其粗糙的轮廓，借此可明确其大小和形状。如果因异物刺激而引起胃分泌液增多时，可服适量稠钡，再用推压的手法观察之，此时除见有块状物的充盈缺损外，还可将其推出液面以上。有的还可自行漂浮于液面之上，显示为移动度较大的块状影。如胃内异物存留时间较长，常并发胃炎甚至溃疡。

(二)临床联系

胃内异物多见于小儿，常为误吞玩物所致。临床上出现腹痛，尤以空腹时为甚。如异物较大，则有胀闷感及部分梗阻的症状，并能触及可移动的块状物。

第二节　十二指肠疾病

一、十二指肠球部溃疡

(一)X 线诊断要点

十二指肠球部溃疡的直接征象为龛影，加压法可呈圆形或椭圆形，边缘光滑整齐，周围有一圈透光带，或有放射状黏膜皱襞纠集，可单个亦可多个。球部因痉挛和瘢痕收缩而变形，多见于大弯侧，也可为叶状，“山”字状或花瓣状变形。

此外,球部溃疡也有表现为钡剂到达球部后不易停留迅速排出的激惹征,幽门痉挛、开放延迟及胃分泌液增多,球部固定的压痛等征象。

(二)临床联系

本病多发生在青壮年,呈周期性节律性右上腹痛,多在两餐之间,进食后可缓解。

二、十二指肠恶性肿瘤

(一)X 线诊断要点

(1)黏膜皱襞破坏,黏膜消失、破坏、中断。

(2)腔内菜花样缺损。

(3)管壁僵硬、蠕动消失、管腔不规则狭窄以及梗阻。

(4)腔内不规则恶性龛影。

(5)若肿瘤侵犯乳头,可出现倒"3"字征。

(6)若肿瘤侵犯阻塞胆总管下端,可致胆总管扩张,而于球后形成"笔杆状"压迹,肿大的胆囊可在球顶部或降部外上方形成弧形压迹。亦有的因括约肌闭锁不全而形成逆行胆道充盈。

(二)临床联系

本病临床多见于老年人,主要症状为十二指肠梗阻、出血以及黄疸、消瘦等。

三、十二指肠憩室

(一)X 线诊断要点

仰卧或右前斜位可较好显示十二指肠环,从而容易发出憩室;憩室通常呈圆形或卵圆形囊袋状影突出于肠腔外,边缘光滑整齐,大小不一,也可见一窄颈与肠腔相连,加压时,可见正常黏膜位于憩室内并与肠壁黏膜相连。

(二)临床联系

本病多无明显临床症状,常在上胃肠道造影中发现,并发炎症时,可有上腹痛、出血、穿孔,阻塞性黄疸与胆、胰感染等症状与体征。

第三节　小 肠 疾 病

一、小肠良性肿瘤

(一)X 线诊断要点

1.腺瘤

单个或多个、大小不等的圆形或椭圆形充盈缺损。表面光滑整齐或略呈分叶状,有的可见细点状钡斑。若见浅表不规则的龛影常提示恶变可能。若有蒂相连,其充盈缺损可被推移活动。一般钡剂通过病变区多无明显受阻,局部肠壁柔软,蠕动正常。肿瘤周围黏膜皱襞正常。

2.平滑肌瘤

腔内型者呈偏心性半圆形充盈缺损。表面光滑,也可有钡斑或龛影,局部管腔变窄,但梗阻征象不明显，腔外型表现为局部肠腔稍窄，形成弧形压迹，黏膜平坦，相应肠襻受压、推移，形成一无肠管区，可触及肿块。

(二)临床联系

小肠良性肿瘤多无任何症状，若有并发症，可表现为粪便隐血阳性或黑便，以及肠梗阻、肠套叠等。肿瘤较大的可触及肿块。

二、小肠恶性肿瘤

(一)X 线诊断要点

1.腺癌

常表现为不规则的息肉样、菜花样的偏心性充盈缺损，或局部肠管环形狭窄，病变区黏膜皱襞破坏，管壁僵硬，蠕动消失。钡剂通过受阻及近端管腔扩张为本病的常见征象。

2.恶性淋巴瘤

伴有溃疡的多发大小不一的结节状充盈缺损，范围较长的管腔不规则，狭窄与扩张夹杂存在，伴有管壁僵硬；也可为充盈缺损不明显而呈肠张力减低的扩张改变。若病变向肠腔外浸润时可有小肠外压性移位及部分肠壁浸润的表现。由于受累肠管粘连、固定，可伴发肠套叠的征象。

(二)临床联系

本病男性多见，常有症状为腹痛、恶心、呕吐、少量胃肠出血、腹块、肠梗阻与肠套叠。肿瘤较大者可触及肿块，有并发症时常为肠套叠及肠梗阻，也有的表现肠壁穿孔局限性腹腔感染。

三、小肠蛔虫病

(一)X 线诊断要点

钡剂造影于小肠内可见长条状或迂回状排列的蚯蚓样充盈缺损。若蛔虫吞入钡剂，可见上述充盈缺损中有一条纤细的线条状致密影，肠梗阻的 X 线表现为蛔虫团致成肠梗阻者，X 线片检查与一般肠梗阻无特殊区别，有时在肠腔胀气的对比下，蛔虫可显影，蛔虫团多位于回盲部、回肠末端及升结肠。钡剂造影显示病变部位呈不规则的边缘不清的充盈缺损及梗阻，局部肠腔可被撑大增宽，内有大量的乱麻状或发团状的蛔虫团影。

(二)临床联系

大多数小肠憩室无明显症状，当并发憩室炎时可有腹痛、恶心等症状。

四、小肠吸收不良综合征

(一)X 线诊断要点

X 线片呈小肠积气、积液，钡剂造影可见钡剂在肠管内聚集、分节与雪片状分布，黏膜皱襞增粗、紊乱或模糊不清甚至消失。钡剂抵达盲肠及小肠，完全排空时间缩短提前或延迟。

(二)临床联系

本病主要为多种营养物质吸收障碍引起的病理生理改变，常有腹痛、乏力、脂肪泻。

第四节　先天性胆总管囊性扩张症

一、X线诊断要点

(一)腹部X线片

适用囊肿较大时。可见右上腹部、肝下密度均匀的软组织阴影,与肝影相连。可见充气的胃和肠曲被推移受压现象。偶见囊壁钙化。

(二)胃肠钡剂检查

本法方便安全,对婴幼儿及较小的囊肿常可在手术前确诊,故很有价值。常见X线表现为胃窦及十二指肠球部被软组织肿块影推向前、上、左方,十二指肠降段可产生局限性压迹,并向右前方移位。十二指肠曲可扩大(十二指肠曲内型),亦可见十二指肠曲向左下前方推压移位(肝门型,又称十二指肠曲外型)。右半结肠也常被推向前下方。少数囊肿可扩展至左上腹,压迫胃体使之向右前移位(左上腹型)。

(三)胆道造影

适用于囊肿较小或无黄疸的成年患者。静脉法有可能直接显示胆囊及边缘整齐、密度均匀而扩大的胆总管囊腔。较大的囊腔则常因造影剂被稀释而不能显影。经皮直接穿刺囊肿造影只能选择应用。

二、临床联系

本病多见于10岁以下儿童,女性多见。黄疸、腹块及腹痛为三大特征性表现。

第五节　胆囊结石

一、X线诊断要点

(一)X线片

胆囊阳性结石占全部胆石的5%～20%,所以X线片对诊断胆石是一种不可缺少的步骤。阳性胆囊结石常为多发,亦可单发。形态多种多样,以石榴子样、椭圆形及不规则砂粒状为多见,大小不一,有逐步增大的倾向。单个结石有时较大,可达4～5cm,大多数胆石直径在1cm左右,体积越小数量越多,多者可达百余粒,相互拥挤呈镶嵌状或关节状。结石的密度不均匀,可表现为砂粒状或环状,分层状阴影。阳性胆囊结石应与右肾石、肋软骨钙化及肠系膜淋巴结钙化鉴别。侧位片观察肾石位后腹部与脊椎相重叠,必要时可以造影鉴别。肋软骨钙化在前胸壁内,呼吸时随肋骨移动。肠系膜淋巴结钙化多位于右下腹部,常随体位或推压而改变位置。

(二)胆囊造影

(1)胆囊结石大多伴有慢性胆囊炎,所以大约有50%的胆囊结石的X线表现为胆囊不显影,余者胆囊显影不良或正常。大多结石都能发现,但有时可用加压法、改变体位、脂肪餐后摄片及体层摄影来明确诊断。

(2)典型的胆囊阳性结石为多发圆形、椭圆形、豌豆大小的匀质透亮影,边缘大多清晰。结石多位于底部和体部,可呈带状、花瓣状排列或不规则散在分布。大多结石移动度较大,立位摄片可沉于胆囊底,也可漂浮于胆汁上或悬挂于胆汁中呈“一”字排列。漏斗部及颈部结石移动度较小。

(3)胆囊阳性结石在造影时可显示为致密的阴影,有时亦可被浓密的造影剂所掩盖而需以加压法或脂餐后摄片来发现。胆囊阳性结石应与肠道胀气鉴别,改变体位可使气泡与胆囊分开,重新清洁灌肠后摄片,气泡往往消失或变形。胆囊内良性肿物亦可表现为圆形负影,但位置常是固定不移,息肉与腺瘤常可带蒂,胆囊浓缩功能往往正常。

二、临床联系

本病常与胆囊炎并存,特点为发病年龄轻,女性多见,主要症状为反复发作的间歇性胆绞痛及阻塞性黄疸。

第五章　泌尿系统疾病的X线诊断

第一节　先天性发育异常

一、马蹄肾

(一)X线诊断要点

X线片可见两肾位置较低,且尿路造影检查两肾盂肾盏距离缩短,而两侧上肾盂相距较远。

(二)临床联系

本病多见于男性,可无症状或因腹部肿块就诊,部分患者可有尿道梗阻、感染表现。

二、异位肾

(一)X线诊断要点

X线片显示正常肾区一侧肾影不见,而于盆腔、下腹部、膈下或膈上可见软组织肿块影。低位的异位肾显示同侧输尿管较短,且无明显折曲。

(二)临床联系

单纯性异位肾常无症状,也可因结石感染而出现相应临床症状和体征。

三、肾旋转异常

(一)X线诊断要点

排泄性尿路造影正位片可见肾盏转至肾盂内侧,肾盏指向前、后或内侧,且部分或大部分同肾盂重叠。肾盂影显示较长。输尿管上段或上中段有不同程度外移位。

(二)临床联系

本病在临床上本身不产生症状,可发生肾盂积水、结石和感染等并发症引起相应症状而就诊。

四、双肾盂、双输尿管畸形

(一)X线诊断要点

静脉尿路造影可显示双肾盂、双输尿管畸形。一般上肾盂狭小,肾盏短粗,亦可有肾盂积水,输尿管迂曲,可见异位开口。下肾盂近似正常,但肾盏数目减少,位置较低。

(二)临床联系

本病可单独发生,为单侧或双侧性;也常并发其他异常,尤为异位肾。临床上一般不产生症状,但可发生肾盂积水、结石和感染等并发症,而产生相应症状。

五、输尿管膨出

(一)X线诊断要点

排泄性尿路造影显示肾盂、肾盏和输尿管有不同程度扩张、积水,病侧输尿管膀胱入口处有一囊肿,囊肿与扩张的输尿管相连,称“蛇头征”。囊内与膀胱内均有对比剂充盈时,囊壁为环形透亮影;囊内无对比剂时表现为圆形光滑的充盈缺损。

(二)临床联系

本病多发于成年女性,临床上无症状或有梗阻、感染、结石表现。

第二节　泌尿系结石疾病

一、肾结石

(一)X线诊断要点

1.X线片检查

结石形态可为圆形、卵圆形桑葚形或鹿角形,大小不定,小的仅粟粒大,大者可充满整个肾盂肾盏,密度均匀或分层。侧位片上,结石多与脊柱重叠,一般不超出椎体前缘。吸气和呼气片,可见结石影与肾影的相对位置不改变。

2.静脉尿路造影

常用于检查阴性肾结石,造影显示肾盂、肾盏内充盈缺损影,应与肾盂内肿瘤、血块、气泡鉴别。

(二)临床联系

本病好发年龄20～50岁,男性居多,常为单侧性。典型症状为疼痛、血尿。疼痛可为肾绞痛或钝痛,常向下腹部和会阴部放射。血尿多为镜下血尿,很少发生肉眼血尿。如合并有感染,则出现尿频、尿急、尿痛和脓尿。

二、输尿管结石

(一)X线诊断要点

1.X线片检查

输尿管区可见粟粒大至豆粒大的致密影,可呈圆形、桑葚形或不规则形,其长轴与输尿管走行一致。多在生理狭窄区。

2.静脉尿路造影

输尿管结石表现造影剂至结石部位完全停止或仅有少量造影剂通过。结石以上尿路可因梗阻而扩张积水。结石较小,引起部分梗阻时,结石区输尿管轻度扩张,肾盂肾盏积水扩大。

(二)临床联系

本病易发年龄为20～50岁,男性多见,主要症状为突发性肋、腹部绞痛并向会阴部放射,同时伴有血尿。继发感染时出现尿急、尿频和尿痛症状。

三、膀胱结石

(一)X线诊断要点

X线片显示膀胱区有致密影,多呈圆形、扁圆形、同心圆或桑葚形,外缘不整,大小不等。单发或多发。单发结石偏于一侧,不随体位改变而移动,呈哑铃状者是憩室内结石。阴性结石应行膀胱造影检查,显示膀胱内圆形或扁圆形的充盈缺损。

(二)临床联系

本病主要见于男性,多为10岁以下儿童和老年人。临床表现排尿疼痛、尿流中断、尿频、尿急和血尿等。

第三节　肾盂肾炎

一、X线诊断要点

急性肾盂肾炎时大多数患者KUB和尿路造影检查可异常,少数表现为弥散性肾肿胀,肾盂系统细小、充盈不良,肾盂和输尿管黏膜下水肿形成线性条纹。慢性肾盂肾炎KUB示肾影变小,表面呈波浪状,多累及双肾,但程度不同。

二、临床联系

本病主要见于女性,是由下尿路感染逆行累及肾所致。

第四节　泌尿系结核

一、肾结核

(一)X线诊断要点

(1)X线片检查可无异常发现,有时可见肾实质内云絮状或环状钙化,甚至全身钙化。

(2)静脉尿路造影。病变初期可完全正常。病变累及肾小盏,显示肾盏边缘不整如虫蚀状,并可见小盏外侧有一团对比剂与之相连;病变造成肾盏、肾盂广泛破坏,形成肾盂积脓时,常不显影。

(二)临床联系

本病原发病灶主要位于肺,早期多无明显症状,感染波及肾盂或膀胱后可引起相应症状,还可伴全身症状。

二、输尿管结核

(一)X线诊断要点

X线片于输尿管区有时可见钙化征象。静脉尿路造影所见,早期输尿管失去其正常的柔软度和弹性,管腔粗细不匀,边缘不整,并有虫蚀样残缺。晚期输尿管缩短、僵硬,呈喇叭状或串珠状,形态固定不变。最终引起狭窄和梗阻,其位置多在下端,狭窄上方输尿管和肾盂均扩张积水。

(二)临床联系

本病多由同侧肾结核向下蔓延所致,临床表现同肾结核。

三、膀胱结核

(一)X 线诊断要点

1.X 线片检查

膀胱区偶见不规则线条状钙化影。

2.膀胱造影

显示膀胱轮廓模糊不清,边缘毛糙。病变严重时膀胱缩小,仅能容纳数毫升,不能扩张,边缘不整,可有多个假憩室形成。偶可有充盈残缺影,是由局限性病变所致。当健侧输尿管口受累,纤维组织收缩,输尿管口扩张,造影剂可逆流入输尿管。

(二)临床联系

本病多由肾、输尿管结核蔓延而致,典型临床表现为尿频、尿痛、脓尿和血尿。

第五节　泌尿系囊肿

一、单纯性肾囊肿

(一)X 线诊断要点

1.X 线片检查

较大囊肿,可见肾影增大,局部有圆形或椭圆形突出。囊壁偶有钙化影。

2.尿路造影

较小囊肿或向肾外方向生长的囊肿不造成肾盂、肾盏改变;囊肿位置较深,但相邻肾盏、肾盂明显变形。

(二)临床联系

本病多无症状和阳性体征,仅在较大囊肿时,造成季肋部不适或可触及的肿块。

二、多囊肾

(一)X 线诊断要点

X 线片可示双肾影呈分叶状增大。尿路造影可见双侧肾盏、肾盂移位、拉长、变形和分离,呈“蜘蛛足”样改变。

(二)临床联系

本病为遗传性病变,常在 30～50 岁出现症状,表现腹部肿块、高血压和血尿等,晚期可死于肾衰竭。

第六节　泌尿系统肿瘤

一、肾肿瘤

(一)肾细胞癌

1.X 线诊断要点

包括 KUB X 线片、尿路造影和肾动脉造影异常表现。

(1)KUB X线片:可发现肿瘤钙化,呈细点状或弧线状致密影,较大肾细胞癌可致肾轮廓局限性外突。

(2)尿路造影检查:由于肿瘤的压迫、包绕,可使肾盏伸长、狭窄和受压变形,也可使肾盏封闭或扩张。若肿瘤较大而影响多个肾盏,可使各肾盏聚集或分离。由于肿瘤的侵蚀,可使肾盏边缘不整或出现充盈缺损。肿瘤邻近肾盂时,也可造成肾盂受压、变形、破坏及充盈缺损。

(3)肾动脉造影检查:肿瘤使邻近血管发生移位,病变区出现网状和不规则杂乱的肿瘤血管,并有对比剂池状充盈,由于动静脉瘘而使静脉早期显影。

2.临床联系

本病为最多见的恶性肿瘤,好发年龄在40岁以上,典型表现为无痛性血尿和腹部肿块。

(二)肾盂癌

1.X线诊断要点

X线片检查多无阳性发现,少数病例可见到不规则的钙化。静脉尿路造影显示肾盂、肾盏内有不规则的充盈缺损,形态不规则。当肿瘤侵犯肾实质,还可出现肾盂、肾盏变压变形、分开或聚拢肿块引起阻塞,可造成肾盂和肾盏扩大、积水。

2.临床联系

本病好发于40岁以上男性,典型临床表现为无痛性全程血尿,可并有胁腹部痛,肿瘤体积大者可触及肿块。

二、膀胱肿瘤

1.X线诊断要点

X线片显示类似结石影呈细小斑点状、结节状或小环状致密影。膀胱造影检查表现为局部的充盈缺损。缺损区大小不一,可小如豌豆,大时则几乎充满整个膀胱。良性乳头状瘤有时呈明显分叶状或菜花状。移行上皮癌大多轮廓不规则,基底较宽。鳞状细胞癌表现为膀胱壁的僵直和固定,局部不能扩张,边缘不齐。肿瘤侵犯输尿管口,静脉尿路造影可见肾盂输尿管积水。尿道内口受侵,则见膀胱扩张及膀胱小梁形成,膀胱壁边缘不规则。

2.临床联系

本病易发生在40岁以上男性,主要症状是无痛性肉眼血尿,常并发尿频、尿急和尿痛。

第二篇　CT 技术诊断

第六章　CT 成像基本原理与临床应用

第一节　CT 成像原理、CT 设备基本构成及种类

一、CT 成像基本原理

CT 是用 X 线束从多个方向对人体检查部位具有一定厚度的层面进行扫描，由探测器而不用胶片接收透过该层面的 X 线，转变为可见光后，由光电转换器转变为电信号，再经模拟/数字转换器转为数字，输入计算机对扫描所得数据进行计算、处理，获得每个体素的 X 线衰减系数(或称吸收系数)，再排列成矩阵，即构成数字矩阵。数字矩阵中的每个数字经数字/模拟转换器转为由黑到白不等灰度的小方块，称之为像素，并按原有矩阵顺序排列，即构成 CT 图像。所以，CT 图像是由一定数目像素组成的灰阶图像，是数字图像，是重建的断层图像。

二、CT 设备

基本构成主要有以下 4 个部分：①扫描部分，由 X 线管、探测器和扫描架组成，用于对检查部位进行扫描；②计算机系统，将扫描收集到的信息数据进行存储运算；③图像显示和存储系统，将计算机处理、重建的图像显示在显示器(影屏)上并用照相机将图像摄于照片上，数据也可存储于磁盘或光盘中；④后处理工作站，对扫描或重建获得的信息进行图像后处理。

三、CT 种类

主要包括普通 CT、螺旋 CT、电子束 CT 等。螺旋 CT 是普及率最高的 CT。它在扫描期间，床沿纵轴连续平直移动，球管旋转和连续动床同时进行，使 X 线扫描的轨迹呈螺旋状，故得名螺旋扫描，包括单层、2 层、4 层、8 层、16 层、64 层、128 层及 256 层。2005 年西门子公司推出了世界首台双源 CT。

第二节　CT 扫描的术语和基本概念

一、像素

像素是二维概念，是组成 CT 图像的基本单位，即矩阵中的小方格。其与图像质量的关系是像素越小，组成 CT 图像的矩阵越大，图像清晰度越高，等于扫描野除以矩阵。如扫描野为 250mm，矩阵为 256×256 时，像素(250＋256)≈1mm。高分辨力 CT 扫描要求小的扫描野(160～180mm)，大矩阵(512×512)，此时像素(160＋512)＝0.3mm，理论上，＞0.3mm 的病变均可以显示出来。

二、体素

体素是一个三维概念，即准直后的 X 线束穿越人体的厚度与像素的乘积，如 X 线束厚度

为 3mm，像素是 1mm×1mm，则体素为 3mm×1mm×1mm。体素与图像质量的关系是体素越小，图像越真实，但穿过人体光子越少，图像噪声越大，图像质量越差。为保证图像质量需要增加 X 线量。每一层面的二维图像中，每个体素是通过像素表现的，像素的大小和位置取决于扫描层面中的体素大小和位置。

三、CT 值

CT 值是测定人体某一局部组织或器官密度大小的计量单位，CT 图像中每一个像素的 CT 值代表某一组织相对于水的 X 线吸收系数，称为 CT 值。为纪念 CT 的发明者 Hounsfeld，将 CT 值定为亨氏单位(Hu)。换算公式为：CT 值＝K(u－uw)/uw。其中，u 代表受检查物质的 X 线衰减系数，uw 为水的衰减系数，K＝1 000(为机器的放大常数)。通常将标准水的 CT 值定为 0Hu，空气为－1 000Hu，人体中密度最高的骨皮质吸收系数最高，CT 值为＋1 000Hu。人体中各种组织的密度不同 CT 值居于－1 000 到＋1 000Hu 的 2 000 个分度。

四、窗技术

CT 图像最佳显示技术又称窗技术，是用窗宽和窗位进行选择所观察感兴趣区内组织结构的本质和求得最佳图像的一种方法。在 CT 机各技术指标恒定的条件下，主要有窗宽、窗位两种参数与此关系密切。窗宽规定了 CT 图像所显示 CT 值的范围，以 W 表示。按人视觉从白到黑的最大等级范围分为 16 个灰阶。人体组织 CT 值范围为－1 000～＋1 000，即 2 000÷16＝125，每个灰阶含 125Hu，即物质密度差别相差＜125 均表现同一灰度，但人体大多数组织器官及其病变密度差别均较小，人肉眼不易分辨，所以引用窗宽。在窗宽规定范围外的 CT 值，如大于最高值的组织或器官，均呈白色，低于最低值的均为黑色。窗位是表示需要显示组织结构的 CT 值所对应的灰阶的中心位置，以 C 或 L 或 M 表示。其作用是规定所选窗宽之间，其数值为窗宽的最高值加最低值除以 2。选择窗位的原则是依据所分析组织或器官感兴趣的 CT 值确定窗位的平面，即可得到满意的 CT 图像质量。如肝实质 CT 值为 45Hu，窗位应为 45。

五、分辨力

分辨力包括空间分辨力和密度分辨力，现代多排螺旋 CT 和双源 CT 又引入时间分辨力的概念。空间分辨力是指 CT 对物体空间(两点间距离)的辨别能力，用 mm 表示，影响因素主要有调制传递函数、像素多少、检测器尺寸和取样大小及机器精密度等。密度分辨力是指鉴别密度差别的能力。CT 机的密度辨别力一般在 0.3%/cm^2～2%/cm^2，影响因素主要有扫描层厚，信噪比，荧光屏的尺寸和观察距离等。时间分辨力是指最短时间内可以扫描覆盖的范围，主要在心脏 CT 检查方面应用较多。

六、噪声

CT 噪声是由于扫描相同物质时，图像点与点之间 CT 值的波动形成。即 X 线穿透人体后到达探测器的光子数量少，且在矩阵中各像素上分布不均匀，直接影响 CT 图像质量。组织噪声为各种组织(如脂肪组织、骨组织等)的平均 CT 值的差异所致。噪声可以通过扫描均匀一致的水模来测量。克服噪声措施：安装 CT 时进行严格的机器性能检测；每天做水模扫描，发现问题及时校对；扫描薄层时，应加大 X 线量(一般噪声减少一半时，需要增加 4 倍 X 线量)。

七、部分容积效应

CT图像每一像素的CT值代表相应单位组织全体的平均CT值。如层面较厚，重建图像时所用矩阵较小，同一层面内含有不同密度的物质，则该像素CT值为其所有物质的平均CT值，不能真实反映其中任何一种物质本身的CT值，因而不能真实显示其各自物质的图像，该现象称为部分容积效应。实际工作中，该现象经常存在，如病变组织密度高，周围组织密度低时，CT值要较实际的病变组织低。采用薄层技术、交错床位或重叠扫描方法来显示图像，可以减少部分容积效应的影响。

八、伪影

伪影指被扫描物质中本不存在但出现在图像中的所有干扰图像的影像。常见因素主要有患者因素和机器设备本身因素。

(一)患者因素

①患者运动产生的伪影。扫描过程中，扫描部位的运动可以导致图像伪影，如呼吸、身体移动、吞咽动作、咳嗽、心脏搏动等。②两种以上物质密度差别过大引起X线硬化程度不均匀，经计算和重建在交界面处产生放射状伪影。如术后金属夹、金属义齿或钢板等。

(二)机器设备本身所致伪影

①探测器本身灵敏度不一致或校对偏差；②取样频率较低；③球管探测器对应性差，重建时位移伪影；④重建计算机的AP故障等。

影像医师必须认识图像中的伪影，否则会造成误诊或漏诊。

第三节　CT检查技术

患者仰卧于检查床上，摆好位置，选好层面厚度与扫描范围，即可进行扫描。一般采用横断面扫描，层厚常用5～10mm；特殊需要可进行薄层重建或直接选用薄层扫描，如2mm。扫描期间患者必须保持不动，轻微的移动或活动可造成伪影，影响图像质量。CT检查包括平扫、增强扫描和特殊成像。

一、平扫

横断面扫描为主，以头部为例；头部固定，以听眦线(眼外眦与外耳孔中心)为基线依次向上扫描8～10层，层厚常用8mm或10mm。检查颅后窝则取与听眦线成20°位，依据病情需要可加扫冠状面。

二、增强CT

经静脉注入碘对比剂后再行扫描，剂量按1.5～2.0mL/kg计算，静脉内推注。动态增强后扫描可以增加病灶与正常组织间的密度差异，可以动态观察不同脏器或病灶中对比剂的分布及排泄情况，可以发现平扫未能显示的病灶及等密度病灶。碘过敏者不宜行增强CT检查。

三、CTA

静脉团注碘对比剂后，当对比剂流经靶血管时进行CT扫描，并三维重建靶血管图像。

四、CT 灌注成像

快速静脉团注碘对比剂后，在对比剂首次通过受检脑组织时进行快速动态扫描，并重建脑实质血流灌注图像。它反映脑实质的微循环和血流灌注情况。

第四节　图像后处理技术

CT 图像是断层图像，常用的是横断面或称轴面。为了显示整个器官，需要多帧连续的断层图像。通过 CT 设备上图像重组软件的使用，可重组冠状面和矢状面的断层图像。

螺旋 CT 扫描时间与成像时间短，扫描范围长，层厚较薄并获得连续横断层面数据，经过计算机后处理，可重组冠状、矢状乃至任意方位的断层图像，并可得到其他显示方式的图像。

一、再现技术

包括表面再现、最大强度投影（MIP）和容积再现技术。再现技术可获得 CT 的三维立体图像，使被检查器官的影像有立体感，通过旋转而可在不同方位上观察。多用于骨骼的显示和 CT 血管造影（CTA）。

二、仿真内镜显示技术

仿真技术是计算机技术，与 CT 或 MRI 结合而开发出仿真内镜功能。容积数据同计算机领域的虚拟现实结合，如管腔导航技术或漫游技术可模拟内镜检查的过程，即从一端向另一端逐步显示管腔器官的内腔。行假彩色编码，使内腔显示更为逼真。有仿真血管镜、仿真支气管镜、仿真喉镜、仿真鼻窦镜、仿真胆管镜和仿真结肠镜等，效果较好。几乎所有管腔器官都可行仿真内镜显示，无痛苦，易为患者所接受。仿真结肠镜可发现直径仅为 5mm 的息肉，尤其是带蒂息肉。不足的是受伪影的影响和不能进行活检。

三、二维图像重建技术

如 MPR 及 CMPR，可以对图像进行多方位、多平面重建，对病变进行全面分析。

第五节　CT 的临床应用

CT 由于其特殊诊断价值，已广泛应用于临床。应在了解其优势的基础上，合理地选择应用。CT 可应用于下述各系统疾病的诊断。

中枢神经系统疾病的诊断，CT 价值较高，应用普遍。对颅内肿瘤、脓肿与肉芽肿、寄生虫病、外伤性血肿与脑损伤、缺血性脑梗死与脑出血及椎管内肿瘤与椎间盘突出等病诊断效果好，诊断较为可靠。因此，除 DSA 仍用以诊断颅内动脉瘤、脑血管发育异常和脑血管闭塞以及了解脑肿瘤的供血动脉以外，其他如气脑、脑室造影等均已弃用。多层螺旋 CTA，可获得比较精细和清晰的血管重组图像，有效地应用于临床诊断，所以临床应用日趋广泛。

对头颈部疾病的诊断，CT 也很有价值。例如，对眶内占位病变、早期鼻窦癌、中耳小胆脂瘤、听小骨破坏与脱位、内耳骨迷路的轻微破坏、耳先天性发育异常以及鼻咽癌的早期发现等。

当病变明显，X 线片虽可确诊，但不能观察到 CT 检查所显示的病变细节。听骨与内耳骨迷路则需要用 CT 观察。

胸部疾病的 CT 诊断，已日益显示出它的优越性。对肺癌和纵隔肿瘤等的诊断，很有帮助。低辐射剂量扫描可用于肺癌的普查。肺间质和实质性病变也可以得到较好的显示。CT 对 X 线片较难显示的病变，例如与心脏、大血管前后重叠病变的显示，更具有优越性。对胸膜、膈、胸壁病变，也可清楚显示。

心脏、大血管 CT 诊断价值的大小取决于 CT 装置。需要使用多层螺旋 CT 或 EBCT，而普通 CT 诊断价值不大。对于冠状动脉和心瓣膜的钙化及大血管壁的钙化，螺旋 CT 和 EBCT 检查可以很好地显示，并且对于诊断冠心病有所帮助。心腔及大血管的显示，需要经血管注入对比剂，行心血管造影 CT，并且要用螺旋 CT 或 EBCT 进行扫描。心血管造影 CT 对先天性心脏病如心内、外分流和大血管狭窄以及瓣膜疾病的诊断有价值。多层螺旋 CT，通过图像重组可显示冠状动脉的软、硬斑块。CT 灌注成像还可对急性心肌缺血进行观察。

腹部及盆部疾病的 CT 检查，应用也日益广泛，主要用于肝、胆、胰、脾，腹膜腔腹膜后间隙以及肾上腺、泌尿生殖系统疾病的诊断，尤其是肿瘤性、炎症性和外伤性病变等。对于胃肠道病变向腔外侵犯以及邻近和远处转移等，CT 检查也有价值。当然，胃肠道腔内病变情况主要仍依赖于钡剂造影和内镜检查及病理活检。

骨骼肌肉系统疾病，多可通过简便、经济的 X 线检查确诊，使用 CT 检查较少，但 CT 对显示复杂部位的骨折（如脊柱、骨盆、膝关节等）、早期骨破坏与增生的细节较 X 线成像为优。

第六节　CT 图像分析基本思路

一、CT 图像质量分析

CT 图像质量与影像学医师、技师的经验及机器性能、患者配合程度、检查参数、窗技术、暗室技术等多种因素相关。重要的是影像学医师掌握各种影响因素，克服干扰条件，获得最大限度的高质量图像，具体包括如下内容。

（1）熟悉和掌握机器性能，选用最优化的部位个性化参数，如扫描条件、层厚等。

（2）对受检查器官和部位的要求及应达到的目的需要做到心中有数。如患者重点是需要鉴别肝癌或肝血管瘤时，应密切结合临床病史，有无乙肝史、有关化验室资料及临床特点等，对检查部位进行有步骤的序列扫描，发现病变时，根据扫描具体征象，决定是否需要增强及延迟扫描等。

（3）掌握窗技术，调节荧光屏灰阶，选定最佳窗宽和窗位技术，最大限度地把病灶与邻近组织的解剖结构和病理特点显示出来。对感兴趣区做必要的测量或重建，必要时做应观察部分 CT 值的动态曲线分析。

（4）做好质量控制（QC）和质量保证工作，不断提高照片和洗片质量。

（5）识别物体本身的真实图像和伪影及其原因。其中，噪声、伪影及部分容积效应的辨认至关重要。

二、CT 诊断分析基本思路

CT 扫描反映的是人体某组织或器官本身的图像表现，做一个有价值的诊断应考虑以下几个方面。

(1)从整体出发，考虑到人体是一个有机整体，抓住共性，区别个性，准确分析每个层面影像学表现，按顺序、分层次综合对比，多方位全面判断疾病的本质。例如肝癌患者，从乙肝病史、肝硬化到 AFP 等实验室检查，大多数具备肝癌 CT 征象(即快进快出增强模式等)这一共性，常常伴有肝硬化征象，包括腹腔积液、脾大、门静脉高压、侧支循环形成等，有时伴门静脉癌栓等。

(2)应具备扎实的基础知识和丰富的临床知识及良好的临床技能，以及多学科交叉综合诊断水平和专业能力。CT 图像是某组织器官的真实表现，主要涉及解剖定位、病理生理学和生理、生化的改变及特点，结合临床表现及影像学、实验室检查。同时应具备 CT 原理、图像分析能力和鉴别诊断的临床知识。例如大叶性肺炎，主要以肺叶为主，主要病原菌为肺炎双球菌，病理经过主要有充血期、红色肝样变期、灰色肝样变期及炎症消散期，临床多见于青壮年，冬春季好发，有高热、咳嗽、咳铁锈色痰，血液化验白细胞数有显著增高等。CT 表现与病理过程相结合才能更好地做出诊断，早期肺窗观察呈大片均匀模糊影，无体积改变；实变期呈密度均匀性增高影，有充气支气管征；消散期密度不均匀，有条索状影。

(3)应遵循下述原则。

病变部位：大多数疾病有好发部位，如肺结核好发于肺上叶；骨结核多见于骨干骺端或脊柱，脑膜瘤基本呈宽基贴于局部硬脑膜。

病变形态边缘与大小：肺内斑片状影纵隔窗常无显示，多为炎性病变；肺内肿块见分叶、毛刺，周围组织常受侵犯，多见于肺癌；一般情况下，良性肿块常为光滑、边界清楚、密度均匀者。

病变密度与结构：病变密度低，呈囊性，多为良性；边缘不规则，有浸润、粘连者常为恶性。

病变数目与周围结构关系：转移瘤可为多发，周围水肿严重。炎性粘连、瘢痕，可见牵拉收缩，周围结构聚集、变形等征象。肿块与周围结构不清，远处淋巴结肿大时多为恶性肿瘤。

病变发展情况：CT 图像仅反映当时病变情况，多数情况还需要从病理变化、诊断性治疗后复查，前后比较加以确定。如结核发展迅速，可以有钙化，抗结核治疗有效。

密切结合临床：仔细询问病史、家族史，周围有无结核、肝炎患者及疫区居住史等。如西北地区可以发生包虫囊肿。

多种影像学检查互相印证、取长补短：如胆囊息肉，超声比 CT 更清楚，CT 图像可能将小息肉遗漏；肝肿块，同位素表现为浓集区，超声检查为块状强回声，CT 平扫表现为低密度区，增强后边缘密度同腹主动脉密度一致，随时间延长，增高的密度逐渐向中心弥散的病变，应考虑为血管瘤。

总之，CT 检查是一种影像学检查方法，必须按照病灶所在部位进行定位诊断，按照内部密度、形态、大小、边界及周围情况和血供情况进行定性诊断，并按照侵犯情况进行一定程度的分期。部分病变还需要结合治疗情况、病变发展情况进一步分析其性质。

第七章　神经系统疾病的CT诊断

第一节　脑梗死

脑梗死(cerebral infarction)是指因脑血管阻塞而造成的脑组织缺血性坏死或软化。在急性脑血管疾病中脑梗死占50%以上,发生于40岁以上者为多,最多见于55～65岁。其原因有:①脑血栓形成。继发于脑动脉粥样硬化、动脉瘤、血管畸形、感染或非感染性动脉炎等,以脑动脉粥样硬化引起血栓形成最常见。②脑栓塞。如血栓、气体和脂肪栓塞。③低血压和凝血状态。根据脑梗死的病理改变,可分为3期,即缺血期、梗死期和液化期,而CT能很好地反映各期病理变化。

脑梗死临床类型主要包括动脉粥样硬化血栓性脑梗死、栓塞性脑梗死和腔隙性脑梗死,另有30%～40%在临床上不易分清为哪一型。脑梗死可发生在脑内任何部位,但以大脑中动脉供血区为多,梗死的范围与阻塞血管大小、血流量多少及侧支循环建立状况等有关。

脑的穿支动脉闭塞后,可引起大脑深部,尤其是基底节、内囊、丘脑、半卵圆中心、皮质下白质等部位较小的梗死,直径为5～15mm,称为腔隙性脑梗死。在脑梗死基础上,原梗死区内又发生脑出血称为出血性脑梗死。

一、缺血性脑梗死

(一)CT平扫

(1)仅少数患者于发病6～24小时内出现边界不清稍低密度灶,而大部分患者于24小时后才可见边界较清楚的低密度灶,密度可不均匀;其部位及范围与闭塞血管供血区一致,可同时累及皮质与髓质,多呈三角形或楔形。发生在分水岭区域的脑梗死多呈线条形。

(2)发病1～2周:梗死区的密度进一步降低,且逐渐均匀一致,边界更加清楚。

(3)发病2～3周:梗死区密度较前升高,病灶范围可缩小,变得不清楚,较小的病灶可完全变为等密度,称为“模糊效应”。

(4)发病4～8周:梗死灶的密度逐渐下降,与脑脊液密度相近,最后可形成囊腔。

(二)增强扫描

(1)一般梗死后3～7天即可出现强化,2～3周发生率最高,且强化最明显,可持续4～6周。

(2)梗死灶强化形态可多种多样,多数表现为脑回状或斑点状、团块状。

(三)占位效应

(1)梗死灶由于并发脑水肿而出现占位效应,其程度依梗死区大小不同可造成局灶性或广泛性脑室系统变形、推移和中线结构移位。

(2)占位效应在发病当天即可出现,病后1～2周最为显著。

(3)发病2周以后占位效应由重转轻,逐渐消失,最后囊腔形成,可出现负占位效应,邻近脑实质萎缩,脑沟、脑池增宽,脑室扩大,中线结构可向患侧移位。

二、腔隙性脑梗死

(一)CT 平扫

(1)一般在发病后 48～72 小时可表现为圆形、卵圆形低密度灶,边界不清。4 周左右形成脑脊液样低密度软化灶。

(2)多位于基底节内囊区、丘脑、脑室旁深部白质、脑桥等,罕见累及皮质。

(3)病灶大小一般为 5～15mm,>15mm 为巨大腔隙灶。

(二)增强扫描

在发病后 2～3 周可以出现强化现象。

(三)占位效应

无明显占位效应。

三、出血性脑梗死

(一)CT 平扫

常于发病后 1 周至数周,在三角形或楔形低密度梗死区内出现不规则斑片状高密度出血灶,边界不规则。

(二)增强扫描

在梗死的低密度区中仍可显示脑回状、斑片状强化。

第二节　脑缺血、出血和脑血管病变

一、动脉缺血性脑梗死

脑组织因血管阻塞引起缺血性坏死或软化称为脑梗死。广义的脑梗死除动脉缺血性脑梗死外,还包括静脉血流受阻所致的脑梗死即静脉性脑梗死。但大多习惯于狭义地将动脉缺血性脑梗死称为脑梗死。

(一)概述

引起梗死的原因很多,可分为两大类。

1.脑血管阻塞

脑血管阻塞又分为血栓形成和栓塞。前者最常见的是在动脉粥样硬化的基础上形成血栓;后者是指外来栓子堵塞血管所致。

2.脑部血液循环障碍

脑部血液循环障碍是指在脑血管原有病变的基础上(亦可无原发血管病变),由各种原因造成的脑组织供血不全而引起的梗死,故又称非梗阻性脑梗死。

过去将脑梗死分为 3 个时期,即梗死期、吞噬期、机化期。目前通常将脑梗死分为如下几种。

(1)超急性期:6h 以内。

(2)急性期:6h 后～2d。

(3)亚急性期:2d 后～2 周内。

(4)慢性早期:2 周～1 个月。

(5)慢性晚期:1个月后。

脑供血完全终止后数秒钟神经元电生理活动停止,持续5～10min以上就有不可恢复的细胞损伤。但是临床上供血血管闭塞可能不完全和(或)存在侧支循环,仅使局部血流降低到一定程度。故部分脑组织虽有缺血损伤,但仍可恢复正常,这部分脑组织区域称为缺血半暗带。它位于缺血坏死核心与正常脑组织之间。但如超急性期治疗不及时或治疗无效可发展成为完全脑梗死。

少数缺血性脑梗死在发病24～48h后可因再灌注而发生梗死区内出血,称为出血性脑梗死。

(二)临床表现

临床表现复杂,取决于梗死灶大小、部位及脑组织的病理生理反应。主要表现为头昏、头痛,部分有呕吐及精神症状,可有不同程度的昏迷。绝大多数出现不同程度的脑部损害症状,如偏瘫、偏身感觉障碍、偏盲,亦可失语、抽搐,较重者可有脑疝症状。从解剖学可知,皮质脊髓束有10%的纤维不交叉下降,加入同侧皮质脊髓侧束。皮质脊髓前束也有少量纤维不交叉,止于同侧颈、胸髓。这些不交叉的运动传导纤维支配了同侧肢体运动,当这些纤维受损时,导致同侧肢体出现不同程度的运动功能障碍如麻木、无力,甚至偏瘫。

(三)CT表现

1.超急性期脑梗死的CT表现

(1)大脑中动脉高密度征:为高密度血栓或栓子所致,出现率占35%～45%(敏感度78%,特异度93%),但需除外血管硬化因素。研究表明,此征可见于近60%的正常人(尤其用7mm以下层厚扫描),故此征的诊断价值值得怀疑。

(2)脑实质低密度征:可能为细胞内水肿所致,可见于脑的凸面、基底节区、岛叶,有时可伴侧裂池受压。

(3)局部脑组织肿胀征:可能为血管源性水肿所致,局部脑沟变窄以至消失,脑回增厚、变平。脑CT灌注成像有利于超急性期脑梗死的诊断。

此外,脑血管CTA可显示闭塞部位、程度和侧支循环情况。

许多学者研究证实,CT灌注成像可以预测半暗带,即脑血流量(rCBF)中度减低时,局部脑血容量(rCBV)无明显变化或仅有轻度下降或轻度升高,此时缺血区微血管管腔受压、变形、闭塞的程度较轻。当rCBF和rCBV均明显减低时,提示脑局部微血管管腔闭塞程度明显、微循环发生障碍、脑组织发生梗死。国内有学者将面积CBV定义为预测的梗死面积,则面积CBF-面积CBV为预测的半暗带面积。

2.典型CT表现

(1)脑组织低密度灶,呈楔形或三角形,病灶部位、范围与闭塞动脉供血区相吻合。大脑中动脉主干闭塞,病灶呈三角形低密度区,尖端指向第三脑室;大脑中动脉闭塞在豆纹动脉的远端,病灶多为矩形低密度区,出现"基底核回避现象"。大脑前动脉闭塞表现为位于大脑镰旁的长条状低密度区。大脑后动脉闭塞在顶叶后部及枕叶可见半圆形的低密度区,位于大脑镰旁的后部。局灶性脑皮质梗死,表现为脑回丢失。室管膜下脑梗死,脑室边缘呈波浪状。一般在发病24h后出现以上表现。

(2)2～3周时由于"模糊效应",病灶可偏小或消失。

(3)脑梗死后2～15d为水肿高峰期,可有占位效应,占位效应一般见于病变范围大的病例。如占位效应超过1个月,应注意有无肿瘤可能。

(4)增强扫描病灶周围和病灶内出现脑回状、线状、团块状强化。

(5)1个月后病灶开始软化呈水样密度,病变范围大的病例可继发局限性脑萎缩。

此外,出血性脑梗死在梗死区内可见高密度出血灶。

3.增强扫描CT表现

梗死灶强化的形态多种多样,可表现为脑回状、线状、片状、环状,可出现在病灶的边缘和中心。而延迟30min～3h扫描可显示皮质下白质强化,可能与梗死区皮质内大量毛细血管破坏,造影剂漏出有关。其强化机制与缺血区血-脑屏障受损,新生的毛细血管大量增生,以及局部血流量增加有关。但在1周内,虽有血-脑屏障的破坏,却因局部缺血坏死严重,造影剂浓度亦相应很低,故一般不出现强化。梗死7～10d后因局部大量毛细血管增生,血流量增大而出现明显强化。2～3周发生率最高,强化最明显,可持续1个月或更久。

(四)鉴别诊断

应注意与胶质瘤、转移瘤、脱髓鞘病变和脑脓肿等鉴别。

(1)脑梗死常累及皮质和白质两部分:而上述病变一般只造成白质低密度。

(2)脑梗死的分布为某一动脉区或分水岭区,有一定特征:而脑肿瘤和炎症水肿沿白质通道扩散,无明显分布规律,常呈指状低密度区;脱髓鞘低密度灶常对称性分布在侧脑室周围。

(3)增强扫描胶质瘤常出现不均匀强化,有时可见壁结节:转移瘤常可见多灶强化。

二、脑梗死前期

从脑血流量(CBF)变化过程看,脑血流量的下降到急性脑梗死的发生经历了3个时期。首先,由于脑灌注压下降引起的脑局部的血流动力学异常改变;其次,脑循环储备力失代偿性低灌注所造成的神经元功能改变;最后,由于CBF下降超过了脑代谢储备力才发生不可逆转的神经元形态学改变即脑梗死。国内学者将前两者称为脑梗死前期,它们不同于超急性期脑梗死。

根据脑局部微循环的变化程度以及CT灌注成像表现包括局部脑血流量(rCBF)、局部脑血容量(rCBV)、平均通过时间(MTT)和峰值时间(TTP)参数图,将脑梗死前期分为2期4个亚型。

Ⅰ期:脑血流动力学发生异常变化,脑血流灌注压在一定范围内波动时,机体可以通过小动脉和毛细血管平滑肌的代偿性扩张或收缩来维持脑血流相对动态稳定。

$Ⅰ_1$:脑血流速度发生变化,脑局部微血管尚无代偿性扩张。灌注成像见TTP延长,MTT、rCBF、rCBV正常。

$Ⅰ_2$:脑局部微血管代偿性扩张。灌注成像见TTP和MTT延长,rCBF正常或轻度下降,rCBV正常或轻度升高。

Ⅱ期:脑循环储备力失代偿,CBF达电衰竭阈值以下,神经元的功能出现异常,机体通过脑代谢储备力来维持神经元代谢的稳定。

$Ⅱ_1$:CBF下降,由于造成局部星形细胞足板肿胀,并开始压迫局部微血管。灌注成像见TTP和MTT延长,以及rCBF下降,rCBV基本正常或轻度下降。

$Ⅱ_2$:星形细胞足板明显肿胀,并造成局部微血管受压变窄或闭塞,局部微循环障碍。灌注成像见TTP和MTT延长,rCBF和rCBV下降。

三、分水岭性脑梗死

即指2条主要脑动脉供血交界区发生的脑梗死。

(一)概述

1.血流动力学障碍

低血压(如心肌梗死、心律失常、直立性低血压)等所致的血流动力学障碍。

2.血管调节功能失常

如糖尿病并发自主神经功能紊乱、长期低血压。

3.高血压病过分降压治疗

如不正确使用降压药物。

4.栓塞

心脏附壁血栓脱落沿血管进入脑皮质支和深穿支。

(二)CT表现

1.皮质下型

皮质下型多为白质内低密度,常呈条形或类圆形。灰质由于血流再灌注而呈等密度,但灰质可出现明显强化。

2.皮质前型

额顶叶交界区三角形、条形低密度灶。

3.皮质后型

颞顶枕叶交界区三角形、条形低密度灶。

四、血液动力性脑梗死

当脑外动脉狭窄、部分阻塞和痉挛时,一般情况下尚能维持脑组织的血供。但当某些原因引起较长时间的血压下降时,可造成狭窄动脉供血脑组织的严重缺血而发生脑梗死,这种梗死称为血液动力性脑梗死。

(一)概述

心律失常、心功能不全、休克、高血压过分降压等是其常见原因。严重的低血压和心搏量降低如心肌梗死、外科手术等,即使患者无颅内外血管病变,也可引起大脑半球的广泛梗死。血液动力性脑梗死多为分水岭性脑梗死。

(二)CT表现

与分水岭性梗死的表现相似,可见条形或类圆形低密度,也可广泛梗死,这种梗死以分水岭区最显著。可累及基底节区和小脑,皮质可强化。

五、腔隙性脑梗死

即指脑深部2～15mm大小的脑梗死。

(一)概述

腔隙性脑梗死多为高血压、糖尿病、动脉硬化、高脂血症所致。好发于基底节、丘脑、内囊区、深部室旁白质及脑干。这些部位的血管多远离大脑主干,细长且走行弯曲,对血流动力学变化敏感,易受缺血影响。

(二)临床表现

纯运动性偏瘫、纯感觉障碍、下肢运动受限、构音困难、视力障碍、失语、短小步态及共济失调等。

(三)CT 表现

梗死灶为 2～15mm,呈圆形或卵圆形低密度,边缘不清,无水肿和占位效应。3～4 周后可形成边缘清楚的囊性软化灶。

(四)鉴别诊断

脑腔隙在病理上为一脑实质内含水分的＜15mm 的潜在腔,包括穿支动脉等病变所致的腔隙性脑梗死和非血管病变引起的腔隙病变。发病机制包括血管因素所致的缺血即腔隙性梗死,以及血管因素(如出血、动脉炎等)和血管外因素(如炎症、变性、中毒、机械损伤等)所形成的腔隙性病变,应注意分析。此外,还应注意与前联合及基底节区的扩大的血管周围间隙(多在 0.2～1.2cm 大小)相鉴别,MR 检查有独到鉴别价值。

六、皮质下动脉硬化性脑病

本病又称 Binswanger 病,是一组以脑深部小动脉硬化、痴呆、皮质下白质变性、皮质下腔隙或软化为特征的综合征。但有人认为"皮质下动脉硬化性脑病"一词未能正确反映所看到的组织学改变,且过高地估计了临床意义。因此,有关文献应用的非特异性名词较合适,如深部脑白质缺血或老年性白质高信号(MR)。

(一)概述

主要病因为慢性高血压,其病理特征为弥散性不完全的皮质下梗死,在侧脑室旁和半卵圆中心的白质内髓鞘肿胀或脱失,皮质下弓状纤维与胼胝体不受累。常有皮质萎缩及皮质下、基底节区腔隙性脑梗死,在髓动脉内有狭窄性动脉粥样硬化。

(二)临床表现

本病见于 60 岁以上老人,多隐形起病,呈进行性记忆力障碍、严重精神衰退、言语不清,反复发生的神经系统局部体征如偏瘫、失语、偏盲等。病情可缓解和反复加重,常伴有高血压。

(三)CT 表现

脑白质内斑片状或云絮状稍低密度灶,界限不清,其密度降低不如脑梗死明显。以侧脑室周围分布最明显,其次为半卵圆中心,多为两侧对称性。基底节-内囊区、丘脑、半卵圆中心常伴多发的腔隙性梗死灶,可有脑室系统扩大,脑沟、脑池增宽的弥散性脑萎缩改变。

七、脑缺氧

(一)概述

脑缺氧包括乏氧性缺氧、血液性缺氧、循环性缺氧和中毒性缺氧。常见病因有高空高原缺氧,呼吸功能不全和某些先心病循环短路、CO 中毒以及各种严重贫血、各种休克和心力衰竭,氰化物、硫化氢、磷中毒。脑组织局部循环性缺氧包括颅脑外伤、脑血管意外、脑血流障碍、颅内感染、脑肿瘤急性恶化等。主要病理改变为早期脑组织坏死、水肿,进行性脱髓鞘,晚期脑萎缩。

(二)CT 表现

1.弥散性脑水肿

以大脑为主,可出现大脑密度普遍减低,而丘脑、脑干和小脑密度相对较高的所谓 CT 反转征。

2.局部脑水肿

以脑动脉边缘带(分水岭区)、脑室周围白质最常见,基底节次之,也可见于丘脑和小脑。

3.缺氧性脑出血

脑实质、脑室周围-脑室、蛛网膜下隙、硬膜下或硬膜外。

4.脑萎缩

晚期可出现,也可见囊状软化灶。

八、脑静脉窦血栓形成

颅内静脉血流受阻即脑静脉和静脉窦血栓形成所导致的脑梗死称为静脉性脑梗死,占脑卒中患者的1%～2%。

(一)概述

近1/3病因不明。可分为如下几种。

1.全身因素

脱水、糖尿病、高凝血状态、血小板增多症、口服避孕药、妊娠、产后、近期手术、长期应用激素、肾病综合征、心脏病、结缔组织病、新生儿窒息等。

2.局部因素

局部感染、中耳乳突炎、鼻窦炎、脑膜炎、颅面中耳手术、颅脑外伤、动静脉畸形、动静脉瘘、腰穿等。

(二)临床表现

多见于20～35岁女性,其表现各异。头痛最常见,15%急性起病,类似蛛网膜下隙出血,常伴头晕、恶心及视盘水肿等颅内高压症状。1/3～1/2患者有局灶性神经症状,如颅神经麻痹和意识障碍,半数出现癫痫,还可有偏瘫。小脑静脉血栓可有共济失调等症状。

(三)CT表现

最常见于上矢状窦、横窦和乙状窦,其次为海绵窦和直窦。特征性改变为致密静脉征(或索条征)和空三角征,但缺乏特异性。

(1)早期(1～2d):平扫静脉窦内血栓密度与硬脑膜相似,可高达150Hu。增强扫描呈“空三角征”,即三角形的硬膜窦断面,中心不强化而周围强化。

(2)第3～10d:平扫窦内血块渐吸收,CT值约80Hu。

(3)11d后:血凝块基本吸收,窦内CT值约50Hu。

(4)静脉栓塞常伴有弥散性非对称性脑肿胀、梗死性脑水肿、出血性梗死或单纯出血(脑实质和硬膜下)。静脉性出血其血肿周围界限不清,多靠近脑表面,而且周围环以大片低密度灶有别于动脉性出血。

(四)鉴别诊断

高位分叉的上矢状窦、硬膜下脓肿和血肿、蛛网膜下隙出血及窦内窗孔和分隔均可类似空三角征;儿童的流动性静脉血常呈轻度高密度类似血栓,应注意鉴别。

九、高血压脑病

本病是指在血压迅速剧烈升高时,引起的急性全面性脑功能障碍,属可逆性后部白质脑病综合征(还见于妊娠高血压、慢性肾衰竭、使用免疫抑制剂和激素等)的范畴。

(一)概述

高血压脑病可发生于各种原因(原发或继发)引起的动脉性高血压。病理上大多有不同程度的脑水肿,脑表面动脉、静脉和毛细血管扩张,脑切面可见斑点状、裂隙状出血和小动脉壁的坏死。

(二)临床表现

该病一般起病急骤,病程短暂,所有症状历时数分钟或1～2h,最多数天。主要表现为严重头痛、惊厥、偏瘫、失语、黑矇、神志不清甚至昏迷。

(三)CT表现

主要为广泛性脑水肿,呈对称性、弥散性、边界不清的低密度区,以大脑半球后部最为显著,也可累及小脑。脑室系统变小,脑沟、脑池变浅。血压改善后一段时间随访,完全恢复正常。

十、脑出血

脑出血是指脑实质内的出血,又称为脑溢血或出血性脑卒中。

(一)概述

其原因很多,临床上概括为损伤性和非损伤性两大类。后者又称为原发性或自发性脑出血,是指脑内血管病变、坏死、破裂而引起的出血。自发性脑出血绝大多数由高血压和动脉硬化(引起脑小动脉的微型动脉瘤或玻璃样变)所致,其次为脑血管畸形和动脉瘤所致。

其他原因还有颅内肿瘤出血、出血性梗死、脑血管淀粉样变、全身出血性疾病、维生素缺乏、新生儿颅内出血、重症肝炎(可合并脑出血、梗死)等。

出血好发于壳核和内囊区(约占50%)、中心部脑白质、丘脑和下丘脑、小脑半球、脑桥,以及脑室内。病理可分为3期。

1.急性期

血肿内含新鲜血液或血块,周围脑组织有不同程度的水肿,还可有点状出血。

2.吸收期

血肿内红细胞破坏、血块液化,周围出现吞噬细胞,并逐渐形成含有丰富血管的肉芽组织。

3.囊变期

坏死组织被清除,缺损部分由胶质细胞及胶原纤维形成瘢痕,血肿小可由此类组织充填,血肿大时则遗留囊腔。

(二)临床表现

本病常突然发生剧烈头痛、意识障碍、恶心、呕吐、偏瘫、失语、脑膜刺激征等,按病情发展可分为急性期、亚急性期和慢性期。

临床预后与出血的部位及出血量的多少有关。出血位于皮质下白质区,血肿及水肿引起占位效应,导致出血区功能丧失,但预后相对较好,出血量＞30mL为手术指征。小脑或脑干出血压迫四脑室,继发急性颅内压升高,常伴延髓生命中枢损害,直接危及生命,血肿直径＞3cm应立即手术。

(三)CT表现

血液形成影像的主要成分为含铁的血红蛋白,血液的密度高于脑组织,故CT表现呈高密度。由于脑血管较细,受部分容积效应影响,故血管内血液多不能显示。严重贫血的患者急性期脑出血亦可呈等密度甚至低密度。

1.出血量的估计

一般采用以下公式计算：V(ml)＝1/6π(A×B×C)，A为血肿前后径，B为左右径，C为上下径。A、B、C的单位均为厘米。

2.CT分期

通常将脑内血肿分为急性期(1周内)、吸收期(2周至2个月)和囊变期(2个月后)。也有学者根据密度分为高密度期、等密度期、低密度期、慢性期。

(1)高密度期(1～14d)：血液逸出血管后，红细胞分解释放含铁的血红蛋白，表现为高密度区，CT值为50～80Hu。出血3～4d因血液凝固成血块，血浆被吸收，红细胞比容增加，血肿密度达到高峰，甚者达90Hu，周围有水肿。严重贫血者可为等密度，甚至低密度，但血肿有占位征象。

(2)等密度期(14～64d)：血红蛋白分解，含铁血黄素开始被吸收，血肿呈等密度。但仍有占位效应，水肿仍存在，增强扫描呈环状强化。

(3)低密度期(30～84d)：血肿周围的新生血管及神经胶质增生形成血肿壁，血肿内含铁血黄素及血红蛋白被吸收，CT呈低密度灶。水肿消失，无占位效应，增强扫描仍呈环状强化。

(4)慢性期(3个月后)：少量脑出血被胶质和胶原纤维替代而愈合，CT呈略低密度灶。大量脑出血形成囊腔，CT近水样密度，并可出现牵拉现象，增强扫描无或轻微强化。

3.脑室内出血

单纯脑室出血与脑实质内出血破入脑室系统表现一样。少量出血时多沉积在侧脑室后角、第三脑室后部或第四脑室顶部，大量出血常呈脑室“铸型”样表现。早期可有分层现象，以后呈等或低密度，脑室内出血可形成脑积水。

此外，在诊断时应注意如下。

(1)急性脑出血大的血肿可形成脑疝。

(2)脑出血可直接破入脑室系统和蛛网膜下隙，亦可由脑室系统进入蛛网膜下隙。

(3)出血周围水肿，在第1d内可出现或表现轻微，3～7d达高峰，出血16d左右占位效应开始减退。

(4)发现灶周水肿与血肿期龄不符时，应考虑肿瘤出血可能。

(5)如局部伴有钙化或血肿密度不均等表现，除考虑到肿瘤出血外，也应考虑到脑血管畸形的可能。

十一、慢性扩展性脑内血肿

本病是自发性脑内血肿的一种特殊类型，临床及影像学表现无特异性，易与肿瘤脑卒中、囊肿合并出血感染等混淆。

(一)概述

其病因认为与隐匿性血管畸形、血管硬化、外伤、放射损伤、凝血功能障碍有关，一般没有高血压和脑外伤病史。隐匿性血管畸形或微小动脉瘤破裂出血，血肿及其代谢产物不断刺激周围组织产生炎性反应，毛细血管、纤维组织增生，并由增生的毛细血管、纤维组织形成包膜。而其丰富的毛细血管壁脆弱，反复出血、渗出，包膜内液化，使血肿体积逐渐增大。

(二)CT表现

CT表现多为边缘清楚、密度均匀或不均匀的高、低混杂囊性病灶，且其内可见液-液平面。增强扫描病灶多无强化;部分血肿周围环状强化,为病灶周围脑组织或肉芽组织强化所致。

十二、蛛网膜下隙出血

本病是指颅内血管破裂后血液注入蛛网膜下隙。

(一)概述

临床可分为两大类,即外伤性与自发性。自发性原因很多,但以颅内动脉瘤(约占51%)、动静脉畸形(6%)和高血压动脉硬化所致(15%)最多见。此外,20%病因不明。

(二)临床表现

自发性常有明显的诱因,如体力劳动过度、咳嗽、用力排便、情绪激动等。绝大多数起病急,剧烈头痛、呕吐、意识障碍、抽搐、脑膜刺激征等,同时可有偏瘫,腰穿有确诊价值。

(三)CT 表现

一般在出血 3d 内检出率最高,可达 80%～100%,1 周后很难检出。特征性表现为基底池、侧裂池和脑沟内等广泛的高密度影。如出血量少或严重贫血均不易发现。大脑前动脉破裂血液多积聚于视交叉池、纵裂前部;大脑中动脉破裂血液多积聚于一侧的外侧裂附近,也可向内流;颈内动脉破裂血液也以大脑外侧裂为多;椎基底动脉破裂血液主要积聚于脚间池和环池。但出血量大者可难以估计出血部位。

(四)并发症

1.脑积水

脑积水早期为梗阻性,发生率约为 20%。可演变成交通性。

2.脑动脉痉挛

造成脑缺血和脑梗死,发生率为 25%～42%。

3.伴发脑内血肿和(或)硬膜下血肿、脑室内出血

常与动脉瘤、动静脉畸形或脑肿瘤出血有关。

十三、颅内动脉瘤

动脉壁呈局限性病理性扩张,与动脉腔有一颈部相连。

(一)概述

其病因有先天性因素、动脉粥样硬化、感染因素和外伤四个方面。根据影像学可分为 5 种病理类型。

(1)粟粒状动脉瘤。

(2)囊状动脉瘤。

(3)假性动脉瘤。

(4)梭形动脉瘤。

(5)壁间动脉瘤。

(二)临床表现

好发于 20～70 岁。在破裂前 90%无特殊临床症状,少数可影响到邻近神经或脑结构而产生症状。破裂后引起蛛网膜下隙出血和颅内血肿而出现相应的症状体征。

(三)CT 表现

颅、内动脉瘤好发于脑动脉,90%～95%分布于颈内动脉系统,5%～10%分布于椎动脉系统。

颈内动脉瘤占20%～40%,大脑中动脉瘤占21%～31%,前交通及大脑前动脉瘤占30%～37%,多发性占4%～5%。

1.颅底较小动脉瘤

平扫难以显示,增强扫描呈高密度。

2.较大动脉瘤

平扫呈圆形等或高密度,边缘光整,有时瘤壁可见钙化。增强扫描呈均匀强化,而血栓无强化。

3.巨大动脉瘤

即直径>2.5cm的动脉瘤,其CT表现可分3型。

(1)无血栓形成型:平扫呈圆形或椭圆形等或略高密度,瘤壁钙化较其他类型少见。增强扫描均匀强化。

(2)部分血栓形成型:最常见,呈圆形或卵圆形略高密度,壁多有弧形钙化。增强扫描流动的血液强化明显,血栓不强化,从而形成高密度影内的低密度点称为"靶征"。周围很少有水肿。

(3)完全栓塞型:平扫为圆形或卵圆形混杂略高密度,瘤壁常有钙化,周围无水肿。增强扫描呈环状强化。

此外,CTA显示动脉瘤的敏感性可达95%,特异性近83%。

(四)并发症

1.颅内出血

蛛网膜下隙出血、脑内血肿和脑室内积血,甚至可穿破蛛网膜造成硬膜下血肿。

2.脑血管痉挛

蛛网膜下隙出血所致,并导致相应区域的水肿、梗死。

3.脑积水

蛛网膜下隙出血所致。

(五)鉴别诊断

动脉瘤周围多无水肿,瘤壁可有环形强化,动态CT扫描时间-密度曲线呈速生速降型,与血管相同。而肿瘤则表现为缓慢上升和下降的时间-密度曲线是鉴别的关键。

十四、脑动静脉畸形

脑血管畸形分为以下5型。

(1)动静脉畸形(AVM)。

(2)海绵状血管瘤。

(3)静脉畸形(又称静脉血管瘤)。

(4)毛细血管扩张症(又称毛细血管瘤,以MR诊断为佳)。

(5)血管曲张(包括大脑大静脉畸形等)。

其中AVM最常见,约占90%以上。毛细血管扩张症一般只被病理诊断,CT或MR很难显示,偶见钙化。AVM是最常见的血管畸形,但有相当一部分、脑血管造影阴性,称为隐匿性AVM。

(一)概述

AVM由一条或多条供血动脉、畸形血管团、一条或多条引出静脉组成。常见于大脑中动脉分布区的脑皮质,亦可发生于侧脑室(如脉络丛)、硬脑膜、软脑膜、脑干和小脑。

(二)临床表现

脑动静脉畸形好发于 20～30 岁,男性多于女性,10%～15%无症状。常见的症状如下。

1.头痛

偏头痛或全头痛,阵发性。

2.出血

出现相应症状和体征。

3.癫痫

约 30%为此就诊。

4.脑缺血症状

脑梗死、脑萎缩。

(三)CT 表现

AVM 平扫呈局灶性高、低或低、等混杂密度区,多呈团块状,也可见点、线状影,边缘不清,但有时可不显示。常伴斑点状或条状钙化,轻度或无占位征象。病灶周围无水肿表现,但有时可出现脑室扩大和交通性脑积水。增强扫描呈团块状强化,有时可见迂曲的血管影,造影剂充盈及排出均较快。CTA 多可有效显示其供血动脉、畸形血管团和引流静脉。其并发症有出血、梗死、软化灶及局限脑萎缩表现。

(四)鉴别诊断

钙化明显的肿瘤以及强化明显的肿瘤(如胶质瘤)其水肿及占位效应均较显著,可与 AVM 鉴别。AVM 增强扫描的时间-密度曲线与血管相似亦是与肿瘤鉴别的重要依据。

十五、颅内海绵状血管瘤

本病占脑血管疾病的 7%,研究显示其属不完全染色体显性遗传性疾病。多认为其发生源于脑内毛细血管水平的血管畸形,可位于脑内或脑外,为非真性肿瘤。

(一)概述

病灶由微动脉延伸出来的、血流缓慢的、大小不等的丛状薄壁的血管窦样结构组成,其间有神经纤维分隔,窦间没有正常脑组织。由于其血管壁薄而缺乏弹性,且易于发生玻璃样变、纤维化,因而易出血,并可有胶质增生、坏死囊变、钙化,病灶可全部钙化形成“脑石”。病灶周围可见含铁血黄素沉着或有机化的血块。病灶无明显的供血动脉及引流静脉。

(二)临床症状

颅内海绵状血管瘤好发于 40～60 岁,常以颅内出血为首发症状。典型表现为癫痫发作、突发性头痛和进行性神经功能障碍等。

(三)CT 表现

80%位于幕上,好发于额、颞叶,也可发生于蛛网膜下、硬膜下,脑外者多位于鞍旁海绵窦区。多表现为界限清楚的圆形或卵圆形的等至稍高密度影。其内可见“颗粒征”颇有特征,即在略高密度背景内含有数量不一的颗粒状高密度影和低密度影,前者为钙化,后者为血栓形成。除急性出血或较大病灶,灶周一般无水肿及占位征象。可能因为供血动脉太细或已有栓塞,也可能因病灶内血管床太大,血流缓慢使对比剂稀释,致使增强扫描不强化或仅见周边强化。其强化程度取决于病灶内血栓形成和钙化的程度,血栓形成轻、钙化不明显者强化明显。国外报道脑外者可有骨侵蚀。

(四)鉴别诊断

(1)主要应与脑膜瘤鉴别:后者平扫密度多均匀一致,增强扫描明显强化,常有明显占位征象,并可出现水肿征象及颅骨增生和吸收有助鉴别。

(2)少数血管瘤呈环状并伴壁结节,偶有出血,病灶内显示血-液平面伴周围水肿,不易与胶质瘤等相鉴别。

十六、脑静脉性血管畸形

本病又称脑静脉性血管瘤、脑发育性静脉异常,是一种组织学上由许多扩张的髓静脉和一条或多条引流静脉组成的血管畸形。国外有学者认为是一种正常引流静脉的非病理性变异。

(一)概述

其病因不明,多认为是胚胎发育时宫内意外因素导致静脉阻塞,由侧支代偿所致。其形成时间在脑动脉形成之后,故仅含静脉成分。畸形血管由许多扩张的放射状排列的髓静脉汇入一条或多条引流静脉组成,向皮质表面和静脉窦或向室管膜下引流,可分为皮层表浅型、皮层下型和脑室旁型。

(二)临床表现

脑静脉性血管畸形好发于35～40岁,男女发病率相近。一般无症状,少数可产生癫痫、头痛,出血者可有感觉和运动障碍、共济失调等。

(三)CT表现

它可发生在脑静脉系统的任何部位,但以额叶侧脑室前角附近的髓质区和小脑深部髓质区最常见,其次为顶叶、颞叶和脑干。

CT平扫阳性率不到50%。最常见的表现为圆形高密度影(34%),系扩张的髓静脉网,无水肿和占位效应,可见高密度的含铁血黄素沉着或钙化。

增强扫描阳性率为87%,可见以下3种表现。

(1)白质中圆形强化影(32.5%),系髓静脉网或引流静脉。

(2)穿越脑的线形增强影(32.5%),为引流静脉。

(3)两者同时出现(18.6%)。

特征性表现是三维CT血管造影(CTA)静脉期脑静脉成像(CTV)出现“海蛇头”样的深部髓静脉汇集到单根粗大的引流静脉,然后汇入到表浅的表层静脉或硬膜窦等征象。但发生于脑室壁上者“海蛇头”征象不明显。

十七、Galen静脉瘤

本病又称大脑大静脉扩张、大脑大静脉瘘、大脑大静脉畸形等。

(一)概述

本病是由于动静脉短路,流入Galen静脉(即大脑大静脉)内的血流增多引起局部管腔扩张。这些短路血管多来源于颈内动脉系统或基底动脉系统,多异常扩大迂曲。静脉窦闭塞引起大脑大静脉回流受阻也是其重要的致病原因。压迫中脑导水管可致脑积水。

(二)临床表现

在新生儿、幼儿中常因动脉血直接进入静脉造成心功能不全。脑积水后可出现头痛、痉挛性抽搐、颅内压增高等症状。

(三)CT 表现

平扫可见第三脑室后部中线处的大脑大静脉池区等密度或高密度的圆形肿块,病灶边缘多光滑,与窦汇之间有扩张的直窦相连为特异性表现。可伴有病灶边缘钙化、局部脑萎缩、血肿或脑积水。增强扫描病灶呈均匀性强化,偶可显示强化的供血动脉和引流静脉。

十八、颈动脉海绵窦瘘

本病是指颈动脉及其分支与海绵窦之间异常沟通所致的一组临床综合征。海绵窦为中颅凹两层硬脑膜构成的硬脑膜窦,眼上静脉、眼下静脉、蝶顶窦静脉、外侧裂静脉和基底静脉汇入其中,颈动脉穿行其间。这是体内唯一动脉通过静脉的结构。当任何原因造成颈内动脉壁破裂后,动脉血直接流入海绵窦,就形成海绵窦区动静脉瘘。

(一)概述

病因分为两大类。

1.外伤性

外伤性多见,大多由颅底骨折所致。

2.自发性

病因较多,主要见于颈内动脉虹吸部动脉瘤破裂、硬膜型动静脉畸形及遗传性胶原纤维缺乏病等。此外,动脉硬化、炎症、妊娠等也可造成自发性。根据解剖部位分为颈动脉海绵窦瘘和硬脑膜动脉海绵窦瘘,前者多为外伤性,后者多为自发性。

(二)临床表现

头痛、癫痫、耳鸣、视力障碍、搏动性突眼、眼球运动障碍、颅内杂音,甚至因颅内出血而出现相应症状。

(三)CT 表现

(1)患侧海绵窦扩大,密度增高。

(2)眼上静脉增粗;眼球突出。增强示扩大的海绵窦及迂曲的眼上静脉显著强化。此外,眼外肌肥厚和眶内软组织肿胀、突眼,患侧脑组织水肿、出血、萎缩是引流静脉压力增高及“盗血”引起的继发改变。

十九、颅骨膜血窦

本病又称血囊肿、局限性静脉曲张或骨血管瘤,是指紧贴颅骨外板的扩张静脉,它们穿过颅骨的板障静脉与硬膜窦相交通。

(一)概述

其原因不明,可由先天性、自发性或外伤性所致。有学者认为,外伤是本病的最主要因素。

(二)临床表现

颅骨膜血窦多见于儿童,通常以头皮肿块就诊。头皮中质软的膨隆性肿块,无搏动,局部皮肤可以微红或青紫色。通常位于中线部位,偶尔位于侧旁,以额部为主,偶有头痛、恶心、乏力等。肿块随颅内压力的变化而改变其大小,即平卧或头低时肿块增大为其特征性症状。

(三)CT 表现

大多位于颅外中线部位或附近上矢状窦近端,以额、顶部多见。表现为颅外头皮下均匀的软组织密度肿块,边缘清晰,无钙化,随体位大小可变化。颅外板可有轻度压迹,颅骨内有孔状骨质缺损。

增强扫描静脉窦内对比剂可通过颅骨的缺损弥散至囊腔内，呈均匀或不均匀显著强化。

二十、颅内血管延长症

本病是指颈内动脉及椎基底动脉有规律的直径增大和普遍而有规律的延长为特征的血管异常。颈内动脉及椎基动脉的延长属于一种少见的先天性血管壁异常。

(一)概述

延长的血管均伴有不同程度的动脉粥样硬化、弹性内膜的破坏及其肌壁的纤维化，最终导致血栓形成或栓塞。

(二)临床表现

其发病特点主要取决于受累血管的范围、病变大小及所压迫的邻近组织情况。基本分为以下 3 类。

(1)脑血管意外。

(2)颅神经受压症状：如Ⅲ、Ⅴ～Ⅷ颅神经受压。

(3)占位效应对脑组织功能的影响：如痴呆、共济失调、帕金森病等，也有阻塞性脑积水的可能。

(三)CT 表现

本病所涉及的血管有基底动脉、颈内动脉幕上段、大脑中动脉、大脑后动脉。CTA 可发现异常扭曲扩张的颈内或基底动脉段，管壁可钙化。其中，基底动脉病变的诊断标准为上段基底动脉的直径增大达 4.5mm 和基底动脉上段超过床突平面 6mm 以上，且延长的血管可伴有迂曲移位和血管襻形成。

二十一、烟雾病

本病又称 Moyamoya 病、脑底动脉环闭塞、脑底异常血管网症等，是一种脑动脉进行性狭窄、闭塞性疾病。

(一)概述

其病因不明，凡能引起颈内动脉末端、大脑前动脉和大脑中动脉近端慢性进行性闭塞的先天因素(发育不良)或后天因素(外伤、感染、动脉硬化)均可导致本病。近来遗传因素受到重视。

(二)临床表现

以 10 岁以前儿童多见，亦可见于成人。主要有缺血性和出血性两大类表现。脑血管造影是确诊的主要手段。

(三)血管造影

特点如下。

(1)大脑前、中动脉起始处狭窄或闭塞。

(2)脑底异常血管网形成。

(3)侧支循环广泛建立。

(4)两侧颞、额、顶叶、基底节区梗死或出血。本病即因造影时异常血管网和侧支循环的显影似烟雾状而得名。

(四)CT 表现

无特异性。

(1)脑梗死、软化灶：常见于颞、额、顶叶，很少见于基底节，小脑、脑干不发生。

(2)脑萎缩:多为双侧性,额叶为甚,脑室扩大以侧脑室和第三脑室显著。

(3)出血灶:可为脑内或蛛网膜下隙。

(4)颅底、基底节区有点状、迂曲、不规则的网状影,并可见强化。

第三节 颅脑外伤

一、头皮损伤

颅盖软组织在额、顶、枕部分为皮肤、皮下组织、帽状腱膜、帽状腱膜下层和颅骨骨膜五层。前3层紧密连接CT不能识别。帽状腱膜下层由疏松结缔组织构成,内含少量血管,CT呈低密度带。而在颞部则由皮肤、皮下组织、颞浅筋膜、颞深筋膜、颞肌和颅骨骨膜六层构成。

头皮损伤包括如下。

(1)头皮血肿或称颅外血肿,包括位于头皮与帽状腱膜间的皮下血肿、帽状腱膜下血肿和骨膜下血肿。

(2)头皮撕裂伤、擦伤和挫伤等。

头皮血肿多由于头皮血管破裂引起,也可因板障静脉或硬脑膜血管破裂,血液沿骨折缝聚集于骨膜下,后者多伴硬膜外血肿。

二、颅骨骨膜下血肿

骨膜下血肿是颅外血肿的少见类型。

(一)概述

颅骨骨膜下血肿多发生于新生儿产伤和婴幼儿头部外伤。血肿位于颅骨外板与对应的骨膜之间的潜在腔隙,好发于顶骨,其次为枕骨。

(二)临床表现

产伤所致者几乎均因头皮下出现软组织包块,未消散且逐渐变硬而就诊。

(三)CT表现

特征性表现是新鲜血肿范围达到受累骨的整个表面,中止于颅缝或不跨越颅缝,边缘清楚锐利。而头皮下及帽状腱膜下血肿不受颅缝限制有助于鉴别。2～3周后血肿包膜出现弧形、壳状钙化,从边缘开始逐渐形成一个完整的包壳,这一过程需要3～6个月。与此同时血肿逐渐吸收机化,血肿完全机化约需1年,此时血肿包膜钙化或骨化形似颅骨外板,血肿机化钙化形似板障。再经过长期的塑形与颅骨融合,致局部颅骨增厚、外突隆起,并可成为永久性后遗表现。

此外,少数在血肿部位出现或大或小的囊状骨缺损,可持续数年或更久。与颅骨表皮样囊肿、嗜酸性肉芽肿、韩雪柯氏病相类似,应注意鉴别。

三、颅骨骨折

(一)按骨折形态分类

1.凹陷骨折

婴幼儿颅骨质软,骨折部位凹陷,但不出现骨折线,称为乒乓球样凹陷骨折。

2.粉碎性骨折

大多数凹陷骨折被分离为多个骨碎块，则被称为粉碎性骨折。

3.穿通骨折

穿通骨折多为锐器直接损伤，少数为火器伤。局部头皮全层裂伤，可有各种类型骨折，还可见颅内血肿、异物及脑损伤。

4.颅缝分离

两侧不对称或颅缝宽＞2mm。

(二)按骨折部位分类

(1)颅盖骨骨折。

(2)颅底骨折。

(三)诊断骨折应注意的问题

1.颅骨血管沟

仅有内板压迹，边缘为硬化边。

2.板障静脉

常不规则，可见于对侧，并终端于静脉湖。

3.颅骨缝

特有的部位及走行，是区别骨折线的标志。

4.是否有颅内积气

积气可见于蛛网膜下隙、脑室系统、硬膜下腔以及硬膜外血肿内，甚至脑实质内。

四、硬脑膜外血肿

硬脑膜紧贴颅骨内板，当颅骨骨折或脑膜血管破裂、出血使其与颅内板分离时则形成硬膜外血肿。

(一)概述

硬脑膜外血肿多发生于头颅直接损伤的部位。约95％伴颅骨骨折，70％～80％病例因骨折所致脑膜中动脉及其分支断裂，少数因骨折伤及板障静脉、静脉窦和蛛网膜粒。血肿可单发或多发，呈凸透镜形，多不伴有脑实质损伤。

(二)临床表现

伤后有短时原发昏迷，清醒后头痛、呕吐逐渐加重并再度昏迷。清醒时间的长短，由出血量多少和出血速度决定。重者如不及时处理，可形成脑疝。

(三)CT表现

因硬膜与颅骨紧密相连，故血肿局限呈梭形高密度，CT值为50～70Hu。血肿的脑侧缘光滑，好发于骨折处。

由于硬膜在颅缝处与骨结合紧密，故血肿不超越颅缝。但骨折如跨越颅缝，则血肿亦可跨越颅缝，也可从幕上右侧颅骨内板下有梭形高密度区，边缘清晰锐利延及幕下或跨越中线。血肿有占位效应，但较硬膜下血肿轻，多不伴脑实质损伤，但压迫邻近血管时可发生脑水肿或脑梗死。少数受伤时无症状，以后才发生慢性硬膜外血肿。慢性硬膜外血肿其壁机化增厚并可钙化。

五、硬脑膜下血肿

硬脑膜下血肿位于硬膜和蛛网膜之间,多因减速性挫伤(对冲伤)所致,无颅骨骨折或骨折仅位于暴力部位。

(一)概述

其血源多为脑对冲伤处的静脉、小动脉或由大脑向上矢状窦汇入的桥静脉撕裂所致。呈新月形包绕在大脑表面,在伤后不同时间形态变化各异,约50%合并脑挫裂伤。临床、病理和影像均分为急性、亚急性和慢性三期。

CT上等密度硬膜下血肿占硬膜下血肿的16%。据有关文献报道,多发生在初次损伤后30～90d,亦有报道可达120d,甚至150d。等密度硬膜下血肿的原因如下。

(1)血肿由高密度向低密度发展过程中血肿密度与脑组织密度相近时。

(2)偶有低蛋白血症(如贫血)患者的急性期血肿呈等密度。

(3)再出血或慢性出血进入到慢性硬脑膜下血肿,而形成等密度慢性硬膜下血肿。

(二)临床表现

急性者病情多较重,且发展迅速,出现中间清醒期或意识好转期者较少,颅内压增高、脑受压和脑疝症状出现早。慢性硬膜下血肿患者年龄常较大,只有轻微外伤史,在伤后数周或数月出现颅内压增高症状,呈慢性过程。

(三)CT表现

1.三期表现

(1)急性期:伤后3d内。一般呈均匀高密度的新月形,血肿可跨颅缝,但不超过中线。占位效应显著,常伴脑挫裂伤,可形成脑疝。有以下3种非典型表现。

血肿密度不均:可能与急性出血还未凝固、凝血早期血清外溢或蛛网膜破裂脑脊液进入硬膜下有关。

血肿呈梭形表现:可能与出血没有及时散开有关。

血肿同侧侧脑室扩大:可能与同侧室间孔被迅速挤压梗阻所致。

此外,多不伴骨折,但骨折后硬膜撕裂也可形成急性硬膜下血肿。

(2)亚急性期:伤后4～3周内。血肿可逐渐变为等密度,而表现为皮质区均匀受压,脑沟消失,灰白质交界处被均匀向内推移。但双侧均有血肿,中线推移可不显著。亚急性血肿的较早期出现细胞沉淀效应可出现密度上低下高的液体界面。

(3)慢性期:伤3周后。此时血肿包膜形成,凝血块液化,逐渐变成液性低密度,血肿壁机化增厚或钙化。血肿内肉芽组织增生、机化形成包膜,故可见慢性硬膜下血肿有分隔表现。

2.等密度硬膜下血肿

平扫表现为中线结构及脑室受压移位、变形,脑沟、裂池变窄消失、灰白质界面内移等,均属间接征象。增强扫描可显示血肿的位置、大小、形态而确诊。

六、特殊部位的硬脑膜下血肿

特殊部位的硬脑膜下血肿主要指大脑镰、小脑幕硬膜下血肿。

(一)概述

其受力方式可以是加速运动或减速运动的直接作用力,也可以是引起大脑镰、小脑幕严重移位的内在推力。普遍认为是该处的桥静脉与静脉窦连接部撕裂，血液进入硬膜下腔所致。

(二)CT 表现

1.大脑镰硬膜下血肿

正常大脑镰宽为<3mm，硬膜下血肿表现为大脑纵裂呈带状增宽，密度增高，宽为 3～12mm，CT 值达 68～85Hu，可有占位效应。硬膜侧有坚硬的硬膜阻挡，故其内缘平直而光整；外缘因蛛网膜的张力低和脑沟、脑回的阻力不均衡呈局限的弧形或波浪状。但与脑沟不通为其特点，并可依此与蛛网膜下隙出血相鉴别。

2.小脑幕硬膜下血肿

呈扇形、片状、新月形等形状的高密度，内缘止于小脑幕切迹处。边缘光滑锐利，占位效应不著。由于小脑幕凹面向下，横断扫描像一般显示；血肿位于小脑幕上者，其内侧缘清晰，外侧缘模糊；位于小脑幕下者反之。

以上两者均可因部分容积效应或同时合并该区域的蛛网膜下隙出血而使血肿边界不清。

(三)鉴别诊断

大脑镰旁和小脑幕处的硬膜下血肿主要应与蛛网膜下隙出血相鉴别。

(1)前者边界光整清楚；后者则模糊不规则，因向脑沟延伸而多呈羽毛状，常波及相邻脑池和脑室。

(2)前者大脑镰部占位效应常见；后者较少见。

(3)前者血肿不能触及胼胝体膝部；后者可紧贴。

(4)前者急性期密度多为 55～75Hu，多在 2 周后吸收或变为低密度：后者 CT 值多在 55Hu 以下，且多在 1 周内(甚至 24h)消失。

(5)采用薄层扫描，特别冠状和矢状面重建可较清楚显示血肿的形态和解剖位置。此外，脑膜钙化 CT 值明显高于血肿可资鉴别。

七、硬脑膜下积液

本病又称硬膜下水瘤，是指硬膜下只含有脑脊液成分。

(一)概述

它是由于外伤后蛛网膜破裂，脑脊液流入硬膜下所造成的，并多认为其形成机制是蛛网膜破口的活瓣效应的结果。常在外伤后几周内产生，少数因伴有慢性渗血而转化为慢性硬膜下血肿。

(二)临床表现

硬脑膜下积液多见于老年人及儿童。急性者(伤后 72h 内)与急性颅内血肿症状相似，主要表现为头痛、恶心、呕吐等颅内压增高症状，亦可有局部脑受压症状。慢性者(3 周后)可见嗜睡、朦胧、定向力差、精神障碍。

(三)CT 表现

硬脑膜下积液多位于额、颞部，老年人双侧多见。呈颅骨内板下新月形水样密度区，因受压脑沟变浅、脑回变平。少数经复查液体密度增高，而转化为等密度或稍低密度慢性硬膜下血肿。

(四)鉴别诊断

1.慢性硬膜下血肿

有人认为硬膜下血肿吸收后也可称为硬膜下积液。但慢性血肿 CT 值偏高，包膜有强化，常呈梭形,可予鉴别。

2.脑萎缩

脑沟裂增深、增宽,甚至脑室扩大等有别于硬膜下积液的脑沟、回变浅平。

八、外伤性蛛网膜下隙出血

(一)概述

出血来源于外伤后软脑膜和皮层血管的断裂、脑挫裂伤的渗血及脑内血肿破入。单独蛛网膜下隙出血少见,多伴脑挫裂伤。

(二)临床表现

因脑膜刺激引起剧烈头痛、恶心、呕吐,查体可发现颈强直、Kernig 征阳性。

(三)CT 表现

高密度血液充填于脑表面脑沟中或脑裂、脑池中。吸收消散快,长者 1 周,短者 1～2d,最快可达 10h 左右。可伴脑挫裂伤的水肿、出血等表现。

此外,少数(包括自发性)出血点因远离宽大的脑池、脑裂,而且出血较快,局限于局部颅骨内板下,与硬膜下血肿相似,但其内缘不锐利、密度较低且不均匀,且短期内能快速吸收。

九、外伤性脑室内出血

本病是一种较少见的重型脑损伤,预后差,病死率高。

(一)概述

本病可分为以下两类。

1.原发性

为外伤致脑室内血管破裂出血。

2.继发性

为脑内血肿破入脑室。

其发生机理有以下几种学说:

(1)脑外伤瞬间,外力(尤其矢状方向外力)使脑室扩大变形,撕裂室管膜下血管引起脑室出血。

(2)弥散性轴索损伤,由于剪切力的作用脑室壁破裂,引起室管膜下血管损伤出血。

(3)室管膜下潜在的畸形血管破裂出血。

(4)凝血功能障碍,外伤作为诱因。

(5)脑内血肿破入脑室。

(二)临床表现

多伴有其他类型的脑损伤,故缺乏特征性。可有以下表现。

1.脑膜刺激征

脑室内出血流入蛛网膜下隙所致。

2.体温升高

体温升高是血性脑脊液的吸收热,并与出血刺激丘脑下部体温调节中枢有关。伴有其他部位的损伤时有相应表现和体征。

(三)CT 表现

少量出血时多沉积在侧脑室后角、第三脑室后部或第四脑室顶部,大量出血常呈脑室“铸型”样表现。早期可有分层现象,以后呈等或低密度。可并发不同程度的阻塞性脑积水,多合并其他类型脑损伤。

十、脑挫裂伤

脑组织外伤后发生水肿、静脉瘀血、渗血及毛细血管的散在点状出血,病理上称为脑挫伤;而当软脑膜和脑组织及其血管断裂时称为脑裂伤。因而两者多合并存在,且临床和影像检查难以区分,故统称为脑挫裂伤。

(一)概述

直接打击的外力可造成受力处的脑挫裂伤,此种较少。多由于运动中的撞击造成的对冲伤引起。病理改变有局部脑水肿,静脉淤血、渗血及毛细血管的散在点状出血,严重者出血较多,形成脑内血肿,还可有坏死液化等改变。

(二)临床表现

都有意识丧失,出现一过性昏迷,重者持续昏迷。患者有头痛、呕吐等颅内压升高或脑膜刺激征。损伤部位不同可出现偏瘫、偏盲、肢体张力和腱反射的异常。

(三)CT 表现

1.常见表现

(1)局部脑组织呈低密度水肿,界限不清,多位于皮层区。水肿区内有一处或多处点片状出血灶称为灶状出血。

(2)一处或多处脑内血肿(出血灶＞2cm 称为血肿),形态边缘不规整。血肿周围有不同程度水肿和占位效应。

(3)灶状出血及小血肿可在数小时内扩大融合,并可引起脑疝如镰下疝、天幕疝等。

2.外伤性迟发性脑内血肿

伤后首诊 CT 扫描未发现血肿,相隔数小时、数天复查或手术发现有新的血肿者称为外伤性迟发性脑内血肿。属于原发性脑损伤,可发生于伤后 1.5h 至数天,90％以上出现在伤后24～48h,也有报道多见于 3d 至 1 周内。此外,颅脑损伤的迟发性表现还有脑挫裂伤、硬膜外血肿、硬膜下血肿、蛛网膜下隙出血、脑水肿等。

3.其他伴发的外伤性颅内病变

硬膜外或硬膜下血肿、蛛网膜下隙出血、弥散性脑水肿、硬膜下积液、DAI 等。

十一、脑干损伤

脑干损伤较少,多合并大脑半球的弥散性损伤。

(一)概述

本病可分为原发性和继发性。原发性病理改变有脑干震荡、挫裂伤、出血、软化和水肿。有人把其分为 4 类。

(1)弥散性轴索损伤(DAI)。

(2)原发性多发斑点状出血。

(3)脑桥、延髓撕裂。

(4)直接表浅撕裂或挫伤。其中以 DAI 最常见,且多为非出血性。继发性脑干损伤是由颅内血肿、脑水肿所致的天幕裂孔疝压迫脑干并使脑干血管受牵拉,进而导致脑干缺血和出血。

(二)临床表现

病情严重,常见表现有意识障碍、去大脑强直、肌张力增高和眼球位置异常。患者常见双侧瞳孔缩小。

(三)CT 表现

因受后颅窝伪影干扰和分辨率限制对非出血性脑干损伤诊断困难。

1.原发性

常表现为局部脑池消失,亦可显示小灶状出血。

2.继发性

可见出血、梗死,并可见幕上血肿、弥散性脑肿胀、弥散性脑水肿、天幕裂孔疝和脑干受压移位等表现。

十二、弥散性脑损伤

弥散性脑损伤包括弥散性脑水肿、弥散性脑肿胀和弥散性轴索损伤(DAI)。弥散性轴索损伤有文献也称为弥散性脑白质损伤。

(一)概述

DAI 是因外伤造成的剪切力(旋转暴力)作用于脑灰白质交界处、大脑深部结构和脑干区,导致神经轴索的广泛挫伤、断裂及脑组织小灶出血、水肿。

脑水肿和脑肿胀的病理改变分别为细胞外液和细胞内液增多。两者常同时存在,很难区分和鉴别,因此统称为脑水肿(脑组织液体含量增多引起的脑容积增大和重量增加)。

(二)临床表现

脑水肿和脑肿胀轻者无明显症状和体征,重者出现头痛、头晕、呕吐等颅内高压症,可出现半身轻瘫和锥体束征;严重者可发生脑疝,以至死亡。

DAI 因广泛轴索损伤使皮层及皮层下中枢失去联系而致伤后即刻意识丧失,多持久昏迷,甚至处于植物人状态,病死率高。

(三)影像学表现

1.弥散性脑水肿和(或)脑肿胀

CT 表现为低密度,密度低于邻近脑白质,CT 值多<20Hu。两侧弥散性病变可致脑室普遍受压变小,重者可致脑室、脑沟和脑池消失。

2.DAI 的诊断标准

(1)受伤机制:受伤时头部处于运动状态,由旋转暴力所致。

(2)临床表现:伤后有原发性昏迷伴躁动不安,无明确神经定位体征,亦无窒息及低血压等脑缺氧情况。

(3)CT 表现:脑组织弥散性肿胀(灰白质密度普遍降低,但其密度减低不及脑水肿),灰白质分界不清,其交界处有散在斑点状出血灶(<2cm),伴有蛛网膜下隙出血。脑室、脑池受压变小,无局部占位征象。

(4)MR 表现:脑肿胀、脑室脑池因受压而减小或闭塞,脑白质及胼胝体、脑干、小脑可见点状、片状或散在小出血灶(<2cm),中线结构无明显移位。

(5)并发症:可合并其他颅脑损伤,如蛛网膜下隙出血、脑室出血、硬膜下及硬膜外血肿及颅骨骨折等。

DAT 的分期:有学者将 DAI 分为 3 期。

Ⅰ期:较轻,损伤仅见脑叶白质,常见于额、颞叶。

Ⅱ期:损伤较重,胼胝体出现病灶。

Ⅲ期:严重损伤,脑干出现病灶。

总之,因 DAI 有 80%为非出血性病灶,仅 20%有小的中心出血,故 CT 难以发现。其 CT 检出率不到 30%,而 MR 可高达 90%。

十三、外伤性脑疝

(一)天幕疝

分为以下 3 型。

1.颞叶型

颞叶型常为单侧,占位效应显著,颞叶组织(钩回、海马回)疝入幕下。

2.中央型

中央型常为双侧颅内压升高,脑干向下移位而不向一侧移位,双侧外侧裂池、环池变窄或消失。

3.小脑型

幕下压力升高,脑干和(或)小脑上移,环池及枕大池狭窄或消失,第三脑室后部上抬。

颞叶天幕疝的诊断标准如下。

(1)颅内压增高征象:中线结构明显移位,患侧环池增宽,除环池外的基底池(如四叠体池、鞍上池)及侧裂池浅小甚至闭塞。

(2)颞叶伸至幕下≥3.0mm,但必须存在上述同侧颅内压增高征象,<3.0mm 为可疑。同时可见脑干受压变形、病侧环池增宽。

(3)如无颅内压增高征象存在,颞叶轻度下移,应视为正常变异。

此外,斜坡垂直线的扫描法有助于显示疝入幕下的与颞叶相连的脑组织,并进而结合脑干、脑池的形态与正常小脑组织相鉴别。

(二)镰下疝

表现为扣带回和大脑前动脉移向对侧,较硬的大脑镰一般移位不显著。侧脑室前角受压变窄。

右侧颞额顶部硬膜下血肿及局部脑沟内有血液充填,右侧额叶脑组织经大脑镰下跨越中线移向左侧。

此外,还可见脑组织通过缺损颅骨外疝、小脑扁桃体疝(枕骨大孔疝)。

十四、外伤性脑梗死

外伤性脑梗死常发生在外伤后 1 周内。

(一)概述

其发病机制大致归纳为以下几方面。

(1)血管壁发生直接机械性损伤造成器质性狭窄或闭塞,致供血中断。

(2)血管壁损伤引起局部脑血管痉挛,血液微循环发生障碍,致脑组织供血不全。

(3)血管内皮损伤激活内源性、外源性凝血系统,促使血栓形成。

(4)外伤后血管痉挛与血液流变学发生变化,脑血管反应性降低,脑血流量减少,引起血中自由基反应增强,造成细胞内环境紊乱,从而加重脑缺氧、坏死、溶解,导致脑梗死。

(5)脑挫裂伤、蛛网膜下隙出血以及脑血肿、水肿等可使脑血管扭曲、痉挛收缩,加重原有的缺血、缺氧,导致脑梗死。

此外,外伤后无明显症状的情况下,可发生腔隙性脑梗死,可能也与外伤后神经调节功能紊乱所致的脑血管痉挛有关。

(二)CT 分型

国内有学者将其分为以下 5 型。

1.腔隙性

腔隙性多见于幼儿和儿童,呈卵圆形或裂隙状。

2.单脑叶型(或局灶型)

单脑叶型多位于一侧脑叶或脑叶交界区,呈楔形或不规则形。

3.多脑叶型(大面积型)

多脑叶型是指 2 个以上脑叶的梗死。

4.挫伤出血型(混合型)

挫伤出血型表现为沿血管走向分布的低密度,多有规则边界,而脑挫伤低密度比梗死出现早,且密度不均、形态不规则,出血呈高密度,脑肿胀密度轻微减低、界限不清、双侧半球受累为其特点。

十五、脑外伤的并发症和后遗症

(一)并发症

(1)感染。

(2)梗死。

(3)脑膨出。

(4)颈内动脉海绵窦瘘等。

(二)后遗症

轻度挫裂伤可完全恢复正常而无后遗症。常见后遗症如下。

(1)脑软化。

(2)脑萎缩。

(3)脑穿通畸形。

(4)脑积水(交通性或阻塞性)。

(5)蛛网膜囊肿等。

十六、放射性脑病

本病是一种由各种原因放疗所致的脑组织放射性反应综合征。

(一)概述

放射性损伤急性期和早期常表现为放射性诱导的脑水肿,晚期则主要以放射性坏死为主要特征。光镜观察有以下特征。

(1)凝固性坏死。

(2)脱髓鞘。

(3)巨噬细胞反应。

(4)血管周围细胞浸润。

(5)血管纤维素样坏死、栓塞、玻璃样变或纤维素样变。

(6)神经胶质增生。

(7)无细胞性纤维化。

(二)临床分期

国外有学者根据放疗后症状出现的时间分为3期。

1.急性期

急性期多发生于放疗后几天至2周内,为血管源性水肿所致的颅内压增高,激素治疗有效。

2.早期迟发反应期

早期迟发反应期多发生于放疗后几周至3个月,大多数较短暂,预后较好。

3.晚期迟发反应期

晚期迟发反应期多发生于放疗后几个月至10年或10年以上,该期主要病理改变为局限性放射性坏死、弥散性脑白质损伤、大动脉损伤钙化性血管病及脑萎缩等不可逆性损害,局限性坏死和弥散性脑白质损伤可分别或同时发生。

(三)临床表现

(1)颅内压增高表现。

(2)癫痫大发作。

(3)局限性神经功能损害表现:如视障碍、同向偏盲、复视、失语、单侧运动和感觉障碍。

(4)其他:头昏、嗜睡、反应迟钝、记忆力减退等,也有诱发脑膜瘤、纤维肉瘤、胶质瘤等脑肿瘤的报道。

(四)CT表现

1.急性期及早期迟发反应期

广泛性非特异性低密度水肿区,增强无强化,短期随访病灶消失。

2.局限性放射性坏死

病灶呈低密度,CT值约17Hu。灶周水肿明显,可见坏死、出血。增强扫描病灶多无强化,少数呈环形、片状、地图样不均匀强化。

3.弥散性脑白质损伤早期

平扫可见脑室周围及半卵圆中心广泛低密度区。增强后多无强化,少数可见不均匀强化,提示有白质坏死存在。

4.弥散性脑白质损伤晚期

可见钙化性微血管病和脑萎缩。前者可见多发钙化(占25%～30%),常见于基底节区,有时可见于皮层。弥散性脑白质损伤一般在放疗早期出现,可持续几个月甚至几年。

十七、有机磷农药中毒的脑部损害

有机磷农药中毒时主要毒性作用是抑制神经系统的乙酰胆碱酯酶,导致所有胆碱能神经传导部位的神经递质——乙酰胆碱的蓄积,引起中毒效应。

(一)概述

其脑部损害的机制存在多种学说,但可以肯定的是有机磷中毒可损害脑部引起急性中毒性脑病,出现脑肿胀、水肿的病理改变。还有学者认为,有机磷中毒可使脑微血管内皮细胞和基底膜损伤,致通透性升高、毛细血管壁损伤而发生漏出性出血。此外,也可由于呼吸衰竭等原因而使脑组织缺血缺氧发生脑萎缩。

(二)临床表现

毒蕈碱样症状、烟碱样症状和中枢神经系统症状。中枢神经系统症状可表现为神志不清、烦躁、谵妄、抽搐或中枢性呼吸衰竭。

(三)CT 表现

(1)中毒 3d 内多表现为脑肿胀、水肿,可见脑沟裂变浅、脑室狭小、灰白质分解不清。

(2)3d 后可在基底节、皮质区出现较局限低密度灶。

(3)因基底节区血管较丰富,故出血可对称性位于基底节区;出血吸收后形成低密度软化灶。

(4)少数可继发脑萎缩。

第八章　呼吸系统疾病的CT诊断

第一节　气管支气管疾病

一、气管肿瘤

气管肿瘤较少见，绝大多数发生于成人，良性肿瘤以软骨瘤、乳头状瘤、纤维瘤、血管瘤和颗粒细胞母细胞瘤较常见，鳞状细胞乳头状瘤呈无蒂或乳头状结节性肿块局限于气管黏膜。气管恶性肿瘤少见，约占恶性肿瘤的0.1%。在成人，气管恶性肿瘤多于良性肿瘤，鳞状上皮癌来自气管鳞状上皮最多见，其次为囊腺样癌，来自气管壁上黏液腺体。两者占气管恶性肿瘤之80%～90%。

气管肿瘤最好发的部位是气管下1/3，鳞状细胞癌最多见于隆突上方3～4cm之远段气管，其次为上段气管。临床症状多为非特异性的，主要为呼吸时有哮鸣音，严重者可发生呼吸困难，并有咳嗽、咯血等；接近声门部肿瘤可引起声音嘶哑，远段气管肿瘤可突入一侧支气管，引起气管阻塞；鳞状细胞癌和囊腺癌均可广泛转移至肺、肝和骨以及淋巴结。

CT表现：CT主要用于观察肿瘤侵犯气管的范围以及侵犯气管壁的深度。良性肿瘤境界清楚，呈带蒂或无蒂突向腔内，通常侵犯气管壁不深，钙化常见于软骨瘤和错构瘤恶性肿瘤显示气管壁受肿瘤浸润增厚，或气管壁上软组织密度肿块，气管之侧后壁为最常见部位，多数不带蒂，偏心生长，有时呈乳头状突向气管腔内，使气管腔呈不对称狭窄。30%～40%的恶性肿瘤直接向纵隔内扩展并侵犯纵隔结构。气管癌容易转移至纵隔内淋巴结。

CT用以确定气管恶性肿瘤外科手术切除之可能性有两个决定因素：一是气管上下侵犯的长度；二是气管侵犯的范围，在这两方面CT均优于普通X线。

二、先天性支气管囊肿(肺囊肿)

支气管囊肿是一种先天性疾病，与呼吸系统的发育障碍有关，发病多在青年或幼年期。部分发生于肺野，部分发生于纵隔，前者又称为肺囊肿。

(一)病理

支气管囊肿的形成与肺芽发育障碍有关。从胚胎第6周起，两侧肺芽开始分叶，右侧三叶，左侧二叶，形成肺叶的始基，支气管在肺内一再分支，形成支气管树，其末端膨大则形成肺泡。

支气管的发育是从索状组织演变成中空的管状组织，如由于胚胎发育的停滞，不能使索状结构成为贯通的管状结构，远端支气管腔内的分泌物不能排出，可积聚膨胀，形成囊肿。

囊肿的壁一般菲薄，内层为上皮层，有纤毛上皮或柱状上皮，有支气管壁内容，如平滑肌、软骨、黏液腺和弹力纤维组织，壁内无尘埃沉积，易与后天性囊肿区别。囊肿可单发或多发，可为单房或多房，含液囊肿中的液体可为澄清液或血液或凝固的血块，若囊和支气管相通可成为含气囊肿或液气囊肿。

临床表现：大部分患者无症状，胸部X线检查时偶尔发现。如囊肿甚大可压迫邻近组织或纵隔产生呼吸困难和发绀等，少数患者有咯血，如继发感染则有发热、咳嗽、胸痛等。

(二)CT 表现

1.孤立性囊肿

孤立性囊肿多见于下叶。含液囊肿表现为圆形或椭圆形水样密度影，密度均匀，边缘光滑锐利，CT 值一般在 0～20Hu，可高达 30Hu 以上，静脉注入造影剂后无强化。囊肿有时可呈分叶，因含黏液其 CT 值较高呈软组织密度，如位于肺野外周，可误诊为周围型肺癌。如囊肿和支气管相通，有空气进入，则成含气囊肿或液气囊肿。

2.多发性囊肿

根据发育障碍的产生情况，多发性肺囊肿一般为气囊肿，在一侧或两侧肺野内呈弥散性多数薄壁环形透亮影，有些含有小的液平面。气囊影大小不等，边缘锐利，若囊肿并发感染则在其周围出现浸润性炎症影，囊壁增厚。

三、支气管扩张

支气管扩张可为先天性或后天性，以后天性多见，先天性支气管扩张为支气管壁先天发育缺陷薄弱所致。后天性支气管扩张因支气管感染或肺内病变牵拉引起，如肺结核，慢性肺炎及间质性纤维化，晚期可伴有局部支气管扩张、支气管近端梗阻，引起远端支气管扩张。

支气管扩张可分为以下 4 型。

(1)柱状扩张。

(2)囊状扩张。

(3)混合型。

(4)尚有一种少见类型为局限性梭形扩张。

柱状扩张为支气管腔呈柱状或杵状不均等扩张，或远端稍大，病变部位主要在亚肺段及其分支，病变程度严重者可累及肺段支气管；囊状扩张为病变支气管远端膨大呈囊状，病变多时呈葡萄串或蜂窝状，病变多侵犯 5～6 级以下小支气管；混合型为柱形扩张与囊状扩张同时存在，病变往往比较广泛明显。

CT 扫描可采用 4～5mm 中厚度自肺尖扫至肺底，也可采用薄层 1.5～2.0mm 层厚，高分辨 CT 扫描，间隔 8～10mm，自肺尖扫至肺底。

CT 表现：CT 能提示有无支气管扩张及支气管扩张的类型、程度与范围。

囊状支气管扩张特征性 CT 表现为厚壁的囊腔聚集成堆或簇状或成串排列，合并感染时可见液面或因渗出物充满囊腔成多个圆形或类圆形之致密影。这一型支气管扩张应与肺大疱与泡性肺气肿相鉴别，肺大疱与小泡其壁薄，位于肺野外围，不与肺动脉伴随。

柱状支气管腔扩张：CT 表现为较伴行肺动脉管径明显增加，管壁增厚，以高分辨 CT 显示佳，当扩张支气管内充满积液时可呈柱状或结节状高密度影。

混合型：兼有上述两型 CT 表现。

局限性梭形扩张也称串珠状扩张(varicosis)，这一型 CT 上发现较困难。

因肺内纤维化所引起的支气管扩张，病变局限于纤维化部位。

CT诊断支气管扩张有较高的准确性。文献报道用5mm层厚扫描与支气管造影做比较，对于各种型的支气管扩张，CT检查的特异性为100％；对于囊状与菱形支气管扩张，CT的敏感性为100％；对柱状支气管扩张，CT的敏感性为94％。

四、慢性支气管炎

慢性支气管炎是支气管的慢性炎症，其临床诊断标准与X线检查所见为大家所熟知，一般CT扫描很少单独用于慢性支气管炎的诊断，胸部CT检查主要是在普通X线检查基础上用于鉴别诊断。

当临床症状不明确，胸片上发现网状纹理，常为排除其他疾病而进行胸部CT扫描。对于慢性支气管炎诊断明确，临床症状加重，胸部X线片不能除外肿瘤时也可做胸部CT扫描。

(一)病理

慢性支气管炎的病理变化是支气管黏膜充血、水肿、杯状细胞增生，黏液腺肥大，管腔内分泌物增加并有表皮细胞脱落，萎缩及鳞化。

由于炎症的反复发作，支气管壁内结缔组织增生，并可见炎性细胞浸润，管壁内弹力纤维破坏，软骨变性萎缩，支撑力减弱，易于扩张或塌陷，慢性支气管向其周围蔓延可引起支气管周围炎，若炎症反复发作可引起支气管周围纤维化，慢性支气管可引起支气管扩张、肺间质性纤维化、肺炎及肺心病等并发症。

(二)CT表现

慢性支气管炎的CT表现反映了它的病理变化，主要有以下几点。

1.轨道征

慢性支气管炎时，由于支气管壁炎性增厚呈轨道征，呈平行线状高密度影与支气管走行方向一致，此征以高分辨CT扫描显示更加清晰。

2.肺气肿与肺大疱

CT较普通X线更为敏感地显示小叶中心性肺气肿、全小叶肺气肿以及肺大疱等征象。

3.弥散性慢性炎症

肺野内可见多个斑点状与小斑片状密度增高影，多数代表小叶性肺炎或有部分不张。

4.中叶慢性炎症

慢性支气管炎时合并中叶慢性炎症较常见，胸部CT扫描可发现胸片上不易显示的中叶慢性炎症与并发的支气管扩张，在CT上于中叶区可见不规则索条状与斑片状高密度影及比较厚的环形影。

5.间质性纤维化改变

肺纹理增多紊乱，可呈网状，以肺野外周明显。

6.肺动脉高压

CT可准确测量肺动脉的直径，肺动脉高压时右肺动脉直径＞15mm，肺中内带肺动脉增粗，周围肺动脉纤细，扭曲。

第二节　肺部感染性疾病

一、肺炎

大多数肺炎诊断不困难，一般根据胸片表现结合临床，可以做出正确诊断。有时肺炎的X线表现比较特殊，临床症状不典型，抗生素治疗效果较差，为了鉴别诊断要求做胸部CT检查。经验证明，胸部CT扫描对于肺炎病灶的形态、边缘、分布、病灶内支气管情况，纵隔肺门淋巴结及胸膜病变的观察，是对普通X线检查的重要补充。

（一）病理

肺部炎症可主要发生在肺实质或肺间质，也可肺实质和间质性炎症同时存在。细菌、病毒、支原体、卡氏囊虫、放射线照射及过敏，均可引起肺炎。其中以细菌性肺炎及病毒性肺炎较常见。尤其是细菌性肺炎。肺炎时，肺实质与肺间质的主要病理变化为渗出，炎性细胞浸润、增生及变质。急性炎症以渗出及炎性细胞浸润为主要病理变化，慢性炎症以增生及炎性细胞浸润为主要病理变化。在病理大体标本上可表现为结节实变、不规则实变区、肺段及肺实变。

（二）临床表现

肺炎的主要症状是发热、咳嗽、咯血及胸痛，急性肺炎以发热为主要症状，而慢性肺炎则以咳嗽、咳痰及咯血为主要症状。急性肺炎多起病较急，但有的起病亦不明显。慢性肺炎无明确急性肺炎阶段，此时根据临床和X线诊断比较困难，常需与其他疾病鉴别。急性细菌性肺炎时的白细胞常增加，而其他性质肺炎及慢性肺炎白细胞总数及分类改变不明显。

（三）CT表现

CT检查可准确反映肺部炎变大体形态和分布。肺炎的主要CT表现如下。

1.肺段或肺叶实变

病变为均匀一致的密度增高，以肺叶或肺段分布，密度均匀，体积略小，常可见典型的空气支气管造影的表现，肺段与肺叶支气管多不狭窄阻塞，肺门与纵隔多无肿大淋巴结。

2.两肺多发片状密度增高影

病灶形态不规则，多呈楔形或梯形，边缘多不规则且模糊，病变沿支气管走行分布，多位于两中、下肺野内、中区。病变区可见含气支气管影像。

3.结节与肿块

病变呈球形，即所谓球形肺炎，病变边缘比较规则；或呈波浪状，也可有毛刺，有时边缘较模糊，常可见粗大纹理或参差不全的毛刺样结构，密度多均匀，CT值稍低于软组织密度；有的病变之边缘部密度稍低于中央部；有时可见空洞，病灶在胸膜下时常有局限性胸膜增厚及粘连带，其胸膜反应程度较周围型肺癌明显。

球形肺炎酷似肿瘤，易被误诊肺癌而手术，应注意两者之鉴别。前者一般有感染历史，血常规增高，病变边缘较模糊，邻近胸膜反应较广泛；无空泡征与细支气管充气征。其周围可有粗大血管纹理，但走行较自然，追随观察，短期内就有吸收改变。

4.两肺多发结节状密度增高影

此种表现少见，病灶大小多不足1cm，边缘较清楚，但不锐利，病灶密度均匀，多分布在中下肺野，其CT表现颇似肺转移瘤，两者鉴别较困难。

二、肺脓肿

肺脓肿是一种伴有肺组织坏死的炎性病灶，由化脓性细菌性感染所引起，X线上常呈圆形肿块，其周围有压缩和机化的肺组织所包绕，其中心常有气液面，此表明已与气道相通。肺脓肿常合并胸膜粘连、脓胸或脓气胸。肺脓肿的诊断一般不困难，有时需与肺癌、结核及包裹性脓胸鉴别。

CT表现：在CT上，肺脓肿呈厚壁圆形空洞者居多，也可呈长圆形，有的厚壁空洞，内外缘均不规则，有时可显示残留的带状肺组织横过脓腔，常可见支气管与脓腔相通。在主脓腔周围常有多发小脓腔。如脓肿靠近胸壁，则可显示广泛的胸膜改变，可有明显的胸膜肥厚或少量的胸腔积液（积脓）。有时肺脓肿可破入胸腔引起脓胸。

肺脓肿常需与包裹性脓胸相鉴别。脓胸的脓腔CT表现一般比较规则，没有周围的小脓腔，脓腔内壁较规整，不呈波浪状，脓腔壁一般较窄，宽度较均匀一致，变换体位扫描脓胸的外形可有改变。

三、肺结核

对于肺结核，普通X线检查一般能满足诊断需要，但当在中、老年遇到一些X线表现不典型病例时，诊断颇为困难，主要是与原发支气管肺癌鉴别常无把握。经验证明有针对性地应用CT检查对于肺结核的鉴别诊断很有帮助。

（一）CT表现

肺结核的CT表现多种多样，可归纳为以下几个方面。

1.肺结核瘤

病理上结核瘤为干酪样肺炎的局限化，周围有纤维组织包绕成为球形，或由多个小病灶的融合，与单个病灶的逐渐增大而成（后者称肉芽肿型），境界清楚者为纤维包膜完整，而境界不清楚者，纤维包膜不完整，周围有炎性浸润及纤维增生组织。

CT表现客观地反映了结核瘤病理变化。结核瘤通常为直径≥2cm的单发或多发球形高密度影，多呈圆形，类圆形，亦有呈轻度分叶状者，边缘多清楚规整，少数模糊，密度多不均匀，多数可见钙化。有空洞者亦不少见，空洞为边缘性呈裂隙状或新月状。结核瘤周围，一般在外侧缘可见毛刺状或胸膜粘连带，大多数病例可见卫星灶，有的病例可见引流支气管。

2.结节性阴影

结节性阴影为直径0.5～2.0cm圆形，类圆形高密度阴影，可单发或多发可有钙化，小空洞或小空泡状低密度，贴近胸膜者可见胸膜肥厚粘连带。

3.肺段或肺叶阴影

肺段或肺叶阴影在CT上可表现为肺段或肺叶的实变区，体积缩小，密度多不均匀，可见支气管充气像，少数可见空洞，病理上，这些病变为干酪样或（和）渗出性病变，或干酪增生样病变。

4.斑点状与斑片状影

斑点状与斑片状影与普通X线一样，多为散在分布的斑点状与斑片状软组织密度影，边缘模糊，密度不均，病灶内可见钙化与小空洞，亦可见小支气管充气像。

有的病灶由多个小结节，直径2～5mm，堆集在一起成小片状，这些小结节为腺泡结节样病灶，病理上，上述阴影为干酪增生性结核。

5.空洞性阴影

空洞性阴影多为薄壁空洞，呈中心透亮的环形阴影，慢性纤维空洞性结核，其壁较薄，内壁光滑，周围可见扩张的支气管与纤维化改变。

6.粟粒性阴影

急性粟粒性肺结核，阴影直径在5mm以下，密度均匀，边界欠清晰，与支气管走行无关，与血管纹理走行一致；亚急慢性粟粒结核者，病变边缘多较清晰，病变大小不很均匀。

7.纤维条索影

病变为纤维条索状致密影，边界清晰，它与正常肺纹理不同，没有从内到外的由粗变细及逐渐分支的树枝样分布，而是粗细均匀，僵直，并与正常肺纹理的行走方向不一致。病变可局限于一个肺段或肺叶或位于一侧肺，肺体积缩小，纵隔向患侧移位。

8.肺门纵隔淋巴结肿大和钙化

大于2cm以上淋巴结增强扫描常显示为周边环形增强，增强厚度一般不规则，其病理基础与淋巴结中央为干酪样坏死，周围为肉芽组织。较小淋巴结可均匀增强，淋巴结钙化可为圆形、类圆形、簇状及不规则斑点状。

9.胸膜病变

急性期可见游离胸腔积液，慢性期见局限性或广泛性胸膜肥厚，局限性包裹性积液，胸膜结核瘤及胸膜钙化。

(二)诊断与鉴别诊断

根据上述CT表现结合临床与X线所见一般能做出正确诊断；但在实际工作中，与肺癌、结节病及淋巴瘤等的鉴别有时困难，应注意鉴别。

1.周围型肺癌

原发性肺癌的肿块形态不规则，边缘不整，有分叶且较深，边缘多有锯齿状或小棘状突起，或细短毛刺，常有支气管充气征与空泡征，钙化少见，常伴有胸膜皱缩征。两肺结核结节或结核瘤形态较规则，边缘多光整，病灶内有边缘性空洞或小圆形液化坏死所致的低密度，常有钙化，周围多有卫星灶。

2.肺门与纵隔淋巴结核需与肺癌肺门纵隔淋巴结转移以及结节病相鉴别

结核性淋巴结肿大于增强后扫描呈现边缘性增强，中心相对低密度是特征性所见，且好发于右气管旁(2R、4R)，气管与支气管区(10R)和隆突下区对鉴别也有帮助；恶性肿瘤转移性淋巴多数>2cm，增强扫描多呈均匀一致性增强，其转移部位与原发肿瘤的淋巴引流一致。恶性淋巴瘤的淋巴结增大常常多组淋巴结受累，可位于血管前间隙，多有融合趋向，包绕与侵犯血管，致血管壁境界不清，结节病的淋巴结肿大，多为两侧肺门淋巴结呈对称性，土豆块样；多无钙化。

3.胸腔积液

CT发现胸膜实性结节或肿块时，有助于肿瘤诊断，仅表现为胸腔积液时不能鉴别结核或转移瘤；包裹性积液以结核多见，但也可见于肺癌转移。

第三节　弥漫性肺疾病

一、肺气肿

在病理上，肺气肿指的是终末细支气管远侧的肺组织的过度充气，膨胀并伴有肺泡壁的破坏，病理上可分为 4 种类型即小叶中型肺气肿、全小叶型肺气肿、小叶旁型肺气肿及不规则(瘢痕旁)型肺气肿。

X 线片上只能显示比较进展的肺气肿，对于轻至中度的肺气肿的检出欠敏感，而 CT 在早期肺气肿的检出和分类方面较普通 X 线更加准确；CT 所见与疾病的病理程度的相关性比肺功能试验与病变程度的相关性更好。

CT 表现：小叶中心型肺气肿，是最常见的一类肺气肿，是以次级肺小叶非均匀一致的破坏为特征，病变开始时位于一级呼吸细支气管与终末细支气管周围；轻至中度病例，在小叶内形成小孔状，小圆形低密度区；周围为相对正常的肺实质，两者无明显分界；到严重时则有广泛的融合破坏；肺血管在轻度肺气肿时是正常的；当病变严重时，则肺血管分支减少并扭曲，血管口径变细，小叶中心型肺气肿以分布在上叶为特征。

全小叶型肺气肿，是继发于次小叶的均匀一致性破坏：以下叶分布占优势，这种分布在胸片上可见，但在 CT 上观察更佳，显示为广泛分布的低密度区，肺血管比正常细，分支少，成角增大。进展型的全小叶肺气肿与进展型的小叶中心性肺气肿不能鉴别。

小叶旁型肺气肿侵犯腺泡周围部分，因此以邻近胸膜与小叶间隔部位最显著，如果肺气肿腔隙<0.5cm 直径，常需采用高分辨 CT 扫描才能发现。正常胸膜下肺气肿在 X 线片上不易发现，但在 CT 片上可显示为密度减低区，胸膜下肺大疱也认为是小叶旁肺气肿的表现；肺大疱表现为肺内局限性气囊，失去肺实质结构，壁整齐规则，看不到血管，但也可见于其他类型肺气肿；也可作为独立的征象存在。肺大疱有 3 个最好发的部位：奇静脉食管隐窝处(右主支气管后方)，邻近左心室区，及邻近前联合线区域。

不规则或瘢痕旁型肺气肿：肺气肿围绕着肺瘢痕区，不规则累及肺小叶，这一类型的肺气肿见于能引起肺实质纤维瘢痕的多种病理情况(疾病)，如结节病、硅肺、结核等，在 X 线片上病变常被瘢痕过程所掩盖，而伴有纤维化的肺气肿在 CT 上则显示清晰。

二、特发性肺间质性纤维化

系下呼吸道原因不明的慢性炎症性疾病，它以侵犯肺泡壁和肺间质为特征的慢性炎症，参与炎症反应的，以吞噬细胞和中性粒细胞为主，尚有其他各种类型的细胞，产生纤维细胞增生和胶原纤维的沉积。病理上病变呈多灶性，并显示不同阶段的炎症表现。

CT 表现：应采用高分辨 CT 扫描能更好地显示病变，有以下几种表现。

(一)蜂窝征

这是最有特征性的 CT 表现。蜂窝征好发于胸膜下，蜂窝大小 5～20mm 直径，呈斑片状，间隔正常表现的肺实质。晚期可弥散性分布，在病变区域常伴有牵引性支气管扩张。

(二)网状改变

这种改变早于蜂窝征出现:主要是累及小叶间隔与小叶中心结构,HRCT 表现为小叶间隔增厚,次肺小叶结构紊乱,在肺底部,增厚的次级小叶可呈现多角形。

(三)胸膜下间质纤维化

CT 表现为肋面脏层胸膜不规则增厚,和叶间裂增厚。

(四)支气管周围间质增厚与血管壁不规则

这一征象出现较少。

(五)长索状瘢痕

长索状瘢痕见于进展性病例,病变呈细长索状致密影,穿过肺野向胸膜面延伸,形态上与血管容易区分;与此相似的纤维化表现也可见于类风湿、系统性红斑狼疮、硬皮病和混合性结缔组织病。

(六)磨玻璃样密度

磨玻璃样密度见于肺野周围,病变范围遵循肺叶的解剖:这一征象可能提示活动性肺泡炎症。

在肺的不同部位可出现疾病进展不同阶段的 CT 表现:这些表现对于原发性肺间质性纤维化的诊断,特异性如何尚未清楚。

鉴别诊断:类风湿关节炎,硬皮病和其他结缔组织疾病的 CT 表现十分相似,故诊断需结合临床。

三、嗜酸性肉芽肿(肺组织细胞病 X)

嗜酸性肉芽肿是一种原因不明的肉芽肿疾病,主要见于青中年,60%病例病变局限于肺,20%累及骨,另 20%累及多种脏器。临床上有非特异性呼吸道症状,不到 20%的患者可出现气胸,20%的患者无症状,仅在查体时发现。绝大多数患者呈良性病程,病变可自发吸收,小部分病例病变进展,导致纤维化,甚至蜂窝肺。

(一)病理

嗜酸性肉芽肿以结节与囊变为特征,组织学上根据存在特征性的大组织细胞做诊断:这种组织细胞与朗汉斯巨细胞非常相似,尽管组织学上很少见到坏死,但结节内常常出现空洞,也可见小囊与大囊,其起因仍不清楚。

(二)CT 表现

CT,特别是 HRCT 比常规 X 线能更清楚地发现肺内异常,CT 征象主要有以下几个方面。

1.小结节

1～2mm 至数 cm 直径的结节影,以中上肺野为主,但可普遍分布于整个肺野,其中有些可形成空洞,小结节可为小叶中心性的,在次小叶内,与细支气管相邻。位于肺的外围。

2.含气囊腔

含气囊腔是本症最常见的表现。在进展病例,囊腔可大至数厘米直径;壁可薄,可厚,形态不规则,并可互相融合,可成为主要的 CT 征象,而此时结节影不明显。

3.小叶间隔增厚与叶间裂不规则

提示胸膜下间质纤维化和细胞浸润。

四、硅肺

硅肺系吸入含有游离二氧化硅浓度很高的粉尘引起。吸入的矽尘在肺内产生增生性纤维改变。首先累及较细微的间隔结构，产生网织结节状改变，约20%的结节钙化，晚期融合成团块。肺门淋巴结反应性增大，并可有蛋壳样钙化。硅肺的诊断有赖于传统的X线，但CT对于检出小结节的范围与程度以及弥散性或局限性肺气肿优于X线。CT能较容易发现与硅肺合并的结核与肿瘤。

CT表现：单纯的硅肺主要CT表现是肺内多发结节，绝大多数<1cm，主要见于上叶，在肺的后部分布更多，X线片难以显示出这种分布特点。结节边缘较清晰，密度较高。当病变进展时，结节增大，数目增多并可融合，较大的融合块亦就是进展性的块状纤维化在CT上容易识别。通常伴有血管纹理中断和肺大疱形成，小叶间隔常增厚，但不是硅肺的主要特征。

五、石棉肺

石棉肺系吸入石棉纤维所致，引起肺实质与胸膜的损害。

肺实质的损害主要是间质的弥散纤维化。纤维化过程以小叶中心、终末细支气管水平开始，首先侵犯两下肺、胸膜下，以两下肺为主，呈多灶性，间有正常的肺实质，胸膜下蜂窝状改变仅见于10%患者。

胸膜的损害是胸膜斑，呈灰白色，表面光滑，质地较硬，境界清晰，微凸于表面，最多见于肋面胸膜之后外侧以及覆盖下叶与膈的胸膜。

CT表现：需用高分辨CT扫描，CT表现有以下几点。

（一）胸膜下曲线

在胸膜下1cm外，与内侧胸壁平行，常见于肺后部，长度在5～10cm之间，代表初期纤维化，可能系胸膜下淋巴网的增厚所致。

（二）小叶间隔增厚

小叶间隔增厚见于胸膜下肺实质部位，为垂直于胸膜面的细短白线。

（三）小叶内线

小叶内线呈细分支状结构，起于胸膜下1cm处；与胸膜下不接触，为小叶小动脉及伴行终末细支气管及其周围间质纤维化增厚的表现。

（四）蜂窝状改变

蜂窝状改变为胸膜下小囊腔，大小2～4mm，一般散在，好发生于下叶后部，与胸膜接触处明显增厚。

（五）肺实质束带

肺实质束带为线状致密影，长2～5cm，通过肺部与胸膜面接触，不具血管的形态，亦不与血管走行方向一致。常伴邻近肺实质扭曲。

（六）胸膜改变

显示胸膜不规则增厚，表现为不同厚度线状致密影，呈扁平或不规则状边缘，约10%病例胸膜斑块可发生钙化，此外尚可见胸膜广泛增厚；其密度低于胸膜斑块；形成上下8～10cm，向一侧扩展5cm的一片增厚，后胸壁与脊柱旁区为最常见部位。

六、结节病

结节病的病因不明，在临床上容易误诊为结核、肿瘤、肺间质性纤维化等，胸部CT检查对于显示结节病肺部变化比普通X线敏感，因而有助于结节病分期与在治疗过程中观察病变的动态变化。

(一)病理

结节病的结节是一种非干酪坏死肉芽肿,是以上皮样细胞、朗汉斯巨细胞为主,并有淋巴细胞浸润的肉芽肿,无干酪坏死,结节部位有网织纤维。

结节病累及气管周围的淋巴结、胸膜下间质、小叶间隔、肺间质和肺泡壁,病变较多时即形成肺内广泛性纤维结节性病变。偶融合成 3～4cm 直径肿块者,还可发生于较大支气管,引起支气管狭窄。

肺部的结节病变大部分可完全吸收愈合,但可以形成纤维性病变,严重的病变可形成广泛间质纤维化,细支气管及肺泡腔可扩张。在间质之间形成囊腔,结节病灶内肺毛细血管床被破坏。

(二)CT 表现

结节病中以淋巴结增大表现最多见,其次为肺内病变。

1.纵隔与肺门淋巴结肿大

以两肺门多数淋巴结对称性增大为特征,呈"土豆块"状。纵隔淋巴结肿大多位于上腔静脉后,主动脉弓旁,支气管分叉下,其他区域包括前纵隔淋巴结也可发生肿大,激素治疗效果好,也可自愈。

2.肺内病变

(1)结节性病变:可为<3mm 直径的微结节与 3～6mm 的小结节,早期位于肺外周,病变进展者呈弥散分布。病变边缘较清楚,形态较规则。

(2)斑片状与块状模糊密度增高影:其内可有支气管充气征,这一征象可能提示有活动性的肺泡炎。

(3)小叶间隔增厚。

(4)局部性血管与扩张的支气管向中心聚集。

(5)蜂窝状影:为直径 2～3cm 大小之小囊构成,壁厚<1mm,位于胸膜下。

(6)牵引性支气管扩张:发生在严重纤维化部位和蜂窝状影区域。

结节病 X 线上分为三期。Ⅰ期:只有淋巴结增大而无肺内浸润。Ⅱ期:有肺门与纵隔,淋巴结增大而同时有肺内浸润。Ⅲ期:肺内纤维化。实际上胸部 X 线片只表现为Ⅰ期时,CT 上则常能出现肺部病变。

病变的程度和异常的类型可预示功能障碍,当 CT 上显示多个小结节和纤维化改变时,通常有肺功能的障碍。进展型的结节病需与特发性肺纤维化鉴别,前者多呈上叶分布,有淋巴结肿大,多发小结节和大的囊腔,肺实质的瘢痕性扭曲,小叶中心腔隙受累和局部支气管,血管聚集。

七、淋巴管肌瘤病

本病只累及青年女性,有进行性呼吸困难和(或)咯血或有反复发作性的气胸。其病理特征是细支气管壁、淋巴管和血管壁的平滑肌增生,使上述结构的管腔狭窄乃至闭塞。由于细支气管狭窄,肺气肿性小泡和小囊形成,并可导致气胸,甚者邻近纵隔与腹膜后淋巴结的肌性结构也受累,引起淋巴结肿大,乳糜性渗出液。

CT 表现:数毫米至 5cm 的囊性改变,均匀地分布于肺实质,无好发于肺外周的趋向,囊壁光滑,密度稍增高,通常不存在网织结节样结构。

第四节　肺　肿　瘤

一、肺癌

肺癌是我国最常见的恶性肿瘤之一，其CT诊断占有十分重要的地位。

由于CT图像密度分辨率高，影像无重叠，能检出微小早期病变，能发现纵隔肿大的淋巴结，确定肿瘤侵犯胸膜的范围，确定肿瘤与周围大血管关系等诸多优点，现已越来越广泛地用于肺癌的诊断。随着CT技术的不断开发，扫描设备的不断改进以及在肺癌CT诊断方面经验的不断积累，CT在肺癌的诊断上将发挥更重要的作用，它在肺癌的早期诊断、病期的确定，临床治疗效果的观察方面具有重要价值。

(一)病理

组织学分类：可分为5种类型：①鳞癌。②未分化癌，又可分为大细胞癌与小细胞癌。③腺癌。④细支气管肺泡癌。⑤还有以上这几种类型的混合-混合型，如腺鳞癌。

1.鳞癌

在支气管肺癌中发生率最高，鳞癌较多发生于大支气管，常环绕支气管壁生长，使支气管腔狭窄，亦可向腔内凸出呈息肉样，其空洞发生率较其他类型高。鳞癌生长较慢，病程较长，发生转移较晚。鳞癌的发展趋向于直接侵犯邻近结构。

2.未分化癌

未分化癌的发生率仅次于鳞癌约占40%，发病年龄较小，其生长速度快，恶性程度高，早期就有淋巴或血行转移。未分化癌大多向管壁外迅速生长，在肺门区形成肿块，较少形成空洞。

3.腺癌

腺癌发生率仅次于鳞癌和未分化癌，约占10%，腺癌较多发生于周围支气管，亦能形成空洞，但较鳞癌少见，腺癌较易早期就有血行转移，淋巴转移也较早，较易侵犯胸膜，出现胸膜转移。

4.细支气管肺泡癌

它起源于终末细支气管和肺泡上皮，其发生率占2%～5%，分为孤立型、弥散型与混合型；细支气管肺泡癌生长速度差异很大，有的发展非常迅速，有的病例发展非常缓慢，甚至可多年保持静止。

根据肺癌的发生部位可分为中央型、周围型和弥散型。根据肿瘤形态可分为6个亚型，即中央管内型、中央管壁型、中央管外型、周围肿块型、肺炎型及弥散型。

(1)中央管内型：中央管内型是指癌瘤在支气管腔内生长，呈息肉状或丘状附着于支气管壁上。肿瘤侵犯黏膜层或(与)黏膜下层，可引起支气管不同程度阻塞，产生肺不张、阻塞性肺炎、支气管扩张或肺气肿。

(2)中央管壁型：中央管壁型是指肿瘤在支气管壁内浸润性生长，也可引起支气管腔的不同程度狭窄。

(3)中央管外型：中央管外型是指肿瘤穿破支气管壁的外膜层并在肺内形成肿块。可产生轻度肺不张或阻塞性肺炎。

(4)周围肿块型：周围肿块型表现为肺内肿块，其边缘呈分叶状或规整，瘤肺界面可有或无间质反应,也可有一薄层肺膨胀不全圈。肿块内可形成瘢痕或坏死,当肿瘤位于胸膜下或其附近时因肿瘤内瘢痕收缩,肿瘤表面胸膜可形成胸膜凹陷,肿瘤坏死经支气管排出后,可形成空洞。

(5)周围肺炎型:肺癌可占据一个肺段大部、一个肺段或一个以上肺段,有时可累及一个肺叶。其病理所见与大叶性肺炎相似,肿瘤周边部与周围肺组织呈移形状态,无明显分界。此型多见于细支气管肺泡癌。

(6)弥散型:弥散型肺癌发生于细支气管与肺泡上皮。病灶弥散分布于两肺,呈小灶或多数粟粒样病灶,亦可两者同时存在,此型多见于细支气管肺泡癌。

(二)临床表现

肺癌在早期不产生任何症状,多数在查体时才发现病变。最常见的症状为咳嗽,多为刺激性呛咳,一般无痰,继发感染后可有脓痰,其次为血痰或咯血,为癌肿表面破溃出血所致,一般多是痰中带有血丝。

肺癌阻塞较大的支气管,可产生气急和胸闷,当支气管狭窄,远端分泌物滞留,发生继发性感染时可引起发热。

肿瘤侵犯胸膜或胸壁可引起胸痛,当胸膜转移时,如产生大量胸腔积液,可出现胸闷、气急。

肺癌常转移至脑,其临床表现与原发脑肿瘤相似。纵隔内淋巴结转移,可侵犯膈神经,引起膈麻痹,侵犯喉返神经可引起声音嘶哑。上腔静脉侵犯阻塞后,静脉回流受阻,可引起脸部、颈部和上胸部的水肿和静脉怒张。尚可引起四肢长骨、脊柱、骨盆与肋骨转移,往往产生局部明显的疼痛及压痛。有的患者可引起内分泌症状。肺上沟癌侵犯胸壁,可产生病侧上肢疼痛、运动障碍和水肿。

(三)CT 表现

1.中央型肺癌

CT 能显示支气管腔内肿块、支气管壁增厚、支气管腔狭窄与阻断、肺门区肿块等肺癌的直接征象,继发的阻塞性肺炎与不张,以及病灶附近或(和)肺门的淋巴结肿大等。CT 对于显示右上叶前段、后段、右中叶,左上肺主干与舌段支气管,以及两下肺背段病变较常规 X 线片和断层为优,CT 可显示支气管腔内和沿管壁浸润的早期肺癌。

2.周围型肺癌

周围型肺癌在 CT 上显示有一定特征,即使小于 2.0cm 的早期肺癌,也有明确的恶性 CT 征象。

(1)形态:多为圆形和类圆形的小结节(或肿块),但也有的可呈斑片状或星状。

(2)边缘:多不规则,有分叶切迹,多为深分叶。可见锯齿征,小棘状突起与细毛刺,肺癌的毛刺多细短、密集,大小较均匀,密度较高。病理上为肿瘤的周围浸润及间质反应所致。

(3)内部密度:大多数肿瘤密度较均匀,部分密度不均匀,可见空泡征,空气支气管征,以及蜂窝状改变,病理上为未被肿瘤侵犯的肺组织、小支气管或细支气管的断面,以及乳头状突起之间的气腔。上述 CT 征象多见于细支气管肺泡癌与腺癌。钙化少见,可为单发,小点状,位于病变中央或偏心,其病理基础可以是肺癌组织坏死后的钙质沉着,亦可能是原来肺组织内的钙化病灶被包裹所致。病变的 CT 值对诊断帮助不大。

(4)血管支气管集束征:肿块周围常可见血管与小支气管向病变聚集。

(5)病变远侧(胸膜侧)模糊小片影或楔形致密影:此为小支气管与细支气管阻塞的表现。

(6)亚段以下支气管截断,变窄。

(7)空洞:肺癌的空洞形态不规则,洞壁厚薄不均,可见壁结节;多见于鳞癌,其次为腺癌。

(8)胸膜凹陷征:因肿瘤内瘢痕形成,易牵扯脏层胸膜形成胸膜凹陷征,肺癌胸膜改变较局限。

上述周围型肺癌的征象于病变早期即显示十分清楚,明确。对于某一患者来说不一定具备所有这些征象,可能只出现2~3个征象。

周围型肺癌中需特别提出的是孤立型细支气管肺泡癌,在常规X线上常被误诊为结核或炎症或因病变较小而漏诊。而CT表现有一定特征,如能对它的CT表现有一定认识,一般能做出正确诊断。根据我院经手术病理证实的38例细支气管肺泡癌的CT诊断分析,细支气管肺泡癌除有一般肺癌CT征象外,尚有以下几个特点。①病变位于肺野外周胸膜下。②形态不规则成星状或斑片状。③多数(约76%)病变有空泡征或(和)空气支气管征。④胸膜凹陷征发生率高。

3.弥散型肺癌

(1)弥散型肺癌见于弥散型细支气管肺泡癌,有以下2种情况:①病变累及一个肺段或整个肺叶。②病变广泛分布于两肺。因其手术机会少,不易被证实。

(2)根据病变形态可分为以下4个亚型:①蜂房型。②实变型。③多灶型。④混合型。

(3)可归纳为以下5个有特征性的征象。

蜂房征:病变区内密度不均,呈蜂房状气腔,大小不一,为圆形及多边形,其病理基础是癌细胞沿着肺泡细支气管壁生长,但不破坏其基本结构,而使其不规则增厚,故肺泡腔不同程度存在:此征与支气管充气征同时存在;有定性意义。

支气管充气征:与一般急性炎性病变不同,其特点是管壁不规则,凹凸不平;普遍性狭窄;支气管呈僵硬,扭曲;主要是较大的支气管,较小的支气管多不能显示,呈枯树枝状;可与炎症性病变相鉴别。

磨玻璃征:受累肺组织呈近似水样密度的网格状结构,呈磨玻璃样外观,其病理基础是受累增厚的肺泡内充满黏蛋白或其他渗液。

血管造影征:增强扫描前可见病变以肺叶,肺段分布,呈楔形的实变,病变尖端指向肺门;外围与胸膜相连;密度均匀一致,边缘平直,亦可稍外凸或内凸,无支气管充气征;增强后可见均匀一致的低密度区内树枝状血管增强影。

两肺弥散分布的斑片状与结节状影:右下肺背段胸膜下小结节病变,边缘不规则,可见小泡征与胸膜凹陷征,并见与血管连接,观察1年余,病变大小形态无改变,手术病理证实为肺泡癌。

4.多发性原发性支气管肺癌(简称多原发性肺癌)

多原发性肺癌是指肺内发生2个或2个以上的原发性肺癌。肺内同时发生的肿瘤,称同时性;切除原发性肺癌后,出现第二个原发性肺癌,称异时性。其发生率,国外文献报道多在1%~5%,自1980年以来,国内文献报道在0.5%~1.6%,较国外报道明显偏低。多原发性肺癌的诊断标如下。异时性:组织学不同;组织学相同,但间隔2年以上;需原位癌;第二个癌在不同肺叶,并且二者共同的淋巴引流部位无癌;诊断时无肺外转移。同时性:肿瘤大体检查不同并分开;组织学不同;组织学相同,但在不同段、叶或肺,并属原位癌或二者共同的淋巴引流部分无癌,诊断时无肺外转移。

CT检查时,对于两肺同时出现孤立性块影或肺内同时存在孤立性病变与支气管的狭窄阻塞,或首次原发癌切除后两年以后,肺内又出现任何肿瘤,应考虑第二个原发癌的可能性。多原发性肺癌的CT表现:大多呈孤立的结节状或块状软组织影,可有分叶和毛刺,支气管狭窄或阻塞性肺炎与肺不张等,而转移癌常呈多发的球形病变,边缘较光整,多无分叶和毛刺或肺不张征象。

5.肺癌的临床分期与CT的作用

对肺癌进行分期的目的在于提供:一个判定肺癌病变发展程度的统一衡量标准,从而有助于估计预后,制订治疗方案和评价疗效,通常所采用的是经1986年修改的TNM分类方法。T表示肿瘤的大小与范围,N是区域性淋巴结受累,M为胸外远处转移。CT在支气管肺癌临床分期中有很大作用,它是TNM放射学分类的最佳方法,与普通X线比较,在肺癌分类上CT有以下优点。

(1)CT可显示肿瘤直接侵犯邻近器官:肿瘤直接侵入纵隔的CT表现为纵隔脂肪间隙消失,肿瘤与纵隔结构相连。纵隔广泛受侵时,CT扫描分不清纵隔内解剖结构。CT可清楚显示肿瘤侵犯血管的范围与程度,对术前判断能否切除很有帮助。当肿瘤与主动脉接触,但两者间有脂肪线相隔时,一般能切除;当肿瘤与主动脉或肺动脉粘连时,CT表现为肿瘤与大血管界线消失,文献报告肿瘤包绕主动脉,上腔静脉在周径1/2以上时一般均不易切除。邻近肿块处的心包增厚,粘连或心包积液表明肿瘤直接侵犯心包或心包转移。

(2)CT能显示纵隔淋巴结肿大:有无淋巴结转移是肺癌临床分期中很重要的因素。即使肿瘤很小,如有淋巴结转移,就要归入到Ⅱ期或Ⅲ期;有无肺门或纵隔淋巴结转移是比原发肺肿瘤大小更重要的观察肺癌远期预后的指标。一般以直径大于10～15mm作为淋巴结转移的标准,CT发现淋巴结增大的敏感性较高,达70%以上,但特异性较低,定性差、病因学诊断仍需组织学检查。CT检查可指明肿大淋巴结的部位,以帮助选择最合适的组织学检查方法。如经颈或经支气管镜纵隔活检,胸骨旁纵隔探查术等。原发性肺癌有一定的引流扩散途径,右肺癌一开始就有转移到同侧肺门淋巴结的趋向(10R),然后转移到右气管旁淋巴结(2R,4R),很少转移到对侧淋巴结(约3%),但左侧肺癌在同侧淋巴结转移后常播散到对侧淋巴结。左上肺癌通常一开始转移到主肺动脉窗淋巴结,左上叶和左下叶的肺癌首先播散到左气管支气管区域(10L)淋巴结。右肺中叶和两下肺癌常在早期播散到隆突下淋巴结。下叶病变也可扩展到食管旁、肺韧带和膈上淋巴结,熟悉这种引流途径有助于对纵隔、肺门淋巴结的性质做出评价。如右肺癌的患者很少可能只有主肺动脉窗淋巴结转移,此区域的孤立淋巴结肿大很可能系其他原因如结核性肉芽肿所致。

(3)CT对肺癌侵犯胸膜的诊断价值:周围型肺癌直接侵犯胸膜及胸膜转移均可引起胸膜病变,CT上表现为肿瘤附近局限性胸膜增厚、胸膜肿块及胸腔积液等胸膜转移征象,肿块附近胸膜增厚为肿瘤直接浸润。

(4)可以确定远处脏器转移:肺癌容易转移到肾上腺、脑、肝等远处脏器,尸检资料提示肺癌有35%～38%转移到肾上腺,以双侧转移多见。脑转移可以发生在原发肺癌之前。对于上述器官的CT扫描,对肺癌临床分期与确定能否手术很有必要。有些医院主张将肺癌患者的CT扫描范围扩大包括上腹部与肾上腺区。

此外,CT还可显示肿瘤直接侵犯胸壁软组织与附近骨结构以及骨转移的征象。肺癌可直接侵犯或转移至胸骨、胸椎、肋骨,引起骨质破坏与软组织肿块,CT上骨质破坏表现为形状不规则、边缘不整齐之低密度,少数病灶可为成骨性转移,CT显示为受累的骨密度增高。

(四)鉴别诊断

1.中央型肺癌

中央型肺癌有典型的CT表现,一般诊断不难,但有时它所引起的支气管阻塞性改变与支气管内膜结核所引起的表现在鉴别上存在一定困难。支气管内膜结核可引起肺叶不张，甚至一侧全肺不张，在CT上支气管腔显示逐渐变窄而呈闭塞，但不形成息肉样或杯口样肿块影；支气管内膜结核在狭窄的支气管周围很少形成明显的肿块影，通常没有明显的肺门或纵隔淋巴结肿大；如有淋巴结肿大一般较小，位于气管旁，通常可见钙化，在肺内常可见支气管播散病灶可作参考，支气管内膜结核多见于青年人。

中央型肺癌尚需与引起肺门肿块的其他疾病相鉴别。这些疾病包括转移性肿瘤、淋巴瘤、淋巴结结核、结节病以及化脓性炎症等，其中除淋巴结核外，肺门淋巴结肿大，大多见两侧，支气管腔无狭窄，无腔内肿块，有时有压迫移位，但内壁光滑，肿大淋巴结位于支气管壁外。

2.周围型肺癌

肺内孤立型球形病变的病因很多，以肺癌与结核球多见，其他还有转移瘤、良性肿瘤、球形肺炎、支气管囊肿等，应注意鉴别。

(1)结核球：边缘多光滑，多无分叶毛刺，病灶内可见微细钙化，呈弥散或均匀一致性分布，CT值多高于160Hu，可有边缘性空洞呈裂隙状或新月形；结核周围大多有卫星病灶，局限性胸膜增厚多见。

(2)转移瘤：转移瘤有各种形态，一般病灶多发，大小不同，形态相似，由于转移瘤来自肺毛细血管后静脉，因而病变与支气管无关系。

(3)良性肿瘤：病变密度均匀，边缘光滑，分叶切迹不明显，多无细短毛刺与锯齿征以及胸膜皱缩，无空泡征与支气管充气征。错构瘤内可见钙化，其CT值可高于160Hu，也可见脂肪组织，CT值在0～－50Hu以下。

(4)支气管囊肿：含液支气管囊肿发生在肺内可呈孤立肿块性阴影；CT表现为边缘光滑清楚的肿块，密度均匀，CT值在0～20Hu，但当囊肿内蛋白成分丰富时，可达30Hu以上，增强扫描，无增强改变。

(5)球形肺炎：多呈圆形或类圆形，边缘欠清楚，病变为炎性且密度均匀，多无钙化，有时周围可见细长毛刺，周围胸膜反应较显著，抗感染治疗短期复查逐渐缩小。

(6)肺动静脉瘘或动静脉畸形：CT上为软组织密度肿块，呈圆形或椭圆形，可略有分叶状，边缘清晰，病灶和肺门之间有粗大血管影相连，增强动态扫描呈血管增强，有助于与非血管性疾病鉴别。

二、腺瘤

支气管腺瘤发生于支气管黏膜腺体上皮细胞，以女性患者较多见。

(一)病理

支气管腺瘤可分为两种类型：类癌型和唾液腺型，以前者多见，占85%～95%。唾液腺瘤又可分圆柱瘤(腺样囊性癌)、黏液表皮样腺瘤和多形性腺瘤(混合瘤)，约3/4的支气管腺瘤发生于大支气管为中央型，支气管镜检查可以看到肿瘤。中央型腺瘤常向支气管腔内生长呈息肉样，引起支气管腔的狭窄、阻塞，产生阻塞性肺炎、肺不张、支气管扩张等继发改变。

类癌型腺瘤是低度恶性的肿瘤，常常有局部侵犯，可累及支气管壁并向外生长，形成肺门肿块，可转移到局部淋巴结并可有远处转移。

(二)临床表现

中央型腺瘤可引起支气管腔的阻塞，产生阻塞性肺炎、肺不张，引起发热、咳嗽、咳痰和咯血。

类癌型腺瘤偶可产生类癌综合征，出现面部潮红、发热、恶心、呕吐、腹泻、低血压，支气管哮鸣、呼吸困难以及心前区有收缩期杂音等。

(三)CT 表现

中央型支气管腺瘤表现为支气管腔内息肉样肿瘤，支气管腔阻塞中断，断端常呈杯口状。其远侧可有阻塞性炎症或肺不张表现。反复感染发作可导致支气管扩张或肺脓肿。当肿瘤侵犯支气管壁并向壁外发展形成肺门肿块以及转移到肺门淋巴结时与支气管肺癌难以鉴别。周围型支气管腺瘤 CT 表现为肺野内球形病变，通常轮廓清楚，整齐而光滑，密度均匀，不形成空洞，可有钙化，但很少见。CT 表现接近于良性肿瘤。但有些腺瘤可有分叶征象，并可伴有细小毛刺影，使其与肺癌甚为相似。

三、肺部其他肿瘤与肿瘤样病变

(一)肺部原发性良性肿瘤

肺部原发性肿瘤比较少见，肿瘤类型很多，包括平滑肌瘤、纤维瘤、脂肪瘤、血管瘤、神经源性肿瘤、软骨瘤等，错构瘤虽属发育方面的因素引起，但性质近似良性肿瘤，故归入本节叙述。这些肿瘤多数无任何症状，于胸部 X 线检查时才被发现。有些周围型肿瘤可有痰中带血。发生于大支气管者可以引起支气管腔的阻塞，产生阻塞性肺炎和肺不张的症状。

CT 表现：大多数没有特征性的 CT 征象，不同类型的肿瘤 CT 表现相似，很难加以区别，发生于周围肺组织的肿瘤，通常表现为肺内球形肿块，边缘清楚，整齐而光滑，形态多为圆形或椭圆形，可以有分叶，但多为浅分叶，多数密度均匀，但不少良性肿瘤可有钙化，错构瘤与软骨瘤的钙化更为多见。钙化通常为斑点状或结节状，可自少量至大量。错构瘤钙化可表现为爆米花样。脂肪瘤呈脂肪密度。含有脂肪组织的肿瘤密度部分下降，少数错构瘤有此征象，其 CT 值常在－50Hu 以下。空洞在良性肿瘤极少见，病变周围无卫星灶。良性肿瘤生长缓慢，无肺门及纵隔淋巴结肿大。

(二)肺炎性假瘤

肺炎性假瘤是非特异性炎症细胞集聚，导致的肺内肿瘤样病变，但并非真正的肿瘤，也不是另一些特异性炎症所引起的肿瘤样病变，例如结核球，因此称为炎性假瘤。其发病率约为肺内良性球形病变的第二位。女性中较多见，发病大多为中年人。其病理分型尚不统一，根据细胞及间质成分之不同，可有多种名称，如纤维组织细胞瘤、黄色瘤样肉芽肿、浆细胞肉芽肿、纤维性黄色瘤、硬化性血管瘤等。肺炎性假瘤可有包膜或无包膜。

患者大多有急性或慢性的肺部感染病史，约 1/3 的患者无临床症状，或症状甚轻微。多数仅有胸疼、胸闷、干咳，少数患者痰中带血丝，一般无发烧。

CT 表现：病灶多近肺边缘部，与胸膜紧贴或有粘连，呈圆形或卵圆形结节或肿块；直径自小于 1cm 至 10cm 以下，多为 2～4cm；边缘清楚，锐利。多无分叶，偶有小切迹，亦可呈不规则形，边缘较毛糙，肿块周围可有粗长条索血管纹理或棘状突起。密度多数均匀，但个别病例可有钙化或发生空洞。较大的病灶可有空气支气管征。纵隔内多无淋巴结肿大，这一点有利良性病变的诊断。总之，本病在 CT 上具有良性病变的征象，但缺乏特征性表现。

四、肺转移瘤

CT 扫描能发现绝大多数直径在 2～3mm 以上的小结节，肺内结节只要大于相应部位的肺血管在 CT 上就能发现；30％的恶性肿瘤有肺部转移病变，而其中约有半数仅局限于肺部，胸部 X 线检查是转移瘤的重要的检查手段，但其检出率远不如CT，在常规X线片上，许多直径0.5～1.0cm的结节不易发现，尤其是胸膜下，肺尖，膈肋角的病变。

肺部转移瘤可分为血行转移与淋巴路转移两种，可有以下几种表现。

(一)两肺单发或多发结节或球形病灶

单个的肺内转移病变通常轮廓较清楚，比较光滑，但可有分叶征象，此与原发周围型肺癌鉴别较困难；一般说后者多有小棘状突起或锯齿征及细短毛刺。两肺多发结节病灶多分布在两肺中下部，边缘较清楚，呈软组织密度，病灶大小不一致，形态相似。

(二)两肺弥散性粟粒样病变

直径为2～4mm的小结节，通常轮廓比较清楚，密度比较均匀。CT能显示直径为2mm的胸膜下结节，其分布一般以中下肺野为多。较多见于血供丰富的原发肿瘤，如肾癌、甲状腺癌和绒毛膜上皮癌等恶性肿瘤。

(三)癌性淋巴管炎表现

淋巴性转移CT表现为支气管血管束结节状增厚，小叶间隔与叶间裂增厚；多角形线影及弥散网状阴影。其病理基础是由于支气管血管周围的淋巴管，小叶间隔淋巴管，胸膜下淋巴管以及肺周围引向肺门周围的淋巴管内有癌结节沉积，继发淋巴管阻塞性水肿并扩张，导致间质性肺水肿及间质性肺纤维化所致。

淋巴转移呈多灶性，常侵犯一个肺叶或肺段，支气管束不规则增厚，可呈串珠状或结节状阴影。小叶中心结构的增厚可造成次肺小叶中心的蜘蛛样改变，靠近横膈处可获得小叶之横切面，呈现1～2cm直径的增厚的多角形结构，此外可见胸膜增厚及胸腔积液。

肿瘤的淋巴管播散最多见于乳腺癌、胃癌、前列腺癌、胰腺癌和未知原发部位的腺癌，高分辨CT诊断淋巴管转移的准确性较高，可免去肺活检。

(四)单发或多发空洞

肺转移瘤可呈单发或多发空洞影，一般转移瘤引起的单发空洞壁厚度不均，但有的较均匀，可误认为化脓性炎症和结核。

第九章　循环系统疾病的CT诊断

第一节　心　肌　病

心肌疾病(myocardial disease)是指一大组性质不同的累及心肌的疾病。以前曾概括为原发性和继发性心肌病两大类：1958年Mattingly提出原发性心肌病这个概念(primary myocardial disease)，指原因不明，非继发于全身疾病或其他器官、系统疾病的心肌损害；而继发性心肌病(secondary myocardialdisease)，则泛指已知原因的或与其他系统疾病有关的各种心肌疾患，如冠状动脉疾病、风湿性心脏病、高血压性心脏病造成的心肌损害等。1983年世界卫生组织(WHO)心肌病专家委员会把心肌病的概念简化并定义为"原因不明的心肌疾患"。2006美国心脏学会(AHA)阐述了心肌病的概念，即心肌病是由多种心肌疾病组成的一组疾病。这些疾病具有机械功能和(或)电功能障碍，表现为由多种原因(经常为基因异常)引起的心室肥厚或扩张。心肌病的病变可以局限于心脏或者是全身系统性疾病的一部分，这通常导致心源性死亡或进展性心力衰竭相关的体力受限。

心肌病在世界各地的发病情况，缺乏确切的资料。从不完全的统计数据可知，它已成为人类面临的最常见的心脏病之一。心肌病的相对发病率仅次于风湿性心瓣膜病、冠心病和先天性心脏病，居第四位。

心肌病的病因与发病机制未明。1961年Goodwin从病理生理角度将心肌病分为充血性、肥厚性、闭塞性和限制性等类型。1980年WHO专题小组以Goodwin的分类为基础，将心肌病分为：①扩张性心肌病；②肥厚性心肌病；③限制性心肌病。1995年，WHO心肌病专家小组将原发性心肌病分为扩张性心肌病、肥厚性心肌病、限制性心肌病和致心律失常性右室发育不良。

2006年新的心肌病分型框架充分考虑了心血管疾病分子生物学的进展，为该领域的研究提供了较高的清晰度，有直接的临床应用价值，并且有利于心脏病的诊断。新的分型主要根据受累器官的不同，把心肌病分为两个主要的类型：原发性心肌病(遗传性、混合型和获得型)是那些病变仅仅见于心肌或者主要局限于心肌的心肌病；继发性心肌病是由多种多系统紊乱累及心脏所导致的心肌病。新定义更加强调疾病的基因和分子起源。该定义基本上依据于当前的分子生物学发现，考虑到了基因突变和结构蛋白质分子水平的变化。但是在当前完全依赖于基因学提出一个定义和分型可能是不成熟的，因为心肌病的分子基因学并没有发展到成熟阶段，许多更加复杂的基因型-临床型联系仍有待于发现。鉴于影像学的发展仍以形态学研究为主，本节仍采用形态学加病因学进行分类。

一、心肌病MDCT检查方法

(一)冠状动脉平扫

冠状动脉平扫是一个可选择程序，由心电门控采像(80% R-R间期)，扫描层面从气管隆嵴下至心尖层面。观察冠状动脉有无钙化性斑块,为鉴别诊断提供信息。

(二)心电门控扫描

包括前瞻性或回顾性心电图门控。横断图像是诊断基础,用以观察心肌情况、室壁厚度、心腔形态及大小。回顾性心电门控扫描,可以观察多个期相,并且重建心脏电影序列,有利于观察心脏运动及心功能测定。前瞻性门控往往只能观察一个期相,了解心肌病变受一定限制。观察分析内容包括如下。

(1)冠状动脉情况。

(2)心室壁及心肌。

(3)心腔结构。

(4)重建心脏电影:不同层面、不同体位观察各房室结构、运动功能、室壁收缩期增厚率;采用标准体位测定心功能。

(三)重建图像

对心肌病的诊断通常有以下重建技术。

1.横断图像

横断图像是诊断的基础,用以分析心室壁心肌及心腔。回顾性心电门控扫描数据采集,多时相重建,使得多种重建技术可以实现,有助于诊断。

2.多层重组(MPR)

采用不同层面、不同体位做心脏二腔心、四腔心重建,以利于观察感兴趣心室壁、心腔、心脏各房室结构及心尖部、左室流出道及二尖瓣、主动脉瓣等结构。收缩末期与舒张末期标准长轴位或短轴位重建做心功能测定。

3.心脏电影

回顾性心电门控扫描连续数据采集,不同层面、不同体位多时相重建感兴趣心腔,通过电影回放的形式来观察心脏的运动情况。做心功能测定。

4.容积再现(VR)

可以直观立体观察心脏整体。冠状动脉重建有利于鉴别诊断。

二、扩张性心肌病

(一)基本概念

扩张性心肌病(dilated cardiomyopathy,DCM)亦称充血性心肌病,是心肌病中最常见的类型。其基本特点是一侧或双侧心室扩张及收缩功能受损为特征,泵功能衰竭,临床常表现为进行性充血性心力衰竭。是一种常见的基本不可逆的心肌疾病。个别患者突出表现是收缩功能不全,而左室仅为轻度扩张。通常依靠超声心动图、MRI诊断,其患病率约为1∶2500,是心力衰竭的第三病因和心脏移植最常见的病因。

(二)病因及发病机制

扩张性心肌病的可疑致病因素有感染、营养缺乏、酒精中毒、妊娠、遗传、自身免疫、代谢障碍等。支持病毒感染-自身免疫假说的论据较充分。散发的DCM可由原发和继发的原因所引起,最常见的是感染病毒(柯萨奇病毒、腺病毒、小DNA病毒和HIV)、细菌、立克次体和寄生虫等。其他原因包括:毒素;长期过量饮酒;化学药物治疗(蒽环类抗生素);重金属和其他复合物(钴、铅、汞和砷);自身免疫疾病;系统性紊乱;嗜铬细胞瘤;神经肌肉紊乱如 Duchenne/Becker 和 Emery-Dreifuss 肌肉营养不良;线粒体病;代谢性;内分泌紊乱以及营养失调(如卡尼汀缺乏、硒缺乏等)。

DCM 的患者 20%~35%是家族性发病,其与 20 个以上的基因和位点相关。DCM 的主要遗传模式为常染色体显性遗传,另外还有少见的 X 染色体隐性遗传和线粒体遗传。常染色体遗传的几个基因也与 DCM 发病相关,包括肌动蛋白,原肌球蛋白,肌钙蛋白 T、I、C、B 和肌球蛋白重链,肌球蛋白结合蛋白 C。Z-disc 蛋白(包括肌肉 LIM 蛋白、Ot-辅肌动蛋白-2、ZASP 和肌朕蛋白)编码基因的改变也与该病相关。编码细胞骨肌膜、核被膜、肌节和转录共激活蛋白的基因的突变也可以导致 DCM。其中最常见的可能是传导系统疾病相关的核纤层蛋白A/C基因。emerin 基因异常也可导致相似的临床表现。其他的致 DCM 基因还包括结蛋白基因、陷窝蛋白基因、β-肌糖蛋白基因和线粒体呼吸链基因等。

(三)扩张性心肌病病理

扩张性心肌病左右心室均有明显扩张,心肌通常普遍变薄,心尖部变厚。左心室乳头肌扁平,肉柱呈多层交织状,隐窝深陷,常嵌有附壁血栓,附壁血栓机化可使心内膜轻度弥散性增厚或不规则的斑块状增厚,二尖瓣可有相对关闭不全,冠状动脉常常正常。镜下,心肌纤维呈不均匀性肥大,排列规则;心肌细胞常发生空泡变、小灶状液化性肌溶解、散在小坏死灶或瘢痕灶等非特异性退行性改变,心肌间质呈纤维化。

(四)临床表现

扩张性心肌病发生于任何年龄,多见于 35 岁以上成年人,男性多于女性,男女之比一般是2∶1。最常见的症状是活动后气急,严重时出现阵发性夜间呼吸困难、乏力、咳嗽、心悸、胸闷等症状,心力衰竭时心脏增大,上述症状加重。二尖瓣相对关闭不全时,心尖部可闻及收缩期杂音。X 线检查可见左心室扩大或心脏普遍增大,心脏搏动减弱。心电图为心室肥大、心肌劳损和心律失常、期前收缩、心房颤动和室内传导阻滞等。超声心动图、MRI 显示左室腔或各心室腔扩大,左室壁运动减弱。此病猝死者所占比重很大,文献报道猝死率可高达 50%。心脏显著扩大或出现顽固性心力衰竭者往往预后不佳。

(五)扩张性心肌病 CT 诊断

1.横断图像

横断图像是诊断基础。

(1)冠状动脉平扫:冠状动脉钙化灶情况,有助于冠心病与心肌病鉴别诊断。若冠状动脉无钙化灶,有助于心肌病诊断。平扫(肺窗)同时观察肺瘀血情况,评价左心功能。

(2)心电门控增强扫描。①心腔改变:各层面显示心脏舒张末期心室腔扩大,多以左心室为著;心房增大,多提示有房室瓣相对性关闭不全和(或)心功能不全存在。②心肌改变:各部心肌厚度普遍变薄或大致正常,心肌染色可以正常、浅淡或小灶性低密度。心室壁收缩期增厚率降低、运动减弱。③心脏功能改变:心脏收缩期和舒张期心室容积变化不大,收缩力明显减弱反应泵功能衰竭。心功能分析心室舒张末容积(EDV)明显增大(甚至>200mL 以上),每搏输出量(SV)降低,射血分数(EF 值)明显降低。长轴位观察二尖瓣及主动脉瓣结构及运动正常。④冠状动脉正常。

2.多层重组

不同角度多层重组感兴趣心腔,观察到心腔扩大、心室壁变薄。主要为左心室扩大、左心房扩大，反映左心泵功能衰竭。

3.心脏电影

回顾性心电门控采像，可以实现按运动周期连续动态观察。多采用心脏长轴位、短轴位，观察各房室结构及心室壁运动情况。扩张性心肌病多表现为左心室扩大，运动功能普遍性减弱。

4.容积再现(VR)

心脏整体三维重建对诊断意义有限，冠状动脉重建有一定价值。

(六)鉴别诊断

扩张性心肌病主要应与各种导致心腔扩大、心功能降低的疾病相鉴别，其诊断原则是排除性的，即排除了继发因素所致的上述改变，方可做出心肌病的诊断。

1.冠心病

临床多见于中老年人，有心绞痛症状及心电图和同位素心肌缺血改变，CT平扫及增强扫描冠状动脉钙化及狭窄性病变；心肌梗死者可见心肌大面积灌注缺损；无心肌梗死或心力衰竭病史的患者，心腔不大或仅轻度扩大。

2.高血压心脏病

临床有高血压病史，心肌呈向心性肥大，晚期心力衰竭后才表现为心腔扩大及心肌变薄。

3.瓣膜病

二尖瓣和(或)主动脉瓣病变，特别是二尖瓣关闭不全时，左心房、室扩大、超声心动图可提示房室瓣大量反流。心肌病合并二尖瓣关闭不全多为相对性，左房扩大相对较轻。

4.心内膜弹力纤维增生症

大多数患者均有心腔扩大及心力衰竭，因其多见于小儿，而有人把它看成是扩张性心肌病的婴儿型。心内膜弹力纤维增生症以心腔扩大、心尖圆钝、心室心内膜增厚(可达数毫米)为其特点。

三、肥厚性心肌病

(一)基本概念

肥厚性心肌病(hypertrophic cardiomyopathy，HCM)是指左心室壁在排除其他可以引起室壁增厚的系统性疾病和心脏疾病的基础上的肥厚而非扩张的状态。HCM最具特征性的病理生理异常是舒张功能不正常，而不是收缩功能不全。尽管左室收缩功能呈典型的高动力性，但这种舒张期弛缓异常仍可引起左室舒张末压升高，从而导致肺瘀血和呼吸困难，后者乃是HCM最常见的症状。特别是室间隔心肌异常肥厚，造成心室舒张期顺应性降低，收缩期则可发生流出道梗阻。

(二)病因及发病机制

本病散发于世界各地，可能是最常见的心肌病，超声所能诊断的发病率为1∶500。肥厚性心肌病可发生于任何年龄，以20～40岁者居多，男多于女；本病可呈家族性发病，近来文献认为60%的病例为家族性。来自美国的数据表明，HCM是导致青年人心源性猝死的最常见病因，还是致心功能衰竭的常见基础疾病。

当前已发现11个编码肌节收缩蛋白的基因异常与HCM的发病相关。其中最常见的是β-肌球蛋白重链(最先被发现)和肌球蛋白结合蛋白。另外的9个基因仅与较少的HCM患者的发病相关，这包括肌钙蛋白T和I、肌球蛋白必需轻链和肌球蛋白调节轻链、肌联蛋白、原肌球蛋白、Ot-肌动蛋白、Ot-肌球蛋白重链和肌肉LIM蛋白。已发现了400余个HCM相关的收缩蛋白基因突变位点。

其中最常见的是错义突变，此外还有插入、缺失和剪切位点突变。基因改变、调节基因的影响和环境因素导致了 HCM 表现型的多样性。

尚有些非肌节蛋白基因的改变也可以导致左室肥厚，其临床表现类似于肌节蛋白性 HCM，如 PRKAG2、LAMP-2 和 PTPN-11 基因。由此类蛋白基因引起的疾病包括线粒体性心肌病、代谢性心肌病和浸润性心肌病。在老年人中，许多系统性疾病与心肌病的肥厚型相关联，这包括 Friedreich 共济失调、嗜铬细胞瘤、神经纤维瘤病、着色斑病和结节性硬化症。

(三)病理改变

肉眼所见：基本特点是左心室壁异常肥厚和心腔变形以致狭小；肥厚通常是非对称性，即最厚处在室间隔中上部，个别也可靠近心尖。肥厚可以自室间隔向左室前、侧或后壁扩展，可伴有乳头肌肥大，心脏重量多在 500g 以上，心肌肥厚处常有不同程度纤维化。

镜下所见：特征性改变是心肌广泛的纤维异常粗大和走行方向紊乱，形成特征性的螺涡样构型。心肌细胞核增大，形状不整，深染色。除了肌纤维的排列紊乱、交错，小肌束的走向紊乱也十分明显。另外，间质性或替代性心肌纤维化及冠状动脉管壁增厚、平滑肌增生和内膜纤维化也常见；冠状动脉的病变认为是继发改变，而非动脉粥样硬化所致。

(四)临床表现

本病可无自觉症状，出现症状、体征主要与左室流出道梗阻和舒张期顺应性降低有关。肥厚程度与年龄之间呈相反的关系。左室流出道梗阻，可引起脑部供血不足，而致活动后头晕或昏厥；再加上心肌过度肥厚，耗氧量增加，可出现心绞痛。左室顺应性降低，导致左室舒张末压升高和左房压力升高，引起肺循环瘀血，致活动后气急，严重者有呼吸困难。心电图检查可出现病理 Q 波。X 线片可正常，晚期可显示为左心室及心房扩大。超声心动图可明确显示室间隔非对称性肥厚和二尖瓣前瓣的收缩期前向运动，收缩期 CD 段不是一个缓慢上升的平段，而出现一个向上(向室间隔方向)突起的异常波形，此波在心电图 R 波之后，第 1、2 心音之间。为二尖瓣前瓣运动异常表现，造成左室流出道狭窄。

(五)分类

肥厚性心肌病可分为均匀性(普遍性)、对称型肥厚性和局限性非对称型肥厚性，后者由于心肌肥厚分布不均，又可分为以室间隔心肌肥厚为主和心室其他部位某些节段心肌肥厚为主(如心尖肥厚型)两种。按血流动力学分类，根据左心室流出道是否存在收缩期压力阶差，将肥厚性心肌病分为梗阻型和非梗阻型两大类。以主动脉瓣下的室间隔肥厚最为明显，出现左心室流出道梗阻者称为特发性肥厚型主动脉瓣下狭窄。

1.对称型肥厚性心肌病

表现为左心室对称肥厚、室间隔和游离壁均等受累。这种变异型偶尔可见于遗传传递的和散发的 HCM 患者。某些高强度训练的运动员的“生理性肥厚”即左室壁厚度可达到 16mm(正常＜12mm)。

2.非对称型肥厚性心肌病

以室间隔肥厚为主，室间隔与左心室游离壁厚度之比在 1.3 以上。肥厚心肌将左心腔分为左心室心尖部高压区和主动脉瓣下低压区。两者形成压力阶差。分为两类：致左室流出道梗阻者，称为肥厚性梗阻型心肌病；不伴有流出道梗阻者，称为肥厚性非梗阻型心肌病。

3.心尖肥厚型心肌病(apical hypertrophic cardiomyopathy,AHCM)

不常伴有左室流出道动力性梗阻和压力阶差,肥厚部位主要累及左心室乳头肌水平以下心室游离壁及下1/3室间隔,右室受累少见,好发于中老年男性,症状轻微,病程一般呈良性过程。

AHCM由日本学者Sakamoto等首次报道,临床缺乏特异性,一般人群的发病率0.01%,约占日本肥厚性心肌病患者的25%,在世界其他地方很少见。AHCM 96.7%的发生于男性,临床表现主要为心悸及胸闷。心电图特点如下。

(1)T波异常倒置:主要见于胸前导联,尤其V3～V5导联,呈对称性倒置,且多为TV4≥RV5>TV3。

(2)左心室高电压:胸前导联QRS波群高电压,RV5>2.7mV,RV5+SV1≥3.5mV,亦可见RV4≥RV5>RV3规律。

(3)ST段改变:大多伴有胸导联或肢导联ST段水平或下斜型压低,范围多在0.05～0.30mV。AHCM诊断需依靠综合判断,对于无症状或出现胸痛、心悸等表现的患者,ECG胸导联出现深而倒置的T波、左心室高电压等异常改变时,尤其40岁以上的中年男性患者,应考虑该病的可能。

4.双侧心室型肥厚性心肌病

双心室受累,肥厚可累及右心室和左心室。

(六)肥厚性心肌病CT诊断

1.横断图像

(1)心肌与室壁厚度:以舒张期图像为诊断基础。肥厚性心肌病以累及室间隔及其相邻左室前、侧壁为常见,很少累及左室后侧及下壁。病变部位心肌显著异常肥厚,绝对值超过15mm,常常可达20～30mm。非对称性室间隔肥厚通常以室间隔厚度与左室后壁厚度比值≥1.3作为诊断依据,其敏感性、特异性分别可达91%和56%;如标准定为≥1.5,则敏感性降到79%,而特异性提高到94%。室间隔明显肥厚时,可引起左室流出道的狭窄,甚或引起右室体部及流出道下部的压迫移位,左室腔内乳头肌也可表现为异常肥大。心肌染色不均匀,可以存在小灶性低密度灶。

(2)心腔变形:舒张期及收缩期联合分析。①"对称型肥厚性心肌病"表现为心腔对称性缩小。②"非对称型肥厚性心肌病"心腔典型征象为"沙钟"样改变。③"心尖肥厚型心肌病"左室腔可呈"铲刀"样改变。

由于心肌肥厚不规则,包括肥大的乳头肌,造成不规则充盈缺损,心腔变形呈多样性。

(3)合并室壁瘤:可见室壁局限性膨出,收缩期为著,连续动态观察局部呈矛盾运动。

(4)室间隔非对称性肥厚凸向右室或称右室型肥厚性心肌病,出现右室流出道狭窄。

2.多层重组

对观察受累及心腔室壁厚度、心腔变形有重要意义。以长轴位或短轴位价值较大。

3.心脏电影

回顾性心电门控扫描,可以实现按运动周期连续动态观察,做心功能评价。多采用心脏长轴位,以利于观察各房室结构,及心室运动情况。心脏整体动态观察呈运动功能增强表现,心肌肥厚处顺应性下降,心肌增厚率降低,节段分析显示病变心肌运动功能降低,未受累心肌则可代偿增强。左前斜位可以观察到二尖瓣前叶于收缩期可向室间隔方向摆动,左室流出道呈漏斗状狭窄;继发二尖瓣关闭不全,左房有一定程度增大。

心脏功能软件测得左室收缩期容积(ESV)、舒张期容积(EDV)、每搏输出量(SV)及左心室射血分数(EF),进而测得心肌重量。

4.容积再现(VR)

心脏增大;左心室三维重建可以显示心室腔变形;冠状动脉正常或增粗。

(七)鉴别诊断

肥厚性心肌病应与继发因素引起的心肌异常肥厚相鉴别,其鉴别诊断原则同样是排除性的。

1.高血压性心脏病

高血压性心脏病包括原发性和继发性高血压。原发性高血压心脏病患者临床有明确的高血压病史而未得到良好控制,继发性高血压如肾性高血压、大动脉炎、先天性主动脉缩窄等,临床则有相应症状、体征等。高血压患者约50%可有左心室肥厚,高血压所致的心肌肥厚呈向心性,程度较轻,表现为普遍性对称性较均匀的心肌肥厚,室间隔与同层侧后壁心肌厚度比值小于1.3,其心肌运动功能良好,顺应性无降低。若高血压患者的最大室壁厚度超过20mm,应考虑为肥厚性心肌病。

2.主动脉瓣、瓣下狭窄

主动脉瓣狭窄可引起左心室排血障碍,继发引起心肌肥厚,也可表现为非对称的室间隔肥厚为主的改变,有主动脉瓣病变为其鉴别点。主动脉瓣下狭窄可为隔膜型或纤维肌型,纤维肌型的可表现为室间隔近流出道部位的心肌肥厚;此病为先天性疾患,发病年龄轻,病变局限为其特点。

3.心肌肿瘤

心肌肿瘤(如横纹肌瘤)临床不常见,可发生于心肌任何部位,呈肿块状占位改变,与心肌的肥厚改变不同。

四、限制性心肌病

(一)基本概念

限制性心肌病(restrictive cadiomyopathy)和闭塞性心肌病是同义语,专指心内膜心肌纤维化症(endomyocardial fibrosis,EMF)和Loffler心内膜炎,其基本特点是一侧或两侧心室内膜及最内层心肌广泛纤维化并有附壁血栓形成,致使室壁僵硬和心腔部分被填塞。EMF是主要侵犯儿童和年轻人的疾病,发病年龄在10～30岁之间,无明显性别差异。以舒张功能异常为特征,心室壁僵硬,以至于妨碍了心室充盈。

原发性限制性非肥厚型心肌病:是一种少见的可以致心力衰竭的心肌疾病,其特征为双室腔正常或者减小、双房扩大、左室壁厚度和AV瓣正常,心室充盈受损而收缩功能正常或者接近正常。关于该病的散发和家系发病均有过报道。曾有报道,肌钙蛋白I基因异常可以同时导致限制性心肌病和HCM。

(二)病因及发病机制

病因不清,提出的假说有营养缺乏、中毒、病毒感染、丝虫感染、自身免疫与变态反应等。感染-变态反应引起的可能性较大。有些学者认为嗜酸性细胞增多,并释放阳离子蛋白,对心肌细胞浆膜及丙酮酸脱氢酶、二酮戊二酸脱氢酶有毒性作用,并可促进凝血和血栓形成,从而造成心肌心内膜损害。

(三)病理

肉眼所见:病变以右侧心室受累常见,但左室往往同时受累,只是病变程度不同。右室的内膜纤维化主要位于右室心尖,沿流出道向上蔓延,可波及内膜的大部分,增厚的心内膜达2～3mm,甚至达 10mm,表面附着血栓,使心腔闭塞;乳头肌发生纤维化,腱索缩短、变粗,引起三尖瓣关闭不全;右房常显著扩大,肺动脉圆锥也可扩张,心包腔可有积液。

镜下所见:内膜纤维化病变,最表面覆盖着陈旧、均质化的附壁血栓,其下可分为三层。

1.表层

表层为致密、玻璃体样变的陈旧结缔组织。

2.中层

中层为较疏松的纤维组织,可见少量巨噬细胞、淋巴细胞和浆细胞。

3.深层

结缔组织疏松,含较多的小血管,并有淋巴、单核细胞浸润,如同通常的肉芽组织。

(四)临床表现

EMF 的心脏体征取决于病变主要侵犯哪一侧心室和瓣膜;如主要累及左心室时,则表现为左心衰竭及肺循环高压,出现气急、端坐呼吸、夜间呼吸困难等;累及二尖瓣引起关闭不全,则可听到心尖部收缩期杂音;若病变主要侵及右心室,临床表现酷似缩窄性心包炎,即有静脉压升高、肝大、腹腔积液、颈静脉怒张、三尖瓣关闭不全等。

心电图检查,可见各种房性或交界性心律失常、束支传导阻滞、ST-T 改变等。X 线检查左心病变为主者,可见明显的肺瘀血,心影大小正常或稍增大;以右心病变为主者,肺野清晰,因心包积液和右房显著扩大而心影增大,上腔静脉影增宽;心导管检查可发现受累心室舒张末压升高、腔静脉压升高;心血管造影以右室为著者,可见右室心腔部分闭塞、流出道扩张、右房扩大、三尖瓣反流等。EMF 为一慢性进行性疾患,多数患者最后死于心力衰竭,少数患者死于栓塞。

(五)限制性心肌病 CT 诊断

1.横断图像

(1)冠状动脉平扫:冠状动脉无钙化灶,心包无增厚及钙化等。心脏形态可不规则,心房扩大,上下腔静脉扩张等;偶可发现心包积液和胸腔积液等。

(2)心电门控增强扫描。

心腔变形:可清晰显示心肌及心腔解剖结构。EMF 显示为心室腔不规则。心肌染色不均匀,散在低密度灶。①右室型:EMF 多累及右心室,可有心内膜增厚及附壁血栓而使右室心尖部(流入道)闭塞,乳头肌粗大。②左室型:EMF 可以累及左心室,同样表现为心尖部(流入道)变形、闭塞。③双室型:EMF 同时累及左、右心室,表现为双侧心室心尖部(流入道)变形、闭塞。累及多不均衡,以累及右心室为著。

心房增大:由于限制性心肌病主要累及心室,心室舒张受限,所以心房增大显著。左右心房增大与分型相一致。以右心房增大为著且多见。继发二、三尖瓣关闭不全,致使左、右心房增大。上下腔静脉扩张,反映右心舒张功能衰竭。可并存不同程度心包和(或)胸腔积液。心包结构正常,无心包增厚、钙化、粘连等征象,以利于与缩窄性心包炎鉴别。

2.多层重组(MPR)

不同层厚、不同角度可以显示心室腔变形、心尖闭塞、心房扩大、上下腔静脉增宽。

3.心脏电影

回顾性心电门控扫描,可以实现按运动周期连续动态观察,做心功能评价。多采用心脏长轴位,以利于观察各房室结构。心肌顺应性下降,收缩和舒张功能均受到限制,心脏运动明显减弱。心功能分析提示心室舒张末容积减小,每搏出量减少,射血分数降低,心肌收缩期增厚率降低。继发二、三尖瓣关闭不全,左、右房增大。

4.容积再现(VR)

整体心脏三维重建不能提供更多信息,冠状动脉重建有一定意义,多为正常。

(六)鉴别诊断

EMF 主要应与心房扩大,心室舒张功能受限的疾病鉴别。

1.缩窄性心包炎

其临床表现及心脏基本形态改变与 EMF 相仿,也表现为心房扩大、上下腔静脉扩张、心室舒张功能受限等。但患者有心包炎病史,心包有增厚、钙化等异常改变为其鉴别要点。另外与缩窄性心包炎相反,限制性心肌病临床检查常可触及心尖冲动。

2.先天性三尖瓣发育异常

如三尖瓣下移畸形(Ebstein 畸形)及三尖瓣关闭不全等,也可造成右心房室扩大,临床有右心功能不全的体征,但其右心室心肌运动功能良好,无舒张功能受限,右室形态心尖部无闭塞等为鉴别点。

五、致心律失常性右室心肌病

(一)基本概念

致心律失常性右室心肌病/发育不良(arrhythmogenic right ventricular cardiomyopathy/dysplasia,ARVC/D)是一种少见的遗传性心肌病,其发病率约为 1∶5000,由 Frank 等于 1978 年首次报道。它以右室心肌纤维化/脂质沉积为病变基础,临床造成以室性心律失常和右室功能不全为特点的疾病。

(二)病因及发病机制

ARVC 至今病因不明。主要累及右室,表现为心肌细胞进行性缺失,并由增生的脂肪和纤维脂肪组织替代,导致了心脏的局部或者总体异常。虽然 ARVC/D 经常与心肌炎相关,但并不认为它是一种原发的炎症性心肌病。而且有 75%的患者存在左室受累的证据,表现为纤维脂肪替代、心腔扩大和心肌炎。

在多数病例中,ARVC/D 为常染色体显性遗传,虽然会有不完全外显的现象存在。常染色体显性遗传的 ARVC/D 定位于 4 个基因的 8 个位点。这 4 个致病基因序列为:心脏 RyR2 基因(既往报道与 CPVT 相关)、桥粒斑蛋白基因、plakophillin-2 基因和转化生长因子-B 的调节序列。另外有2 种隐性遗传形式:其一发病与连接盘状球蛋白基因突变相关,伴发于掌跖角皮症及 Naxos 病;其二与桥粒斑蛋白基因突变有关,伴发于 Carvajal 综合征。

(三)病理

肉眼所见:右心室腔扩大,腔内肌小梁粗大,排列紊乱,室壁心肌厚度不规则,心外膜下脂肪组织沉积。因右心功能不全、三尖瓣反流致右心房扩大。镜下所见：右室心肌内大量脂质沉积，局部正常心肌组织被压挤成岛状，心肌排列紊乱；间质内纤维化，也有脂质浸润。因为病理上发现坏死心肌细胞周围有淋巴组织增生，其病因也有毒性（如酒精中毒）或感染性之可能（如支原体、柯萨奇病毒等）。

（四）临床表现

ARVC/D临床表现多样化，常见的是室性快速型心律失常，主要为间断性心律失常和不同程度的右心功能不全，为右室发育不良造成；室性心律失常，主要为右室源性室上速，可伴有左束支传导阻滞，通过电生理检查可明确诊断。ARVC/D是引起青年猝死的原因之一。临床表现右室功能不全引起的胸闷、憋气、乏力，以及颈静脉怒张、肝大、腹腔积液、下肢水肿等体征。ARVC/D预后尚缺乏长期观察报告。病变最后发展为心力衰竭。

（五）致心律不齐性右室心肌病CT诊断

1.横断图像

（1）右心室不规则扩大，流出道扩张尤著；右室游离壁变薄或呈“栅栏状”，心外膜下和（或）心肌薄、密度不均，较多低密度（脂肪）灶，室壁边缘不光滑，呈扇形改变，扩大的右室腔内明显增多增粗的肌束或乳头肌样结构。

（2）右房扩大，由于右心功能不全及三尖瓣关闭不全所致。

（3）上下腔静脉增宽及心包或胸腔少量积液等右心功能不全征象，左心室结构正常。

2.多层重组（MPR）

不同层厚、不同体位重建感兴趣心腔，显示右心房室增大；上下腔静脉增宽；右室壁变薄或呈“栅栏状”，心外膜下和（或）心肌薄、密度不均，较多低密度（脂肪）灶，室壁边缘不光滑，呈扇形改变，扩大的右室腔内明显增多增粗的肌束或乳头肌样结构。

3.心脏电影

回顾性心电门控扫描，可以实现按运动周期连续动态观察，做心功能评价。多采用心脏长轴位，以利于观察各房室结构；动态观察右室舒缩运动功能明显减弱或消失，若心律失常存在，其运动则明显不协调，心肌增厚率及收缩功能降低。心功能分析示右心室舒张末容积明显增大、搏出量降低、EF值显著降低；而左室心肌运动功能正常。

4.容积再现（VR）

心脏三维重建意义不大。重建冠状动脉有一定价值。

致心律失常性右室心肌病的诊断应该密切结合临床，即临床有右室源性的心律失常，形态学有上述改变，才能考虑此病的诊断。

（六）鉴别诊断

1.“右室型”限制性心肌病（心内膜心肌纤维化EMF）

两者临床表现相似；形态学上，两者都存在右心房室扩大、右心功能不全的改变，鉴别困难；但EMF时右室心尖增厚、闭塞，累及右室游离壁及流出道调节束，可见心内膜缘心肌增厚，纤维组织增生，呈心内膜缘的低密度线状影，尚可见线状钙化灶。而ARVC则以心外膜下脂肪组织浸润为特征，心尖无闭塞，心内膜无增厚。

2.缩窄性心包炎

两者临床表现相似,都可表现为右心功能不全症状及体征,但缩窄性心包炎以心包的改变为特征,如增厚、粘连、钙化为主,CT 有心包特征性改变;ARVC/D 为心肌异常改变。缩窄性心包炎以心肌舒张功能受限为主,收缩功能可正常。

3.先天性三尖瓣下移畸形(Ebstein 畸形)

两者均有右心增大,但是,Ebstein 畸形是三尖瓣下移形成房化右心室为特点,与 ARVC/D 的右心增大容易鉴别。且 Ebstein 畸形临床多见于儿童或者青少年,也无典型的右室性心律失常。

六、心肌致密化不全

(一)基本概念

心肌致密化不全(non compaction of the ventricular myocardium,NVM),又称为左室肌小梁过多、海绵状心肌、蜂窝状心肌,是一种心内膜发育异常所导致的先天性畸形,其特征为左室心肌的海绵样改变。临床上多表现为渐进性心功能障碍、体循环栓塞和心律失常。

(二)病因及发病机制

其病因不明,但有家族遗传倾向,家族性或散发性病例均有过报道。

胚胎发育至 5～6 周,心肌逐渐致密化,从心外膜到心内膜,从基底部到心尖部。由于基因突变等因素使致密化过程失败,导致发展中的心肌小梁致密化失败,可导致肌小梁发育异常粗大,小梁隐窝持续存在,而相应区域的致密心肌减少,室壁肌层保留疏松状态。

(三)病理

病变的心脏外形扩大,心肌重量增加,室壁增厚,心室壁呈现 2 层结构:外层为较薄的发育不良心肌,由致密化心肌组成;内层为过度肥大的肌小梁组成的心内膜带,较厚,由非致密化心肌组成,表现为无数突出于心室腔的肌小梁和深陷的小梁隐窝,小梁隐窝深达心室壁外 1/3,并与心室腔相交通。病理学以无数突出的肌小梁和深陷的小梁隐窝为特征。心内膜心肌活检示间质纤维化,心内膜下纤维组织增生,个别报道还观察到致密化不全的患者突起的小梁内存在坏死的心肌细胞。

(四)临床表现

临床表现为左室收缩功能异常和心力衰竭、血栓栓塞、心律失常、猝死。左室心肌致密化不全(LVNC)可能是一个独立的疾病,也可能存在其他先天性心脏病如复杂发绀型先天性心脏病。

(五)分类

根据美国心脏病学会对心肌病的新定义和分类标准,NVM 属于遗传性心肌病。根据有无并发症,将 NVM 分为两类,即不并心脏畸形的孤立性心室肌致密化不全(INVM)和并其他先天性心脏病(如室间隔缺损、房间隔缺损、动脉导管未闭、肺动脉高压、永存左位上腔静脉、永存动脉干、左心发育不全、左心室或右心室流出道梗阻等)的致密化不全,后者也曾被称为"海绵样心肌"或"心肌窦状隙持续状态"。根据发生部位不同,NVM 可分为左室型、右室型及双室型,而以左室型最多见。病变多累及心尖部、心室侧壁与下壁,约占 80%,室间隔和心底部极少累及。

(六)心肌致密化不全的 CT 诊断

1.横断图像

心肌致密化不全主要发生于左心室。

(1)左心室壁征象:左室失去正常纤细肌小梁状态,呈"三层结构":①内层可见粗大肌小梁形成的条状充盈缺损横跨于心腔短轴。②沿心腔侧粗大肌小梁排列紊乱、深陷隐窝呈蜂窝状，使显影的左室外周似光环环绕（halo-like appearance），其下肌小梁排列呈放射状，较紧密。③外层心肌较致密，与正常心肌相似，但是较薄。

(2)左室腔不同程度增大，左心房不同程度增大，反映了二尖瓣功能异常和(或)左心功能不全。

(3)右室改变较轻，如果三尖瓣受累，右心房、室增大。

(4)可以合并其他心脏畸形。

2.多层重组(MPR)

以不同层面、不同体位获得心腔重建图像，观察左心室壁呈“三重结构”特点及心腔改变情况。同时，可以观察其他畸形的存在。

3.心脏电影

可采用横断位、长轴位、短轴位动态观察，主要用于了解左心室运动情况、瓣膜功能及心功能等。

4.容积再现(VR)

整体心脏三维重建不能提供更多信息，冠状动脉重建有一定意义，多为正常。

七、应激性心肌病

(一)基本概念

应激性心肌病(stress cardiomyopathy)，其特征为在无冠状动脉粥样硬化疾病的情况下，由较强的心理应激所诱发的急性可逆的左室收缩功能障碍。临床表现为一过性类似急性心肌梗死样胸痛的综合征。虽然心电图常常出现ST抬高心肌梗死的心电图表现，但是在正确治疗的条件下，该病预后良好。主要见于老年女性，易累及左室腔的远端，而左室基底部表现为收缩亢进。

(二)病因及发病机制

病因尚不清楚。因机体受强烈刺激，释放大量儿茶酚胺。造成心肌细胞内 Ca^{2+} 的过度沉着所致的心肌损害，甚至可导致致命性心律失常，而非因冠状动脉狭窄或阻塞所引起的心脏病。

(三)临床表现

患者常因胸痛或胸部不适为首发症状，也可以表现为背部疼痛、呼吸困难、心悸、恶心、昏厥、左心衰竭、急性肺水肿、心源性休克等症状。应激性心肌病有如下特点。

(1)患者以中老年居多。

(2)在发病前有强烈的心理或躯体应激作为发病诱因。

(3)症状和心电图表现为类似急性心肌梗死，但是绝大多数患者冠状动脉无明显的固定狭窄存在。

(4)患者在急性期心脏收缩功能低下，但心功能在一定时间内恢复。符合以上临床特征应该考虑应激性心肌病，尤其是心电图异常所反映的心肌缺血范围超过了心肌标志物所反映的心肌坏死范围。

(四)分类

Abe等认为本病分为原发性和继发性两种。他们把由全身性疾病诱发者称为继发性，并提出原发性应激性心肌病的诊断标准。

这种诊断标准包括主要标准和次要标准两部分。

1.主要标准

(1)短暂的左心室心尖部气球样变,运动异常伴基底段收缩增强。

(2)心电图异常,类似急性心肌梗死的改变。

2.次要标准

(1)常由精神过度和体力过劳诱发。

(2)心肌酶升高不明显。

(3)胸痛。

3.排除标准

(1)缺血性心肌顿抑。

(2)蛛网膜下隙出血。

(3)嗜铬细胞瘤危象。

(4)急性心肌炎。

(5)心动过速性心肌病。

(五)应激性心肌病的 CT 诊断

1.横断图像

(1)冠状动脉平扫:冠状动脉无钙化灶。有助于鉴别诊断。

(2)心电门控增强扫描:前瞻性或回顾性心电门控扫描,可清晰显示心腔及心室壁解剖结构。左右冠状动脉未见器质性狭窄。左心室心尖部及中段室壁变薄、膨出,基底段室壁厚度大致正常。

2.多层重组(MPR)

不同层面、不同角度显示心腔,典型的特征为左心室心尖部及中段呈气球样膨出。

3.心脏电影

回顾性心电门控扫描,可以连续动态观察心脏运动,室壁收缩增厚率,以及心功能评价。

发病早期,左心室功能明显降低,典型的特征为左心室心尖部及中段呈气球样膨出,运动明显减弱或消失或呈矛盾运动,而左心室基底部则代偿性运动增强。左心室收缩功能通常为轻中度异常,左心室射血分数多在20%~49%。这种改变极具特征性,是发现和诊断该病的重要依据之一。左心室的这种解剖学改变可以在1~2周内恢复。

在应激性心肌病患者中,部分会出现左心室心腔内压力阶差,压力阶差主要出现于运动异常部位与左室流出道之间,压力阶差的范围介于50~100mmHg。

4.容积再现

可以观察心脏外形改变,左心室心尖部及中段呈气球样膨出。冠状动脉三维重建多数正常。

八、围生期心肌病

(一)基本概念

围生期心肌病(peripartum cardiomyopathy,PPCM)是由一种少见的未知原因而引起的以左室收缩功能障碍和心力衰竭为特征的扩张型心肌病。该病心力衰竭出现在妊娠期的最后3个月和产后的前5个月,最常见于30岁以上肥胖的患先兆子痫的经产妇。约有50%的患者可以完全或者接近完全治愈,但个别患者的临床症状可以不断恶化,最终发展到心力衰竭、死亡或心脏移植。

(二)病因及发病机制

PPCM的病理生理及发病机制尚未清楚。关于多种因素如妊娠、遗传、免疫失调和胚胎微嵌合体是如何在可共同维持心血管健康或导致母体疾病的复杂动力平衡中起作用的尚不可知。有学者提出了PPCM有自体免疫基础的假说。心肌组织自身抗原的精确特性有助于对自身免疫性疾病机制的了解。PPCM患者血清中含有拮抗正常人心肌组织37kD、33kD、25kD蛋白的高滴度自身抗体，而特发性扩张型心肌病患者却不存在。

(三)临床表现

PPCM在发病前常无心脏病史或缺乏任何心脏体征，是孕后期或分娩期、产后半年内少见而严重的妇女生育期疾病，表现为心血管供血不足和严重左室功能障碍的一种特殊心肌病。临床表现有咳嗽、呼吸急促和呼吸困难等典型急性充血性心力衰竭症状与体征。PPCM症状、病理与扩张性心肌病(DCM)相似，但转归较好，且左心室大小与功能自行恢复正常的概率较高。一项回顾性研究表明，PPCM对围生期妇女有急性、严重的危害，而稳定的扩张性心肌病(DCM)妇女孕期心功能不会明显恶化。

(四)围生期心肌病的CT诊断

PPCM的诊断属排除性诊断，需要排除其他原因导致的心力衰竭，故确诊有一定困难，必须排除其他原有心脏病和孕期其他原因导致的左心室功能障碍。确诊需结合临床特点和超声心动图表现，如围生史、心脏扩大、左心室功能减退，并排除其他心肌病。

围生期心肌病CT征象同于扩张性心肌病。

1.横断图像

心电门控增强扫描，横断图像是诊断基础。

(1)心腔形态改变：各层面显示心脏舒张末期心室腔扩大，多以左心室为著；两心房可无增大，若有增大，多提示有房室瓣相对性关闭不全存在。

(2)心肌改变：室壁心肌厚度普遍变薄或大致正常。心肌染色可以正常、浅淡或小灶性低密度。心室壁收缩期增厚率降低。

(3)心室功能改变：回顾性心电门控扫描可以获得心脏收缩期和舒张期图像，显示心室容积变化不大，收缩力明显减弱。心功能分析提示心室舒张末容积(EDV)明显增大(甚至＞200mL)，每搏输出量(SV)相对降低，射血分数(EF值)明显降低。

(4)冠状动脉正常。

2.多层重组

不同角度多层重组感兴趣心腔，观察心腔心室壁变薄，心腔扩大。主要为左心室扩大，室壁普遍变薄(或正常)，左心房扩大，反映左心泵功能衰竭。

3.心脏电影

回顾性心电门控采像，可以实现按运动周期连续动态观察。多采用心脏长轴位、短轴位，观察各房室结构，及心室壁运动情况。表现为普遍性运动功能减弱、二尖瓣及主动脉瓣结构及运动正常。

4.容积再现

心脏整体三维重建对诊断意义有限，冠状动脉重建有一定价值。

九、肌淀粉样变

(一)基本概念

淀粉样变性是不可溶性淀粉样蛋白在机体细胞外组织中沉积、浸润所引起的系统性疾病。淀粉样蛋白沉积在不同的组织或器官,引起相应组织或器官的功能障碍及损害。心肌淀粉样变性(cardiac amyloidosis)是由于淀粉样物质沉积于心肌组织内所引致的一种限制性心肌病,造成心功能受损和心律失常,属继发性限制性心肌病。

本病早期诊断较困难,缺乏确切有效的治疗方法,预后极差。原发性淀粉样变性及遗传性淀粉样变性常累及心脏,是引起患者死亡的主要原因。心肌锝 99m 磷酸盐(Tc-99m-DPD)闪烁照相能使遗传性心肌淀粉样变性患者淀粉样物质显像,这种特异性影像有助于鉴别诊断原发性心肌淀粉样变性和遗传性心肌淀粉样变性,并且能检测出系统性淀粉样变性全身受累情况。

(二)病因及发病机制

淀粉样变性病是一种蛋白构象疾病,细胞外蛋白的折叠错误起着重要的作用,导致不可溶的、有毒的蛋白在组织的 B 片层纤维蛋白中沉积,与免疫、遗传、炎症等因素有关。已知至少有 18 种蛋白可以导致淀粉样变,如轻链免疫球蛋白、transthyretin、急性期反应蛋白 A、纤维蛋白原 Aa、脂蛋白 A 等。

根据淀粉样物质的不同临床分型如下。

(1)原发性或免疫球蛋白淀粉样变性,即由单克隆浆细胞产生的免疫球蛋白轻链,是最严重也是最常见的淀粉样变性,破坏了组织的结构,免疫球蛋白轻链的细胞毒性作用引起肾脏、心脏、肝脏及外周神经组织的严重损伤。

(2)遗传性淀粉样变性,是一种罕见的常染色体显性遗传病,常累及肾脏、神经系统及心脏。

(3)老年性系统性淀粉样变性,常见于 60 岁以上老年人,随年龄增长发病率提高,80 岁以上老年人发病率可达 22%~25%,主要累及心房。

(4)继发性或反应性系统性淀粉样变性,与慢性疾病有关,由于非免疫球蛋白过量产生引起,主要累及肝脏、脾脏及肾脏,心脏较少受累。

(三)病理

1.肉眼所见

心房轻度扩大,但心室一般不扩张。典型病例的双侧心室室壁变硬,呈橡皮样,无顺应性,且增厚。

2.镜下所见

心肌淀粉样变性组织病理改变为淀粉样蛋白沉积,细胞间基质增多及心内膜纤维化,刚果红染色示心肌细胞外及间质血管壁内可见刚果红着色的淀粉样物质沉积。心脏活检是诊断心肌淀粉样变性的金标准,但心肌活检是有创性检查及可能出现取样错误,限制了它在本病诊治过程中的应用。

(四)临床表现

心脏淀粉样变性的临床表现多样化且缺乏特异性,心肌顺应性降低如橡皮样,舒张功能或伴收缩功能障碍,表现为典型的“僵硬心脏综合征”和充血性心力衰竭;当自律细胞受累时,其兴奋性、自律性、传导性改变,表现各种心律失常。约一半患者心电图上表现为特征性的低QRS波,当合并有心室壁增厚时更应怀疑心脏淀粉样变性,因为其他原因引起的左室肥厚一般表现为QRS高电压。本病男性多于女性,30岁以前罕见发生。

(五)心肌淀粉样变CT诊断

1.横断图像

(1)冠状动脉平扫:冠状动脉无钙化斑块。用以鉴别诊断。

(2)心电门控扫增强扫描:前瞻性或回顾性心电门控扫描,可清晰显示心腔及心肌解剖结构。征象类似限制型心肌病,典型表现为左室腔减小、心室壁及室间隔对称性肥厚、心房扩大,晚期可以出现左室充盈受限。心室肥厚及心室充盈受限出现在心肌淀粉样变性晚期患者。

2.心脏电影

回顾性心电门控扫描可以连续性动态观察心脏活动、室壁收缩期增厚率。

(1)心腔结构改变:典型表现为心室壁及室间隔对称性肥厚、左室腔减小,心房轻度扩大。晚期可以出现左室充盈受限。

(2)心肌及心室功能:心肌增厚,染色不均匀。左室舒张受限,舒张末期容积降低,EF降低。

3.容积再现

冠状动脉三维重建,有助于鉴别诊断。

十、CT在心肌病诊断应用评价

心脏CT图像,具有较高的空间分辨力和时间分辨力,并且实现了CT心脏动态电影观察,对准确定性和定量诊断各种心肌病有重要价值。与心脏超声(UCG)、磁共振(MRI)等主要影像方法相比,CT在心肌病诊断有以下优点。

(1)CT冠状动脉扫描,发现有无冠状动脉病变,可以帮助鉴别冠心病。

(2)CT图像空间和密度分辨力高,有助于观察心脏各房室解剖结构。

(3)CT以回顾性心电门控采集图像,有助于采用电影序列观察心脏运动。

(4)评价心功能,CT在定量评价心肌收缩功能和收缩期增厚率、心肌重量、心室容积及搏出量、左右心室射血分数等心脏功能指标方面,是准确的影像方法,优于有创性心血管造影“金标准”。

(5)心肌病诊断是采用“排除诊断法”,因此,要首先排除累及左心或右心疾患以后,才考虑心肌病诊断。在“排除诊断”中,CT也有着重要价值。

(6)CT有X线辐射、需用造影剂为其主要缺点。对组织特异性评价MRI有其特殊价值。

十一、左室假腱索

腱索是纤维肌肉样组织,由原始心脏的内肌层衍生而来。正常起自心室壁心尖部的二组乳头肌,附着于二尖瓣叶。附着于二尖瓣以外的组织称为左室假腱索。腱索位置多呈横向分布，多数由室间隔肌部上缘跨越左室腔至左室侧壁，亦可见由室间隔下段至心尖部或至心尖部左室壁呈纵向分布。腱索于心脏收缩期松弛弯曲，舒张期紧张而清晰。腱索长度（横向型）约等于左室舒张末期内径，30～40mm，假如腱索不合并其他先心病一般不会影响心功能。它是引起心律失常和心脏杂音的起因之一。

超声心动图是检出左室假腱索的重要方法，CT 及 MRI 检出率不高。

第二节　肺血管疾患及肺动脉高压

一、肺血管病基本知识

（一）肺血管病定义

肺血管结构和（或）功能异常引起的局部或整体肺循环障碍。

肺血管病包括肺动脉、静脉及肺小血管疾患。病原性质包括先天性和获得性。

（二）肺血管病分类

影像学参考病理与临床分类法，提出如下分类。

1.肺动脉疾患

（1）先天性肺动脉疾患：肺动脉狭窄、肺动脉闭锁、肺动脉发育不全、肺动脉起源异常、迷走肺动脉、肺动-静脉瘘、特发性肺动脉扩张、肺动脉动脉瘤疾患等。

（2）获得性肺动脉疾患。

肺动脉炎：①累及大血管血管炎，巨细胞动脉炎、大动脉炎、白塞病；②累及中等血管血管炎，韦格纳肉芽肿（Wegener's granulomatosis）、高嗜酸性粒细胞血症（Churg-Strauss 综合征）、坏死性血管炎，③累及小血管血管炎：致丛性病变、免疫系统疾患、系统性疾患、结缔组织病。

感染性：①纵隔炎（特异性/非特异性）累及肺动脉；②肺部感染（特异性/非特异性）累及肺动脉。

肿瘤性：①原发性肺动脉肿瘤；②肺/纵隔肿瘤累及肺动脉。

胸肺疾患：COPD、胸廓畸形、肺间质纤维化等，肺动脉高压。

心源性：先心病、瓣膜病等器质性心脏病，肺动、静脉高压。

肺动脉动脉瘤：原发性，继发性。

肺动脉夹层：特发性，继发性。

（3）其他：如肝硬化，遗传性出血性毛细血管扩张症（hereditary hemorrhagic telangiectasia）、外伤性体动静脉瘘等。

2.肺静脉疾患

（1）先天性肺静脉疾患：肺静脉狭窄、闭锁，肺静脉瘤，肺静脉畸形引流。

（2）获得性肺静脉疾患：肺静脉狭窄（射频治疗术后）。

（3）原因不明肺静脉或毛细血管病变：肺静脉闭塞病（pulmonary veno-occlusive disease，PVOD），肺毛细血管瘤（pulmoanary capillary hemangiomatosis，PCH）。

二、肺动脉高压基本知识

(一)肺动脉高压(pulmonary arterial hypertension,PAH)

指静息状态下肺动脉平均压(MPAP)≥25mmHg,或运动状态下 MPAP≥30mmHg,是多种疾病共有的肺动脉血流动力学异常综合征。其临床特征为右心室后负荷增加,严重者可因右心衰竭而死亡。PAH 是严重的、预后差的慢性肺循环疾病,是常见的心血管疾病。PAH 发病率尚不清楚,在美国和欧洲国家估计为 2/10000;在德国每年新增 200～400 例,其中半数是原因不明的 PAH。

(二)肺动脉高压分类

2003 年威尼斯第三届世界 PAH 会议上,修订了肺循环高压(pulmonary hypertension,PH)的临床分类标准。

三、影像学在肺血管疾患及肺动脉高压诊断应用价值

(一)影像学检查目的

(1)确诊或提示肺血管病(包括肺栓塞)和(或)肺动脉高压的存在。

(2)确定或提示肺动脉高压的病理基础或原发病。

(3)提供进一步诊断与治疗信息。

(二)影像学诊断可提供肺血管疾患及肺动脉高压的病理基础

影像学可以提供肺血管病有关病理基础或相关信息。

影像学可以提供肺动脉高压形成相关病理基础或信息,如常见病因。

(1)肺动脉血流增加。

左向右分流先心病:如房、室间隔缺损,动脉导管未闭等。

后天获得性心内分流:如主动脉窦瘤破裂、室间隔穿孔等。

(2)右心排出量增加:如体循环动静脉瘘等、肺动静脉瘘等。

(3)肺血管病:造成肺动脉阻力增加导致肺动脉高压。

先天性肺动脉发育异常:如一侧肺动脉阙如、肺动脉主干和(或)分支狭窄。

获得性肺血管病:常见的肺动脉栓塞症、肺动脉炎等。

(4)胸肺疾患:如慢性阻塞性肺病(COPD)、肺间质纤维化等。

(5)特发性肺动脉高压。

(6)肺静脉压增高:①肺静脉阻塞病、先天性或获得性肺静脉狭窄。②左心功能不全、二尖瓣病变等所致肺循环高压亦可引起肺动脉高压。

(三)肺血管疾患与肺动脉高压影像学诊断检查的合理应用

在临床诊断中,无创性影像学检查包括 X 线片、超声心动图、核素检查,CT 及 MRI,在众多方法中应根据实际情况优选应用。其中 X 线片不可或缺,可以对整体概念提供初步信息。CT 及 MRI 特别是 CTA 可以显示肺血管腔,根据病变特点做出确切定位及定性诊断,为复杂病例鉴别诊断提出更多的信息,为病因学诊断做出充分判断。如对于肺栓塞影像学诊断,国内外学者做了大量研究,其中较为权威的是 1983—1989 年多中心核素(V/Q)肺栓塞诊断前瞻性研究(PIOPED-Ⅰ),2000—2005 年 CTPA 及 CTPA-CTV 肺栓塞诊断前瞻性研究(PIOPED-

Ⅱ)以及2006—2008年Gd-MRA/MRV肺栓塞诊断前瞻性研究,从而得到了对肺栓塞影像诊断的指导性结论。根据PIOPED-Ⅱ的大组研究,单纯CTPA诊断肺栓塞敏感性83%,特异性96%,阳性预测值96%;CTPA(CT肺动脉造影)结合CTV(CT下肢深静脉造影)检出的敏感性提高为90%,特异性95%,两者无差异性。我们按照PIOPED-Ⅱ的研究结果,建议对临床怀疑PE者实施CTPA结合下肢深静脉多普勒超声检查,是最佳影像学检查方法。

有创性肺动脉造影仅是在疑难病例鉴别诊断应用,可以提供依据,对肺血管疾患疑难病例诊断与鉴别诊断有重要价值。右心导管检查可直接测量肺动脉压,评价肺动脉高压程度。

影像学在肺血管疾患及肺动脉高压诊断起到重要作用(包括超声心动图和核素检查),诊断方法选择应该从临床应用实际出发,由简入繁,由无创到有创;对于复杂病例,对于CT结果与临床有矛盾时,进行综合影像学检查,用以保证诊断的正确及医疗资源的合理应用——这也是我们的出发点。

四、CT肺动脉检查方法

(一)CT肺动脉造影(CTPA)检查方法要点

1.扫描的范围

从肺尖到膈肌。

2.主要参数

以64排VCT做螺旋扫描为例,增强扫描参数设定为:电压120kV,电流400～600mA,机架转速0.35秒/圈,螺距为0.984,准直器宽度为2.5mm,重建层厚0.625mm,视野(FOV)为25cm,矩阵512×512。

3.对比剂

对比剂浓度370mgI/mL,采用单筒高压注射器团注,流率为4.0～5.0mL/s,对比剂总量为70～90mL。

4.采用双期扫描

当ROI的CT值超过阈值时启动增强扫描程序。实行双期扫描,一期为肺动脉期,二期为主动脉期,双期扫描范围一致。双期扫描的意义在于:

(1)充分保证了对比剂团注时间与肺动脉CT数据采集时间的吻合。

(2)主动脉期可以兼顾观察左心系统的病变。

(3)是肺动脉高压和(或)右心功能不全循环时延长者的一种弥补措施。

(4)多期观察可以辨别对比剂充盈不均造成的假象。

(5)有利于对肺灌注的评价。

5.其他检查方法在肺动脉检查中的应用

(1)心电门控螺旋扫描检查肺动脉的特点为小螺距扫描,成像细腻,最大的优点在于消除了心脏搏动伪影,肺动脉细小末端分支显示清楚,但受患者心率影响大,扫描时间长,特别是大大增加患者所受辐射剂量。

(2)双源CT双能肺动脉成像的特点为通过两种能量状态下对肺组织内碘对比剂的分布

情况进行分析，从而可以显示肺组织的血流灌注状态，可以提供全肺的形态学和功能学的双重信息。但是低管电压图像噪声高不能合适地区分钙化和碘剂，并且对比剂在低管电压时线束硬化伪影大，狭窄的小血管造成的部分容积效应这些问题都需要注意。能谱成像的开发，有助于实现肺灌注功能检查。

(二)CT肺动脉造影(CTPA)影响因素

1.心功能

受检患者心功能直接影响检查效果，要特别加以注意。正常心功能的患者肺动脉循环时间为10～14秒，而对于右心功能衰竭的患者，由于循环时间变长，则应当适当地延长注药时间如5～8秒或更长，以使对比剂团注时间和CT图像采集时间窗相吻合。提高对比剂的注射流率，增加肺动脉血管腔内碘的浓度，可以提高检查成功率。

2.肺动脉高压

引起肺动脉高压的病因很多，但是造成肺循环的后果是相似的。肺动脉高压时肺循环时延长，右心排血受限。检查中掌握不好时机，会影响CTPA成功率及图像质量。

3.三尖瓣病变(关闭不全)

影响右心排出量，循环时延长，对比剂浓度被稀释，CTPA成功率及图像质量大大降低。

五、CT肺静脉检查方法

MDCT检查用于左心房-肺静脉检查，可以明确左心房(包括左心耳)和肺静脉的解剖。临床用以评估左心房大小，检出左心耳部血栓，明确肺静脉大小及解剖变异以指导诊断及心房纤颤消融治疗，具有重要意义。

(一)CT肺静脉造影检查方法要点

1.扫描的范围

从主动脉弓上水平到心脏膈面。

2.主要参数

以64排VCT为例，增强扫描参数设定为：电压120kV，电流400～600mA，机架转速0.35秒/圈，螺距为0.984，准直器宽度为2.5mm，重建层厚0.625mm，视野(FOV)为25cm，矩阵512×512。采用的是智能监测跟踪技术。

3.对比剂

对比剂浓度370mgI/mL，采用单筒高压注射器团注，流率为4.0～5.0mL/s，对比剂总量为70～90mL。

4.采用双期扫描

当ROI的CT值超过阈值时启动增强扫描程序，实行双期扫描。第一期扫描得到一个完整的左房-肺静脉成像检查，第二期的目的是观察左房耳部。由于行左房CT检查的患者大多有心房纤颤，左心耳部容易形成湍流发生对比剂充盈延迟或不均充盈，造成误诊或漏诊断，第二期扫描可以保证左房耳部充盈充分，确定诊断。

5.回顾性心电控扫描的应用

如果患者在扫描期间没有房颤，可以采用心电门控技术。消除了心脏的搏动伪影，可以对患者的左房进行功能分析。采集一个全期相的心脏左房,可以分析在收缩期和舒张期以及其他期相患者左房的变化情况。扫描方法可以参照冠状动脉扫描的方法。但是心电门控技术对患者心率要求比较高,并且由于是小螺距过采集技术,患者所受的辐射剂量大大增加了。

(二)CT肺静脉造影影响因素

1.心功能

受检患者心功能直接影响检查效果。心功能不全者,由于循环时间变长,影响对比剂团注时间和CT图像采集时间窗相吻合,则应当适当调整曝光延时、适当提高对比剂的注射流率,增加左房-肺静脉碘的浓度,可以提高检查成功率。

2.肺循环高压

多种病因可以引起肺动脉高压及肺静脉高压(如二瓣狭窄),造成肺循环时延长,CT检查时机掌握不好会影响左房-肺静脉成像及图像质量。

六、CT肺动脉检查剂量

MDCT的研发,为临床诊断解决了很多重要问题,因此在临床得以广泛应用。但是CT有X线辐射,值得注意。CTPA应用大螺距螺旋扫描,有效辐射剂量明显小于冠状动脉检查。

CTPA检查对人体的X线辐射是安全的。但是,X线的生物学危害仍需重视。CT检查工作以下几种减少检查辐射剂量的方法。

(一)合理选择扫描参数

辐射剂量与管电压的平方呈正相关:对比剂经过上腔静脉到右房到右室相对比较集中,可以选用相对低的管电压。管电流的合理选择:如果使用固定管电流,可以根据患者的体重指数来选择恰当的管电流;如果采用管电流自动调制技术,可以设定一个恒定的噪声指数,以保证图像质量。噪声指数的合理选择既可以满足图像诊断的需要又能够避免患者接受无谓的射线。

(二)减少曝光时间

增大螺距,选用较大的射线束宽度,合理地选择曝光范围,都可以减少曝光时间,从而可以有效地减少辐射剂量。

(三)对女性患者乳腺组织在X线的照射下有增加癌症发病率的风险

尤其对于年轻患者女性来说,CTPA检查乳腺组织不可避免地要受到X线的照射,因此如何对乳腺组织进行有效的防护也非常重要。外屏蔽技术的原则是可以在患者乳腺组织覆盖屏蔽材料(如含铋的防护材料),避免了乳腺直接接受X线的照射,减少了患者腺体组织所接受的剂量,降低了患者患乳腺癌的风险。

妇女、儿童不建议CT静脉造影(CTV)检查,可以应用超声或MRA解决。

七、三维重建技术在肺动脉CTA的应用

在肺动脉CT增强血管成像中,三维重建方法主要包括以下几种,容积再现法(VR)、最大密度投影法(MIP)、多平面重组法(MPR)、曲面重组法CPR)、CT仿真内镜(VE)。

(一)容积再现(VR)

主要用于观察肺动脉的解剖、分布及走行。对于肺动脉解剖,先天畸形如起源异常、狭窄等检出有重要意义;可以进一步观察肺动脉和占位病变的相互关系,为临床提供众多信息。

容积再现(VR)可以根据透明度曲线决定着图像所显示的CT值范围。通过透明度曲线的调整,就可以区分密度不同的组织,也可以使用组合形式的透明度曲线,让观察者可以看到不同密度范围内的组织共同显示,从而明确它们在空间关系上的情况。VR还可以使用伪彩色颜色条来区分不同的物体。由于不同组织CT值的不同,为不同CT值设置不同的伪彩色能很好地分辨不同密度的物体。多颜色的显示,增强了对比,使人眼能够更快更好地分辨不同的组织,尤其在多物体显示中,让被观测的目标更加生动、更接近于现实,对诊断有重要的作用。

容积再现技术的优点如下。

(1)可以直观地反映物体的空间位置、结构和与其他物体间的关系,是真正的三维立体重建。

(2)容积再现技术保留了原始数据的全部信息,可以直接对图像进行分析处理,直接从立体图像上进行原始数据提取和测量,增强了交互性。对肺动脉及肺静脉疾患诊断有重要价值。

(二)最大密度投影(MIP)

MIP的优点是取得投影线上全部像素的CT值,没有数据丢失,用以观察肺动脉解剖、分布、走行以及管壁钙化。缺点是高密度组织影像(骨骼、钙化等)遮蔽了低密度组织影像(如血管组织、非钙化性栓子等)。但是,多角度重建采用转动观察可以解决这一问题。此方法在肺动脉诊断中常被应用。

(三)多平面重组法(MPR)

MDCT检查得到的观察面是一个在原始体数据上的斜截面。计算机按照一定厚度将该斜截面附近与之平行的层面数据提取出来,将这部分数据按照三维图像绘制显示方式进行显示,这种方法就叫作多平面重组。多平面重组是一种比较简单直接的重组观测方式,可以观察肺动脉解剖、管腔、管腔内的栓子的大小和位置。也可以通过多角度观察,显示肺动脉的解剖结构以及和周围解剖结构的关系。此方法是肺动脉成像采用的重建方法。

(四)曲面重组法(CPR)

曲面重组方式需要有一条已知的中心线,沿着此中心线以一定的角度双向延展,切割原始体数据集呈一曲面,将此曲面展开为平面后即可使全程的中心线在结果平面中得以显示。曲面重组法的重要意义便是可以将中心线全程显示在一个平面内,并可以以中心线为轴线360°方向上各个方向的信息,给疾病诊断提供了很大的帮助。对于弯曲走行的肺动脉及其分支显示有重要意义,缺点是解剖关系变形,不好分辨。

(五)仿真内镜(VE)

CT仿真内镜,又称虚拟内镜,在观测点上可以进行任意角度的观察,对于选定了一定路线的CT仿真内镜,我们还可以沿着路径的方向进行电影式观察。CT仿真内镜技术作为一种非侵入式、无接触的辅助医学检查技术,通过CT扫描所得体数据进行重建和绘制,将腔体内的信息展示在我们面前。由于CT数据的回顾性,我们可以反复地观察所得腔体内部的信息;又由于其交互性,可以通过改变观测角度和范围,从而能够观察到传统内镜无法观察到的地方。然而,由于CT仿真内镜是基于三维体数据显示的,那么由于采样和绘制以及一些人为操作因素所带来的伪像是不可避免的,我们必须注意因此而带来的CT仿真内镜与真实情况的差异。对于肺动脉观察管腔内的情况，缺点是局部观察，缺乏整体感，检查技术要求严格，人为操作因素所带来的伪像影响诊断。

八、肺循环异常 CT 基本征象

肺循环异常包括肺血(流量)增多(简称肺血多)、肺血流量减少(简称肺血少)、肺动脉高压、肺静脉高压及肺循环高压。

影像学检查中 X 线片可以准确地反映肺循环的特点及改变。超声心动图、MRI、核素肺灌注扫描等都不能准确提示肺循环情况。CT 平扫肺窗(观察肺实质)以及 CT 肺动脉造影(CTPA)[观察肺血管(动脉及静脉)]可以提示肺循环特点，为诊断提供重要信息。

(一)肺血增多

肺动脉血流量增多，肺动脉及分支充血、扩张，又称肺充血。主要见于左向右分流或有动静脉血混合的双向分流的先天性心脏畸形，如房、室间隔缺损，动脉导管未闭，不合并肺动脉狭窄的大动脉转位、单心室畸形等。体动-静脉瘘、甲亢、发烧、缺氧等右心排出量增加也可表现肺血增多。冠心病心肌梗死室间隔穿孔者可见肺血增多。

胸部 CT 征象：

(1)肺血管(肺动脉)纹理增粗增多，肺野中外带血管纹理增粗，边缘清楚。

(2)肺门影增大，中心肺动脉扩张，肺动脉段凸出。

(3)肺野透过度正常。

(二)肺血减少

肺动脉血流量减少，肺动脉分支变细及稀少，又称肺缺血，主要见于右心排血受阻疾患，如肺动脉瓣狭窄、心脏三联征、四联征、肺动脉闭锁等。此外，见于肺动脉血栓栓塞，一侧肺动脉发育不全或阙如，以及各种病因引起的肺心病、肺动脉高压等。

胸部 CT 征象：

(1)肺动脉血管纹理纤细、稀疏。

(2)肺门阴影动脉部分缩小(或正常)，中心肺动脉变细，肺动脉段可因不同情况而表现凸出(见于肺动脉瓣狭窄、肺动脉高压)、平直或凹陷(见于右室流出道狭窄)。肺门(动脉)两侧管径可以不对称，如肺动脉瓣狭窄，可见左侧大于右侧。

(3)肺野透亮度增加。

(4)严重的肺动脉狭窄或闭锁，可出现侧支循环，X 线表现为肺内可见粗乱血管的网状阴影，扭曲、粗细不均，走向无规律。

(三)肺静脉高压

1.肺瘀血

肺静脉压力升高(>10mmHg)可致肺静脉淤积，早期为肺瘀血，肺透过度降低，下肺静脉收缩，上肺静脉扩张。主要见于二尖瓣病变(尤其是狭窄)、左房肿瘤、各种原因引起的左心衰竭(如冠心病、高血压、心肌病、主动脉瓣病等)、肺静脉狭窄、梗阻性病变(先天性或获得性)。

胸部 CT 征象：

(1)肺纹理(血管纹理)普遍增多，稍增粗，边缘模糊，尤以中下肺野为著。

(2)肺门影增大，尤其是上肺门影增宽，反映上肺静脉扩张，下肺静脉正常或变细。肺门影边缘模糊。

(3)肺野透过度降低。

(4)肺内含铁血黄素沉着、钙化或骨化灶。

2.间质性肺水肿

肺静脉压升高超过血浆渗透压(＞25mHg),则可发生血浆外渗,而引起肺水肿。首先渗入到肺间质出现间质性肺水肿。

胸部CT征象:

(1)肺野透过度降低,肺门影增大、模糊,肺血管或支气管断面影增大,边缘模糊。

(2)间隔线-Kerley A、B、C线:B线长2～3cm,宽1～2mm,呈水平横线,最多见于中下肺野外带,特别是肋膈角区。A线长5～10cm,宽0.5～1mm,自肺野外围斜行引向肺门的线状阴影,多见于上叶。C线在中下肺野呈网格状阴影。

(3)叶间胸膜影增厚,肋膈角变钝,反映叶间和肋膈角少量渗液。

3.肺泡性肺水肿

随着肺静脉压的升高,血浆渗入到肺泡内出现肺泡性肺水肿。

由心脏疾患引起的肺水肿,称心源性肺水肿;此外如肾炎、尿毒症、输液过量、吸入刺激性气体、过敏反应或颅脑病变等也可发生肺水肿。

出现以肺门为中心大片模糊阴影,渗出性病变,可见支气管征,向肺野外围扩散,呈"蝴蝶状"或"翼状",肺尖、肺底及肺外围相对清晰。可以两肺广泛分布,或一侧,单一肺叶分布。随着治疗和病情变化,阴影在短期内变化较大,为其特点。CT呈现按肺叶/段分布的实变影,密度不均匀。

(四)肺动脉高压

肺动脉高压指静息状态下肺动脉平均压(MPAP)≥25mmHg,或运动状态下MPAP≥30mmHg,是多种疾病共有的肺动脉血流动力学异常综合征。不同病因所致的各种类型肺动脉高压,因病理生理、病理解剖基础不同,X线表现也有一定差异,但其基本X线征象相同。

胸部CT征象:

(1)肺动脉段明显突出,为主肺动脉增。

(2)肺门动脉扩张,左右肺动脉扩张,右下肺动脉径＞1.5cm(成人),外围分支扭曲,纤细以致稀疏、减少。

(3)右心室增大。

九、肺动脉栓塞症(肺栓塞)

(一)基本概念

肺栓塞(pulmonary embolism,PE)是以各种栓子阻塞肺动脉系统为发病原因的一组疾病或临床综合征的总称。肺动脉血栓栓塞症(pulmonary thromboembolism,PTE)是指来自静脉系统或右心的血栓阻塞肺动脉或其分支所致疾病,以肺循环和呼吸功能障碍为其主要临床和病理生理特征,是PE最常见类型。PTE占PE中的绝大多数,因此,通常所称PE即指PTE。引起PTE的血栓50%～90%来源于下肢的深静脉血栓(deep venous thrombosis,DVT)。PTE与DVT是静脉血栓栓塞症(venous thrombo embolism,VTE)在不同部位、不同阶段的两种重要的临床表现形式。

(二)病因及发病机制

PTE的危险因素包括任何可以导致静脉血液淤滞、静脉系统内皮损伤和血液高凝状态的因素，即Virchow三要素。这些因素单独存在或者相互作用，对于外周静脉血栓形成和PTE的发生具有非常重要的意义。易发生VTE的危险因素包括原发性和继发性两类：由遗传变异引起的PTE称为遗传性易栓症，常以反复静脉血栓栓塞为主要临床表现。继发性是指由后天获得的多种病理生理异常引起的PTE，包括妊娠、恶性肿瘤、骨折、手术、危重症监护及神经系统病变等。年龄可作为独立的危险因素。由部分不能明确的危险因素引起的称为特发性VTE。

50%～90%的血栓栓子来源于下肢深静脉，脱落后堵塞肺动脉到达一定程度：一方面可以通过机械阻塞作用直接影响呼吸系统及心血管的功能；另一方面，通过心脏和肺的反射效应以及神经体液因素(包括栓塞后的炎症反应)等导致多种功能和代谢变化。PTE所致病情的严重程度取决于以上机制的综合和相互作用。栓子的大小和数量、多个栓子的递次栓塞间隔时间、是否同时存在其他心肺疾病、个体反应的差异及血栓溶解的快慢对发病过程均有重要影响。

(三)急性肺栓塞(简称肺栓塞)CT诊断

(1)横断图像：肺栓塞MDCT诊断主要根据横断图像，是诊断的基础。

(2)多层重组(MPR)或曲面重组(CPR)：肺动脉多层重组(MPR)可以弥补横断扫描的不足，沿长轴观察肺动脉，但是包括范围有限。曲面重组对肺栓塞有重要价值，可以在横断扫描基础上沿长轴中心线逐支重建分析，进一步明确血栓累及范围及程度，可以直接分析肺段小分支。对疑难病例的鉴别诊断提供有价值信息。

(3)容积再现(VR)或表面阴影显示(SSD)：对中央型(肺叶分支以上肺栓塞)肺栓塞可以立体显示，对指导治疗有一定意义，对外围型(肺段及段以下肺栓塞)肺栓塞诊断意义不大。

1.直接征象

(1)肺动脉内充盈缺损：依栓子大小、新鲜或陈旧程度的不同，可表现为中心的、偏心的或附壁的充盈缺损，造成管腔不同程度的狭窄。

(2)肺动脉完全性梗阻：管腔被栓子完全阻塞呈杯口状、不规则的圆杵状或斜坡状。急性或亚急性肺栓塞其梗阻血管直径较正常饱满。

(3)漂浮征、蜂窝征、环征、轨道征及鞍状血栓：均为急性或亚急性肺栓塞征象，栓子位于血管中央，根据形态不同可为不同的命名方式。鞍状血栓指骑跨于肺动脉分叉处的充盈缺损。

2.间接征象

(1)“马赛克征”：由于血栓栓塞造成栓塞血管区血流灌注减少，与过度灌注区形成明显密度差，造成“黑白相嵌”现象，称为“马赛克征”。此为非特异征象，小气道病变亦可形成此种征象。

(2)肺梗死：为基底靠近胸膜，尖端指向肺门的近似于三角形实变阴影。与支气管相通可以中心溶解呈含液、气空腔。陈旧肺梗死可形成斑片瘢痕或条索影。

(3)胸腔积液：可由于肺梗死后胸膜反应所致，多发生于同侧胸膜腔。右心功能不全所致胸腔积液，多首先发生于右侧胸腔。

(4)肺不张：栓塞局部的肺组织血流灌注减少，区域性的低氧血症和区域性的低灌注可以导致支气管痉挛，肺泡表面活性物质合成的减少，炎症介质引起的血管通透性增加以及肺水肿改变严重时均可出现肺不张。由胸痛造成的呼吸表浅也是肺不张形成的原因之一。胸腔积液亦可引起被动性肺不张，双下肺多见，强化明显。

(5)肺动脉增宽：主肺动脉较同级水平升主动脉直径增粗或绝对值大于30mm，同时合并右室扩大，则反映为右心负荷增大和(或)肺动脉高压表现。

(6)右心房室扩大：右室最大短轴径大于或等于左室最大短轴径，同时室间隔平直或凸向左室侧，可以认为右室扩大，而右房增大在急性或亚急性肺栓塞中并不常见。右心功能不全可出现心包积液、腔静脉扩张及胸腔积液等征象。

3.MDCT评价右心功能

急性肺栓塞可以导致急性右心功能不全，表现为右心房室增大、上下腔静脉增宽、心包积液、胸腔积液、肝脾大、下肢水肿等。右心室增大的诊断标准是根据横断扫描心室最大层面测量左、右心室横径，当右室横径(a)与左室横径(b)之比大于1为诊断标准(即a：b>1)。根据研究，肺栓塞右心室增大是30天病死率的一个独立预测因素；如果急性肺栓塞时右心室正常，即a：b<1，无事件转归的阴性预测值为100%(95%可信区间下限为94.5%)。

(四)慢性肺动脉血栓栓塞性肺动脉高压CT诊断

1.基本知识

慢性血栓栓塞性肺动脉高压(chronic thromboembolic pulmonary hypertension，CTEPH)是肺栓塞中的一种特殊类型，是由于血栓不能完全溶解，或者是在深静脉血栓形成(DVT)反复脱落的基础上继发反复多次栓塞肺动脉，血栓机化，肺动脉内膜慢性炎症并增厚，发展为慢性肺栓塞，造成受累血管狭窄或闭塞而引起解剖学肺血管床血流减少以及神经体液因素和低氧血症等因素所致肺血管痉挛，导致血管阻力增大，最终导致慢性肺动脉高压和肺的通气/血流灌注失衡，进一步发展会出现呼吸功能不全、低氧血症和右心衰竭。慢性血栓栓塞的发病机制仍不清楚，病理过程主要与血栓溶解机制的紊乱相关。

2.慢性肺动脉血栓栓塞CT征象及诊断

慢性肺栓塞的CT特征分为血管征象和肺实质征象。血管征象包括直接肺动脉征象(血栓机化的结果)，肺动脉高压征象(肺血管阻力持续增加的结果)及体循环侧支的征象(肺动脉血流量持续降低的结果)。肺实质征象是指肺栓塞与肺梗死造成的肺实质改变，包括瘢痕、马赛克灌注征、局灶性磨玻璃影、支气管扩张等。

横断图像是诊断的基础，需要逐层分析，对肺实质病变有重要价值。

多层重组(MPR)或曲面重组CPR)：肺血管增强CT以不同层厚、不同角度进行重组，能够显示血管腔内血栓特点、管壁情况，有助于定性与定量(狭窄程度)诊断。

容积再现(VR)或表面阴影显示(SSD)有助于显示肺动脉全貌。有助于检出缺支、中心动脉增粗、外围分支纤细、扭曲等肺动脉高压征象。

(1)肺动脉直接征象。

肺动脉完全阻塞：表现为血管直径的突然减小和血管段远端的完全充盈缺损。血栓收缩以及长时间缺血导致管径缩小。

附壁偏心性充盈缺损:机化的血栓可能导致血管收缩,血栓呈偏心性不规整、带状、网状或蹼样,均附壁。血管狭窄是由于血栓再通或者由附在血管壁的机化血栓引起,叶段以下中、小动脉多见。机化血栓可使动脉壁增厚并内膜表面不规则。血管内的慢性血栓会显示成周边的新月形充盈缺损影,该充盈缺损影与血管壁形成钝角。带状血栓影像上显示为线状结构,一般有 0.3~2cm 的长度和 0.1~0.3cm 的宽度。它往往是沿血液流动方向,顺着血管的长轴。网状血栓,又称蹼样血栓,是由多条复杂的带状分支组成的网状结构,显示为细线样结构周围布满造影剂。这些征象经常出现在叶或段动脉,很少出现在主肺动脉。

少数患者可有慢性血栓的钙化。钙化血栓可能被周围的造影剂混淆而分辨不清,但钙化一般在血栓内部可资鉴别。在亚段动脉钙化血栓与肺内钙化的小结节难以区分。然而,它们的管状形状和定位在动脉分支可助于鉴别诊断。

(2)肺动脉高压征象。

肺动脉改变:梗阻的血管床增加了血管的阻力导致肺动脉压力升高,进而使中央肺动脉扩张,一般认为主肺动脉大于 29mm 即为肺动脉增宽。主肺动脉测量部位一般在其分叉扫描平面,垂直其长轴测量。CT 上测量的主肺动脉直径与主动脉直径的一般比例大于 1∶1,特别是小于 50 岁的患者。相对于在非血栓性肺动脉高压出现的典型的对称的肺动脉的扩大,在慢性肺栓塞肺动脉高压患者中,左右肺动脉的大小往往是不对称的。肺动脉壁可能出现动脉粥样硬化性钙化,肺动脉分支迂曲。

右心房室增大:右心负荷的增加导致了右心室扩大及室壁肥厚(大于 4mm)。即使无复发性肺栓塞,右心功能不全也会进行性加重,这是由于非梗阻肺动脉床的高血压血管损伤的发展和梗阻动脉远端血管的病变。当右心室直径比左心室直径大于 1∶1,并且室间隔平直或突向左心室时即认为右心室扩张。以横断扫描中轴平面最宽处可测量左右心室腔的短轴,无心电门控也可进行右室评估。

心包改变及其他:重度肺动脉高压患者可出现轻度心包增厚或少量心包积液,出现心包积液表明预后更差。可有淋巴结增大。组织学检查常提示淋巴结窦转化为脉管,与不同程度的淋巴结硬化有关。淋巴结类似的病理特征,也可出现在由其他原因引起的肺动脉高压患者身上。由于右心房和右心室压力升高,可造成下腔静脉和肝静脉逆行显影及其静脉反流。

(3)侧支循环:随着慢性肺栓塞肺动脉高压肺血管阻塞的加重,支气管动脉血流可随之增加,并导致经胸膜的侧支循环(如肋间动脉)进一步开放。一般情况下,支气管动脉只供应支气管营养而不参与气体交换。然而在病理条件,由于肺循环血量的显著降低,支气管动脉血量增加并可参与氧气交换。正常支气管动脉血流是心排血量的 1%~2%。在慢性肺栓塞肺动脉高压患者,支气管血流约是心排血量的 30%。异常扩张迂曲的支气管动脉(直径超过 2mm)是慢性肺栓塞肺动脉高压指标性 CT 征象。

非支气管动脉(包括膈下动脉、肋间动脉和乳内动脉等)作为慢性肺栓塞肺动脉高压侧支循环出现,而迂曲扩张。研究提示,慢性肺栓塞肺动脉高压与特发性肺动脉高压患者相比,异常扩大的支气管动脉和非支气管动脉的出现率更高,检出率分别为 73%和 14%,有助于鉴别诊断。

(4)间接征象。

陈旧肺梗死:慢性肺动脉栓塞肺动脉高压存在的肺梗死多为陈旧性肺梗死,形成梗死瘢痕。肺部CT增强扫描后会形成一个肺灌注缺损区,也可显示为实变、楔形阴影、周边结节、空洞或不规则边缘线性阴影;梗死灶可随着时间推移而呈现出索条影。这种瘢痕常多发,一般无强化,多见于肺下叶,可以有钙化。

马赛克征:慢性肺栓塞肺动脉高压患者肺内可出现马赛克灌注征,为灌注降低和增强区域。灌注降低多因阻塞血管远端的灌注不足或血管远端发生病变;灌注增加与未阻塞动脉床的血流重分配有关。马赛克征是非特异的,肺血管疾患病引起的肺动脉高压的"马赛克"征出现率明显高于心肺疾病肺动脉高压的患者。

小支气管扩张:约2/3慢性肺栓塞肺动脉高压患者存在亚段支气管圆柱形支气管扩张,一般都伴行肺动脉严重狭窄或完全阻塞。这些肺实质征象虽为非特异性,但是在临床工作中,这些征象仍然被视为诊断慢性肺栓塞肺动脉高压的有力证据。

(五)MDCT诊断肺栓塞的评价

1.CTPA检出肺栓塞(PE)的可靠性

PIOPED-Ⅱ大组研究的824例CTPA检查中,质量不合格的51例图像未统计在内。CTPA诊断肺栓塞的敏感性为83%,特异性为96%,对于临床评估PE高可能性及低可能性的阳性预测值为96%,对于中度可能性阳性预测值为92%。CTPA结合CTV检出的敏感性提高为90%,而特异性为95%,两者相似。PIOPED-Ⅱ研究的结论是CTPA-CTV较单纯用CTPA检出PE敏感性更高;CTPA及CTPA-CTV两者对临床相应评估的预测值均是高的,但是当影像学与临床评估不相符时,其他附加检查还是需要的。

由于对亚分段肺栓塞检出率有较大差异,虽然孤立发生于亚分段的PE仅占6%～30%,其临床意义尚待前瞻性研究加以证实,但是直接影响肺栓塞检出的准确率。大约有1/2的受检者由于移动伪影及空间分辨率而不能诊断。Thorsten RC报告用双源CT的双能量成像可以提高对亚分段的检出率。

2.观察者一致性的评价

CTPA-CTV观察者的一致性非常好。根据报告,CTPA与CTV所有观察者一致性为90%(从事肺栓塞CT诊断2年以上年轻医生与高年医生比较,无差异显著性,$P<0.05$);肺动脉DSA一致性为87%;核素V/Q平均为74%,而中度及低度可能性者只有60%。CTPA-CTV观察者的一致性优于其他检查方法。

3.MDCT可以检出未被临床考虑到的肺栓塞

以下情况值得影像医生注意。

(1)冠心病MDCT检查中检出肺栓塞,或者并存肺栓塞;国内一组6000余例冠状动脉MDCT检查中,检出肺栓塞40余例(约0.7%)。提示医生对胸痛患者检查方法及阅片应该注意。

(2)主动脉夹层合并肺栓塞。急性主动脉综合征症状经常会掩盖PE的存在,但是MDCT可以提示。

(3)肿瘤合并肺栓塞。肿瘤病理特点以及肿瘤主要疾患掩盖肺栓塞症状而漏诊。

4.MDCT 检查的限度

(1)碘过敏为禁忌证,约 0.1%。建议做 Gd-MRA 检查。

(2)肾功能不全,依照程度列为禁忌证或相对禁忌证。建议做 Gd-MRA 检查。

(3)亚分段栓塞检出率约 40%,漏诊较多。

(4)2%～4%CTPA 检查技术不理想,以至无法诊断。但是同期得到的深静脉造影 CTV 阳性结果,有同样诊断价值。

(5)CTPA 阴性结果与临床评估不一致时,必须进一步选择其他检查方法加以排除。

(6)孕妇、儿童怀疑肺栓塞时,从射线防护考虑,不推荐做 CTPA 检查。

(7)慢性肺动脉血栓栓塞性肺动脉高压患者,生命体征正常,做 CTPA 是安全的。

5.CT 静脉造影(CTV)在 CTPA 检查中的必要性

CTPA 检查的优点是可以同时做 CTV 检查,方便患者,诊断敏感性提高 7%。但是 CT 检查有 X 线辐射:CTPA 辐射剂量平均为 3.8mSv;盆腔静脉 CT 扫描约 6.0mSv;腿部约 3.2mSv。因此,从辐射防护考虑,CTPA 检查中同时做 CTV 值得慎重考虑。建议:

(1)不做盆腔扫描,只做下肢扫描,因为静脉血栓 85%在下肢。可以降低射线剂量。

(2)改变扫描方式,加大螺距层间距增大。

(3)妇女、儿童不做 CTV 扫描,改为 Doppler 超声检查。

应该充分发挥超声无创、敏感、简易的优势。对急性 PE 的筛查,特别是重症床旁筛查有重要意义。采用 Doppler 超声检查深静脉,用以代替 CTV,尤其是对孕妇、儿童有重要价值。事实证明,CTPA 若是阴性结果,下肢深静脉 Doppler 超声检查未发现血栓,则患者可排除 PE。

6.临床肺栓塞评级与 CTPA 检查结果评价

CTPA 在 PE 诊断中有重要作用。但是 CT 检出结果的临床意义对临床肺栓塞高、中、低度可能性的患者,其阳性预测值与阴性预测值有所差异,临床医生应该全面解读 CT 检查结果,有时,确诊还需参考其他检查。

7.肺栓塞诊断应做到优势互补

(1)CTPA 公认是 APE 首选影像诊断检查方法。CTPA 阴性,3～6 个月内发生 PE 的可能性不足 1%。但是,CTPA 结果与临床评估不一致时,还需参考其他检查。

(2)CTPA+下肢深静脉 Doppler,是 PE 诊断检查最佳组合。

(3)CTPA 亚分段 PE 检出率低,核素 V/Q 对提高诊断有重要价值。

(4)CT 能谱成像(spectral CT)实现对肺血流灌注功能评价,检出亚分段血流灌注异常,与核素对照研究有良好相关性,值得深入开发应用。

能谱成像将传统 X 线混合能量分解成 40～140keV 连续的单能量获得不同物质能谱曲线,实现不同物质的定性、定量分析,解决了 X 线硬化效应,可以重组出 40～140keV 的任意单能量图像。对亚分段肺栓塞检出有大的帮助。

(5)对碘对比剂过敏者,采用 MRA 检查。但是 MRA 技术成功率不足 60%,值得注意。

(6)疑难病例鉴别诊断,有创性肺动脉造影还是需要的。

8.MDCT 肺栓塞检查辐射剂量

MDCT 的研发,为临床诊断解决了很多重要问题,临床得以广泛应用,但需要注意 X 线辐射。CTPA 应用大螺距螺旋扫描,有效辐射剂量明显小于冠状动脉检查。CTPA 检查是安全的。但是还应该引起关注:①CT 操作技术人员应该严格低剂量操作;②医生不要过度检查;③相关射线防护管理部门严格法规制度与监管。随 MDCT 设备不断改进,辐射剂量会进一步降低。

9.急性肺栓塞诊断检查策略

Paul 根据 PIOPED-Ⅱ进一步提出急性肺栓塞诊断检查策略。首先应该对患者肺栓塞可能性进行评估,应用 Wells 记分(Wells Score)将怀疑急性肺栓塞患者评为高、中、低度可能性。主要根据患者症状、心率、手术-卧床情况、继往深静脉血栓史、咯血、肿瘤及其他有关 PE 检查结果等进行评分。<2 分为低度可能性;2～6 分中度可能性;>6 分高度可能性。在迅速取得 D-dimer 结果后,CTPA-CTV 是首选影像学检查。如果临床与 CTPA/CTV 评价不一致时,需要其他诊断方法做进一步评估。

(六)结论

肺栓塞诊断除 CTPA 外,对深静脉检查是必需的。急性肺栓塞应用 CTPA-CTV 较单纯应用 CTPA 有更高的诊断敏感性,但是考虑到 X 线辐射剂量,采用 Doppler 超声做深静脉检查,是理想的联合应用。当 CTPA 与临床可能性评估不一致时,其他辅助的无创性或有创性影像学检查是必需的。

十、肺动脉炎

(一)基本知识

血管炎是指血管壁存在细胞浸润性炎症、结构破坏、组织坏死。炎症特点包括肉芽肿性、嗜伊红性、浆细胞性、嗜中性粒细胞等类型。病理依据组织细胞学特点确定诊断。

血管炎的临床特点决定于所累及的血管类型、部位、大小,以及所涉及血管组织的损伤、坏死的范围。

1.累及大血管(主肺动脉、左右肺动脉)血管炎

(1)巨细胞动脉炎。

(2)大动脉炎。

(3)白塞病(Behcet's disease)。

2.累及中等血管(肺叶以下一段血管)血管炎

(1)坏死性肉芽肿性血管炎(Wegener's granulomatosis)。

(2)高嗜酸性粒细胞血症(Churg-Strauss 综合征)。

(3)坏死性血管炎。

3.累及小血管(亚段以下毛细血管前小血管)血管炎

(1)致丛性病变。

(2)免疫系统疾患。

(3)结缔组织病。

(二)大动脉炎累及肺动脉

1.基本知识

大动脉炎是一种常见疾病,是以中膜损害为主的非特异性全层动脉炎,晚期表现为动脉全层弥散或不规则增厚及纤维化,引起动脉狭窄或堵塞,可有继发的血栓及粥样斑块。部分病例,由于中膜破坏,可致动脉壁扩张、膨突成动脉瘤。大动脉炎有50%可累及肺动脉及分支,表现为管壁增厚、管腔狭窄或扩张,最终可致肺动脉高压。部分病例肺动脉受累可早于主动脉。累及肺动脉的大动脉炎又称"肺动脉型"大动脉炎,以累及主干-叶-段分支为主,约占50%(38%~100%)。

2.大动脉炎CT诊断

(1)横断图像:是诊断基础。

管壁特点:受累动脉管壁在活动期明显增厚,后期可以逐渐回缩,出现钙化;随年龄增长,有动脉硬化性斑块形成,管壁不规则。

管腔特点:早期管腔可以无变化;随着病变发展,管腔狭窄、闭塞;部分可见管腔不规则扩张(动脉瘤),可呈"串珠样"改变,可继发血栓形成。

累及肺动脉范围:累及肺动脉主干-叶-段以上大中血管,右侧多于左侧。右肺上叶动脉最易受侵犯。

(2)多层重组(MPR)或曲面重组(CPR):以不同层面、不同角度重建各支肺动脉影像,显示管壁病变及管腔狭窄特点、程度,为定性、定量诊断提供依据。

(3)容积再现(VR)或表面阴影显示(SSD):直观显示肺动脉解剖、狭窄闭塞缺支及肺动脉高压肺动脉主干扩张。

(三)非特异性肺动脉炎

1.基本知识

非特异性肺动脉炎是指非特异性(细菌性)感染,特别是肺炎引发肺动脉炎,造成肺动脉狭窄。如常见的右肺中叶综合征,长期病变可以引发右肺动脉或延及下肺动脉的局限性狭窄。

2.非特异性肺动脉炎CT诊断

(1)横断图像:是诊断基础。①肺窗显示肺实质实变不张。②增强扫描管腔特点:相应不张肺组织的肺动脉随着病程发展管腔不同程度狭窄,严重者可见闭塞。狭窄多为局限性,可见狭窄后扩张。③累及范围:相应不张肺组织的肺动脉,狭窄以肺叶或肺段动脉开口近心段多见。也见相应肺动脉发育不全表现(普遍均匀变细)。

(2)多层重组(MPR)或曲面重组(CPR):以不同层面、不同角度重建各支肺动脉影像,显示管壁病变及管腔狭窄特点、程度,为定性、定量诊断提供依据。

(3)容积再现(VR)或表面阴影显示(SSD):直观显示肺动脉解剖、狭窄闭塞缺支及肺动脉高压肺动脉主干扩张。

（四）白塞病肺动脉炎

1.基本知识

白塞病（Behcet's disease，BD）是以血管炎为主要病理基础的慢性多系统疾病。该病与HLA-B51强关联，感染或异常自身免疫应答（尤其是细胞免疫）参与发病。临床上以口腔溃疡、生殖器溃疡、眼炎及皮肤损害为突出表现，又称为口-眼-生殖器综合征。

白塞病累及心血管特点为淋巴细胞、浆细胞浸润，弹力纤维破坏：

（1）侵犯心脏瓣膜、心内膜，累及主动脉瓣、二尖瓣造成瓣叶脱垂、关闭不全；房间隔瘤并发血栓形成。

（2）累及血管病变特点。

动脉炎呈现淋巴细胞、浆细胞浸润，弹力纤维破坏：动脉瘤形成（真性、假性），游走性、多发性、重复性为其特点，占48%。

静脉炎：急性血栓性静脉炎，占20%。

肺动脉炎：肺动脉动脉瘤、血栓形成（主要侵犯大、中型肺动脉）。

2.白塞病肺动脉炎CT诊断

（1）横断图像：是诊断基础。①肺窗显示肺实质，肺动脉瘤样扩张，肺野球形病灶（动脉瘤形成）。②增强扫描管腔特点：主干瘤样扩张，分支动脉瘤形成，腔内不同程度附壁血栓。③累及范围：肺动脉主干、左右肺动脉、肺叶-段分支受累及。可以是单发、多发或游走性或复发性。

（2）多层重组（MPR）或曲面重组（CPR）：以不同层面、不同角度重建各支肺动脉影像，显示血管病变（动脉瘤）特点、程度、累及范围及附壁血栓特点。

（3）容积再现（VR）或表面阴影显示（SSD）：直观显示肺动脉解剖、动脉瘤累及范围。

（五）坏死性肉芽肿性肺血管炎（韦格纳肉芽肿）

1.基本知识

韦格纳肉芽肿WG（Wegener granulomatosis），又称坏死性血管炎。肉芽肿形成，累及小血管、静脉及毛细血管，也可以累及中等血管。受累肺血管病理改变是肺（中）小动脉坏死性肉芽肿性血管炎。临床常以上呼吸道为首发症状，如副鼻窦炎、鼻腔、气管慢性炎症。胸部X线双肺多发性斑片状、结节及空洞影，主要分布两肺中下野，多发性/多样性为其特点，确诊需肺活检。

2.坏死性肉芽肿性血管炎（韦格纳肉芽肿）CT诊断

CT（平扫）横断图像是诊断的基础，三维重建对诊断帮助不大。显示肺实质多发性斑片状、大小不等结节及空洞形成，主要分布两肺中下野，多发性/多样性（不规则，多发，大小不等）为其特点，并存胸膜反应、胸腔积液。

确诊要靠病理组织学检查。

（六）结缔组织病肺血管炎

1.基本知识

结缔组织病（connective tissue disease）是一种以血管及结缔组织慢性炎症为基础的自身免疫性疾病，病因尚不清楚，具有自身免疫的特点。主要包括系统性红斑狼疮、类风湿性关节炎、原发性干燥综合征、多发性肌炎与皮肌炎、系统性硬化症、系统性血管炎等,患者常混合存在,而称为混合型结缔组织病(mixed connective tissue disease)。主要累及血管、关节及其周围组织。

累及血管表现为血管炎,管壁炎性细胞浸润,管壁增厚、管腔狭窄,继发小血栓形成,管腔闭塞。由于血管分布的广泛性,造成多脏器受损是其特点。累及肺小血管,发生肺小血管炎及肺间质纤维化,最终形成肺动脉高压。

2.结缔组织病肺部病变CT诊断

(1)CT平扫:采用高分辨率薄层扫描,1mm或≤1mm层厚可以达到诊断要求。表现为肺透过度降低、磨玻璃样改变,胸膜下小结节、间隔线,间质性肺炎,间质性改变,构成肺小血管炎的CT特征,可见细小支气管扩张。

(2)CT增强扫描:主要显示肺动脉。示中心肺动脉扩展,外围纤细,右心室增大,呈现肺动脉高压征象。确诊需经临床实验室检查。

十一、慢性纵隔炎与肺动脉

(一)基本知识

慢性纵隔炎多为肉芽肿样病变,常由原发肺结核或组织胞质菌病感染所致,起病缓慢,在纵隔形成致密的纤维组织。其他如放线菌、结节病、梅毒、外伤后纵隔出血、药物中毒、自身免疫等,均可引起纵隔纤维化。部分患者的病因不明。

累及范围:前中纵隔的上中部,侵犯大血管、腔静脉、肺动脉;同时可以累及食管、气管、支气管致发生狭窄或梗阻。少数患者可同时发生颈部纤维化和腹膜后纤维化,以致造成输尿管狭窄。

慢性纵隔炎累及肺动脉包括2种情况。

(1)造成同源性肺动脉炎:纵隔炎同时浸润肺动脉,如结核性纵隔炎,造成结核性肺动脉炎,肺动脉有干酪性病变,检出朗格汉斯细胞,后期出现管壁钙化,管腔狭窄和(或)闭塞。

(2)慢性纵隔炎纤维化包绕肺动脉,造成不同程度狭窄或闭塞。

(二)慢性纵隔炎与肺动脉病变CT诊断

1.横断图像

胸部平扫及增强扫描显示纵隔增宽,纵隔胸膜增厚,器官之间(如大血管、气管、食管之间)低密度脂肪间隙消失,代之以中等密度结缔组织。主动脉、肺动脉外形不规则,粗细不均,管壁钙化,大气管、食管狭窄。

肺动脉受累,可以出现肺动脉高压征象,右心房室扩大。

2.多层重组(MPR)或曲面重组(CPR)

以不同层厚、不同角度重建,可以进一步示显示肺动脉形态、管腔、管壁及其与周围组织、器官的关系。

3.容积再现(VR)或表面阴影显示(SSD)

重建肺动脉大血管,可以得到三维整体解剖图像,用以指导治疗及教学。

十二、肺动脉肿瘤

(一)原发性肺动脉肿瘤

1.基本知识

原发血管肿瘤极为罕见,主要发生在大的静脉,尤其在下腔静脉较常见,动脉肿瘤占全部血管肿瘤的20%以下,发生在主动脉、肺动脉、髂动脉、股动脉、脾动脉、乳内动脉及肠系膜下动脉的肿瘤已有报道且绝大多数为恶性。原发肺动脉肿瘤非常少见,绝大多数为恶性,发展迅速,可短时间内导致患者死亡。也有个别良性肿瘤报道,其临床无特异性,很难与肺血管疾患,尤其是慢性肺动脉血栓栓塞鉴别,常导致误诊。该病已往很难在术前或生前诊断,随着临床认识的提高和影像技术的发展,诊断成为可能。

原发性肺动脉干肿瘤是指发生于肺动脉半月瓣和(或)肺动脉干的原发肿瘤,诊断需排除其他组织肿瘤转移。原发性肺动脉瘤非常少见,由 Mandelstamm 在1923年首次报道,随后文献报道不超过200例,均为肉瘤。由于肿瘤栓塞,其临床症状与肺动脉栓塞类似,常常引起误诊而造成病情恶化导致死亡。真正的发病率不详,发病年龄在13～86岁,60%在45～60岁,临床症状无特异性,常见的症状为呼吸困难67%,胸背痛54%,咳嗽43%,咯血22%。听诊胸前区收缩期杂音占61%,而舒张期杂音少见,1/3的患者心电图显示右室肥厚。

原发性肺动脉肿瘤起源不明,大致可分为源自动脉内膜和动脉中膜外膜两类,绝大部分病例属于前者。有学者认为来源于肺动脉内膜及内膜下心球的原始细胞,沿血流生长,罕见逆行扩散,但有个例报道这种低分化肉瘤原发于左肺下叶动脉,然后逆行扩散到肺动脉干,一般不侵及动脉壁。肿瘤很少穿透外膜,侵及主动脉、心包及纵隔。78%的肿瘤有转移,67%的肿瘤转移至肺,大多数由于瘤栓所致。其他部位转移包括肺门及纵隔的淋巴结,偶尔可转移至其他器官。

Blelsch 总结了60例肺动脉肿瘤,发现其大体形态常常有其特征性,大多数呈息肉状或指状与肺动脉瓣或主肺动脉基底部紧密相连,且延续至肺动脉分叉及左右肺动脉,有些肿瘤早期可为多结节,但晚期为坚硬的肿块充满血管腔。另外,一些肿瘤为右室流出道多中心起源及累及三尖瓣。肿瘤的成分及颜色多种多样,有半固态,固态及骨样硬度。与大体形态相反,肺动脉肿瘤镜下结果多种多样,常见的形式为多形性、原始细胞伴有巨细胞浸润,其中最常见的为梭形细胞和疏松、含黏液的基质。60例中,最常见的为未分化肉瘤,占37%,平滑肌肉瘤占17%,黏液肉瘤占13%,软骨肉瘤占11%,横纹肌肉瘤占8%,恶性间叶细胞瘤占5%。

肺动脉肿瘤由于症状的隐匿性、非特异性,极难与肺动脉的栓塞性疾病鉴别,慢性肺栓塞的患者也有劳力性呼吸困难、胸痛和咯血,50%以上X线片示肺血减少,大多数患者被误诊为肺栓塞行抗凝治疗无效或死亡。

早期诊断的关键在于提高对该病的认识和警惕。当疑诊肺动脉血栓栓塞或肺动脉瓣狭窄患者出现下列表现时,应考虑本病的可能如下。

(1)病程短、进展快,体重呈进行性下降。

(2)无引起肺栓塞的诱因,如深静脉血栓的存在。

(3)影像学出现单侧肺动脉扩张、肺动脉肿物呈分叶状并累及肺动脉瓣、右心室流出道,合并肺内肿块。

(4)经充分抗凝、溶栓治疗后症状无缓解或恶化。

肺动脉干肿瘤预后很差,手术或诊断后平均存活时间为10个月。治疗的关键是早期诊断和外科手术切除,化疗和放疗益处不大,有个例报道手术后辅以其他疗法增加生存率,临床对该病认识的增加会提高该病的早期诊断。

2.原发性肺动脉肿瘤CT诊断

横断图像是诊断的重要基础。

多层重组(MPR)或曲面重组(CPR):可以以不同层厚或不同角度显示肺动脉腔内肿瘤范围、形态、与管壁及周围组织器官的关系,有着重要意义。

容积再现(VR)或表面阴影(SSD):可以直观显示肺动脉,但是对定性诊断帮助不大。

(1)直接征象。①主肺动脉、左右肺动脉干及肺动脉分支血管管腔内充盈缺损,晚期可形成肺动脉内巨大肿块;良性肿瘤可表现为息肉状,可带蒂,随心脏舒缩摆动。②病变呈分叶、结节样和(或)分隔现象,沿肺动脉走行呈膨胀性生长,可累及肺动脉瓣、右室流出道。③恶性肿瘤生长发展较快,肺门影分叶增大,X线片呈"三叶草"征。④远位转移:最常见的为肺和肋骨。

(2)间接征象。①肺动脉扩张,右房室增大。②双肺实质灌注不均。

(二)肺动脉转移瘤

1.基本知识

(1)肿瘤性肺栓塞:肺栓塞是以各种栓子阻塞肺动脉系统为其发病原因的一组疾病或临床综合征的总称,绝大多数(约90%)肺栓塞为肺动脉血栓栓塞症。相对而言,肿瘤栓子栓塞肺动脉属次之。癌细胞通过血行转移时可以形成癌栓,与普通的肺动脉栓塞患者不同,癌栓造成的肺动脉栓塞对抗凝、溶栓治疗无效,而化疗对其可能有效。其发生机制为肿瘤细胞可产生少量的凝血酶,导致血小板的黏附与聚集,并沉积于血管内皮,使内皮细胞的功能受损,造成血栓形成前状态。内皮细胞、血小板、肿瘤细胞之间的复杂作用,导致肿瘤细胞对血管内皮的黏附,从而形成瘤栓。给予化疗药后,由于其具有抗肿瘤活性,可直接杀灭肿瘤细胞或诱导肿瘤细胞凋亡,从而使静脉内的瘤栓溶解,临床症状减轻。

较大瘤栓可以直接由腔静脉-右心沿血流栓塞于相适应管径肺动脉。

(2)肿瘤侵蚀肺动脉:肿瘤侵蚀肺动脉途径。①腔外直接浸润,主要是肺癌、纵隔癌或肉瘤。②通过右心系统的肿瘤在腔内直接蔓延生长,如来源于右心系统的肿瘤,如静脉平滑肌瘤、子宫平滑肌瘤。原发右心肿瘤(如血管肉瘤)可蔓延至肺动脉,造成肺动脉阻塞症状。

中心型肺癌由于位于肺门区,容易直接侵犯中央肺动脉及其他纵隔内重要结构。中央肺动脉是否受侵及侵犯的范围和程度,直接关系到能否手术切除及如何选择手术方式。

2.肺动脉转移瘤CT诊断

横断图像是诊断的重要基础。肺动脉多层重组(MPR)或曲面重组(CPR)可以以不同层厚或不同角度显示肺动脉腔内肿瘤范围、形态与管壁及周围组织器官的关系,有着重要意义。三维重建(容积再现或表面阴影显示)可以直观显示肺动脉,但是对定性诊断帮助不大。

(1)肺动脉腔内充盈缺损:肺动脉肿瘤栓塞。CT显示肺动脉腔内充盈缺损征象与常见的肺动脉血栓栓塞无异,鉴别有一定困难。但是,肿瘤患者,发现孤立发生的球形栓子,结合病史,应该考虑肺动脉转移瘤的可能。

(2)肺动脉肿瘤浸润:正常情况下纵隔内肺动脉干周围包绕脂肪组织。当肺癌或纵隔肿瘤侵犯肺动脉时,其周围的脂肪组织首先受到癌细胞浸润,并出现水肿、增厚、僵直,CT表现为脂肪层的模糊或消失中断,为肺动脉肿瘤浸润征象。

(3)恶性肿瘤直接侵蚀肺动脉管壁向腔内生长,造成管腔狭窄、闭塞,呈不规则、鼠尾状。恶性度不同的肿瘤,对肺动脉造成侵犯有差异。

(4)良性、低度恶性或恶性肿瘤尚未侵蚀肺动脉时,以压迫移位为主,血管壁无或轻度浸润性改变,血管表现以压迫移位为特点,血管包绕肿瘤时呈现"手握球"征。

有学者将肿瘤与肺动脉的关系分为以下3种类型。

手握球样:管径变窄或无明显改变,此时癌肿对肺动脉多未侵犯。

枯树枝样:血管光滑而僵直,呈长管柱状狭窄,肿瘤纵向蔓延,包绕肺动脉。

残根样:多是肿瘤发展到后期的一种表现,是肺动脉受侵的直接征象。

肺癌在生长过程中侵犯肺血管的不同部位和不同程度是常见的现象。在肺癌的诊断和鉴别诊断中,肺血管形态是很有价值的征象,不仅在定性、分期、预后等方面有临床意义,而且在术前了解肺癌侵犯肺动脉的部位和范围与选择手术方式、估计手术的易难程度方面都是非常必要的。

有学者将肺癌侵犯肺动脉情况分为Ⅰ~Ⅲ度。肺癌侵犯中央肺动脉的观察重点:

侵犯的部位:肺癌侵犯仅限于肺叶动脉及其远端,未侵犯上下肺叶动脉的分叉处,不会影响手术;肺癌仅侵犯到上下叶肺动脉分叉处或肺癌侵犯左或右肺动脉,则需要视情况而定:肺癌与左或右肺动脉,而且受侵部位与肺动脉主干的距离小于1cm,则不能手术。

侵犯的程度:如果肺癌与肺动脉的接触面不大,而且肺动脉的大小、形态、走行及管壁均未见变化,认为肺动脉未受侵犯或侵犯较轻,手术可以使肿瘤与中央肺动脉分离。如果肺癌与肺动脉接触面大,而且肺动脉变细、局部缺损、狭窄、中断,则提示中央肺动脉已经有较重的侵犯,宜根据侵犯的部位决定是否手术。

多排螺旋CT对周围肺动脉具有良好的显示能力,能够清晰显示段或亚段肺动脉受侵犯的部位和程度。因此,是一种有效的检查方法。

中央肺动脉是肺循环的重要组成部分,肺癌侵犯中央肺动脉在肺癌的诊断及治疗中占有重要的位置。此外,术前正确判断有无肺癌侵犯中央肺动脉及其范围和程度有重要的临床意义。

(三)CT在肺动脉肿瘤诊断的评价

(1)CT对原发肺动脉肿瘤有相对特征性征象,在肺栓塞鉴别诊断中有重要价值。CT可清晰显示病变的范围、程度,流出道的受累情况,也可同时能检出肺、支气管及纵隔情况以及肋骨有无转移,是同位素肺通气/灌注显像无法比拟的。

(2)CT可以明确肺癌侵犯中央肺动脉范围及程度。对周围肺动脉具有良好的显示能力,清晰显示段或亚段肺动脉受侵犯的部位和程度。对肺癌分期、治疗方案选择、手术治疗的可行性有重要的临床意义。因此,CT是一种有效的检查方法。

(3)CT在检出肿瘤侵犯肺动脉的同时,可以兼顾原发病的诊断,对进一步诊断与治疗有重要意义。

十三、肺动脉(动脉)瘤

(一)基础知识

肺动脉(动脉)瘤简称为肺动脉瘤,是肺动脉的扩张性疾病,当管径超过正常管径50%时,即可认为是瘤或瘤样扩张。有瘤颈突出于管腔外的,称囊状动脉瘤。可按照是否合并动静脉交通分为两大类:前者定位于外周动脉,为肺动静脉发育畸形所致;后者多发生于近心段肺动脉,其病源性质多样。

(1)特发性(如特发性肺动脉扩张)。

(2)先天性心血管畸形合并肺动脉瘤。

(3)获得性肺动脉瘤,包括感染性、外伤性动脉瘤。

(4)自身免疫性动脉炎所致动脉瘤。

肺动脉瘤发生部位分为:中央型,肺动脉主干、肺叶以上肺动脉;外围型,肺段及以下分支动脉瘤。不同病因,发生部位有所不同。

(二)肺动脉瘤 CT 诊断

1.横断图像

肺动脉层面基本改变为受累肺动脉瘤样扩张,部分可伴血栓形成;不同病因所致的肺动脉瘤样扩张受累部位及表现特点不同。

(1)中央型肺动脉瘤表现为主肺动脉及左右肺动脉高度瘤样扩张,管径超过正常管径50%。不同病因有不同特点,特发性瘤样扩张内壁光滑,动脉炎性动脉瘤可以继发附壁血栓形成。

(2)外围肺动脉瘤表现多样化。①单发或多个孤立于肺野的动脉瘤,见于感染性或动脉炎性动脉瘤,常伴有附壁血栓。②一支动脉呈串珠样大小不等的动脉瘤,多为先天性,较少有附壁血栓发生。

(3)不同病因肺动脉瘤特点。

肺血管炎所致肺动脉扩张,动脉瘤形成:不同病因累及不同类型血管,如白塞综合征,其主要累及大中型血管,管壁不规则,动脉瘤可为真性或假性,具有游走性、多发性、重复性的特点;可伴有血栓形成。有些动脉炎性动脉瘤可以是血管狭窄-闭塞与动脉瘤并存。

特发性肺动脉扩张:累及肺动脉主干,以主肺动脉较明显,呈梭形瘤样扩张,内壁光滑,不伴血栓形成。

感染性肺动脉瘤:大小不等,单发与多发都有可能。常有感染性心内膜炎病史。

外伤性肺动脉瘤:外伤史,相应胸肺损伤,可能并存肺动静脉瘘。

先天性肺动脉瘤:可以独立发生,单发或多发,内壁光滑,无血栓形成;部分病例可以并存其他心血管畸形。

2.多层重组(MPR)或曲面重组(CPR)

以不同层厚,不同角度重建血管,可以了解动脉瘤特点、累及范围。

3.容积再现(VR)或表面阴影显示(SSD)

可以直观显示肺动脉瘤,有益于临床诊断、治疗与教学。

十四、肺动脉夹层

(一)基本知识

肺动脉夹层(pulmonary artery dissection,PAD)是指肺动脉内的循环血液通过内膜破口进入肺动脉中层形成血肿并延伸剥离,属严重肺血管急症。如果肺动脉游离壁内膜出现第二个破口,夹层中的血液重新进入血液循环。

肺动脉夹层是一种罕见的疾病。自1842年Helmbrecht首次报道以来,已有72例。大部分为尸检发现,仅17例患者在生前获得确诊。随着多种影像学技术的发展,包括CT、MRI、超声心动图等。肺动脉夹层生前检出率提高。阜外医院2000—2010年CT共确诊4肺动脉夹层患者。女性发病率略高,男女比例为1∶1.2。

病理分型:根据夹层累及部位,分肺动脉主干型(累及肺动脉主干及其分支,占80.3%),左、右肺动脉型(发生于左或右肺动脉,占11.5%)及肺内动脉型(发生于肺内动脉,占8.2%)。

按照病因分为特发性和继发性肺动脉夹层,后者包括医源性肺动脉夹层(如不适当的介入操作)。主要危险因素为肺动脉高压,75%以上的肺动脉夹层患者有肺动脉高压,其他曾经报道过的少见病因有马方综合征、肺结核、梅毒、妊娠、特发性中层囊状坏死、淀粉样变性等。个别患者无相关危险因素,称为特发性肺动脉夹层。

(二)肺动脉夹层CT诊断

1.横断图像

肺动脉层面可见内膜片构成的线状充盈缺损,形成双腔肺动脉,亦可分辨出真腔与假腔,假腔显影较淡,管腔膨大。心包积液或胸腔积液,常预示有破裂的可能。

2.多层重组(MPR)或曲面重组(CPR)

以不同层厚、不同角度重建肺动脉,可以清楚显示肺动脉内腔、内膜片、累及的范围及程度、有否血栓形成等,对指导治疗有重要价值。

3.容积再现(VR)或表面阴影显示(SSD)

有助于直观肺动脉外形,对观察内腔不如多层重组能提供更多信息。

十五、特发性肺动脉高压

(一)基本知识

特发性肺动脉高压(idiopathic pulmonary arterial hypertension,IPAH)在2003年威尼斯第三届肺动脉高压会议第一次提出,是指原因不明的肺血管阻力增加引起持续性肺动脉压力增高,导致在静息状态下肺动脉平均压＞25mmHg,或运动状态下＞30mmHg,肺毛细血管嵌顿压＜15mmHg,并要排除一切引起肺动脉高压的继发因素。

1.主要病理

(1)小动脉中膜肥厚及无肌层的细动脉肌化。

(2)内膜细胞性增生;向心性层板样内膜纤维化(洋葱皮样增生)。

(3)原位血栓形成。

(4)血管丛样病变。

2.WHO将IPAH归纳为3种病理组织类型

(1)丛源性动脉病:肺小动脉广泛的中膜增厚,同心性内膜纤维化和丛状损害。

(2)微血栓形成。

(3)肺静脉阻塞性病变:肺小静脉内膜纤维性增生,继发小血栓管腔阻塞,毛细血管明显充血,肺泡间隔增宽,含铁血黄素沉着。

国外统计发病率(15～35)/100万。

(二)特发性肺动脉高压 CT 诊断

1.横断图像

(1)肺动脉高压征象:①中心肺动脉扩张、外围纤细。②右心增大;右心室横径;左室横径>1;右室肥厚,右心房增大。

(2)肺动脉充盈良好,管壁光滑、无充盈缺损,无狭窄及缺支征象。

(3)心脏大血管,无心内外畸形、无瓣膜病。

(4)胸肺正常,无胸肺疾患。

(5)CTV 腔静脉-下肢静脉无血栓。

2.多层重组(MPR)曲面重组(CPR)

示主肺动脉、左右肺动脉及肺叶动脉扩张,外围分支纤细。

3.容积再现(VR)

可以显示肺动脉血管树,但是对定性诊断作用不大。

4.影像学诊断的基本原则是排除法

(1)无胸、肺疾患。

(2)无心内或心外大动脉水平分流畸形。

(3)无肺动脉炎。

(4)无肺栓塞。

(5)无引起肺动脉高压一切继发病因。

十六、肺静脉、毛细血管疾患

(一)基本知识

1.肺静脉胚胎发生

胚胎约于 3 周龄时,肺芽、支气管树和喉同时由前肠发出,并共同借内脏血管丛通过总主静脉和脐-卵黄管静脉获取营养。至孕 27～29 天,原始左房后上壁出现原始肺静脉。其后肺静脉至内脏血管丛属于肺的部分,与主静脉、肺-卵黄管静脉失去连系。随着进一步发育,肺静脉分支逐步融合形成一个共同腔,并与原始左房后壁融合,形成左、右各两支肺静脉分别开口入左房。

于胚胎发育的不同时期出现异常,则可形成不同的解剖畸形。在原始肺静脉与体静脉还保持连系时,若肺静脉入左房处早期闭锁,则形成部分性或完全性肺静脉异位连接。若在肺静脉共同腔形成之前,原始肺静脉就已退化,则可导致肺静脉共同腔闭锁。若肺静脉共同腔在与左房融合时与体静脉的连系已经退化,则可形成肺静脉单支狭窄或闭锁。

2.肺静脉正常 CT 解剖

左、右各两支肺静脉于心包腔内走行长约 1.5cm 入左房,入口处无静脉瓣。四支肺静脉及下腔静脉大部分被脏层心包膜所包绕。四支肺静脉开口于左房后壁,在横断图像不能在同一层面同时显示所有开口,容积再现图像才可实现。

肺静脉数目变异较大,最常见为左、右上、下肺静脉各融合为一支主干入左房,其次为右肺三支肺静脉入左房。

3.肺静脉疾患分类

肺静脉疾患按照病原性质可以分为先天性及获得性病变;按照形态学改变可以分为狭窄性病变、阻塞性病变及扩张性病变。主要包括的疾病如下。

(1)先天性肺静脉狭窄、闭锁或发育不良,先天性肺静脉共同腔闭锁。

(2)先天性肺静脉畸形引流。

(3)肺静脉瘤。

(4)获得性肺静脉狭窄。

(5)肺静脉阻塞病(pumonary veno-occlusive disease)。

(6)毛细血管疾患。

(7)肺毛细血管血管瘤病(pulmonary capillary hemangiomatosis,PCH)。

(二)先天性肺静脉狭窄、闭锁

1.基本知识

先天性肺静脉闭锁是一种罕见的先天性心血管畸形,患儿于生后即有青紫和窒息的临床表现,常在新生儿期死亡。胚胎时期,在肺静脉共同腔形成之前,原始肺静脉就已退化,则导致肺静脉闭锁。按照肺静脉受累情况可分为完全性肺静脉闭锁及部分性肺静脉闭锁。

先天性肺静脉狭窄是一种罕见的先天性心血管畸形,可以累及一支或多支肺静脉。在胚胎发育期,肺静脉共同腔在与左房融合时与体静脉的连系已经退化,则可形成肺静脉单支狭窄或闭锁。先天性肺静脉狭窄依据形态可分为管状狭窄及隔膜状狭窄;受累部位可为局限型狭窄,亦可为弥散性狭窄;狭窄多位于肺静脉与左房连接处。

先天性肺静脉狭窄或闭锁,可以独立存在,但是多合并其他先天畸形,特别是与肺动脉、肺脏发育不全并存。

临床症状多表现为发育迟缓,反复咯血和肺部感染等。婴儿期即可发生进行性加重的肺静脉高压/肺动脉高压和心力衰竭,病死率高,预后很差。因此早期诊断十分重要。

2.肺静脉狭窄、闭锁CT诊断

横断图像是诊断的基础,于左房-肺静脉开口处是狭窄-闭锁好发部位。

多层重组(MPR)以不同层厚不同角度重建左房-肺静脉,可以观察狭窄程度、完全闭锁的部位、累及的血管支数。

容积再现(VR)可以立体显示狭窄部位和程度、闭锁的部位及范围。

(1)肺静脉狭窄:多发生于肺静脉-左房入口处,不同程度狭窄。

(2)单支或一侧肺静脉不与左房、体静脉及其他心腔相沟通称为部分性肺静脉闭锁。

(3)左、右两侧各两支肺静脉在肺动脉下组成共同腔,不与左房、体静脉及其他心腔相沟通称完全性肺静脉闭锁。

(4)肺静脉狭窄或闭锁所累及的肺叶出现肺水肿。

(5)肺动脉高压征象:中心肺动脉增宽,右心室增大。

(三)肺静脉瘤

1.基本知识

肺静脉瘤是一种少见的血管疾病,为肺静脉进入左心房开口处的局限性扩张。其病因尚不明确,多为先天性。风湿性心脏病二尖瓣病变导致左心房、肺静脉压力增高,也是促使本病发生的重要原因。还有学者提出静脉内膜肥大和静脉内膜硬化的理论。成年患者可因剧烈运动等致肺静脉压力增加导致肺静脉瘤破裂致死。肺静脉瘤也可发生钙化。

2.肺静脉瘤 CT 诊断

横断图像是诊断的基础,肺静脉瘤可分为中央型(仅发生于肺静脉中心部位)、外围型(发生于肺段)及混合型,以位于左房-肺静脉开口近心段的中央型为常见,可以单发或多发。

多层重组(MPR)以不同层厚不同角度重建左房-肺静脉,可以明确肺静脉瘤发生部位、特点、累及的血管支数。

容积再现(VR)可以立体显示瘤部位和程度。

(1)CT 平扫即可显示心缘旁肿块,边缘光滑,与心脏相连接;增强时肺静脉多位于左房入口处局限性瘤样扩张,与左心房相连接,对比剂经扩张的肺静脉汇入左房。

(2)肺静脉瘤样扩张或瘤形成,可单发或多发,常见于右侧,尤其是右下肺。

(3)并发畸形或心脏疾患(如二尖瓣狭窄)。

3.CT 在肺静脉狭窄、闭锁或静脉瘤诊断的评价

(1)肺静脉狭窄及闭锁,为少见疾患,常并发于其他先心病中,诊断较困难,常误诊。CT 可以在一次性增强扫描中发现及检查肺静脉疾患以提高诊断率。检查时若发现先心病患者部分肺叶有不好解释的肺瘀血或肺水肿时,应该想到这一畸形的存在,CT 是最佳检查方法。

(2)肺静脉瘤临床无特殊症状,故容易漏诊,患者多于检查心血管其他疾病时偶然发现。CT 平扫及增强扫描对本病均有较高诊断价值。CT 可以清晰显示扩张的肺静脉与左房的连接关系,同时对于发现导致肺静脉瘤的原发病变亦有诊断价值。

(四)肺静脉阻塞病

1.肺静脉阻塞病(pulmonary veno-occlusive disease,PVOD)

主要病变是小叶间静脉和小叶前静脉由疏松的纤维化重构的内膜、中膜机化、血栓形成阻塞管腔,同时隐性肺泡出血,吞噬细胞大量增加,导致大量含铁血黄素沉积,肺间质纤维化。该病是造成肺静脉高压、肺动脉高压的原因之一。本病病因尚不清楚,并非单一因素,包括感染、免疫、药物、肿瘤(放化疗)及有家族史,提示有遗传因素等。

胸部 X 片显示两肺透过度降低、可见间隔线(Kerley'B 线),胸腔积液,为肺静脉高压征象。确诊需要肺活检,病理学检查。

2.肺静脉阻塞病 CT 诊断

(1)CT(平扫)横断扫描:采用薄层扫描、重建,肺窗阅读。①中央小叶毛玻璃样模糊影(检出率 73%)。②胸膜下间隔线(检出率 93%)。③肺动脉高压征象:中心肺动脉扩张,右心扩大。④纵隔淋巴结肿大。⑤少量胸腔积液(包括叶间积液)。

(2)多层重组或容积再现图像对诊断无意义。

(五)肺毛细血管瘤病

1.基本知识

肺毛细血管瘤病又称肺毛细血管瘤样增生症(pulmonary capillary hemangiomatosis),肺泡毛细血管异常增生,薄壁微血管浸润生长支气管周围及血管周围的间质、肺实质和胸膜。增

生微血管出血，导致吞噬含铁血黄素的巨噬细胞在肺泡聚积。病理包括2种类型：①海绵状血管瘤型，多发生于婴幼儿；②毛细血管型，可发生于儿童或成年人。导致严重肺动脉高压。临床表现类似特发性肺动脉高压或肺静脉阻塞病。

2.肺毛细血管瘤病CT诊断

(1)CT(平扫)横断扫描：采用薄层扫描、重建，肺窗阅读。①中央小叶毛玻璃样模糊影。②两肺网状-结节状模糊影，间质性病变。③胸膜下间隔线。④肺动脉高压征象：中心肺动脉扩张，右心扩大。

(2)多层重组及三维重建：对诊断无意义。确诊需要肺活检，病理诊断。

第三节　主动脉瘤

一、基本知识

主动脉的局部或长段病理性扩张超过正常主动脉管径的50%称为主动脉瘤。

(一)病因及发病机制

主动脉瘤病因可分为动脉粥样硬化性、感染性、创伤性、先天性、梅毒性及特发性等，主要是动脉中层弹力纤维断裂、坏死，失去原有的坚韧弹性，形成局部的薄弱区，受主动脉腔内高压血流冲击向外膨突形成动脉瘤。

动脉粥样硬化性主动脉瘤：临床最常见，内膜动脉粥样斑块可以发生溃疡、出血、中膜弹力纤维层萎缩-变薄，由于高的腔内压，逐步发生瘤样膨突，形成动脉瘤，累及主动脉及其主要分支近心段。好发于主动脉弓部、降部，其中以肾动脉开口下方的腹主动脉瘤部位较为特殊，且可波及髂-股动脉。以真性动脉瘤为主，瘤体可呈囊形或梭形，瘤壁较多钙化，瘤内有附壁血栓为特征。主要发生于50岁以上的中老年人。

感染性动脉瘤系由于细菌、结核、霉菌以及其他致病菌所致动脉壁感染、损坏，发生动脉瘤。感染性动脉瘤可以是由于(菌)败血症，血管腔内细菌直接侵及或经滋养血管侵入壁内，致使全层感染；亦可以由于紧邻主动脉的感染灶直接蔓延，如常见淋巴结核，由壁外直接蔓延侵及壁内，发生血管壁损坏成(真性)瘤，壁破损血液外渗呈大血肿成(假性)瘤，统称感染性动脉瘤，可以是真性或假性动脉瘤，但是以假性动脉瘤为多。瘤体大，可以压迫主动脉腔变窄，压迫邻近器官并使之移位。瘤内有大量血栓，病程长者可存在大量钙化灶。感染性动脉瘤可以发生于任何部位，以主动脉弓部、降主动脉多见，其次为腹主动脉。

梅毒性主动脉瘤发生于升主动脉或主动脉升弓部，降主动脉少见，以囊状动脉瘤居多，有梅毒病史，少见。

创伤性动脉瘤：多见于胸部非穿通伤，如车祸、坠落、胸部暴力等。由于主动脉弓降部解剖特点，头-臂动脉(包括右无名、左颈总及左锁骨下动脉)成为悬吊胸主动脉的蒂，胸部暴力震动，蒂基部容易撕裂；特别是左锁骨下动脉部位，其有相对应位导管韧带的牵制，更容易发生撕裂，严重者大出血死亡，轻者发生内膜-中膜撕裂，形成动脉夹层壁内血肿；不严重的全层撕裂，血液大量渗出，形成巨大血肿，即假性动脉瘤。

先天性主动脉瘤：为胚胎时期第Ⅲ～Ⅳ对动脉弓发育异常所致主动脉弓降部主动脉瘤为多见。囊-柱状似折曲的腊肠，常合并主动脉弓发育异常，如颈部主动脉弓、主动脉弓折曲、先天性主动脉缩窄合并动脉瘤。

（二）急性主动脉综合征

现代观念认为急性主动脉综合征（acute aortic syndrome，AAS）包括一组有相似临床症状的异质性疾病：主动脉夹层（aortic dissection，AD）、主动脉壁内血肿（intramural aortic hematoma，IMH）和穿通性主动脉溃疡（penetrating aortic ulcer，PAU）。它们的临床表现极为相似，典型的临床表现为胸痛，也被称为主动脉性疼痛。

主动脉夹层的发生为多种因素综合作用的结果，内膜损伤、中膜变性、流体力学的作用都可能对夹层的发生起促进作用。穿透性动脉硬化性溃疡和壁内血肿是主动脉夹层的2个病理变异类型，与典型的夹层有着不同的发病机制，但二者均可以进展为典型的主动脉夹层，因而有人称之为主动脉夹层的“先驱”。

如粥样斑块为粥样硬化性主动脉夹层的基础病变，当形成溃疡时，可能引起IMH、动脉瘤或夹层，互相存在一定的关系，但又是不同的病变，我们认为粥样硬化性壁内血肿、夹层和动脉瘤为粥样斑块、溃疡基础上形成的不同病理解剖改变，壁内血肿与夹层间不存在明确相互转换的关系，粥样硬化管壁可表现为动脉瘤形式，或在溃疡的基础上发展为动脉瘤，四种病变均与粥样斑块有关，因而在治疗上可以采取共同预防，根据病变特点采用不同的治疗方法。CT主动脉增强扫描可清晰显示主动脉壁病变特点，为主动脉疾患的病因诊断提供更多信息，是一种主动脉病变检查的极佳手段。

（三）主动脉瘤病理解剖分类

1.真性动脉瘤

动脉瘤是主动脉壁的延续，瘤壁仍是三层结构。根据动脉瘤的形态又分为3种类型。

(1)囊状动脉瘤：动脉瘤多是由主动脉一侧壁膨突，形态上可明确分出瘤体和瘤颈。动脉瘤的入口和出口为同一个即瘤颈。

(2)梭形动脉瘤：动脉瘤是由主动脉周壁膨突而形成，其次长轴与所发生的主动脉相一致，动脉瘤的入口和出口分开，为瘤体所在主动脉的近、远端。

(3)梭-囊状动脉瘤：又称为混合型动脉瘤。为上两者的混合存在。

2.假性动脉瘤

假性动脉瘤系各种原因引起的动脉壁的损伤、破裂，血液外溢，形成大血肿，称假性动脉瘤。其瘤壁为机化血栓及与周围器官、组织粘连的纤维组织。瘤口依损伤动脉壁大小而定，一般均较小，破口大者早期均大出血死亡。瘤内有大量附壁血栓，大的瘤体压迫主动脉腔变狭小，并推压近邻器官。以主动脉弓、降主动脉为多见，其次为腹主动脉，也见于手术后吻合口假性动脉瘤。

3.主动脉夹层

主动脉夹层（aortic dissection），是指各种病因导致主动脉中膜内血肿。主动脉内膜破裂，血液进入内膜下之中膜内，导致中膜撕裂、剥离形成双腔。可累及自升主动脉致髂动脉分歧部以下，形成双腔主动脉，称之为主动脉夹层。临床根据病变范围和破口位置，分为3型(Debakey分型)：Ⅰ型，破口位于升主动脉，病变累及升、降或(和)腹主动脉；Ⅱ型，破口位于升主动脉，病变仅累及升主动脉；Ⅲ型，破口位于左锁骨下动脉以远，病变只累及降主动脉者，称为Ⅲ甲型，同时累及腹主动脉者称为Ⅲ乙型。

临床也有使用简单的Standford分型法：A型，凡是夹层累及升主动脉者，远端可延及降-腹主动脉(相当于DebakeyⅠ和Ⅱ型)；B型，夹层发生于降主动脉和(或)腹主动脉(相当于DebakeyⅢ型)。

4.主动脉壁内血肿

主动脉壁内血肿(intramural hematoma，IMH)指没有明确内膜片的、无血流直接注入的壁内血肿(hematoma)，形成假腔。壁内血肿的原因不清楚，可能如下。

(1)主动脉滋养血管及中膜营养血管的自发破裂。

(2)动脉粥样硬化斑块造成内膜断裂使血液渗入血管壁中层、动脉粥样硬化穿通性溃疡均是形成壁内血肿的原因。后者壁内血肿与动脉粥样硬化溃疡相邻，壁内血肿位于中膜与外膜之间，内膜有典型的动脉粥样硬化改变。高血压及动脉粥样硬化是最常见的发病因素。

(3)医源或外伤引起。

IMH的分型国内外沿用主动脉夹层Standford或Debakey分型。病因与解剖相结合分型有利于临床判断预后。文献报道IMH占急性主动脉综合征10%～30%，其中发生在降主动脉占60%～70%，多发生在具有粥样硬化的老年患者，需影像学诊断IMH。

主动脉壁内血肿有作者又称不典型夹层，是指形成机制和病变形态表现均为不典型的主动脉夹层。当内膜有破口或溃疡(ulcer)时，导致血液渗入主动脉中层，但其远端未与主动脉腔沟通，即无回腔性沟通(no reentry site)，在主动脉壁内形成血肿(intramural hematoma)。

高血压是主动脉壁内血肿的主要促发因素。

二、主动脉瘤MDCT检查及图像重建

(一)胸主动脉检查

如果以观察升主动脉及主动脉根部为主，建议采用心电门控扫描(前瞻性或回顾性心电门控)，可以避免主动脉根部移动伪影，提高检查质量。具体方法参照冠状动脉检查方法。

(二)胸-腹主动脉检查

注入对比剂后，根据设定的升主动脉CT值采用自动曝光程序连续螺旋扫描，因腹主动脉搏动伪影少，无须心电门控。电压120kV，电流400～600mA，机架转速0.35秒/圈，层厚0.625mm，螺距(自动)，重建层厚0.625mm，3.75mm。造影剂注射流速4～4.5mL/s，总量需80～100mL。

(三)主动脉三维重建

将MDCT图像直接传输到影像工作站，在工作站重建出主动脉三维图像，常用三维重建法包括最大密度投影(MIP)、多层重组(MPR)及容积再现(VR)或表面阴影显示(SSD)。

三、真性主动脉瘤

(一)基本知识

真性动脉瘤指瘤壁是主动脉壁直接的延续,瘤壁仍是内膜、中膜及外膜三层结构。根据动脉瘤的形态又分为以下3种类型。

1.囊状动脉瘤

动脉瘤多是由主动脉一侧壁膨凸,常伴有偏心性附壁血栓,形态上可明确分出瘤体和瘤颈。动脉瘤的入口和出口为同一个,即瘤颈。这种动脉瘤多位于弓部或弓降部,可能与弓部的解剖及血流动力学有关。

2.梭形动脉瘤

动脉瘤是由主动脉周壁膨突而形成,其次长轴与所发生的主动脉相一致,动脉瘤的入口和出口分别在主动脉瘤体的近、远端。

3.梭-囊状动脉瘤

梭-囊状动脉瘤又称为混合型动脉瘤,为上两者的混合存在。真性主动脉瘤以获得性为多见;中老年人多为动脉粥样硬化性;青少年以先天性为主;少见于感染性、外伤性。真性主动脉瘤可发生于主动脉任何部位。患者多以胸、背痛、搏动性肿块就诊,或健康查体时胸部X摄影无意中发现。

(二)真性主动脉瘤CT诊断

1.CT检查目的

(1)明确动脉瘤的存在。

(2)动脉瘤的部位、范围、大小形态。

(3)动脉瘤与主动脉重要分支,如头臂动脉、腹腔干、肠系膜上动脉、肾动脉及髂动脉等的关系,有无受累。

(4)动脉瘤与近邻器官的关系,有无受压迫、移位或侵蚀现象。

(5)动脉瘤有无破裂可能。

(6)真性主动脉瘤定性诊断。

(7)测量必要的数值,为手术或介入治疗提供依据。

2.主动脉瘤CT诊断

(1)横断图像:主动脉增强CT横断图像是诊断的基础。

动脉瘤形态:主动脉径增宽,大于正常径50%,或直径大于4cm。瘤体形态及病变范围,囊状动脉瘤有瘤颈及瘤体,位于主动脉的一侧。梭形或梭囊状瘤均与主动脉腔相延续。粥样硬化性真性动脉瘤大多无明确瘤颈,瘤体呈梭囊状与管壁的成角大于120°。

动脉瘤壁:瘤体部管壁增厚,密度增高;主动脉壁广泛有粥样斑块、溃疡、钙化。

动脉瘤腔:多有偏心性附壁血栓,血栓形态不规则或伴有血栓溃疡形成。有研究认为动脉瘤内血栓即血栓样动脉瘤形成并不会明显减低动脉瘤壁承受的压力,动脉瘤会继续增大。

动脉瘤与近邻关系:与瘤体分界清晰,无粘连征象,瘤体较大时可表现为对周围组织的推压改变。

瘤体有无穿通破裂征兆:如果发现心包、胸腔、腹腔有液体并有增强,证明主动脉瘤有破裂发生。

升主动脉根部瘤合并主动脉瓣关闭不全:升主动脉根部瘤多累及窦部、瓣环及主动脉瓣,造成主动脉瓣关闭不全,此时可伴有左室增大。

(2)多层重组(MPR)或曲面重组(CPR):以不同层面、不同角度重建主动脉及瘤体清楚显示主动脉与动脉瘤的部位、形态、瘤体大小、瘤壁及附壁血栓,为诊断提供重要信息。

(3)容积再现(VR):可以立体显示主动脉瘤部位、大小及其范围,周围组织器官的关系,对手术有重要指导价值。

(三)主动脉瘤CT诊断的评价

1.MDCT是主动脉瘤最佳诊断及随诊方法

主动脉瘤大小的准确测量十分重要,主动脉瘤直径大于6cm,且其瘤壁边缘不整齐、局部变薄、广泛钙化或有造影剂外溢现象,则有主动脉瘤近期破裂的危险性,为治疗提供依据;主动脉瘤直径小于6cm,且无上述破裂征象,可选择3个月、6个月及1年复查,因为主动脉瘤是发展的,据统计每年增大4mm左右。MDCT是最佳随诊方法。

2.MDCT为治疗提供重要信息

主动脉瘤的部位、累及范围及其与主动脉主要分支血管的关系,对指导手术方案制订是十分重要的。

3.MDCT对确定主动脉瘤性质有重要价值

动脉粥样硬化性为最常见,CT可以清晰观察管壁,由于粥样硬化性斑块而使其不规则,且有溃疡及钙化发生,附壁血栓使管壁更加增厚,结合年龄定性诊断并不困难。先天性主动脉瘤有一定特征性,其好发于主动脉弓降部,形成梭形或梭囊状扩张,呈"腊肠样"改变,瘤壁薄,极少见有附壁血栓,可以做出准确鉴别诊断。心血管型马方综合征,多累及升主动脉,结合骨骼系统、眼睛等改变以及家族史,亦可做出准确鉴别诊断。但是上述征象常是相对的。

4.MDCT对主动脉瘤鉴别诊断有重要价值

胸部肿块鉴别诊断,主动脉CTA可以明确做出鉴别诊断。真性动脉瘤与假性动脉瘤鉴别:真性动脉瘤体为主动脉腔的延续呈瘤样扩张,瘤壁与主动脉壁相延续。假性动脉瘤无瘤壁,仅是血肿与周围组织粘连的纤维组织,与主动脉壁不相延续,此血肿若与主动脉腔相通,其中心部位可以显影,外周为大量血栓,瘤体对主动脉真腔构成不同程度压迫而狭窄。

四、假性主动脉瘤

(一)基本知识

假性动脉瘤指主动脉壁破裂,形成血肿,瘤口小、瘤体大,大量附壁血栓,瘤壁为机化的血栓与周围器官组织粘连包绕的纤维组织。如胸主动脉假性动脉瘤与肺组织穿通,患者临床症状可有咳嗽、痰中带血或咯血。

病因及发病机制:假性动脉瘤多见于创伤,如胸部顿挫伤,主动脉弓降部动脉导管韧带及左锁骨下动脉开口附近和升主动脉根部为假性动脉瘤好发部位,与局部解剖特点及力学作用有关。其次为菌病性动脉瘤,即感染性动脉瘤或主动脉手术后局部愈合不良而形成。动脉粥样硬化性穿通性溃疡发生率增加,是中老年人假性动脉瘤重要病因之一。

假性动脉瘤临床表现:主动脉假性动脉瘤患者,临床多有发病诱因,如外伤史、感染史、近期手术史、中老年人长期高血压史等,发病时有剧烈疼痛等症状。查体时偶可触到病变处搏动肿块。

(二)主动脉假性动脉瘤CT诊断

1.CT检查目的

(1)假性动脉瘤发生部位,破口大小。

(2)瘤体大小,有无血腔存在及其大小,附壁血栓量及钙化。

(3)假性动脉瘤累及重要分支血管情况。

(4)如果有胸腔积液(血性)提示假性动脉瘤破裂。

(5)主动脉及周围器官受累情况。

(6)测量必要参数,为手术或介入治疗做准备。

2.主动脉假性动脉瘤CT诊断

(1)横断图像:主动脉增强横断图像是诊断的基础。

瘤体形态:假性动脉瘤瘤体大小不一,不规则,与主动脉连通的瘤腔可见对比剂充盈,极不规则,假性动脉瘤常有"瘤颈",为外穿的破口形成。瘤腔外围是中等密度血肿形成,厚度不一。瘤腔与整个瘤体不成比例,瘤体大,对比剂显示的瘤腔相对小。

好发部位:无一定规律,主动脉弓部及弓降部更易形成假性动脉瘤。①外伤性受力作用;②弓部-弓降部粥样斑块溃疡最多见,受血流动力学影响更易穿通造成;③是感染性动脉瘤好发部位。

主动脉壁:主动脉管壁不完整,可见明确破口;如果主动脉壁广泛有粥样斑块、钙化、溃疡,病原性质提示为动脉粥样硬化。

大量附壁血栓:为出血形成的血肿或血栓机化组织,呈中等密度。

瘤外器官组织关系:瘤外器官组织与瘤体境界不清,表现为主动脉巨大血肿,压迫周围器官组织,如气管、肺、食管,肾脏等,造成器官变形、狭窄、移位。肺组织受侵蚀、压迫,表现肺内实变(积血),气管狭窄、梗阻、肺膨胀不全等。

胸腔或心包腔积液:胸主动脉假性动脉瘤常伴有纵隔、胸腔或心包血性积液,发生血性积液提示假性动脉瘤进展,病死率达50%以上。胸腔积液患者常伴肺组织的膨胀不全。

(2)多层重组(MPR)或曲面重组(CPR):以不同层面不同角度重建主动脉及瘤体清楚显示主动脉与假性动脉瘤的关系、发生部位、形态、瘤体大小、瘤壁及附壁血栓,为诊断与治疗提供重要信息。

(3)容积再现(VR):可以立体显示主动脉假性动脉瘤部位、大小及其范围,周围组织器官的关系,对于手术有重要指导价值。

(三)主动脉假性动脉瘤CT诊断的评价

(1)MDCT是假性动脉瘤诊断最佳方法。

(2)MDCT对确定主动脉瘤性质有重要价值。

外伤性假性动脉瘤:外伤史极为重要,假性动脉瘤的发生有其解剖学特点,是诊断的要点。

感染性动脉瘤:结核病史、败血症史有重要参考价值。

粥样硬化性:中老年人常见,CT可以清晰观察管壁粥样硬化性斑块、钙化及穿通性溃疡,可以提示诊断。

(3)MDCT为治疗提供重要信息。

假性动脉瘤的部位、累及范围及其与周围器官组织的关系，对指导治疗方案选择是十分重要的[包括主动脉腔内隔绝术、手术治疗或联合治疗(hybrid procedure)]。

(4)MDCT对假性动脉瘤鉴别诊断有重要价值。

纵隔肿块鉴别诊断：纵隔肿块与主动脉腔相通的为动脉瘤(包括假性动脉瘤)；肿块无造影剂充盈，未与主动脉腔相通，支持其他占位病变可能，如纵隔肿瘤、纵隔型肺癌等。

真、假性动脉瘤鉴别：根据瘤壁、瘤体显影的特点可以做到鉴别诊断。

(5)MDCT是假性动脉瘤治疗后评价治疗效果、评估预后及随访的重要方法，公认为是诊断"金标准"。

五、主动脉夹层

(一)基本知识

主动脉夹层(aortic dissection)是指各种病因导致主动脉内膜破裂或中膜弹力纤维层病变，血液进入内膜下之中膜内，导致中膜撕裂、剥离形成双腔主动脉，称主动脉夹层。临床根据病变范围和破口位置，分为三型(Debackey分型)：Ⅰ型，破口位于升主动脉，病变累及升、降和(或)腹主动脉；Ⅱ型，破口位于升主动脉，病变仅累及升主动脉；Ⅲ型，破口位于左锁骨下动脉以远，病变只累及降主动脉者，称为Ⅲ甲型，同时累及腹主动脉者称为Ⅲ乙型。

Standford分型法：A型，夹层累及升主动脉者，包括DebakeyⅠ及Ⅱ型；B型，累及降主动脉和(或)腹主动脉，相当于DebakeyⅢ型。

主动脉夹层病因及发病机制：Roberts等认为，高血压特别是恶性高血压、动脉粥样硬化、妊娠、先天性主动脉瓣二瓣症、先天性主动脉缩窄等均可诱发主动脉夹层；高血压是导致此病的一个重要诱发因素。长期以来，人们认为主动脉夹层的发生与主动脉中层黏液性变有关，但Schlatmann TJM等研究认为，上述改变与主动脉老龄过程密切相关，是动脉壁在血流动力学作用下，管壁结构损伤与修复反复交替的结果，中膜病变不是导致主动脉夹层唯一病理基础。

遗传性疾病马方综合征(Marfan's syndrome)存在主动脉壁的中膜囊性坏死，是形成夹层的主要病理基础。其他遗传性疾病如特纳(Turner)综合征、埃-当(Ehlers-Danlos)综合征，也有发生主动脉夹层的趋向。主动脉夹层还易在妊娠期发生，其原因不明，推测妊娠时内分泌变化使主动脉的结构、妊娠高血压血流动力发生改变而易于裂开。有文献报告在40岁前发病的女性中，50%发生于孕期。

(二)主动脉夹层CT诊断

1.CT检查目的

(1)急性主动脉综合征患者确诊检查。

(2)主动脉夹层病变累及范围及分型。

(3)破口位置、数目、出口、范围。

(4)真假腔的判定，真假腔形态及显影情况，假腔内是否有血栓形成。

(5)重要分支血管有否受累，如冠状动脉、头臂动脉、腹腔动脉、肠系膜上动脉及双肾动脉等，起自真腔抑或假腔。

(6)实质脏器有否受累及，主要为缺血性改变。

(7)夹层有无外穿抑或破裂的可能。

2.CT 诊断

(1)横断图像:提供主动脉夹层重要诊断征象,是诊断的基础。

平扫:主要了解胸部及主动脉整体概况,壁钙化的分布及内移情况,有时可以看到主动脉壁-真假腔的密度差,特别是当患者贫血时,尤为明显。

增强扫描:提供主要诊断依据。

主动脉夹层征象:主动脉管腔扩张,内膜片撕裂形成条状充盈缺损,将管腔分割成双腔或多腔。

破口及双腔显示,为分型提供依据:Ⅰ、Ⅱ型破口如在升主动脉根部,内膜片常呈不规则漂浮状,有时难以区别真、假腔。Ⅲ型可以清楚显示破口。如果真、假腔分界明确,真腔受压变窄居内侧,于降主动脉呈螺旋形向下延伸。出口可以是单个或多个,显示不困难。

主要分支血管与夹层的关系:可以显示冠状动脉、头臂动脉、腹腔内脏动脉及髂动脉,起源于真、假腔。受压移位。如果受夹层累及,可见内膜片呈线状充盈缺损自血管开口部伸入内腔。

血栓形成:以假腔多见,无(或部分)对比剂充盈缺损。

主动脉夹层破裂:Ⅰ、Ⅱ型夹层常破入心包,呈现心包积液;破入胸腔,可出现单或双侧胸腔积液。部分病例假腔外穿形成假性动脉瘤并存,以弓部多见。

主动脉夹层与周围器官的关系:心腔、气管、食管及腹腔器官受压移位。

(2)多层重组(MPR):以不同层面不同角度重建主动脉清楚显示主动脉夹层破口发生部位、内膜片形态分布范围、真与假腔大小、主要分支受累情况、附壁血栓以及与周围组织器官的关系,为诊断与治疗提供重要信息。

(3)容积再现(VR):可以立体显示主动脉夹层范围与周围组织器官的关系,但是对腔内观察不如 MPR 直观、明确,对于手术有重要指导价值。

(三)主动脉夹层 CT 诊断的评价

(1)MDCT 具有良好的时间、空间分辨率,容积数据采集,扫描速度快,扫描层厚薄,伪影少,加上工作站的强大图像后处理软件,可为主动脉夹层的诊断提供丰富信息,可显示大血管各个部位的断层像及其与周围组织结构的关系,视野广阔,能够显示全部胸、腹主动脉-髂动脉及主要分支情况,是夹层定性诊断、分型诊断的“金标准”。

(2)MDCT 是“急性主动脉综合征”首选检查方法,对诊断及鉴别诊断有重要价值,指导治疗。

(3)MDCT 非心电门控扫描,升主动脉根部容易产生运动伪影,对夹层诊断带来一定影响,应用中应该引起注意。

六、主动脉壁内血肿

(一)基本知识

壁内血肿(intramural hematoma,IMH)指没有明确内膜片,假腔形成与真腔无直接血流交通。主动脉壁环形或新月形“增厚”>5mm 或>7mm。Krukenberg 等 1920 年首次报道,随后尸检报告证实 IMH 占主动脉夹层的 10%~13.2%。

IMH 的分型国内外沿用主动脉夹层 Standford 或 Debakey 分型。病因与解剖相结合分型有利于临床判断预后。文献报道IMH占急性主动脉综合征10%～30%，其中发生在降主动脉占60%～70%，多发生在具有粥样硬化的老年患者。

病因及病理改变：壁内血肿的原因不清楚。主动脉滋养血管及中膜营养血管的自发破裂、动脉粥样硬化斑块造成内膜断裂使血液渗入血管壁中层、动脉粥样硬化穿通性溃疡均是形成壁内血肿的原因。后者壁内血肿与动脉粥样硬化溃疡相伴。高血压及动脉粥样硬化是最常见的发病因素。Yamada等尸检报告证明，壁内血肿位于中膜与外膜之间，内膜有典型的动脉粥样硬化改变，无内膜破裂。

IMH发病机制尚不清楚，可能与以下因素有关：①主动脉壁内滋养血管破裂；②主动脉壁溃疡至中膜弹力纤维形成血肿，但有作者认为溃疡灶不是IMH的原因，而是早期并发症；③医源或外伤引起。

主动脉壁内血肿转归：文献研究一组随访小于6个月的IMH患者，其中28%可以自然消退，36%进展为主动脉夹层，常为局限性夹层，即有明确内膜片、单破口，不同于典型夹层。另组IMH长期随访研究显示多数IMH自然消退，54%局部溃疡灶进展为真性主动脉瘤或假性动脉瘤；12%演变为典型主动脉夹层。

动脉粥样硬化斑块溃疡是影响预后的一个重要因素。IMH中伴溃疡灶者发生率约为54%。溃疡在升主动脉或主动脉弓、降主动脉近段与降主动脉中远段比较有更明显的恶化过程，可能由于血流动力学及近段主动脉壁内弹力蛋白多有关。

病变主动脉最大直径与预后有相关性，主动脉直径小预后较好。年龄是影响IMH吸收的因素之一。文献报道IMH短期病死率与发病位置有关，降主动脉IMH病死率类似于典型夹层B型，A型IMH变化较大，病死率5%～60%。

(二)主动脉壁内血肿的CT诊断

横断图像：主动脉增强CT横断图像是诊断分析的基础，根据横断扫描可以做出正确诊断。

多层重组(MPR)或曲面重组(CPR)：以不同层面不同角度重建主动脉，显示主动脉壁内血肿的部位、范围、瘤壁厚度、管壁特点、有无外穿可能，为诊断治疗提供重要信息。

容积再现(VR)：可以立体显示主动脉，对壁内血肿诊断帮助不大。

1.直接征象

(1)主动脉壁呈半月状或环状增厚＞5mm，均匀中等密度，无对比剂增强。

(2)无内膜破裂影，无双腔主动脉征象，内膜钙化移位。

(3)累及主动脉升、弓、降部为DebakeyⅠ型，仅累及升部为Ⅱ型，累及降主动脉(包括腹主动脉)为Ⅲ型。Standford分A型相当于DebakeyⅠ或Ⅱ型，B型相当于DebakeyⅢ型。

(4)保守治疗后随访管壁厚度动态变化。

2.间接征象

(1)主动脉壁不规则增厚、溃疡形成。

(2)动脉粥样硬化性改变。

(3)胸腔、心包腔及腹腔积液(血性液体)。

上述改变均不是特异性征象，需要密切结合临床急性胸痛病史才能确定诊断。部分病例可见胸腔积液及心包积液，可以与典型主动脉夹层或真、假性动脉瘤并存。

(三)主动脉壁内血肿 CT 诊断的评价

(1)壁内血肿是急性主动脉综合征之一，属心血管病急症，应引起足够重视，及时诊断是良好预后的关键。CT 可清晰地显示壁内血肿的位置、厚度、累及范围，是一种安全、有效、无创的诊断方法，便于随诊观察。

(2)升主动脉螺旋扫描有明显移动伪影，影响征象分析，应认真评价。

(3)壁内血肿由于无内膜片及内膜破裂，应与大动脉炎、动脉粥样硬化、附壁血栓等引起的主动脉壁增厚的病变相鉴别。密切结合急性胸痛病史是关键。

(4)MDCT 是主动脉壁内血肿治疗后随访的最佳手段，可以观察受累主动脉的恢复情况，主动脉重构的发展趋势，以评估预后。

七、主动脉溃疡

(一)基本知识

1.基本概念

主动脉粥样硬化斑块可发生溃疡，溃疡侵蚀范围、深度不同，可穿隧于主动脉各层。Stanson 首先在 1986 年将穿破中膜弹力板形成的溃疡称为穿通性粥样硬化性溃疡(penetrating atherosclerotic ulcers，PAUs)。笔者认为穿透性溃疡容易被误认为是血管壁的穿通，因此宜用“主动脉粥样硬化性溃疡”(aortic atherosclerotic ulcers)，简称“主动脉溃疡”。当主动脉壁中膜完全穿通(即 CT 表现为外膜下血肿)或主动脉壁完全穿破形成假性动脉瘤的溃疡时称为穿透性溃疡更合适，此时患者常伴血性胸腔、纵隔或心包积液。

临床特点：主动脉溃疡常见于老年男性，多有高血压病史，阜外医院一组患者显示有高血压病史患者占 76.47%。男性占 80.88%，男女之比约 4：1。急性发病者占 68%，活动性溃疡患者常合并主动脉壁内血肿(52%～73%)，主要为临床症状为胸背痛(76%)，其他较少见的症状有声嘶、昏厥等。溃疡-壁内血肿发生的不同部位、不同特点，导致临床症状有所不同。

有报道显示主动脉活动性溃疡患者急诊住院较典型主动脉夹层的预后更差，因为前者主动脉发生穿通概率更高。纵隔、胸腔和心包内有血肿者常提示溃疡已穿通。因而对于有急性症状的患者，应积极治疗。

2.主动脉溃疡灶与壁内血肿(IMH)、夹层及动脉瘤的关系

溃疡的深度、大小与疾病进展与主动脉病变转归及预后有明显的关系。研究表明溃疡在 IMH、夹层和动脉瘤主动脉病变中均可见到。有学者认为溃疡在升主动脉或主动脉弓、降主动脉近段与降主动脉中、远段比较有明显区别，溃疡发病部位之间差异有统计学意义($P<0.01$)。主动脉弓部、降主动脉更易形成溃疡，且活动性溃疡多见。可能由于血流动力学影响及近段主动脉壁内弹力蛋白多有关。

溃疡可造成内膜断裂使血液渗入血管壁形成 IMH，IMH 中伴溃疡灶者发生率约为 54%。文献报道约 52%～73%的穿透性溃疡可以并发 IMH，阜外医院一组研究主动脉溃疡并发 IMH，占 52.94%，与文献报道一致。粥样硬化性溃疡发生 IMH 的概率高，可能由于粥样硬化所致管壁的结构改变有关。

源于溃疡的主动脉夹层常见于有高血压和粥样硬化的老年患者，溃疡通常位于降主动脉，

而B型夹层亦通常发生于有粥样硬化降主动脉的老年患者。溃疡进展而来的夹层因周围动脉壁的纤维化和钙化而较局限，而典型的夹层、IMH往往累及范围广泛。但是一些学者认为粥样硬化不是主动脉夹层的危险因素，粥样硬化的中膜萎缩和继发纤维化可以限制而不是促进血管中膜的剥离。对于粥样硬化引起夹层的原因仍有争议，这有别于主动脉中膜囊性坏死、黏液性变形成的典型夹层(如马方综合征)。

粥样硬化性溃疡与动脉瘤的关系：①溃疡完全穿通主动脉壁形成假性动脉瘤；②浅表、广泛的不规则溃疡多形成真性动脉瘤，可能与主动脉中膜改变有关。粥样硬化性主动脉病变易累及主动脉弓部、降主动脉和肾动脉以远腹主动脉，而主动脉瘤的发生与粥样硬化性溃疡有一定的对应位置关系。

(二)主动脉溃疡的CT诊断

横断图像：主动脉增强CT横断图像是诊断分析的基础，明确溃疡-管壁特点及血管外的病变，根据横断扫描可以做出正确诊断。

多层重组(MPR)或曲面重组(CPR)：以不同层面不同角度重建主动脉，显示主动脉壁溃疡的部位、形态、范围、壁厚度、管壁特点、有无外穿可能，为诊断治疗提供重要信息。

容积再现(VR)：可以立体显示主动脉，对主动脉壁溃疡诊断帮助有限。

1.主动脉溃疡直接征象

(1)主动脉壁“龛影”：对比剂充盈主动脉壁溃疡灶呈“龛影”状嵌入主动脉壁内，形态各异、表现不一，口部有大、小之分；有的无明确颈，有的伴窄颈；体部可呈圆形或沿主动脉长轴分布的椭圆形；底部可光滑或不规则；周围常可见到粥样斑块、钙化灶。

(2)主动脉溃疡形态分类。

根据溃疡形态学特点分为5类：乳头状、半圆形、蘑菇状、杵状、不规则状。

根据溃疡穿凿深度分为浅溃疡、深溃疡：前者为溃疡仅限于中膜以内，后者指溃疡已穿通中膜直抵外膜或外穿。

(3)主动脉溃疡性质分类。

稳定性溃疡：多数为形态较规整、浅溃疡，主动脉壁适度增厚，管腔无外膨胀。

活动性溃疡：多数为形态不规整、深溃疡，主动脉壁明显增厚，并上下延伸，管腔向外膨胀。表明溃疡穿破中膜层已伴发外膜下血肿；如果有胸腔积液(血性)，表明主动脉溃疡已外穿，或预示有破裂可能。

2.主动脉及相关征象

CTA可显示与溃疡有关的主动脉及周围组织改变的特点，其决定于溃疡性质。

(1)“稳定性”溃疡主动脉征象：CT主动脉横断面显示管壁粥样硬化性改变，龛影浅，管壁适度增厚，管腔无或仅轻度膨隆。主动脉除常见动脉粥样硬化所致迂曲扩张外，无特殊变化。

(2)“活动性”溃疡主动脉征象：CT主动脉横断面显示龛影深且不规则，管壁增厚，呈半月形或环形；溃疡完全穿破中膜层常伴发外膜下血肿，增强扫描有对比剂浸入，提示主动脉周围血肿形成。管腔明显膨隆。活动性溃疡常呈乳头状、半圆形、蘑菇状或杵状。如果存在纵隔、胸腔或心包血性积液，提示溃疡外穿。

(3)主动脉溃疡大多发生于弓降主动脉(90%)，大部分弓部溃疡分布在大弯侧或降部的后壁,与病理所见该部位粥样斑块好发相对应,同时该部位的血流动力学特点是重要促发因素;常可见多发溃疡存在。主动脉溃疡相对较少发生于升主动脉。

(三)主动脉溃疡 CT 诊断的评价

(1)主动脉溃疡是主动脉夹层、主动脉壁内血肿、主动脉瘤(真、假性)形成的重要病理基础,应引起足够重视,及时诊断及合理治疗有重要意义。CT 可清晰地显示主动脉溃疡的位置、范围、穿通的可能性,评估危险等级,是一种安全、有效、无创的诊断方法。

(2)MDCT 是主动脉溃疡转归、预后的最佳随访手段和评估方法。

(3)MDCT 是主动脉溃疡治疗保守治疗或介入治疗后随访的最佳手段,公认是“金标准”。

八、主动脉瘤手术、介入治疗后

(一)基本知识

1.临床主动脉病变需要手术治疗的情况主要包括瘤体破裂和(或)对邻近器官的损害

(1)主动脉瘤巨大,有破裂危险,或压迫气管造成呼吸困难者。

(2)升主动脉和(或)根部瘤,引起主动脉瓣关闭不全时(如马方综合征)。

(3)Ⅰ、Ⅱ型主动脉夹层引起冠状动脉、头臂动脉等供血不足,或引起主动脉瓣关闭不全心包积血。

(4)Ⅲ型夹层累及分支引起重要脏器(如肾脏)严重缺血,或引起分支血管及主动脉远端供血不足时。

(5)主动脉瘤,包括真性、假性、壁内血肿、溃疡等已经部分穿壁破裂,应急诊手术治疗(包括介入血管内支架置入术)。

2.主动脉瘤治疗方法

(1)手术治疗:包括主动脉根部带瓣人工血管替换(Bentall 术)、主动脉瘤切除人工血管置换、主动脉保留并人工血管置换、主动脉修补及搭桥等。

(2)介入治疗:主动脉腔内隔离术,即带膜支架植入术,治疗真性或假性动脉瘤、夹层、外穿性壁内血肿、外穿性溃疡等急性主动脉综合征。逐渐形成对主动脉Ⅲ夹层的首选治疗措施,术后 5 年的相关存活率为 96%,而开胸手术为 88%。

(3)Hybrid 治疗方法:手术与介入治疗相结合,治疗复杂病例,如Ⅰ型主动脉夹层的治疗。

主动脉血管移植术后病理改变:术后 24 小时,移植血管的管腔面有纤维素、血小板和红细胞黏附;数天至 2 周,人造血管的外侧形成新的外膜,新外膜增厚、水肿、肉芽组织形成;术后 1 个月,人造血管腔面形成薄层新内膜,宿主的主动脉中膜内平滑肌细胞增生,向内膜生长,并跨越移植血管的两端吻合口,向移植血管腔的表面生长;术后 2～3 个月,移植血管新内膜面变得薄而光滑。新内膜中胶原纤维明显增生和玻璃样变性,偶可发生钙化和骨化。

3.主动脉血管移植术后并发症

(1)移植血管分离和破裂:是由于吻合口缝线断裂、松脱,或由于吻合口附近宿主动脉的无菌性坏死,或由于移植血管本身的退行性变所致。移植血管的破裂,引起出血,形成血肿、假性动脉瘤、局部夹层形成,以及移植血管的局限性扩张和动脉瘤形成。

(2)移植血管阻塞:大多是由于血栓形成所引起。

(3)不完全愈合、感染和血栓形成:移植血管腔内膜未完全内皮化,表面粗糙而易导致血栓形成和感染。

(4)移植血管周围渗出性改变:重者可压迫纵隔组织,心包内渗出液,长期可造成缩窄性心包炎。

4.主动脉腔内隔离术并发症

带膜支架内漏是重要并发症,内漏分为四型:Ⅰ型支架两端贴壁不严形成两端内漏(Ⅰa为近端漏、Ⅰb为远端漏);Ⅱ型为分支动脉反流形成的内漏;Ⅲ型指支架接口间漏;Ⅵ型为带膜支架破裂。

(二)主动脉瘤术后CT随访应用

1.主动脉瘤术后(包括介入治疗)CT检查的目的

(1)术后治疗效果随访。

(2)手术并发症的诊断和治疗方法选择。

已公认CTA是主动脉手术及介入治疗后随访的最佳方法,是诊断的"金标准"。

2.主动脉瘤术后(包括介入治疗)并发症CT诊断

横断图像:是诊断的基础,应该逐层观察。

(1)血管移植术后并发症CT征象。

移植血管吻合口漏:吻合口周围(对比剂)漏出,形成血肿,有术式采用右房耳部作为引流通道,可显示对比剂与右房耳部联通。

移植血管腔内血栓形成:增强扫描显示移植血管腔内充盈缺损。

移植血管闭塞:未见血管显影。

移植血管周围水肿:仅见人血管周围中等密度影包绕(CT值多为>50Hu),无对比剂渗入,为术后反应。

其他征象:心包积液、胸腔积液、腹膜后血肿等。

(2)主动脉腔内隔离术并发症征象。

带膜支架置入未膨胀:介入治疗失败。

带膜支架内漏:Ⅰ型,支架两端贴壁不严形成对比剂从两端漏入瘤腔(Ⅰa为近端漏、Ⅰb为远端漏)。Ⅱ型,为分支动脉反流形成的内漏。常见腹主动脉瘤腔内隔离术后,腰动脉反流入瘤腔造成内漏。Ⅲ型,指支架接口间漏。支架衔接不良,衔接口对比剂外溢入瘤腔。Ⅳ型,为带膜支架破裂。可以发生于支架任何部位,对比剂溢入瘤腔。

(三)主动脉瘤术后CT随访评价

(1)MDCT是主动脉瘤术后(包括介入治疗)随访的重要方法,可以定期评价预后。

(2)MDCT是手术/介入治疗后并发症诊断的"金标准"。

九、主动脉手术右房耳分流的CT诊断

(一)基本知识

主动脉根窦部手术由于位置特殊及术中对患者降温、降压,关胸前很难发现潜在的吻合口渗血,文献报道该术后5%~10%的患者常不能有效止血而死亡。1978年Cabrol等首次提出右心房分流术的概念,通过自体血液的回收减少术后出血及二次开胸的概率而取得了良好的

临床效果。随着该技术不断改良发展，主动脉根窦部手术患者常规采用右心房耳造口术引流，将吻合口周围异常渗漏血液引入右心房。

当主动脉根窦部手术吻合口无渗血或少量渗血时，右心房与主动脉根窦部之间无明显压力阶差，右心房耳人工造口常可自然愈合。但是当瓣周漏、吻合口漏较大，致根窦部较多渗血时，此时右心房耳口与主动脉根窦部间的渗血压力阶差增大，血液由高压区的根窦部经人工造口流入低压区的右心房耳，形成左向右分流血流动力学效果。

右心房耳分流术对根窦部吻合口渗血者进行了人为减压，减少了渗血致根窦部压力异常增高而产生的急、慢性症状；也是对吻合口渗血的自体回收措施，减少了因二次开胸手术给患者带来的痛苦。

(二)主动脉术后右房耳分流的 CT 诊断

横断图像：增强 CT 横断图像是诊断的主要基础。

多层重组(MPR)：以不同层厚不同角度重组右房耳部分流局部解剖，对术后主动脉根部漏的位置、大小与周围器官的关系显示清楚，为治疗提供重要信息。

容积再现(VR)：直观、立体显示术后主动脉根部漏及右房耳部分流的整体形态及其与心脏整体关系。

1.主动脉术后右房耳分流的 CT 征象

(1)主要征象：主动脉根部手术正常情况下吻合口周围为环形均匀低密度影(主要与组织反应有关)，无高密度对比剂外溢影。右心房耳分流时因吻合口渗血，CT 表现为根窦部周围低密度影内可见异常高密度对比剂影且与右心房耳人造口相通。

(2)主动脉术后右房耳残余分流程度。

Ⅰ度：少量右心房耳分流征象：根窦部周围低密度影内呈条、线状高密度对比剂影与右心房耳之间相通，主动脉根部吻合口多为单个渗血点，高密度对比剂回流入的右心房耳口径线小于 3mm。

Ⅱ度：中量右心房耳分流征象：根窦部周围片状、半月形高密度对比剂影与右心房耳之间相通，主动脉根部吻合口可为单个或多个渗血处，高密度对比剂回流入的右心房耳口径线在 3～15mm 之间。

Ⅲ度：大量右心房耳分流征象：根窦部周围呈大片状、新月状、花瓣状高密度对比剂影与右心房耳之间相通，主动脉根部吻合口可为单个或多个渗血处，高密度对比剂回流入的右心房耳口径线≥15mm。

(三)主动脉术后右房耳分流 CT 诊断的临床意义

(1)少到中量右心房耳分流特征考虑多与外科缝线有直接关系，由于渗血较少，无明显血流动力学意义，患者多无临床症状及体征，随访中大部分患者右心房耳分流征象仍存在，外科多不做进一步处理，但是应该定期观察。

(2)大量主动脉根窦部吻合口渗血，右心房耳分流明确，可能与动脉壁病理组织特性有关或与手术技术、方式有关。由于主动脉根窦部高压区与右心房耳部低压区之间的压力阶差以及缝合线附近管壁的退行性变化，吻合口渗血点常难以自行闭合，持续的异常分流必将加重心脏负荷引起相应的临床症状，是外科进一步处理的参考征象。

(四)主动脉术后右房耳分流CT诊断的评价

(1)国内外学者普遍认为CT是主动脉病变术前、术后诊断检查的“金标准”，因而对于主动脉根窦部手术右心房耳分流患者术后近期应做常规CT检查，作为基础档案保存，以备今后对比。

(2)对已确定有明确右心房耳部分流，特别是中量以上分流的患者，应定期行CT检查，及时了解分流情况，观察是否存在心脏负荷逐渐增重(如右心增大、肺动脉高压)，对患者远期预后评估及进一步治疗有重要价值。

十、CT在主动脉瘤诊断应用评价

(1)MDCT是主动脉瘤、主动脉夹层定性诊断及分型的“金标准”。

(2)MDCT可以清晰显示主动脉壁，对动脉壁病变特性、溃疡形成、壁内血肿的检出有特殊价值，是最佳影像学诊断检查方法。

(3)MDCT征象可以为治疗适应证及治疗方法学选择提供依据。

(4)MDCT是手术治疗、介入治疗术后随访、预后评价“金标准”。

(5)MDCT是“急性胸痛”“急性主动脉综合征”绿色通道首选影像学检查方法。

第四节　其他主动脉疾患

一、马方综合征

(一)基本知识

马方综合征(Marfan's syndrome，MS)是一种常染色体显性遗传性结缔组织疾患，文献报道马方综合征发病率为1/10000～2/10000，约2/3患者的父母也曾患病，30%～60%的累及心血管系统。典型者包括下列3个方面病变。

1.肌肉骨骼系统

表现为肢体细长，蜘蛛指趾、韧带松弛、脊柱侧弯以及漏斗胸等。

2.眼

晶体脱位或半脱位为其典型变化，临床表现为高度近视。

3.心血管系统

升主动脉扩张或动脉瘤形成(主要累及升主动脉根部、主动脉瓣环和窦部)，可并发主动脉瓣关闭不全或主动脉夹层。有报告本病可累及二尖瓣及腱索黏液瘤样病变，而发生二尖瓣关闭不全。亦可并存其他先天性心血管畸形。95%的患者死于心血管系统病变：主动脉夹层、破裂和充血性心力衰竭。

马方综合征心血管系统的病理改变是主动脉中层的囊性坏死，中层弹力纤维断裂、黏液瘤样变和囊肿形成。平滑肌排列不规则、增生，外膜可有不同程度纤维化，最常见于主动脉瓣环至无名动脉开口部的升主动脉近端部分，严重者累及主动脉全层。主动脉瓣环的扩大、窦瘤或升主动脉夹层可引起或加重主动脉瓣关闭不全。二尖瓣及腱索黏液瘤样病变是发生二尖瓣关闭不全的病理基础。

本病多见于青壮年，偶可在儿童期发病或至老年始被发现，有家族史。典型马方综合征有上述肌肉骨骼、眼和心血管系统改变。只有心血管系统改变者，称为心血管型(顿挫型)马方综合征，临床表现取决于有无主动脉瓣关闭不全及其程度，严重者引起左心衰竭，部分病例有心绞痛症状。升主动脉瘤样扩张可无症状，部分病例突发剧烈胸痛，应警惕主动脉夹层发生，夹层破裂是猝死的主要原因之一。X线片可发现主动脉根部瘤样扩张，左心室扩大，反映有主动脉瓣关闭不全；双手掌骨指数增大。心脏多普勒超声可做出主动脉瓣关闭不全的定性及定量诊断。

(二)马方综合征“心血管”型CT诊断

1.横断图像

增强CT横断图像是诊断的基础。由于马方综合征“心血管”型主要累及升主动脉，因而非心电门控螺旋扫描中主动脉根部移动伪影明显，影响诊断。因此，推荐心电门控扫描(包括前瞻性或回顾性心电门控扫描)，其意义如下：①心电门控扫描可以解决扫描中升主动脉根部的移动伪影，对根部夹层的检出有重要意义。②合并主动脉瓣关闭不全时，回顾性心电门控扫描可以动态观察左心室，对心功能定量分析，因而能评估左心功能、主动脉瓣关闭不全的存在及其程度。

(1)升主动脉扩张：有2种表现。

升主动脉根部瘤。病变累及主动脉窦部及瓣环呈“洋葱头”样根部瘤，升主动脉以远段扩张相对并不严重。由于巨大窦瘤可造成冠状动脉近心段推压移位，以右冠状动脉为著，发生心肌缺血。

升主动脉梭形瘤样扩张：以升主动脉为主的瘤样扩张，可以波及弓部或延伸以远主动脉。

(2)累及其他血管：头臂动脉、降主动脉、腹主动脉可能受累及，表现为血管扩张性改变，应予以逐层分析。罕见中心肺动脉受累及，呈瘤样扩张。

(3)主动脉瓣关闭不全：CT无法直接观察反流征象，但可以检出间接征象；主动脉瓣环扩大和左心室腔的明显扩大。

(4)马方综合征严重并发症的检出。

主动脉夹层：主动脉根部断面见到不规则线状充盈缺损，为合并主动脉夹层的重要征象，如线状充盈缺损伸入冠状动脉口，是夹层波及冠状动脉的直接征象。

心包积液、胸腔积液：对主动脉夹层CT检出心包(血性)积液和(或)胸腔(血性)积液提示夹层破裂可能。

左心室扩大，肺水肿：提示左心功能不全。

肺动脉扩张夹层：罕见马方综合征主动脉扩张的同时主肺动脉高度扩张，并可以发生夹层。

2.多层重组(MPR)

不同层面不同角度重组主动脉，可以观察主动脉瘤样扩张形态，累及部位，腔内有否内膜片形成以及左心室扩大情况。

3.容积再现(VR)

直观显示马方综合征主动脉的立体征象,主要分支动脉受累情况,有否合并主动脉夹层,对手术有重要意义。

(三)马方综合征"心血管"型CT诊断的评价

(1)MDCT可以显示马方综合征"心血管"型病理解剖改变,检出受累血管,对并发主动脉夹层、肺动脉夹层形成的检出有重要价值。

(2)MDCT对马方综合征"心血管"型诊断除主动脉病变外,尚要结合骨骼系统、眼睛损害和(或)家族史其中一项方可以确诊。仅有心血管系统病变,诊断应慎重,需与其他病因引起的升主动脉瘤相鉴别。

(3)MDCT对急性主动脉综合征做出正确鉴别诊断,可以检出马方综合征"心血管"型发生主动脉夹层及提示夹层破裂可能,对指导治疗有重要价值。

二、大动脉炎

(一)基本知识

大动脉炎(Takayasu's arteritis)是一种慢性、非特异性病变,主要累及主动脉及主要分支以及肺动脉,少数可累及冠状动脉。又称无脉症、主动脉弓综合征、闭塞性增生性主动脉炎等,临床以年轻尤以女性为多见。1908年由日本的眼科医生Takayasu(高安)首先报道。

病因及病理改变:本病病因未明,多认为是一种自身免疫性疾病,部分患者存在较高水平IgG,血浆中可检出抗主动脉抗体。大动脉炎病变早期仅表现为主动脉壁的增厚,多累及胸主动脉,头臂动脉分支,内脏动脉如肾动脉、肺动脉、腹腔动脉、肠系膜动脉、冠状动脉等;累及升主动脉大动脉炎可以侵犯主动脉窦及瓣叶,瓣叶黏液样变、炎性细胞浸润、增厚、水肿、脱垂、穿孔。波及冠状动脉,开口部-近心段管壁增厚、狭窄-闭塞、钙化,可呈弥散性或局限性发生,少数动脉瘤形成。

镜下所见:主动脉内膜早期平滑肌细胞和基质增多,出现纤维素样坏死,中膜的肉芽组织侵入内膜,弹力板发生断裂、水肿和消失。晚期内膜发生纤维化,透明性变,可并发溃疡、钙化和血栓形成。主动脉中膜的病变最突出,急性期中层有大量炎性细胞,如淋巴细胞、浆细胞及单核细胞浸润;后期局部大量肉芽组织增生,导致中层广泛的纤维结缔组织瘢痕形成,玻璃样变,管壁因之极度变硬,管腔变窄。主动脉外膜同样发生炎细胞浸润,继而增生肥厚,最后发生纤维化。

大动脉炎动脉壁不同阶段病理有所不同。活动期:内膜大量纤维化,中膜及外膜肉芽组织形成,含有新生毛细血管及大量黏液样变性。非活动期:血管壁内膜纤维化,外膜纤维化,营养血管闭塞,中膜萎缩、破坏以及钙化。

正常主动脉壁及大动脉炎主动脉壁病理对照研究,显示大动脉炎主动脉壁高度增厚,是正常主动脉壁的4～5倍,尤以内膜及外膜为著。

临床表现:本病发展缓慢,病程长者可达20年或更长,临床多见于年轻女性,男女之比约1∶10。因受累动脉不同,临床引起不同症状。根据Lupi-Herrea分四型,头臂型(Ⅰ型)、胸腹主动脉型(Ⅱ型)、广泛型(Ⅲ型)、肺动脉型(Ⅳ型)。根据我们一组研究报告,提出第五型,增加“升主动脉”型(Ⅴ型)。

1.“头臂动脉”型(上肢无脉症)

病变累及主动脉弓、头臂动脉、颈动脉、锁骨下动脉等,引起上肢及头部缺血、无脉、疼痛甚至麻木。

2.“胸腹主动脉”型(下肢无脉症)

降主动脉及腹主动脉受累,病变累及肾动脉、髂动脉等,造成下肢供血不足、间歇性跛行、下肢血压下降、脉搏消失。

3.“广泛”型

主动脉及其主要分支广泛受累及,是头臂动脉型与胸腹主动脉型联合存在。动脉狭窄与瘤样扩张性病变并存。无脉与高血压可以同时存在。

4.“肺动脉”型

可以单独累及肺动脉,或与上述各型并存,可以继发肺动脉高压、右心功能不全。

5.“升主动脉”型

病变累及升主动脉及主动脉根部,同时累及主动脉瓣及冠状动脉。发生关闭不全,心绞痛。继发左心室扩大。重症者主动脉瓣或冠状动脉需要手术治疗。

(二)大动脉炎CT诊断

1.横断图像

增强CT横断图像是大动脉炎诊断的基础。

(1)动脉壁增厚:呈环形增厚≥3mm,可见增厚为7mm者,为早期或活动期大动脉炎特征性表现。大动脉炎侵及主动脉全层,病变呈连续性侵犯一段主动脉,而非“跳跃式”发展。受累主动脉表现为主动脉壁较均匀规则的增厚。环形增厚可以见到呈“双层密度”特点:“内环”指主动脉内膜面因黏液样或凝胶状水肿,呈现低密度;“外环”指主动脉中膜和外膜因血管增生等炎性改变,增强扫描时呈现较高密度。

(2)管腔狭窄、闭塞:可发生于大动脉炎各时期,但多为中晚期病变,主动脉及其分支管腔不同程度的狭窄,多为向心性狭窄,呈局限性、节段性或长段性;由于狭窄程度不均,而成串珠样。严重者可完全闭塞。

(3)管壁钙化:呈斑片状或条状,可以断续包绕管腔一周,多为晚期病变。

(4)动脉扩张或动脉瘤形成:大动脉炎可以累及主动脉或主要分支血管成梭形瘤样扩张,或梭囊状动脉瘤;并存瘤壁钙化,腔内可有附壁血栓形成。当发现升主动脉扩张时,应注意主动脉瓣及冠状动脉是否受累及。

(5)动脉壁夹层:少见,可发生于主动脉扩张或动脉瘤样病变,形成双腔主动脉。

(6)累及范围:主要累及主动脉及其主要分支,头臂动脉、腹腔干、肠系膜上动脉、肾动脉及髂动脉,此外,肺动脉受累占50%,冠状动脉亦可累及。

(7)继发改变:左心室增大,主要继发于高血压。

2.容积再现(MPR)

以不同层厚不同角度重组主动脉及其主要分支图像,管壁增厚,管腔狭窄,可以显示累及范围、程度,对诊断及分型有重要价值。

3.容积再现(VR)

可以立体显示主动脉及其主要分支情况,可以显示累及范围,对诊断及分型有重要价值。

(三)大动脉炎分型CT征象

1."头臂动脉"型

病变主要累及主动脉弓、头臂动脉、颈动脉、锁骨下动脉,管壁呈环形增厚,向心性狭窄或闭塞,不规则钙化,构成大动脉炎"头臂动脉"型的影像学基础,是临床上肢无脉症影像学诊断根据。

2."胸腹主动脉"型

病变主要累及降主动脉及腹主动脉,动脉壁环状增厚,向心性狭窄或闭塞,不规则钙化,也可见扩张性病变并存;同时累及肾动脉、腹腔干、肠系膜上动脉、髂动脉等呈狭窄或闭塞、动脉瘤及钙化,构成大动脉炎"胸腹主动脉"型的影像学基础。是临床下肢无脉症影像学诊断根据。

3."广泛型"

主动脉及其主要分支广泛受累及,是"头臂动脉"型与"胸腹主动脉"型联合存在。动脉狭窄与瘤样扩张性病变并存。不包括肺动脉受累、升主动脉及主动脉瓣受累病例。

4."肺动脉"型

肺动脉主干、肺叶及段分支均可受累,管壁呈环状增厚,管腔多为向心性狭窄;外围分支可呈串珠样狭窄与狭窄后扩张并存;或管腔长段纤细、闭塞;缺支;罕见肺动脉瘤形成。两侧均可受累,以右肺动脉特别是右上肺叶动脉受累为多见占60%～80%。

如果累及超过一定范围,可以继发肺动脉高压,表现为肺动脉主干扩张,右心室壁肥厚,右心房室增大。构成大动脉炎"肺动脉受累"型的影像学基础。是临床肺血管病肺动脉高压影像学诊断根据。

5."升主动脉"型

此型大动脉炎累及升主动脉及主动脉根部,表现为升主动脉及主动脉窦壁增厚,管腔扩张,可形成(梭形)动脉瘤,内壁光滑,呈波浪形;主动脉瓣受累及产生关闭不全,左心室增大。此时应该仔细观察冠状动脉有否受累。

冠状动脉受累,CT征象如下。

(1)冠状动脉开口部-近心段管壁增厚、狭窄-闭塞、钙化。

(2)弥散性或局限性管腔狭窄-闭塞。

(3)动脉瘤形成。以第一种为多见。

(四)大动脉炎CT诊断的评价

(1)CT可以清晰显示动脉壁增厚,反映其病理基础,可以做到定量分析管腔狭窄或扩张程度。Yamada一组对照研究,CT检出大动脉炎血管病变敏感性93%,特异性98%,为临床诊断与治疗提供依据。

(2)CT对大动脉炎分型诊断有重要价值。影像学是大动脉炎临床诊断分型的重要基础,而CT有重要价值。这对临床诊断、治疗以及预后有重要意义。

(3)CT检查对"肺动脉"型诊断有明显优势,一次性增强检查,可以兼顾肺动脉及主动脉诊断，是有创性血管造影所不能比拟的。

(4)“升主动脉”型大动脉炎，值得引起注意，检出主动脉瓣及冠状动脉对于指导治疗有重要意义。

三、白塞病心血管损害

(一)基本知识

白塞综合征(Behcet's disease，白塞病)是一种不明原因的慢性全身性疾病，发病率在我国约为1/10000。此病可累及皮肤、黏膜、眼、胃肠、关节、心血管、泌尿、神经等。典型表现有反复性口腔溃疡、阴部溃疡和眼葡萄膜炎组成眼、口、生殖器三联征。白塞病的国际诊断标准如下。

(1)反复性口腔溃疡。

(2)复发性生殖器溃疡。

(3)眼病，包括葡萄膜炎、角膜溃疡、前房积脓等。

(4)皮肤病变，包括结节性红斑、毛囊炎、痤疮样皮炎等。

(5)针刺反应阳性。

白塞病累及心血管是患者死亡的主要原因之一，占7%～29%，可以直接侵犯主动脉及其主要分支，包括冠状动脉，以淋巴细胞、浆细胞浸润，弹力纤维破坏动脉炎为特点；临床表现多样性，其中血栓性静脉炎高达46.1%，动脉病变占8.7%，腹主动脉瘤占动脉病变发生率的28%，主动脉弓部瘤和升主动脉瘤较少见。动脉瘤发生以假性动脉瘤为常见，以多发性、游走性、反复性为特点。

累及心脏可以侵犯心内膜、瓣膜、心肌及传导组织。主要为主动脉瓣和二尖瓣受累，引起主动脉瓣脱垂占5%，二尖瓣脱垂占25%，房间隔瘤占31%；房间隔瘤可以继发血栓形成，尤其房间隔瘤和二尖瓣脱垂时可能增加脑栓塞的发生概率。

(二)白塞病血管病变CT征象

1.横断图像

增强CT横断图像是诊断基础。

(1)动脉瘤形成：瘤壁呈血管炎改变，好发主动脉及其主要分支，真性或假性动脉瘤均可发生，附壁血栓形成。亦有报道主动脉无窦穿孔形成右房瘘。瘤样扩张占48%。假性动脉瘤为常见，以多发性、游走性、反复性为特点。动脉瘤破裂常是主要死亡原因。

由于白塞病血管瘤CT无特异性表现，术后病理亦缺少特异性，本病的临床诊断是关键，尤其因患者年龄、发病部位和动脉瘤的多发性、游走性、反复性的特点，应考虑本病诊断的可能。临床-实验室检查起到重要作用。

(2)血管闭塞改变：血管炎继发血栓形成或假性动脉瘤引发远端血管闭塞。肺循环及体循环均可受累，引起相应部位的临床症状。

(3)肺动脉瘤、肺栓塞或肺血管闭塞：肺动脉病变病理基础为血管炎，可呈坏死样改变，肺血管结构破坏。①中心肺动脉局部膨出形成瘤样扩张或动脉瘤形成，肺动脉瘤发病率为0.7%～1%；②外围分支(段级)动脉瘤形成，继发肺栓塞，肺血管闭塞，导致肺动脉高压；③假性动脉瘤形成，肺内出现，多发性、游走性、反复性为其特点。临床表现为无症状的肺内出血、咯血。

(4)血栓性静脉炎：CT要采用静脉检查序列进行检查，主要表现为血栓性静脉炎。

2.层重组(MPR)

以不同层面不同角度重组血管影像,观察病变累及范围及特点,对诊断有重要意义。

3.容积再现(VR)

可以直观显示血管病变及与周围器官的关系,对指导治疗有重要价值。

(三)CT在检出白塞病心血管损害的评价

(1)CT可以检出白塞病心血管损害,特别是血管病变。但是,由于白塞病心血管损害CT无特异性表现,病原诊断应该密切结合临床-实验室检查结果,以便做出正确诊断与鉴别诊断。

(2)假性动脉瘤存在多发性、游走性、反复性特点时,提示本病的可能性,临床做相应实验室检查,以尽早确诊。

(3)CT对白塞病治疗后随访有重要意义。①保守治疗者,可以随访动脉瘤的发生、发展变化情况。②手术治疗者,易复发,换瓣者易发生瓣周漏。主动脉置换术易发生吻合口漏(约25%),CT可以准确地检出。

因此,白塞病累及心血管系统时无创CTA检查有助于检出心血管的病变,有利于动态观察病变的进展,而且亦是患者术后随访的重要检查手段。已被公认CTA检查为最实用的检查手段。

四、川崎病

(一)基本知识

川崎病(Kawasaki disease)又称结膜皮肤淋巴结综合征,是一种原因不明的急性发热性疾病,患者多为婴幼儿、少年期发病,其中80%为4岁以下婴幼儿。该病主要病理改变是全身中、小动脉坏死性血管炎。临床特征为持续高烧5天以上,眼结膜及口咽部充血、草莓舌、手足发红、肢体肿胀、指尖脱屑和颈部淋巴结肿大。本病急性期表现为心肌炎、心包炎、心瓣膜炎和冠状动脉炎。发病时冠状动脉血管壁各层均有炎性细胞浸润,易发生扩张性改变,动脉瘤形成,及瘤内血栓形成。急性期后,10%~20%患儿遗留冠状动脉血管瘤,好发于左右冠状动脉近心段及分叉部,其中约半数可在1~1.5年内逐渐消失,冠状动脉瘤持续存在着,可同时伴有冠状动脉弥散性瘢痕性狭窄或闭塞。上述病变是恢复期或后期出现心肌缺血的主要原因。此外,心瓣膜炎导致二尖瓣和(或)主动脉瓣关闭不全,可引起或加重心肌缺血。

(二)川崎病CT诊断

1.横断图像

川崎病CT诊断检查主要针对冠状动脉,CT冠状动脉检查应采用心电门控扫描(前瞻性或回顾性心电门控扫描),小儿检查推荐应用双源螺旋CT Flash序列,成功率高,而且辐射剂量低。

(1)冠状动脉瘤形成:左右冠状动脉近-中段动脉瘤形成,梭囊状、囊状或柱状扩张,与狭窄并存,形成串珠样;瘤内附壁血栓形成,瘤壁不规则钙化。管腔可以闭塞。

(2)其他血管病变:川崎病可以累及其他血管,包括头臂动脉,呈现瘤样扩张或狭窄病变。

(3)左心室扩大:心肌呈现低密度灶,提示缺血性改变。早期可能见到心包积液。

2.曲面重组(CPR)或多层重组(MPR)

对受累冠状动脉进行分析,进一步显示受累血管病变特点,动脉瘤位置、大小、瘤腔附壁血栓情况，对狭窄-闭塞可以明确显示。对诊断有重大意义。

3.容积再现(VR)

可以直观显示冠状动脉立体情况，对进一步诊断与治疗有帮助。

五、动脉硬化性闭塞症

(一)基本知识

动脉硬化闭塞症(arteriosclerosis obliterans，ASO)主要系因腹主动脉下段及下肢的大、中型动脉硬化、斑块堆积、内膜增厚所引起的相应部位狭窄、闭塞。患者表现为下肢发冷、麻木、疼痛、间歇性跛行以及趾或足发生溃疡或坏疽。出现间跛提示有1～2个节段的动脉闭塞，而静息痛或肢端坏疽提示有多个节段的动脉闭塞。

对任何有突发的双下肢神经性功能障碍的患者均应考虑到有大血管闭塞的可能，尤其当影像学对脊髓的检查未见异常而同时伴双侧股动脉搏动消失时，应特别注意鉴别腹主动脉有无病变。急性肾下腹主动脉闭塞的典型表现为突发性双下肢疼痛、苍白、麻木、运动障碍及股以下动脉搏动消失。当闭塞部位较高时，可导致脊髓缺血性改变，患者可表现轻度的下肢感觉异常甚至明显的截瘫。急性腹主动脉闭塞所引起的这种神经症状乃重度的缺血性神经病变，及时的血循环重建后，此功能障碍是可逆转的。只要生命体征平稳，应尽早实施手术重新建立血循环。本病真正的发病因素尚未完全清楚，多认为病因是多源性的，与性别、年龄、感染、并发症、脂代谢异常等因素有关。ASO多见于40岁以上的中老年人，男性多于女性。男性患者可合并性功能障碍。R Lerieche在1923年第1次报告称Lerieche综合征。临床上分3型：

Ⅰ型，病变局限于腹主动脉下段和双侧髂总动脉，约10%。

Ⅱ型，病变已向远端累及髂内、外动脉和股总动脉，约25%。

Ⅲ型，病变累及到腹股沟以下动脉，约65%。

按缺血对肢体活力的影响分为以下2型。

功能性缺血：患者仅表现间歇性跛行，需与之鉴别的有Buerger病、腘动脉窘迫综合征、腘动脉外膜囊性病、慢性筋膜室综合征及神经源性间歇性跛行。

濒临失活的缺血(critical limbischemia，CLI)：诊断应具备以下2项中的1项：①静息痛持续超过2周，需定期药物止痛；②踝部收缩压≤50mmHg，或趾收缩压≤30mmHg，肢端溃疡或坏死。

值得提出的是踝/肱指数的测定对诊断、治疗和随访均有意义。

(二)动脉硬化性闭塞症的CT诊断

1.横断图像

主动脉增强横断扫描范围从头臂血管至股动脉全程。是诊断基础，应该逐层分析。

(1)腹主动脉动脉硬化改变：动脉硬化斑块致管壁不规则增厚、钙化、溃疡、附壁血栓，管腔狭窄，迂曲，可以定量测量管腔径。

(2)腹主动脉闭塞：管腔不同程度狭窄致闭塞，闭塞端不规则，有呈“杵状”“鸟嘴状”或“鼠尾状”。腔内血栓形成，闭塞水平不一。

(3)髂动脉狭窄-闭塞：腔内血栓形成，管壁钙化。

(4)股动脉-腘动脉狭窄-闭塞。

(5)侧支循环形成。

2.多层重组(MPR)

可以有目的地分析一支“目标”血管的受累情况:累及范围、病变特点、狭窄程度、管壁及管腔内血栓情况。是定性及定量诊断有意义重建方法。

3.容积再现(VR)

立体显示主动脉及主要分支受累范围、形态。效果同主动脉造影,有利于外科手术参考,满足教学查房的需要。

腹主动脉-外周血管三维重建有助于动脉硬化性闭塞症分型:

Ⅰ型,病变局限于腹主动脉下段和双侧髂总动脉,股总动脉-股深动脉、股浅动脉-腘动脉可以借侧支循环显影。

Ⅱ型,病变已累及髂内、外动脉和股总动脉,股深动脉、股浅动脉-腘动脉可以借侧支循环显影。

Ⅲ型,病变累及到腹股沟以下动脉。外围血管未见显影。

六、CT在主动脉疾患诊断应用评价

(1)MDCT可以清晰显示动脉壁,对动脉壁病变、管腔改变的特点检出有重要价值,有助于对主动脉疾患定性诊断提供有意义信息。但是CT征象尚缺乏特异性,因此,诊断要密切结合临床及实验室检查。

(2)CT可以同时观察体动脉、体静脉及肺动脉,因此对诊断可以提供更多信息。例如大动脉炎在检出体动脉病变的同时,可以兼顾肺动脉,检出“肺动脉型”大动脉炎。Yamada一组对照研究,CT检出大动脉炎血管病变敏感性93%,特异性98%,为临床诊断与治疗提供依据。

(3)MDCT征象可以为治疗适应证及治疗方法学选择提供依据。

(4)MDCT是动脉疾患治疗后随访、预后评价最佳无创检查方法,被认为是“金标准”。

第五节　心包疾患

一、基本知识

(一)心包解剖

心包为一近似圆锥形的盲囊,包裹心脏及各大血管根部。其上界略高于心脏,底部附着于膈面中心腱及其左侧部膈肌,但仅小部分与中心腱融合。心包可分成纤维心包层及浆膜心包层。纤维心包层为外层,坚韧,其顶端与大血管根部外膜相延续。浆膜心包层为内层,薄而湿润,又可分成壁、脏两层:心包壁层紧贴纤维心包层内面,于心包上方及后方折返至心脏表面,与心外膜相延续,即心包脏层。壁、脏两层心包间的封闭腔隙为心包腔,正常时即可含有少量浆液(20～25mL),起润滑作用。主动脉升部、肺动脉干后方与上腔静脉、左房间有心包横窦;左房后、肺静脉根部与腔静脉根部间可见心包斜窦。在心后区,由于脏层心包在肺静脉入左房水平以下反折游行于壁层心包,故左房大部无心包覆盖。

在CT图像上,心包在低密度的纵隔及心外膜脂肪层的衬托下,显示得十分清晰,为一光滑的细线形,厚度多在1～2mm,最厚不超过3mm。右室前缘处因接近膈中心腱区,心包可较

厚。一般来说，腹侧心包由于脂肪层较厚而显示得比较清晰，而某些部位（如左室侧壁处）由于脂肪较少，心包观察有时受限。

心包检查包括平扫及增强扫描。平扫可观察有无心包增厚、钙化、积液，病因诊断需结合其他检查结果；增强扫描可观察心脏形态，如心房、室大小，有无心室变形等，以心电门控扫描对心包形态的观察更有利，但会增加辐射剂量。

(二)CT 扫描方法

1.扫描范围

常规从气管分叉到膈肌，必要时可从肺尖到膈肌。

2.扫描主要参数

平扫：以 64 排 VCT 为例，电压 120kV，电流 300mA，螺距为 0.516，准直器宽度为 5mm，重建层厚为 1.25mm，机架转速 0.4 秒/圈。

增强扫描：电压 120kV，电流 450mA，机架转速 0.35 秒/圈，螺距为 0.18～0.22，采用心电门控触发扫描。准直器宽度为 0.625mm，重建层厚 0.625mm。

3.对比剂应用

水溶性非离子型碘对比剂，浓度 350～370mgI/mL，采用单筒高压注射器，流率为 4.5～5.0mL/s，总量为 70～90mL。参考心脏增强扫描。

二、心包积液

(一)基本知识

正常情况下，心包内即可含有少量（20～30mL）液体，起润滑作用。当因各种原因致心包内液体含量增多时，即产生心包积液。其致病因素较多，归纳起来可有以下几类。

(1)心包炎，包括各种病因引起的急、慢性心包炎。

(2)心力衰竭，右心功能不全。

(3)肾衰竭。

(4)心包肿瘤，特别是恶性肿瘤及其他肿瘤的心包转移。

(5)心包淋巴回流受阻。

(6)心脏创伤、动脉瘤破裂等所致的心包积血。

(7)心脏手术后（心包切开综合征）。

由于心包囊弹性很大，可以逐渐扩张适应 2000～3000mL 的液体，因此当积液量很少或液体在心包代偿范围内持续缓慢增长时，心包内压力可不高或仅轻度增高，对血液循环系统可无明显影响。但如果积液增长迅速（包括少量积液）或积液量很大超过心包代偿限度，就可引起心包内压力迅速或持续缓慢地升高，最终导致心脏压塞。一般认为，心包内压力大于 1.33Pa (10mmHg)即可发生心脏压塞。这时一方面心室舒张受限，心搏出量下降；另一方面体静脉血向右心回流受阻，体静脉压力升高。一般情况下，肺静脉回流较少受影响，但在急性心脏压塞时，由于左室舒张受限、左房内压力在短时间内急剧升高，亦可出现肺静脉回流障碍。

(二)心包积液 CT 诊断

1.横断图像

包括平扫及增强扫描，可以做出正确诊断。

(1)心包腔内液性密度区:为心包积液的直接征象。CT所见正常心包为一细线形,厚度<3mm,因此厚度>3mm为异常。积液在心包腔内的分布不均匀,随体位移动。少量积液仰卧位可主要集中在左室侧后壁处及心房外侧;随着积液量的增多,液体厚度增加且向右、前方扩展;当积液量较多时,液体可包裹所有心腔并包绕大血管(肺动脉、肺静脉、主动脉及腔静脉)根部,其下界可达膈水平。但是,如果心包有粘连,积液可以包裹、局限。

液体的密度(CT值)是一个重要的诊断指标,它决定于液体的性质。右心功能不全引起的心包积液为漏出液,具有水样密度,其CT值多为0～20Hu左右;而感染性心包炎、肿瘤、慢性肾功能不全等所致的心包积液,因含有较多的蛋白质及细胞成分,其CT值往往较高;若为心包积血,则CT值与一般血肿相近;增强扫描时,注意有无对比剂外溢。

(2)心包形态改变:决定于积液量及液体性质,少量积液,仅表现为心包壁影增厚;中-大量心包积液,仰卧扫描,液体主要储存于左右心缘两下侧,依心包张力不同多呈烧瓶状;如果并存心包增厚、粘连、钙化或心包腔内结节状增生等,会有不同形态。不同病因,有所不同。如心力衰竭引起的心包积液,一般没有心包怪异形态的改变。

(3)继发腔静脉扩张:慢性心包积液可有继发腔静脉扩张等一系列改变;而迅速产生的心包积液,则可仅有心脏压塞的病生理改变而无任何心脏大血管形态上的异常。

2.多层重组(MPR)

以不同层厚不同角度重组心脏-心包图像,可以多角度观察心包积液的分布、范围及量,也有助于发现病因诊断的线索,有一定价值。

3.容积再现(VR)

对心包积液诊断意义不大。

三、缩窄性心包炎

(一)基本知识

缩窄性心包炎指由于心包增厚、粘连、钙化,导致心脏各房室舒张期充盈障碍,引起一组类似右心衰竭的临床征象,常是心包疾病的最终结果。其常见的病因有以下两类。

1.感染

如结核性、化脓性、病毒性及寄生虫性、原虫性心包炎等。

2.非感染性心包炎

(1)继发于全身疾患的心包炎,如风湿热、痛风、各种结缔组织疾病等。

(2)肿瘤性心包炎,包括恶性肿瘤心包转移及原发心包肿瘤,如心包间皮瘤等。

(3)创伤。

(4)心脏手术后,心包切开术后综合征。

(5)各种物理-化学刺激或毒性作用所致的反应性、过敏性心包炎,包括心肌梗死后综合征、心包放射损伤等。

缩窄性心包炎最常见病因是感染,在我国以结核性心包炎为第一位。近年国外报告结核性心包炎所致的心包缩窄逐渐减少,而心脏手术后心包缩窄的病例相对上升。

心包炎病变长时间迁延不愈或心包积液吸收不彻底,就可导致心包肥厚、粘连。如果发生了限制心脏舒张活动导致心脏舒张功能受限出现体静脉压增高者,称为缩窄性心包炎。

缩窄性心包炎患者心包可有不同程度的不规则增厚、粘连,部分病例可有继发的钙盐沉着形成心包钙化。较有临床意义的两个缩窄部位:一是心室面的缩窄,可引起心室舒张受限,舒张末期容积减少,压力升高;二是房室沟处的缩窄,可导致类似房室瓣狭窄的改变。此外,腔静脉或肺静脉入口处的缩窄,可导致体静脉压或肺静脉压增高值得注意。

无血流动力学意义的心包粘连或钙化,仅称为心包粘连、粘连性心包炎或心包钙化,需与缩窄性心包炎鉴别。

(二)缩窄性心包炎 CT 诊断

1.横断图像

平扫及增强的横断扫描是诊断的重要依据。

(1)心包不规则增厚:心包粘连不规则增厚为缩窄性心包炎的 CT 直接征象。心包增厚>3mm,分布与程度不均。较轻的仅稍厚,明显的可达 10mm 以上。病变形态不规则,分布不均匀,以同时累及多个部位较常见,但也可仅局限于某一处,以房室沟及心室面包括膈面较多见。

(2)心包钙化:可为条片状、斑片状、斑点状高密度影,其厚度由数毫米至数十毫米。部分病例钙化广泛可呈壳状,累及整个心缘或大部(即"盔甲心")。钙化累及部位以右室前缘、心膈面及房室沟较多见,左室侧壁处也不少见。心包钙化对缩窄性心包炎的诊断很重要,一般观察到心包钙化可有助于缩窄性心包炎的诊断。

(3)心血管形态及功能改变:心血管外形改变包括心室变形、心房增大等;功能改变包括体静脉压、肺静脉压升高,出现腔静脉扩张、肺瘀血等。取决于心包缩窄发生的部位及缩窄程度。

(4)部分病例可伴有心包积液存在:存在心包积液并存时,又称为渗出-缩窄性心包炎。

(5)其他:可伴有胸腔积液、胸膜改变等。

2.多层重组(MPR)

以不同层厚不同角度重组心脏-心包图像,可以多角度观察心包增厚、钙化、缩窄的分布、累及范围以及心脏变形的特点,以决定治疗方案。

3.容积再现(VR)

观察心脏外形整体情况。

四、CT 在心包疾患诊断应用评价

(1)MDCT 时间分辨率、空间分辨率、密度分辨率高,平扫即可清晰显示心包,判断有无心包增厚、钙化及积液,以及累及部位、程度、心包积液量及分布;对心包钙化极敏感,可明确钙化所在部位及钙化量;可检出有无胸肺疾患、胸腔积液等,有助于诊断。

(2)增强 CT 可以同时观察心脏形态,如心室变形、心房增大、腔静脉扩张等;同时对确定心包积液病因提供线索。

(3)心包缩窄的诊断不能仅依据影像学征象,还要密切结合血流动力学。CT 不能实现血流动力学检查,需要参考超声心动图或心导管检查。

(4)回顾性心电门控扫描可以实现电影动态观察心脏运动,但由于射线剂量较大,应用受到限制。

第十章　消化系统疾病的CT诊断

第一节　胃　　癌

胃癌(carcinoma of stomach)是最常见的恶性肿瘤之一,好发年龄在40～60岁,男性多于女性,好发于胃窦部小弯侧,是由胃黏膜上皮和腺上皮发生的恶性肿瘤。早期胃癌是指癌组织浸润仅限于黏膜及黏膜下层,未侵及肌层,不论有无淋巴结转移;中晚期胃癌(进展期胃癌)指癌组织浸润超过黏膜下层或浸润胃壁全层。

CT表现:

一、正常胃壁

厚度<5mm,注射对比剂后有明显强化,可表现为单层、部分两层或三层结构。

二、蕈伞型

蕈伞型表现为突向腔内的分叶状或菜花状软组织肿块,表面不光整,常有溃疡形成。

三、浸润型

浸润型表现为胃壁不规则增厚,增厚的胃壁内缘多凹凸不平,范围可以是局限或广泛的。胃周围脂肪线消失提示癌肿已突破胃壁。并对肝、腹膜后等部位转移很有帮助。

四、溃疡型

形成大而浅的腔内溃疡,边缘不规则,底部多不光整,其周边的胃壁增厚较明显,并向胃腔内突出。利用三维重组可很好地显示肿块中央的溃疡以及溃疡与环堤的关系。

五、胃腔狭窄

表现为胃壁增厚的基础上的胃腔狭窄,胃壁僵直。

六、增强扫描

增厚的胃壁或腔内肿块有不同程度的强化。

七、胃癌CT可分为四期

1.Ⅰ期

表现胃腔内肿块,无胃壁增厚,无邻近或远处转移。

2.Ⅱ期

表现胃壁厚度超过10mm,但癌未超出胃壁。

3.Ⅲ期

表现胃壁增厚,并侵犯邻近器官,但无远处转移。

4.Ⅳ期

有远处转移。

八、鉴别诊断

1.胃淋巴瘤

单发或多发结节或肿块,边缘光滑或轻度分叶,病变大,病变范围广泛可越过贲门或幽门侵犯食管下端或十二指肠,胃壁增厚明显常超过 10mm,但仍保持一定的扩张度和柔软性,胃与邻近的器官之间脂肪间隙存在,常伴有腹腔内淋巴结肿大。

2.胃间质瘤

胃间质瘤是发生于胃黏膜下的肿瘤,病变部位黏膜撑开展平,但无连续性中断,胃壁柔软,蠕动正常,肿瘤大多位于胃体呈外生型生长,腔内型少见,呈息肉状,黏膜表面可有溃疡,可见气体、液体或口服对比剂进入。

第二节　阑　尾　炎

阑尾炎(appendicitis)是外科常见病,属于化脓性炎症,由阑尾管腔阻塞导致细菌感染引起。根据病程常分为急性和慢性阑尾炎。急性阑尾炎在病理上分为单纯性阑尾炎、化脓性阑尾炎、坏疽性阑尾炎。慢性阑尾炎多为急性阑尾炎转变而来。

一、正常阑尾

多数位于盲肠末端的内后侧,CT 表现为细管状或环状结构,外径一般不超过 6mm。

二、急性阑尾炎

阑尾壁呈环状、对称性增厚,横径超过 6mm,密度接近或略高于邻近的肌肉组织,增强时可有强化,有时增厚的阑尾壁表现为同心圆状的高、低密度分层结构称“靶征”。

三、阑尾结石

阑尾腔内或在阑尾穿孔形成的脓肿和蜂窝织炎内有时见到单发或多发的阑尾结石,呈高密度圆形或椭圆形均质钙化。

四、阑尾周围炎症

(1)阑尾周围结缔组织模糊,筋膜(如圆锥侧筋膜或肾后筋膜)水肿、增厚。

(2)周围脂肪层内出现片絮状或条纹状稍高密度影。

(3)盲肠末端肠壁水肿、增厚。

(4)局部淋巴结肿大,表现为成簇的结节状影。

(5)另一个常见的征象是阑尾急性炎症的蔓延造成盲肠与右侧腰大肌之间脂肪间隙模糊。

五、盲肠末端的改变

在盲肠末端开口处出现漏斗状狭窄或在盲肠末端与阑尾之间出现条带状软组织密度影,这两种征象在盲肠充盈对比剂时显示较清楚。

六、阑尾周围脓肿

一般呈团块状影,直径多为 3～10cm。中心为低密度液体,有时脓肿内可出现气液平面,脓肿外壁较厚且不均匀,内壁光整。盆腔、肠曲间甚至膈下、肝脏内可出现脓肿。

七、慢性阑尾炎

除阑尾有不同程度的增粗、变形外，阑尾边缘毛糙，阑尾腔闭塞，多伴有钙化或阑尾粪石。由于腹膜的包裹或炎症机化，CT上可出现类似肿块的征象。

第三节　肝　硬　化

肝硬化（cirhosis of liver）是一种以肝组织弥散性纤维化、假小叶和再生性结节（regenerative nodules，RN）形成为特征的慢性肝病。发病高峰年龄为35～48岁，男女之比为3.6∶1～8∶1。本病病因有多种，主要为病毒性肝炎、酒精中毒和血吸虫病。临床上以肝功能损害和门脉高压为主要表现。晚期常有消化道出血、肝性脑病、继发感染和癌变等，是我国常见病死亡的主要原因之一。

一、肝脏体积和形态的改变

(1)肝脏体积通常缩小。

(2)肝脏各叶大小比例失调，常见肝右叶缩小，尾状叶和肝左叶外侧段增大，局部增生的肝组织突出于肝轮廓之外。

(3)肝表面凹凸不平，外缘可呈波浪状或分叶状。

(4)肝裂增宽，肝门扩大。

二、肝脏密度的改变

(1)早期肝硬化肝脏密度均匀，中晚期肝脏密度不均匀，为高低密度相间的稍高密度结节样增生和不同程度的低密度脂肪浸润改变。增强扫描时再生结节呈低密度或随时间推移呈等密度，后者更具有诊断意义。

(2)血吸虫性肝硬化：96%病例伴有肝内钙化，可呈线条状、蟹足状、地图状及包膜下钙化。另可见门静脉系统与血管平行走向的线状或双轨状钙化。肝内汇管区低密度灶及中心血管影。

(3)胆源性肝硬化：可见胆管结石、肝内外胆管感染征象。

三、继发改变

1.门脉高压症

门脉主干扩张，直径＞13mm，直径多在(18.3±5.1)mm。增强扫描在脾门、食管下端和胃底贲门区可见团块状、结节状曲张的强化静脉血管。

2.脾大

脾外缘超过5个肋单元，以一个肋骨横断面或一个肋间隙为1个肋单元，正常脾脏的外缘一般不超过5个肋单元。

3.腹腔积液

CT可明确显示。

4.肝病性胆囊改变

多种肝脏实质性病变常继发胆囊改变，CT表现为胆囊壁水肿增厚＞3mm，1/4病例胆囊轮廓不清，胆囊床水肿，积液围绕在胆囊周围，增强扫描胆囊壁不同程度强化，以门静脉期强化明显。

5.肝硬化

肝硬化的CT表现可以与临床症状和肝功能紊乱不一致，CT表现肝脏大小、形态和密度接近正常并不能排除肝硬化的存在。肝炎后肝硬化常并发肝癌，增强扫描十分必要。

第四节　原发性肝细胞癌

一、概述

肝肿瘤以恶性多见，约占90%以上，其中肝细胞癌占原发性恶性肿瘤的75%～85%。原发性肝肿瘤可发生于肝细胞、胆管上皮细胞以及血管、其他间质、中胚层组织等。原发性肝癌的细胞学类型有肝细胞癌、胆管细胞癌与混合型。近些年报道的纤维板层样肝细胞癌为肝细胞癌的一种特殊类型。

肝细胞癌的病因主要有两个方面。①乙型肝炎病毒（HBV）：国内病例中，90%以上感染过HBV，即HBsAg阳性。②黄曲霉素（AFT）：长期低剂量或短期大剂量摄入可诱发。此外，与饮水污染、丙型肝炎、戊型肝炎、饮酒和吸烟等也有一定关系。

（一）肝细胞癌的分级

可分为4级：Ⅰ级高度分化；Ⅱ～Ⅲ级中度分化；Ⅳ级为低度分化。中度分化最多，其AFP多为阳性，而高度与低度分化者AFP阴性者为多。

（二）大体病理

肝细胞癌（HCC）的大体病理分型较为繁杂。

（1）Eggel于1901年提出的经典分类曾被广泛应用至今。此分类将HCC分为3型。

结节型：直径＜5cm的属结节，单个或多个分布。

巨块型：直径≥5cm，常为单个巨块，也有密集结节融合而成的巨块，以及2个以上巨块的。

弥散型：少见，该型结节很小，直径为5～10mm，弥散分布且较均匀，全部合并肝硬化；易与肝硬化结节混淆。上述分类属中、晚期肝癌的类型。

（2）20世纪70年代以后国内将HCC分为4型。①块状型：单块状、融合块状或多块状。②结节型：单结节、融合结节、多结节。③弥散型。④小癌型。小癌型（即小肝癌）的提出标志着肝癌诊断水平的提高。

（3）20世纪80年代以来日本学者的分类。①膨胀型：肿瘤分界清楚，有纤维包膜（假包膜），常伴肝硬化，其亚型有单结节型和多结节型。②浸润型：肿瘤边界不清，多不伴肝硬化。③混合型（浸润、膨胀）：分单结节和多结节两个亚型。④弥散型。⑤特殊型：如带蒂外生型、肝内门静脉癌栓形成而见不到实质癌块、硬化型肝细胞癌等。日本和中国以膨胀型为多，北美以浸润型为多，而南非地区多不伴肝硬化。国内80%～90%伴肝硬化，而出现相应影像学表现。

（4）小肝癌的病理诊断标准：国际上尚无统一标准。中国肝癌病理协作组的标准：单个癌结节最大直径≤3cm；多个癌结节，数目不超过2个，其最大直径总和应≤3cm。

(三)转移途径

1.血行转移

血行转移最常见。HCC易侵犯血窦，在门静脉和肝静脉内形成癌栓，并向肝内、外转移。肺为肝外转移的主要部位，其他有肾上腺、骨、肾、脾和脑等。

2.淋巴转移

以肝门淋巴结最常见；其次为胰头周围、腹膜后（主动脉旁）和脾门等区域。

3.种植性转移

最少见。此外，除晚期少数患者产生癌性腹膜炎外，极少发生腹膜转移。

(四)HCC的单中心与多中心起源

多结节型HCC或巨块结节型HCC，究竟是HCC肝内播散的结果（即单中心起源）还是多中心起源，尚有争论。Esumi（1986年）通过HBV-DNA整合这一分子生物学方法证实两种可能性同时存在。

二、临床表现

国内将其临床分为3期：Ⅰ期（亚临床期，无临床症状和体征）、Ⅱ期（中期）、Ⅲ期（晚期）。一旦出现症状，肿瘤多较大，已属中晚期。

(一)症状

以肝区痛、腹胀、上腹部肿块、食欲缺乏、消瘦、乏力等最为常见，其次可有发热、腹泻、黄疸、腹腔积液和出血等表现，低血糖与红细胞增多症为少见表现。

(二)并发症

(1)肝癌结节破裂出血。

(2)消化道出血，由肝硬化门脉高压和凝血功能障碍所致。

(3)肝性脑病。

(三)实验室检查

(1)AFP（甲胎蛋白）定量：放免法测定>500μg/L，持续1个月。

(2)AFP 200～500μg/L，持续2个月，并排除其他AFP升高的因素，如活动性肝病、妊娠和胚胎性肿瘤等。小肝癌病例AFP常轻度或中度升高，如持续时间长（低浓度持续阳性）亦应警惕；但有10%～30%的肝癌AFP阴性。其他如γ-GT和各种血清酶测定亦有一定意义。

三、CT表现

(一)平扫表现

平扫很少能显示出<1cm的病灶。肿瘤一般呈低密度改变；少数与周围肝组织呈等密度（分化好的），如无边缘轮廓的局限突出，则很难发现病变；极少数呈高密度。当合并脂肪肝时，与肝实质呈等密度及高密度者为肝细胞癌的特征性所见。肿瘤内产生钙化的约占5%以下，还偶见出血及脂肪成分。合并肝硬化者可出现相应表现。

1.结节型

(1)为单结节或多结节，多呈类圆形。

(2)界限清楚，部分可见完整或不完整的更低密度环状带即假包膜。

(3)肿瘤内常形成间壁而密度不均,另因肿瘤缺血、坏死其内可见更低密度区。

(4)有时肿瘤所在的肝段呈低密度,是由于肿瘤浸润并压迫门静脉血流减少,而致瘤周肝实质营养障碍。

2.巨块型

(1)单个或多个,占据一叶或一叶的大部分。

(2)常因向周围浸润而边缘不规则。

(3)肿瘤内多有缺血、坏死而有不规则更低密度区。

(4)周围常有子灶(<5cm 为结节),有人称之巨块结节型。

3.弥散型

平扫难以显示弥散的小结节。可见肝脏呈弥散性增大、肝硬化以及门静脉内瘤栓形成。

(二)增强扫描

肝癌主要由肝动脉供血,但几乎都存在着不同程度和不同情形的门静脉供血。早期肿瘤血供多来自门静脉,随着肿瘤发展,动脉供血逐渐成为主要血供,而广静脉供血逐渐走向瘤周。CT 增强表现如下。

1.动脉期

肿瘤显著强化。小肝癌常为均一强化;大肝癌由于内部形成间壁、有不同的血管结构、缺血坏死等而呈不均匀强化。但有时小肝癌动脉期不强化(国内有人统计占 13.2%),主要与其坏死有关,透明细胞癌可能是另一原因。

2.门静脉期

肿瘤呈低密度改变。此时,病变范围比平扫时略缩小,边界较为清晰。是因为肝癌90%~99%由肝动脉供血,而周围肝实质约 80%的由门静脉供血,两者增强效应时不相同所致。

3.平衡期

肿瘤仍呈低密度。如与血管瘤鉴别可延迟至 7~15min 扫描(即所谓延迟扫描)仍呈低密度。

(三)CT 增强的时间-密度曲线

肝癌 CT 增强的时间密度曲线可分为以下 5 型。

(1)速升速降型。

(2)速升缓降型。

(3)无明显变化型。

(4)速降缓升型。

(5)初期速降而后稳定极缓上升型。

但速升速降型是其特征性强化表现。

因肝癌主要由肝动脉供血,在动脉期 CT 值迅速上升达到峰值并超过肝实质。因平扫病灶密度多低于肝脏,故在其密度升高的极早期有一次与肝实质密度相近的第一次等密度交叉,但因极短暂,故一般不会显示。病灶峰值停留的时间很短,然后迅速下降,随着肝实质的 CT 值上升,两者的密度接近出现第二次等密度交叉。此后病灶密度缓慢下降而正常肝实质密度继续上升,病灶又成为低密度。但正常肝实质的增强上升速度较肝癌缓慢,达到的峰值低,峰值停留时间长，下降速度不及肝癌。

总之，凡血供丰富的 HCC，与正常肝实质对照均出现从高密度、等密度到低密度的三步曲，整个过程短暂，时间密度曲线呈速升速降型，这是肝癌的特征性表现。可能由于乏血、门静脉参与血供较著等，因而出现其他 4 种强化曲线。

(四)肝细胞癌的包膜及其边缘强化方式

1.纤维包膜的形成

是由于肿瘤呈膨胀性生长，对邻近的非癌变肝组织产生压迫，引起纤维结缔组织增生；同时由于肿瘤细胞及其间质细胞产生促进血管生长的细胞因子，使纤维结缔组织内形成数量不等的血管。此外，癌灶压迫周围正常肝组织，进一步有利于包膜的形成。

2.HCC 的边缘强化方式

(1)动脉期未显示明确包膜，门脉期和平衡期显示明确包膜呈高密度影，提示肿瘤呈膨胀性生长，且包膜血管较少；或确无包膜，但癌周受压肝组织仍由门静脉供血而呈线环状强化。

(2)动脉期包膜呈低密度，门静脉期和平衡期显示明确的包膜(略低或高密度)或包膜不清，提示肿瘤呈膨胀性生长，包膜内血管少。

(3)三期扫描均见明确包膜且呈环状或不完整环状的高密度强化，提示包膜血管丰富。

(4)动脉、门脉期未见包膜显示，平衡期显示包膜呈高密度，包膜内血管少。

(5)三期扫描均未显示明确包膜，表现为癌灶与非癌变肝组织分界不清，提示肿瘤呈侵袭性生长，且生长迅速，无纤维结缔组织包膜。

国内有学者认为，HCC 分化低者以不完整环状强化为主，分化高者以完整环状强化为主。

(五)动脉-门静脉分流及与肝硬化、血管瘤 APVS 的机制的区别

国内有学者将 APVS 的动脉期表现分为 3 型。①Ⅰ型：门静脉三级(亚段)及以上分支提早显影。②Ⅱ型：肿瘤或病变周围肝实质提早强化。③Ⅲ型：肝脏边缘结节形、楔形提早强化，且邻近无占位性病变。此外，还有文献报道少见的弥散型，表现为全肝早期强化，门静脉早显。

1.肝癌

肝癌病灶内出现动静脉分流征象为肝癌的特征之一。其 APVS 的发生机制有以下 3 种。

(1)跨血管的 APVS：即肿瘤组织对门静脉分支的直接侵犯破坏，使肿瘤处的肝动脉血通过破坏的门静脉壁直接灌入门静脉分支，形成肿瘤性 APVS。CT 表现为Ⅰ和Ⅱ型。

(2)跨肝窦的 APVS：肿瘤组织压迫、侵犯周围的肝静脉分支，造成该区域肝静脉回流受阻，致使肝窦压力升高；当此压力超过门静脉压力时，所属门静脉就成为引流静脉，直接接受肝动脉血液，形成跨肝窦的 APVS。又由于受累区功能性门静脉血流减少，而致肝动脉的血流代偿性增加。还有人认为，在压迫肝静脉的情况下肿瘤周围的肝实质还会“盗取”肿瘤组织的肝动脉血供。该类在 CT 上呈Ⅱ型表现。

(3)跨血管丛的 APVS：肿瘤的压迫和(或)门静脉较大分支的瘤栓都可造成门静脉血流受阻，此时位于肝脏中央部分较大胆管的周围血管丛作为顺肝方向的侧支循环开放、增生，代偿受阻的门静脉血流。这种 APVS 在 CT 亦表现为Ⅱ型。但肝癌所致的Ⅱ型病变在门静脉期和平衡期均不呈低密度，有助于与肿瘤子灶相鉴别。

2.肝硬化

其 APVS 的 CT 表现以Ⅲ型多见。其形成主要与肝硬化时继发肝内血管网结构的扭曲、肝窦微细结构的变化以及门静脉高压等变化有关。原因可能如下。

(1)跨肝窦的 APVS:因肝窦的结构会出现毛细血管化、胶原化,其通透性也有变化,肝内血管网结构的扭曲可使小的肝静脉出现梗阻,从而形成跨肝窦的 APVS。

(2)跨血管丛的 APVS:门脉高压所致,与上述肝癌 APVS 的形成机制相似。

(3)跨血管的 APVS:尚未见报道,但国外有学者电镜发现肝硬化的大鼠可出现。

3.血管瘤

有文献报道,肝海绵状血管瘤有近 23.5%～29.7%出现 APVS。于动脉期表现为瘤周楔形强化区(Ⅱ型),常伴门静脉支早显。随着时间的延长有的可变为低密度,最后呈等密度。伴脂肪肝时于平扫图上即可见到与异常灌注类似的高密度影。从狭义上说这种瘤周楔形强化区是指瘤旁肝组织内那些与瘤体内血窦相通的、扩大的肝窦腔隙或异常薄壁血管腔被对比剂充盈所致,从广义上可认为这种楔形强化是血管瘤并发 APVS 的一种特征性表现。

总之,APVS 以肝癌最为多见,且 CT 表现为Ⅰ、Ⅱ型;亦可见于单纯肝硬化者,而其 CT 表现以Ⅲ型多见;血管瘤所致 APVS 应予重视。此外,肝转移瘤、肝脏手术、穿刺后亦可发生,偶为正常人。APVS 应注意与肝第 3 血供所致的假性病变相鉴别。

(六)肝脏灌注异常

导致肝脏灌注异常的病因:多种多样,包括门静脉阻塞(癌栓、血栓)、肝静脉阻塞(布加综合征、心力衰竭、纵隔纤维化等)、局限性肝脏病变、感染(肝脓肿、胆囊炎、胆管炎)、肝内门一体分流术后所致的血流动力学改变、肝脏肿瘤、肝硬化、急性胰腺炎等,以及已述及的第 3 血供。

门静脉癌栓所致的肝灌注异常的增强 CT 表现:动脉期的不规则形或三角形高密度区,或(和)门脉期不规则形或三角形低密度区。

门静脉癌栓所致的肝实质灌注异常,其部位与受累门静脉分布一致。但当合并动脉-门静脉短路时则例外。其形成机制如下。

(1)门脉癌栓形成后血流受阻,致相应区域肝实质门静脉血供减少,即门静脉血流灌注减少。为维持肝实质血流量的相对恒定,则供应该区域的肝动脉血流量将代偿性增多,即动脉血流量高灌注。我们认为,从前已述及肝动脉-门静脉分流(APVS)之跨血管丛型可知,这种灌注异常还可与 APVS 有关。

(2)门静脉期低灌注(伴或不伴动脉期高灌注),可能原因有两个方面:一是由于门静脉癌栓未导致管腔完全阻塞,仍有血流通过肝实质;二是由于脾静脉与肝内门静脉分支之间存在着较广泛的侧支循环,这些侧支循环开放(即门静脉海绵样变),使门静脉属支的血液绕过癌栓阻塞的部位进入肝脏。

(七)门静脉海绵样变

门静脉海绵样变(CTPV)是指门静脉栓塞或后天性、先天性狭窄后引起门静脉旁、肝内及胆囊窝小静脉或毛细血管呈网状扩张,以及栓塞的门静脉再通。

正常情况下门静脉周围仅见肝固有动脉伴行,极少数可见门静脉周围有 2～3 个小血管断面显示,可能是胃右动脉或胆囊动脉显影,或存在解剖变异。胆囊壁及周缘无肉眼可见的小血管断面。故国内有学者提出CT图像以门静脉周围血管横断面多于3个作为胆总管周围侧支循环开放的标准。

门静脉癌栓所致的位于肝门、肝十二指肠韧带的形似海绵的静脉网,由门静脉之间的侧支循环(门-门短路)和门静脉分流至体循环(门-体分流)的侧支循环所形成。它包括如下内容。

(1)门静脉胆支:包括胆囊静脉和胆管周围静脉丛。

(2)门静脉胃支:包括胃左静脉(即胃冠状静脉)、胃右静脉,以及它们的属支,如食管静脉、胃短静脉、幽门前静脉和幽门十二指肠静脉。

(3)胰十二指肠后上静脉。

(4)脐旁静脉:其扩张提示门体分流的存在。

国内文献报道,门静脉胆支和胃支是构成门脉海绵状变的最主要血管,胆支开放仅见于门脉海绵样变(但有学者认为亦可见于肝硬化),胰十二指肠后上静脉亦较常显示,门静脉胃支的开放与肝硬化并门静脉高压,以及门脉海绵样变均有关系。

(八)门静脉、肝静脉、下腔静脉癌栓和门静脉动脉化征

肝细胞癌向门静脉、肝静脉、下腔静脉浸润生长时,可形成肿瘤癌栓。

1.门静脉内癌栓

(1)平扫癌栓的密度与门脉血液密度无差异,但受累血管因癌栓生长有扩大,造成分支直径大于主干或主干与分支粗细不成比例。

(2)增强后表现为血管内充盈缺损征象,相应血管扩张。

(3)增强后动脉早期癌栓强化及其内显示细小的肿瘤血管,称为"门静脉动脉化征",其发生率可高达86%,是与血栓鉴别的主要征象。血栓一般主要位于肝外门脉,累及或不累及肝内主干及分支。

(4)位于末梢的门静脉癌栓诊断困难,CTAP有利于显示,并可见此范围呈扇形低密度区。

2.肝静脉和下腔静脉受侵和癌栓

(1)受侵犯的血管不规则狭窄,或见局部压迹,也有完全被肿瘤包绕的。

(2)腔内充盈缺损,个别病例向,上可延伸至右心房内。

(3)局部管腔扩大。

(4)奇静脉,半奇静脉扩张。

(5)应注意:增强扫描早期下腔静脉可部分显影或密度不均,需同一部位重复扫描鉴别;下腔静脉受肿块压迫亦可不显影。

(九)肝细胞癌胆管内浸润

据统计,肝细胞癌伴有肝内胆管扩张的发生率为14.4%,小肿瘤很少发生,是肝癌肿块的直接压迫、侵犯或肝门区转移淋巴结压迫所致。肿瘤向胆管内直接浸润生长,可形成胆管内癌栓,比较少见,其发生率在13%左右,多同时合并门静脉及肝静脉内癌栓。

CT表现:肝内胆管轻、中度扩张,以肝门(包括左、右肝管)附近多见。CT可显示肝总管或大分支内癌栓,确诊需胆道造影。对于末梢部位者,一般形成胆管内癌栓的肝细胞癌多属乏血型,周围又有扩张的胆管,故应与肝内胆管细胞癌鉴别。直接显示出胆管内癌栓及伴随门静脉癌栓征象对诊断和鉴别极为重要。

(十)肝细胞癌肝内转移的方式

其肝内转移方式有两种。

1.门静脉性

癌细胞经肿瘤周围之门静脉系,着重于末梢侧或中枢侧的肝实质内形成转移灶。若合并肝门侧的动脉-门静脉短路,可转移至肝较远部位。

2.肝动脉性

多由其他脏器的肝细胞癌转移灶,再循环入肝动脉血,引起肝动脉性肝内转移,此种方式只见于晚期患者。

CT 表现:肝内均一大小转移灶,易发生在肝,被膜部位,结节型和巨块型均可伴有肝内转移,也称为子结节。平扫及增强扫描病变特点与原发灶基本相同。

(十一)肝细胞癌破裂出血

其 CT 表现:平扫示肿瘤内斑片状、片状高密度灶;也可表现腹腔内广泛出血;还可形成肝包膜下血肿,呈沿肝脏表面的月牙形、梭形血肿征象。

(十二)肝细胞癌肝外浸润及转移

(1)肝细胞癌向周围邻近脏器直接浸润极少。①病灶巨大或近横膈者可产生横膈的直接浸润,并进而浸润胸腔。但除晚期患者外,极为少见。②肝左叶与胃前壁相邻,但肝癌直接浸润胃的发生率极低。③肝镰状韧带及胆囊可有直接受侵,也极少见。

(2)肝细胞癌早期远隔转移少见,晚期可发生血行转移、淋巴转移及腹膜种植转移。

四、鉴别诊断

(一)血管瘤

血管瘤表现典型,两者多鉴别不难,但小血管瘤的变化较多。注意快速推注造影剂于动脉早期快速扫描,以及充分的延迟扫描有助于诊断。血管瘤有以下 CT 特点。

(1)平扫呈类圆形低密度,密度多均匀、边缘清晰。

(2)增强扫描于动脉早期出现边缘结节状、点状、斑点状等显著强化,其密度可与同层腹主动脉相近,有特征性;且密度高于周围肝实质的持续时间即强化峰值持续时间长,超过 2min。

(3)增强区域进行性向病灶中央扩散。

(4)延迟扫描病灶呈等密度充填。

(5)如病灶中央有纤维瘢痕,除瘢痕不强化外,增强扫描仍符合上述特点。

(6)少数病灶强化不显著,但延迟期仍呈等密度充填。

(7)个别病例始终无强化,延迟扫描亦无。

(8)充填则诊断和鉴别诊断困难。

(二)肝转移瘤

转移瘤有以下 CT 特点。

(1)转移瘤病灶多发、散在、大小相仿。

(2)少血供者明显的边缘强化和“牛眼征”,而少数富血供者呈弥散性强化。

(3)较小病灶出现囊样变伴边缘强化。

(4)无门脉癌栓和病灶周围的包膜(或晕圈)显示。

(5)邻近脏器发现原发灶、复发灶或转移灶。

(6)单个或数目不多的转移灶与HCC鉴别有一定困难。①大小不一，特别是大病灶周围的结节(卫星灶)形式出现以HCC可能大。②增强扫描病灶呈速升速降改变的以HCC可能大；而转移瘤门静脉期可呈渐进性厚壁强化，但强化程度低于肝组织。③病灶周围有包膜及门脉癌栓形成明显支持HCC。④两者大的瘤灶均可出现囊样坏死，而小瘤内囊样变一般不见于HCC。

(三)肝内胆管细胞癌

肝内胆管细胞癌CT表现无特异性，下列特点有助于与肝癌鉴别。

(1)呈边缘欠清的低密度灶，病灶常较大，部分病灶有点状钙化。

(2)肿瘤多乏血，增强早期及门静脉期可见肿瘤边缘轻度不连续环状强化。

(3)国内有学者报道近60%的病例可出现瘤体延迟强化。

(4)局部肝内胆管扩张较多；极少数有门静脉侵犯或癌栓形成。

(5)极少数有肝硬化表现，AFP为阴性。

总之，如病灶较大，且其内有点状钙化或大片状的无强化的液性密度区出现时，应考虑胆管细胞癌。肿瘤边缘不连续环状强化及低密度肿瘤内含无定形的稍高密度影是其双期增强扫描的典型表现。

(四)肝硬化结节

单个或多个肝硬化结节与肝癌结节很难鉴别。

1.肝硬化结节缺乏动脉血供

团注动态增强扫描，甚至CTA如病灶无强化，则再生结节、局灶性脂肪变或坏死结节可能大；结节明显强化则可确立肝癌的诊断；如仅轻度强化，或血管造影见轻度染色，则很难做出诊断。总之，肝动脉血供的有无及程度与结节的良、恶性相关。

2.大结节性肝硬化

肝脏表面高低不平，肝内有许多再生结节，颇像多结节性或弥散性肝癌。下列征象有助于鉴别。

(1)在平扫图上，肝硬化再生结节较正常肝组织密度略高。

(2)增强扫描结节强化不明显，或不及正常肝组织，故成为低密度；或两者密度趋向一致，肝脏密度由平扫时的不均匀变为均匀。后一种情况更多见，更具有诊断意义。

(3)门脉内见不到癌栓，而弥散性肝癌的门脉癌栓发生率近于100%。

五、肝硬化再生结节至肝细胞癌的演变

在肝硬化基础上肝细胞癌的发生是一个多阶段过程，在这一过程中再生结节可能是第一步。其演变过程有两种观点。

(1)再生结节(RN)→腺瘤样增生(AH)或称为普通型AH→不典型腺瘤样增生(AAH)→早期肝细胞癌(EHCC)→小肝细胞癌(SHCC)。

(2)RN→发育不良结节(DN)→含局灶癌变的发育不良结节→SHCC。

1.病理特征

(1)再生结节(RN)：是在肝硬化的基础上发生局灶性增生而形成的肝实质小岛，直径多在

0.3～1.0cm。内含肝细胞、Kupffer 细胞及小胆管等正常肝组织，周围被硬化肝脏的粗糙纤维间隔所包绕。

(2)发育不良结节(DN)：最初称为腺瘤样增生，还有再生大结节、腺瘤性增生及肝细胞假瘤等名称。1994 年，国际胃肠道会议正式命名为发育不良结节。结节常＞1.0cm，多＜2.0cm，可达 3.0cm 左右。无真正包膜。镜下根据细胞异形性程度又分为低度 DN 和高度 DN，分别相当于腺瘤样增生的普通型 AH 和 AHH。后者细胞异形性较明显，被认为是癌前病变。当 DN 内部出现癌灶时就称为早期肝细胞癌。

(3)小肝细胞癌(SHCC)：其定义无统一标准，国内规定直径≤3cm 或两个相邻结节直径之和≤3cm。包膜、脂肪变性及镶嵌模式等都是 SHCC 较为特征的病理改变。

2.CT 表现和区别

(1)平扫：SHCC 呈界限清楚的低密度；RN 和 DN 有聚铁特性，偶呈高密度。

(2)动态增强扫描：由 RN 至 SHCC 随着结节恶性程度的增高，肝动脉供血比例逐渐增加，而门静脉供血比例逐渐减少并走向结节周围。96％的发育不良结节(DN)主要由门静脉供血，而 94％的 HCC 主要由肝动脉供血。①HCC 于动脉期明显增强，而门静脉期又呈低密度；CTA 呈高密度，CTAP 呈低密度。②RN、DN 的血供大部分为门静脉，其增强规律与正常组织多相似：CTA、CTAP 亦与肝实质同步。③一些分化较好的 SHCC 与含癌灶的 DN(即早期肝癌)、异形性明显的 DN(相当于非典型样腺瘤样增生)，其血供无明显差别。因此，三者有一定重叠性，CT 表现无特异性，鉴别较困难，需结合 MR、US 等综合分析。

但对上述由再生结节至小肝细胞癌的演变过程，有时病理亦难以鉴别。

六、肝癌术后复发及鉴别诊断

(一)肝癌术后复发的病理机制

(1)肝内转移和播散。

(2)多中心起源。

(3)术中小的病灶未被发现，而后继续生长。

术后 AFP 浓度未下降到正常，或短期内又复上升：3 个月之内又发现新病灶，或原来可疑病灶又增大，通常把它归为术后残存。如术后 AFP 降到正常，3 个月后又复升高，同时找到新病灶通常归为复发灶。复发的时间从 3 个月至 5 年不等，也有 10 年以上的。

(二)鉴别诊断

复发灶以结节型、单个居多，与原发灶 CT 表现基本相同，但需与术后残腔和纤维瘢痕鉴别。

1.残腔

多呈水样密度，轮廓光滑，无强化。

2.纤维瘢痕

靠近手术部，平扫呈低密度，无张力和占位效应，边缘较清楚，无明显强化。

第五节　胆系结石、炎症

一、胆系结石

胆石症为胆道系统的最常见疾病，可发生在胆囊、肝内外胆管。

(一)概述

其形成原因尚不完全明确，主要有以下几方面。

(1)胆道感染。

(2)胆道蛔虫。

(3)代谢障碍。

(4)神经功能紊乱和胆汁滞留。

胆系结石的化学成分主要为胆色素、胆固醇、钙质及其他少量的无机盐类。按化学成分可分为：①胆固醇结石，以胆固醇为主，其含量占80%左右，并含少量钙、蛋白及胆色素。②胆色素结石，此类结石在我国较多，呈砂粒状或桑葚状，可有少量钙盐和有机物质为核心。③混合类结石，是由胆色素、胆固醇和钙盐分层混合而成。

(二)临床表现

与结石的位置、大小、胆道有无梗阻及并发症有关。多表现为右上腹不适及消化不良等症状；急性发作时，可有胆绞痛、呕吐、黄疸等；合并急性炎症时，出现高热等症状。

(三)CT表现

1.常见表现

(1)胆囊结石。

胆固醇结石：表现为单发或多发低密度及等密度结石，平扫多难以诊断，常需口服造影检查。

胆色素结石：表现为单发或多发的高密度灶，大小、形态各异。泥沙样结石沉积在胆囊下部呈高密度，与上部胆汁形成液平面。

混合性结石：表现为结石边缘呈环状高密度，中心为低密度或等密度。

(2)肝外胆管结石。①胆管内圆形或环形致密影，近端胆管扩张。②结石位于胆管中心呈致密影，周围被低密度胆汁环绕，形成靶征；结石嵌顿于胆总管下端而紧靠一侧壁，则形成新月征或半月征。③胆总管扩张逐渐变细，且突然中断，未见结石和肿块，应考虑等密度结石可能。

(3)肝内胆管结石：可局限于一叶或左、右叶均有，单发或多发，大小不等、形态各异。以管状、不规则状常见，亦可在胆管内形成铸型，并可见远侧胆管扩张。以高密度结石常见。

但在诊断时应注意如下。①胆管结石排出后，胆总管因弹性减退或消失，不能恢复原状，可造成胆管梗阻的假象；肝内胆管周围受肝脏的保护，一般可恢复原状。②结石引起的梗阻常为不完全性或间歇性，其扩张可较轻或在临界范围内。

2.结石成分的预测

胆结石CT值与胆固醇含量呈负相关，与钙盐含量呈正相关。国外有学者对胆囊结石的体外研究认为：以 CT 值 140Hu(范围 135～145Hu)作为结石化学类型的预测阈值，其准确率达 84%，即 CT 值<140Hu 为胆固醇结石，>140Hu 为混合性结石和胆色素结石。还有学者行鹅去氧胆酸溶石试验，结果结石 CT 值<50Hu 或 60Hu 组大部分溶解，而>50Hu 或 60Hu 组无一例溶解。

3.CT 分类

国外有学者根据结石的 CT 表现，一般将结石分为以下几类。

(1)高密度结石：CT 值>90Hu 者。

(2)稍高密度结石：CT 值 26～67Hu。

(3)环状高密度结石。

(4)等密度结石：与盐水或胆汁相似。

(5)分层状结石。

(6)低密度结石。

低密度、等密度、稍高密度结石以胆固醇性结石为主，其他则以非胆固醇性结石为主。

4.钙胆汁

胆汁中含有很高浓度的碳酸钙称为钙胆汁或石灰样胆汁。钙胆汁与胆结石有密切的关系。CT 或 X 线表现为胆囊呈造影样高密度，在胆囊管区或胆囊内可见结石。有时可见胆汁分层。

二、急性胆囊炎

(一)概述

本病多由结石嵌顿于胆囊颈部、胆囊管或细菌感染所致。病理可分为以下 4 类。

1.急性单纯性胆囊炎

胆囊黏膜充血、水肿、炎性细胞浸润。

2.急性化脓性胆囊炎

炎症波及胆囊壁全层，胆囊壁水肿、增厚，浆膜面纤维素渗出，胆囊内充满脓液。

3.急性坏疽性胆囊炎

胆囊壁缺血坏死及出血，胆囊内充满脓液，并可穿孔。

4.气肿性胆囊炎

由产气杆菌(多为梭状芽孢杆菌、产气荚膜杆菌，其次为大肠埃希菌等)感染所致，胆囊内及其周围可见气体产生；30%发生于糖尿病患者，50%不存在结石。

(二)临床表现

主要为急性右上腹痛，向肩胛区放射。多伴有高热、寒战、恶心、呕吐、轻度黄疸。既往有胆绞痛发作史。莫菲氏征阳性。

(三)CT 表现

胆囊增大，为最常见的征象。胆囊壁弥散性增厚为胆囊炎的重要依据，但不具特异性。增强扫描胆囊壁明显强化，且持续时间长。胆囊周围可见一周低密度环即“晕圈”征，为胆囊周围水肿所致。该征是胆囊炎，特别是急性胆囊炎的特征性征象。出血、坏死性胆囊炎时，胆囊内胆汁 CT 值升高。胆囊内或周围脓肿形成时，可见气体征象。有时可见胆囊扩张积液征象。

气肿性胆囊炎可见胆囊壁内有气泡或线状气体，胆囊腔、胆道内及胆囊周围也可有低密度气泡影。

此外，黄色肉芽肿性胆囊炎囊壁可高度不规则增厚，偶有钙化，容易穿孔并在肝内形成脓肿和肉芽肿，不易与胆囊癌鉴别。但是，黄色肉芽肿性胆囊炎增厚的囊壁内有大小不一、数目不等的圆形或类圆形低密度灶（主要由胆固醇、脂质及巨噬细胞构成），增强扫描无强化，是其特异性表现。

三、慢性胆囊炎

（一）概述

本病为常见的胆囊疾病，可因细菌感染、化学刺激、肝胰壶腹的炎症和肥厚等引起胆汁淤滞，以及代谢异常等所致。病理上胆囊黏膜萎缩、破坏；胆囊壁纤维化增厚，并可钙化；胆囊浓缩及收缩功能受损；胆囊可萎缩变小，亦可积水增大。

（二）临床表现

主要为右上腹痛及反复发作性急性胆囊炎。其他有上腹不适、消化不良、饱胀等一般性症状。

（三）CT表现

胆囊壁增厚为主要表现之一，增厚多较规则。一般认为，胆囊扩张良好时，壁厚度≥3mm有诊断意义。胆囊壁钙化为特征性表现，如囊壁完全钙化称为“瓷胆囊”。胆囊可缩小或扩大，常合并胆囊结石。

四、急性化脓性胆管炎

（一）概述

本病因胆管梗阻及感染引起，多胆囊壁增厚、密度增高，周围无水肿见于胆管结石、胆道蛔虫，其次有胆管狭窄、肿瘤以及胰腺病变等。梗阻多位于胆总管下端。病理表现胆总管明显扩张，其内充满脓性胆汁，管壁炎性增厚，肝内可见多发脓肿。左肝管易使胆汁引流不畅、结石不易排出，而容易或加重感染，且感染可致肝实质萎缩。此外，所谓的复发性化脓性胆管炎是感染性胆管炎的反复发作，最终导致胆管狭窄、胆管梗阻和胆管结石。

（二）临床表现

起病急骤，右上腹剧痛、高热、寒战，多数有黄疸，甚至昏迷及死亡。复发性化脓性胆管炎患者可出现反复发作的腹痛、脓毒症和黄疸。

（三）CT表现

肝内外胆管均明显扩张，其内充满脓汁，CT值高于胆汁。肝内胆管扩张常呈不对称性或局限分布，以左叶为著，扩张的胆管呈聚集状，是因左肝管易使胆汁引流不畅、结石不易排出所致。同时，扩张的胆管常局限在一、二级分支，而周围胆管因炎性纤维增生丧失扩张能力，表现为“中央箭头征”。胆管壁弥散性增厚，其增厚可呈弥散偏心性，增强扫描多于急性发作期呈明显强化。胆管内有时可见积气表现，常伴有胆管内结石。肝内可有多发性小脓肿。由于反复炎性阻塞、破坏，可有肝体积缩小或局限性萎缩，以左肝多见。

复发性化脓性胆管炎的基础疾病是肝内外胆管不规则扩张、胆系结石、胆囊炎、胆汁性肝硬化，典型的影像学表现是肝内胆管多房性囊性扩张并周边渐进性强化为特征（MR平扫、增强和 MRCP 对本病的诊断具有重要意义）。

五、慢性胆管炎

本病常由急性胆管炎发展而来。

(一)概述

胆总管下端纤维瘢痕组织增生及狭窄，胆总管明显扩张，管壁增厚。

(二)临床表现

中上腹不适、腹胀。急性发作时与急性化脓性胆管炎相同，可有高热、寒战、黄疸三联征。

(三)CT 表现

(1)肝内、外胆管明显扩张，内有多发结石，是其常见和主要的 CT 表现；结石密度从等密度到高密度不等。结石的形态多种多样。肝内大的胆管扩张，而分支不扩张或扩张不明显。

(2)肝外胆管壁呈广泛性、不规则增厚，壁厚可达 2～3mm。

六、原发性硬化性胆管炎

本病又称狭窄性胆管炎，其病因不明，是一种罕见的慢性胆管阻塞性疾病。

(一)概述

以肝内、外胆管的慢性进行性炎症及纤维化，最终导致胆管的短段狭窄与扩张交替为特征的病变。80％的病变累及包括胆囊在内的整个胆系，20％仅局限于肝外胆道。受累的胆管壁增厚、管腔狭窄，外径变化不大，内径明显缩小或闭塞。后期可发生胆汁性肝硬化或门静脉高压，9％～15％合并胆管癌。

(二)临床表现

原发性硬化性胆管炎好发于 40 岁左右，男女之比约为 2∶1。以慢性进行性黄疸为主要表现，一般无上腹绞痛史。合并肝硬化、门脉高压等并发症可有相应表现。87％伴发溃疡性结肠炎，13％伴发 Crohn 病。

(三)CT 表现

其主要 CT 征象为跳跃性扩张、串珠征和剪枝征。

(1)病变局限于肝外胆管者，呈典型的低位梗阻表现，狭窄处远端的胆总管仍可见。狭窄处胆管壁增厚，管腔狭小，密度增高；增强扫描管壁强化明显。可有或无胆囊壁增厚。如某段扩张的肝外胆管不与其他扩张的胆管相连称为“跳跃性扩张”，其形成基础是肝内胆管狭窄合并远段胆管扩张。

(2)病变广泛者呈不连续的散在分布的串珠状或不规则状，反映了其多发性狭窄。段性分布的肝内胆管扩张也是其表现之一。在 1 个层面上见到 3 处以上狭窄与扩张交替出现，称为“串珠征”。但此征也可见于恶性病变。

(3)剪枝征：即某一层面上见到长度≥4cm 的肝内胆管或左右肝管，而无次级分支称为“剪枝征”。本病 25％的可见此征，但 13％～15％的恶性病变也可见此征。

(4)晚期可见肝硬化、门脉高压表现，还可见大量的肝内胆管钙化影。

通常本病引起的肝内胆管扩张程度较轻，有明显扩张者要想到肿瘤性病变。

七、胆道出血

胆道出血是肝胆疾病的严重并发症。

(一)病因

其病因很多,主要有肝内感染、肝内胆管结石、手术时的探查和肝损伤等。

(二)临床表现

临床有不明原因的消化道出血。DSA有助于进一步确诊,并指导介入治疗。

(三)CT表现

血液通过开放的胆总管进入胆囊,当出血量占胆囊容量的70%和出现血凝块时,表现为胆囊不均匀性密度增高。出血量更大时,胆囊内密度均匀性增加,CT值高达50～60Hu。胆系出血常合并胆道梗阻,引起扩张、积血,表现为胆管扩张,其内见管状或圆形高密度灶。

本病需注意与钙胆汁(其密度高于出血15～20Hu)、胆管结石相鉴别。结合临床对本病的诊断和鉴别有重要作用。

第六节　胰　腺　炎

一、急性胰腺炎

急性胰腺炎(acute pancreatitis)是一种常见的急腹症,其不仅是胰腺本身的炎症,而且是累及多脏器的全身性疾病。本病发病率占住院人数的0.32%～2.04%,好发于20～50岁,女性多于男性,男女之比约1∶1.7。常见病因有胆管疾病如胆石症、过量饮酒和暴饮暴食,其他还有高脂或高钙血症、胰腺缺血以及继发于其他感染性疾病等。病理分型为水肿型(约占80%)和出血坏死型。

(一)胰腺肿大

通常为弥散性肿大,有时也可表现为胰头或胰尾局限性肿大。

(二)胰腺密度改变

胰腺实质密度多不均匀,出血在平扫时表现为局灶性密度增高。实质坏死表现为增强后不被强化的低密度灶。

(三)胰周的改变

胰腺轮廓模糊,胰周可有积液。

(四)肾筋膜增厚

肾筋膜增厚是诊断急性胰腺炎的重要标志,即使在胰腺本身改变不明显时。肾筋膜增厚往往是左侧较右侧明显。

(五)并发症

1.蜂窝织炎

蜂窝织炎常发生于胰体、尾部,多表现为密度低而不均匀的软组织密度影,边界模糊,CT值高于液体。当病变周围组织反应形成假包膜时,则形成假性囊肿。

2.假性囊肿

假性囊肿可位于胰内或胰外,以后者多见,可单发或多发。为具有假包膜的类圆形水样密度病灶,囊壁薄,边界清楚,密度较均匀。

3.脓肿

可位于胰内或胰外,以前者多见,可有明显的壁或包膜。密度低于蜂窝织炎,而高于一般假性囊肿。可靠征象为病灶内散在小气泡,此征象的发生率为30%～50%。

4.其他

胰性腹腔积液和胸腔积液。

二、慢性胰腺炎

慢性胰腺炎(chronic pancreatitis)又称慢性复发性胰腺炎,多发于30～50岁。主要病因是胆管感染和慢性酒精中毒,其病理特征为不可逆的形态学改变,主要是胰腺进行性广泛纤维化,缩小变硬,表面结节不平,胰管狭窄伴节段性扩张,可有钙化与囊肿形成。临床主要表现为反复发作性上腹部疼痛,伴不同程度的胰内、外分泌功能减退或丧失。腹痛、脂肪泻、糖尿病和消瘦称为慢性胰腺炎四联征。

(一)胰腺形态大小的改变

胰腺多呈局限性或弥散性萎缩,也可是局部或全胰增大,胰腺边缘多不规则。部分病例胰腺体积可以正常。

(二)胰管扩张

多呈不规则串珠状扩张,也可有管状扩张。正常主胰管在胰头部的最大内径为3mm,向胰体、尾部逐渐变细。

(三)胰腺钙化和胰管结石

胰腺钙化约占1/4,多呈星形、条状或结节状。胰管内钙化多为慢性胰腺炎的特征性表现,胰管内结石常与胰管扩张相伴随。

(四)假性囊肿

不同于急性胰腺炎,囊肿多位于胰头区,常为多发,囊壁较厚,可伴有钙化。

(五)胰周筋膜增厚

胰周筋膜增厚为慢性胰腺炎的重要间接征象,2/3的患者在胰周见有数条粗细不均、方向不一的纤维条索影。另外也可见到左肾前筋膜增厚。

(六)合并胰腺癌

合并胰腺癌占2%～5%,可见相关征象,有时诊断十分困难,常需作针刺活检。

第七节　胰腺癌

胰腺癌(cancer of pancreas)是一种较常见的恶性肿瘤,占全身恶性肿瘤的1%～4%,其发病率有逐年增高趋势。本病多见于40岁以上,男性多于女性,男女之比为1.8∶1。胰腺癌好发于胰头部(60%～70%),胰体部次之(10%～15%),胰尾部最少(5%),弥散性胰腺癌占15%～20%。90%的胰腺癌为导管细胞癌。吸烟可能是发生胰腺癌的主要危险因素,胰腺癌预后极差,1年生存率低于20%,5年生存率低于3%。

一、胰腺肿块

(1)平扫多为等密度或略低密度肿块,伴有或不伴有胰腺轮廓的改变是胰腺癌的直接征象。

(2)在双期增强扫描动脉期,胰腺正常组织明显强化,而胰腺癌是少血供组织,则表现为低密度。

(3)胰头癌时,胰头往往表现为圆隆和球形扩大,此时胰体尾则有不同程度的萎缩。

(4)当胰头钩突失去正常平直的三角形而变为圆隆、局限性隆凸或出现分叶时,则高度提示肿瘤的存在。

(5)胰体尾癌常常表现为明显的局部肿大和分叶状肿块。

二、胆管和胰管扩张

(1)癌肿侵犯或压迫胆总管下端造成梗阻部位以上的胆管(包括胆囊)扩张,胆总管管腔内径＞10mm,常常表现为扩张的胆总管在胰头部突然截断或变形。

(2)主胰管扩张较常见,占50%～60%,是由于肿瘤堵塞主胰管所致,多呈管状扩张,也可呈串珠状扩张。

(3)在胰头内同时见到扩张的胆总管和扩张的胰管即所谓的"双管征"(约占16%)。

三、胰周血管受侵

此为胰腺周围血管被癌肿局部浸润的征象。

(1)血管周围的脂肪层消失。

(2)血管被肿块包绕。

(3)血管形态异常,表现为僵直、变细或边缘不光整。

(4)血管不显影,或管腔扩大,其内可见癌栓。

四、继发潴留性囊肿

这是癌肿破坏胰管造成胰液外溢所致,多在胰腺内,少数可位于胰周间隙内。

五、转移性淋巴肿

以腹腔动脉及肠系膜上动脉周围淋巴结肿大最常见,其次为腹主动脉及下腔静脉旁淋巴肿。

六、鉴别诊断

对于表现为胰头局限性增大的慢性胰腺炎与本病鉴别较为困难,下列表现多提示慢性胰腺炎可能如下。

(1)胰腺和胰管钙化,尤其是后者对慢性胰腺炎的诊断具有特征性,另可见胰管或胆总管内结石。

(2)胰头增大,但外形光整、无分叶。

(3)增强扫描胰头密度均匀或欠均匀,不像胰头癌表现为局限性低密度灶。

(4)胰周血管及邻近脏器无恶性侵犯。

(5)扩张的胰管直径与胰实质厚度比值＜0.5,而＞0.5多提示胰头癌。

(6)腹膜后无转移性淋巴肿。

第十一章　泌尿系统疾病的CT诊断

第一节　泌尿系统良性病变

一、泌尿系结石

泌尿系统结石是泌尿系统的常见病之一，为几种不同成分组成的凝聚物，以不同的形状留存于尿路中。成因复杂，包括环境因素、遗传因素、疾病、饮食习惯、药物和全身代谢因素等。发病以青壮年为主，20～50岁发病率约占90%，男性多于女性，上尿路结石男女之比约为3∶1，下尿路者约为6∶1。双侧发病占10%～20%。结石成分复杂，一般以草酸钙、磷灰石结石为主，X线检查大部分为阳性结石。

(一)诊断要点

1.症状和体征

(1)疼痛：呈钝痛或绞痛，并可向会阴部放射。

(2)血尿：为镜下或肉眼血尿。

(3)尿路刺激症状：尿频、尿急、排尿中断。

(4)结石继发感染或梗阻性积水：出现发热、肾区痛、血常规升高等。

2.X线检查

腹部KUB X线片和尿路造影基本可明确结石的多少、大小、形态、分布，尿路造影可明确梗阻部位、程度及肾功能情况。

3.B超

超声诊断与KUB功能相仿，因其操作简单、无辐射、价廉成为首选检查方法。

(二)CT表现

1.尿路结石

CT对尿路中阳性、阴性结石均可显示，对结石的大小、数目、形态及位置的确定更为精确，并能很好地发现并发症，如畸形、憩室及肿瘤等。等密度结石与肿瘤难以区分时可增强扫描，增强结石无强化。

2.肾结石

(1)阳性结石表现为肾实质、肾盂及肾盏内边缘清晰锐利的结节状、不规则形高密度灶，部分可致其远端集合管扩张积水。

(2)阴性结石CT值也多高于肾实质，常在100Hu以上，无增强效应，螺旋CT扫描可发现近3mm大小的结石。

3.输尿管结石

(1)常单发，多发少见。

(2)直接征象为管腔内高密度影,与输尿管走行一致,CT值200～800Hu,其上方输尿管有不同程度扩张。

(3)输尿管结石刺激输尿管壁造成管壁水肿,形成高密度影周围圆弧形的软组织低密度影,即CT图像上的"软组织边缘征",则是输尿管结石急性发作期的特异表现,出现率为77%,于72h内检查更为多见。

(4)MPR较清晰地显示输尿管内较小的结石影。

(5)MIP利用最大密度重组,图像对比度好,排泄期输尿管内如果有对比剂充盈时,对梗阻部位、梗阻程度敏感性和准确性高,可以较好地显示扩张的输尿管。

(6)VR能清晰显示整个泌尿系统全貌,并可任意旋转图像,从不同角度观察输尿管的走行,使结石的定位诊断更加精细。

4.膀胱结石

(1)膀胱内见圆形、卵圆形、不规则形高密度灶。

(2)单发多见,亦可多发,大小不一,活动性强。

(3)由于化学成分不一而密度不均,可出现同心圆征象,大部分边缘清晰,部分边缘不整。

5.尿道结石

少见,占尿路结石10%以下,男性为主。表现为尿道内圆形、卵圆形高密度灶,体积较小,直径数毫米,边缘光滑。结石易嵌顿于尿道膜部和阴茎尿道部或尿道狭窄处。

二、肾血管平滑肌脂肪瘤

肾血管平滑肌脂肪瘤又称错构瘤,为良性肿瘤。发病率约1/10000,多在40岁以后发病,女性居多,男女之比约为1∶4。男性患者可伴有结节性硬化,表现为智力发育差、癫痫和皮脂腺瘤,占全部病例的10%～20%,此系家族遗传性疾病。病理上由血管、平滑肌和脂肪组成,各成分比例差别较大,多以脂肪组织为主,呈膨胀性生长,不具侵蚀性,镜下与周围组织分界清楚。

(一)诊断要点

1.症状

多数无症状,当肿瘤较大时可引起腰部酸痛、腹部不适。

2.腹痛

肿瘤内出血或肿瘤破裂出血会产生突发腹痛,肾区叩击痛,甚至伴发休克。

3.高血压表现

少数患者有高血压表现。

4.B超

肿瘤回声不均匀,可见脂肪组织形成的强回声光团。

5.排泄性尿路造影

当肿瘤较大和靠近肾盂肾盏生长时,可见肾盂肾盏受压、变形、移位,但边缘清晰。

6.MRI检查

在T_1WI上病灶呈均匀或不均匀高信号,在T_2WI上信号略有下降,伴出血时则信号明显提高。

(二)CT 表现

(1)多数为单侧肾脏单发病灶,合并结节性硬化者为双侧多发。

(2)病灶呈圆形或类圆形,轮廓大多较规则,边界较清楚。

(3)密度不均匀,其内可见脂肪性的低密度(CT 值常为－90～－50Hu),其间为条状或网状的软组织密度。

(4)病灶多较小,只有少数直径超过 5cm。小肿瘤应采用薄层扫描以避免容积效应的影响,尽可能显示具有特征性的低密度脂肪,有助于同小肾癌或其他占位性病变的鉴别。

(5)增强扫描:病灶不均匀中等度强化,脂肪区不强化。

(6)非典型病例的肿瘤呈较均匀的等或高密度原因是因肿瘤主要由血管、平滑肌组成,脂肪含量少,或由于肿瘤内出血。

三、肾腺瘤

肾腺瘤是一种少见的肾脏良性肿瘤,起源于近端肾小管上皮,多位于靠近包膜的皮质部。分为乳头状腺瘤、嗜酸细胞腺瘤和后肾腺瘤。乳头状腺瘤在＜40 岁成人中发病率约为 10%,＞70 岁时发病率约为 40%。嗜酸细胞腺瘤约占肾小管上皮肿瘤的 5%,好发年龄在 70 岁前后。后肾腺瘤罕见,常见于 50～60 岁,男女之比约为 1∶2。

(一)诊断要点

(1)肿瘤生长缓慢,常无临床症状。

(2)偶有腰部胀痛,肿块较大时可触及腹部包块。

(3)侵及肾盂时可出现镜下血尿及肉眼血尿。

(4)MRI 检查。①乳头状腺瘤在 T_1WI 上呈等或稍低信号,在 T_2WI 上呈稍高信号。增强扫描实质期轻度均匀强化。②嗜酸细胞腺瘤在 T_1WI 上呈低信号,在 T_2WI 上呈低信号或高信号,增强明显强化。③后肾腺瘤 T_1WI 为低信号,T_2WI 为低或稍高信号。

(二)CT 表现

1.乳头状腺瘤

(1)肾脏包膜下单发或多发结节状病灶,直径多＜1.0cm,可突向肾皮质外,边缘清晰、规整。

(2)CT 平扫为等或高密度软组织块影,偶见点状钙化,病灶中央为低密度带有网格状囊状变化。

(3)增强呈轻度至中度强化,无明显出血与坏死征象。

2.嗜酸细胞腺瘤

(1)肾脏实性肿块,直径多在 2～10cm,边缘清晰,大部分中央有低密度瘢痕(约占 80%)。

(2)CT 平扫多表现为等密度或稍低密度,增强呈中等度至明显强化。

(3)较大肿瘤呈车辐状强化,并可呈中央瘢痕,增强延迟扫描强化区向瘢痕内推进。

(4)增强后车辐状强化及中央瘢痕,均非嗜酸细胞腺瘤的特异性征象,均需与肾细胞癌鉴别。肾细胞癌大部分表现为速升速降的强化曲线。

3.后肾腺瘤

(1)肾实质内较大类圆形肿块,直径多在 3～6cm,平扫呈等或稍高密度,中央见密度稍低。

(2)增强肾皮质期肿瘤轻微强化,肾实质期和肾盂期肿瘤实质进一步强化,但仍低于肾实质强化,中央为均匀未强化的低密度区。

(3)肿瘤可有包膜或无包膜,部分轮廓不规整,部分呈分叶状,与周围组织分界清楚,偶见钙化或砂砾体形成。

四、肾纤维瘤

肾纤维瘤是一种少见的肾脏良性肿瘤,好发于肾脏髓质,亦可发生于肾包膜。多见于女性,单侧为主。肾纤维瘤具有完整的包膜,体积较小(直径一般为2～10mm)。镜下主要为梭形细胞,以纤维及致密纤维基质分隔,肿瘤内明显纤维化并伴不同程度的硬化,可有钙化和骨化成分。

(一)诊断要点

(1)大多数病变很少引起临床症状。

(2)少数肿瘤因近期突然增大而出现肾区痛、尿频、尿急、尿痛或无痛性肉眼血尿,肾区叩击痛阳性。

(3)MRI检查:T_1WI及T_2WI均呈均匀低信号,轮廓光整。

(二)CT表现

(1)肾脏内结节状病灶,体积较小,局部可突出于肾轮廓之外,轮廓规整,边缘清晰。

(2)平扫为等或高密度,密度均匀。

(3)病灶内可出现钙化或骨化。

(4)增强扫描皮质期轻度强化,实质期中度至明显强化,强化幅度低于肾实质强化幅度。囊变坏死少见。

(5)鉴别诊断:需与肾癌鉴别,后者平扫为等或低密度,增强扫描皮质期强化明显,实质期强化幅度有所降低,较大肿瘤内囊变和坏死明显。与肾乳头状腺瘤鉴别较困难。

第二节　泌尿系统恶性肿瘤

一、肾癌

肾癌又名肾细胞癌,是成人最常见的肾实质恶性肿瘤,占其85%,多发生于40岁以上,男女之比为2∶1～3∶1。吸烟、镉污染则发病率高。肿瘤来自肾小管上皮细胞,大多数血供丰富,无组织学上的包膜,但有周围受压的肾实质和纤维组织形成的假包膜。肿瘤内可发生出血、坏死、纤维化、钙化等。以3cm为界,人为将其分为<3cm的小肾癌和>3cm的肾癌。转移途径有直接蔓延、血行和淋巴转移。30%的肾癌有肾静脉瘤栓,其中25%累及腔静脉。常见转移部位有肺、纵隔、骨、肝等。

(一)诊断要点

1.症状和体征

(1)血尿:是肾癌的主要症状,发生率为60%,常为无痛性全程肉眼血尿。

(2)腹部疼痛:占35%～40%。

(3)腹部肿块:腹部可扪及软组织肿块。血尿、腹痛及腹部肿块同时出现即为本病典型的三联征,但不足10%。

(4)全身症状:体重减轻、贫血、发热、内分泌症状(高钙血症、红细胞增多症、溢乳、高血压)和肝功能异常等。

2.排泄性或逆行性尿路造影

可见肾小盏破坏、受压、不规则变形、变长、扭曲等,甚至使肾盏、肾盂分离、受压、变形,呈"蜘蛛足"征。

3.DSA检查

(1)动脉期:①为肾动脉主干增宽,瘤周动脉分支被分离、推移或拉直;②有时瘤周动脉包绕瘤体形成"手握球征",肿瘤内血管密集成团,形成血池或血湖;③出现动静瘘时可见静脉早期显影。

(2)实质期:主要表现为瘤内不均匀和不规则密度升高,称"肿瘤染色"。

(3)静脉期:显示肾静脉或下腔静脉内瘤栓。

4.B超

多呈圆形或椭圆形低回声或不均匀回声区。

5.MRI检查

总体检查效果与CT相仿,肿瘤在T_1WI上呈低信号,T_2WI呈高信号,MRI易于显示肿块周围的"假包膜征"和其内的出血、坏死及囊变区,在显示肾癌侵袭性方面优于CT。

(二)CT表现

1.平扫

多呈圆形、类圆形或不规则形低密度、等密度及少数稍高密度肿块,大小不较大肿瘤可使肾盂及肾盏受压、变形。

2.常为单侧单灶

密度可均匀,瘤体亦常因出血、坏死和钙化而致密度不均匀,5%～10%病例的钙化多表现为外周不全环状或弧线状钙化。

3.小肿瘤大多有假包膜形成

所以轮廓规则,边缘清楚;较大的肾癌多数呈浸润性生长,轮廓不规则,边缘模糊,与周围正常肾实质不易分开,常形成局部膨出或肾轮廓改变。

4.增强扫描

增强扫描应是肾癌CT检查必不可少的环节,肾癌多为富血供肿瘤,强化明显,但仍低于周围正常肾实质,出血、坏死区不强化;部分乏血供肿瘤,瘤体较大,动脉期强化不明显,肿瘤内隐约可见条索状或斑片状强化,肾实质期和肾盂期扫描呈低密度改变;部分小肾癌可表现为均匀强化;极少数多房囊性肿瘤增强扫描可见囊壁及肿瘤内分隔强化。

5.转移征象

肿瘤向周围直接蔓延侵犯邻近结构;经淋巴转移使肾门及腹膜后淋巴结肿大;经血行转移可形成肾静脉和下腔静脉瘤栓。

6.鉴别诊断

(1)肾高密度囊肿:单纯性囊肿可因囊液内含较多蛋白质成分或出血而呈高密度,轮廓可不规则,但与肾癌明显不同的是其边界较清楚,增强扫描不强化。

(2)肾血管平滑肌脂肪瘤:脂肪含量少的瘤体常需行薄层扫描,尽可能发现脂肪成分而与小肾癌相鉴别。

二、肾盂癌

肾盂癌的发病率远低于肾癌和膀胱癌,约占肾脏恶性肿瘤的8%,好发年龄在40岁以上,男女之比约为3∶1。单发或多发,双侧同时发病占2%～4%。肾盂癌中最常见的是移行细胞癌,占90%,其次是鳞癌,腺癌甚少见。肿瘤呈乳头状、菜花状或广基浸润生长。

(一)诊断要点

1.血尿

血尿是肾盂癌的主要临床症状,表现为间歇性无痛性肉眼血尿。

2.腰痛

大约25%的患者有腰痛。

3.肿块

体积大的肿瘤或有肾积水时,还可触及肿块。

4.排泄性尿路造影

可发现肾盂积水、充盈缺损及肾功能异常。

5.尿液细胞学检查

低分化癌阳性率可达60%,分化良好的肿瘤假阴性率较高。细胞学检查对诊断不明的输尿管梗阻有重要意义。

6.MRI检查

主要表现为在T_1WI上于肾盂肾盏内可见低信号肿块,T_2WI呈稍高信号。增强扫描呈轻度至中度强化,广基浸润型易侵犯肾实质,很少引起肾轮廓改变。

(二)CT表现

1.CT平扫

病灶呈圆形、分叶状或不规则形。病灶较小时呈位于肾窦内的小圆形或分叶状块影,较大的病灶多呈不规则形,可引起肾盂肾盏变形和肾积水,并可累及肾实质。

2.肿块密度

一般高于尿液,低于正常肾实质,较大的肿瘤内可见低密度坏死区或高密度钙化灶。

3.增强扫描

肾盂癌为少血供,所以一般呈轻度至中度强化,与正常强化的肾实质对比鲜明,肿块显示更清楚。较大的肿瘤呈不均匀强化,小肿块表现为肾盂肾盏内充盈缺损,延迟扫描有时更能明确肿块的形态和范围。

4.边界不清

周围肾窦内脂肪受压、模糊,甚至消失,进一步发展则侵犯肾实质,表现为肾实质内不规则低密度,边界不清。

5.肾门及腹膜后淋巴结可肿大。

6.MSCTU

肾实质期 MPR 像可更加清晰地显示肿块部位及范围，排泄期 VR 与 MIP 像显示为肾盂内的局部充盈缺损，并间接判断患侧肾功能状况。

7.鉴别诊断

侵犯肾实质的肾盂癌应注意与侵犯肾盂的肾癌鉴别。肾癌常引起肾轮廓异常，局部膨隆，肿瘤呈偏心性生长，内有低密度坏死区。另外，肾癌血供丰富，CT 增强扫描强化明显。而肾盂癌时肾轮廓多保持正常，肿瘤向心性生长，强化不如肾癌明显，较少引起肾静脉或下腔静脉瘤栓。

三、肾母细胞瘤

肾母细胞瘤又称肾胚胎瘤或 Wilms 瘤。系恶性胚胎性混合瘤，占儿童期肿瘤的 10%，居腹膜后肿瘤的首位，约占小儿泌尿系统恶性肿瘤的 90%。5 岁以下儿童多见，发病高峰为 1～3 岁。预后与肿瘤细胞的倍体、染色体有无缺失有关。

(一)诊断要点

1.临床症状

一般不典型，早期可无症状，中晚期可有低热、贫血、体重减轻等症状。

2.血尿

常为无痛性血尿，大量血尿只在肾盂肾盏受累时才出现。

3.季肋部无痛性包块

肿块巨大可越过中线，并发生相应的压迫症状。

4.先天性疾病诱因

虹膜阙如、偏侧肥大、“Beckwith-wiedemann 综合征”的患儿易患本病。

5.B 超

为首选检查方法。肿物多呈中等或稍高回声，坏死囊变呈低回声，钙化为强回声。

6.排泄性尿路造影

根据肾盂肾盏位置、形态等征象确定其肾内肿块。主要表现为肾轮廓失去正常形态，肾盏伸长、变形、分离和旋转形成“爪形征”，残余肾受压移位，部分肾盂肾盏受压呈轻、中度扩张积水。

7.MRI 检查

信号混杂，肿瘤 T_1、T_2 延长，多轴位重组能清楚判断肿瘤起源、形态大小及与邻近组织结构的关系。因费用较高，检查时间较长，小儿不易配合，临床应用较少。

8.组织活检

为主要诊断手段。采用穿刺活检或开放活检有利于细胞学诊断和分子生物学检测。

(二)CT 表现

1.CT 平扫

为实性或囊实性肿块，体积较大，边缘常光整清楚，密度略低于正常肾实质。瘤体内可发生出血、坏死、囊变,少数可有细小斑点状钙化或弧形钙化(3%～15%)。

2.增强扫描

肿瘤轻度强化,正常残余肾高密度强化呈新月形称"边缘征",为本病典型CT表现。

3.肿块巨大

可超越中线或达盆腔。肿块包膜不光整或肾周脂肪层模糊、狭窄常提示肿瘤外侵。腔静脉增粗或充盈缺损表示有瘤栓存在,肾及主动脉旁淋巴结肿大。

4.瘤体破裂扩散

可发生腹膜后及腹腔种植。

5.鉴别诊断

(1)神经母细胞瘤:常位于肾上腺,对肾脏以压迫推移为主,肿块外形不规则,钙化多见(70%～80%),呈浸润性生长,可越过中线,包绕推移邻近大血管。

(2)肾细胞癌:儿童少见,多发生于成年人,肿块一般较小,常有血尿。

(3)肾母细胞增生症:2岁以下儿童多见,常为双侧性,呈低密度均匀性病变,增强扫描不强化。

四、膀胱癌

膀胱癌是泌尿系统常见的肿瘤,但恶性程度不高。多见于40岁以上,50～70岁发病率最高,男女之比为3∶1～4∶1。肿瘤主要发生于移行上皮,鳞癌及腺癌少见。生长方式:一种是向腔内呈乳头状生长,另一种是向上皮内浸润性生长。

转移方式:淋巴转移最常见,首先累及闭孔淋巴结;其次是直接扩散;肿瘤晚期会发生肝、肺及骨骼等的血行转移。

(一)诊断要点

1.症状和体征

(1)血尿:是大多数患者的首发症状,多为间歇性、无痛性肉眼血尿,血尿量可较大,少数为镜下血尿。

(2)贫血:与肿瘤的严重性成正比,但极少数情况下一个小的乳头状癌可导致严重贫血。

(3)尿路刺激征:尿频和尿急是由于肿瘤占据膀胱腔使其容积减小,以及膀胱三角区受刺激所致。

(4)梗阻症状:膀胱颈或带蒂的肿瘤可出现排尿困难或尿潴留。

2.排泄性或逆行性尿路造影

表现为膀胱腔内的充盈缺损,但无法显示壁内浸润和腔外生长情况。

3.膀胱镜检查

直观显示腔内肿瘤情况,并可同时行活检做定性诊断。

4.MRI检查

非首选检查,但为最理想的影像学方法,除显示肿瘤本身外还可帮助肿瘤分期。肿瘤在T_1WI上为中等信号,T_2WI呈稍高信号。

(二)CT 表现

1.膀胱腔内肿块

(1)乳头状癌向腔内生长,在尿液衬托下呈结节状或较大的软组织肿块。

(2)病灶密度多较均匀,肿瘤内有坏死和钙化者可显示密度不均匀。

(3)轮廓大多较规则,边缘清楚。

2.膀胱壁局限性增厚

膀胱壁局限性增厚是肿瘤向膀胱壁浸润性生长所致。

3.增强扫描

肿瘤多呈均匀性明显强化。

4.转移征象

(1)首先是膀胱周围低密度的脂肪层内出现软组织密度影。

(2)进一步发展则累及前列腺和精囊,使膀胱三角区变小、闭塞。

(3)中晚期病例,盆腔淋巴结转移较多见。

5.CT 应用于膀胱癌诊断的主要目的在于帮助肿瘤分期

它不仅能观察肿瘤累及膀胱本身的范围和程度,还能显示病变对邻近脏器的侵犯以及是否存在淋巴结和远处转移。

6.鉴别诊断

(1)膀胱血块:CT 平扫膀胱血块可呈软组织密度块,但增强扫描不强化,常位于坠积部位,尤其是改变体位时其位置也随之改变。

(2)前列腺癌:晚期前列腺癌可侵犯膀胱,形似膀胱占位,但前者主体位于前列腺,后者位于膀胱。

第三节　肾脏外伤

肾损伤常是严重多发性损伤的一部分。开放性损伤多见于枪击伤、刀刺伤等;闭合性损伤多见于车祸、高处坠落等。后者可分为以下病理类型。①肾挫伤:局限于部分肾实质,形成肾瘀斑和(或)包膜下血肿,肾包膜及肾盂黏膜完整。②肾部分裂伤:肾实质部分裂伤伴肾包膜破裂,可致肾周血肿。③肾全层裂伤:肾实质深度裂伤,累及肾包膜,内达肾盂肾盏黏膜,此时常引起广泛的肾周血肿、血尿和尿外渗。④肾蒂伤:主要为肾血管主干及分支损伤、断裂及血栓形成,造成肾功能全部或部分丧失。

一、诊断要点

(一)症状和体征

1.休克

严重损伤、肾蒂伤或合并其他脏器损伤时,因损伤和出血常发生休克。

2.血尿

大多数患者出现血尿。肾挫伤时可出现少量血尿,严重裂伤呈大量肉眼血尿,并有血块阻塞尿路。继发感染时血尿可持续很长时间。

3.疼痛

肾包膜下血肿，肾周软组织损伤、出血或尿外渗引起患侧腰腹部疼痛。血块通过输尿管时发生肾绞痛。

4.腰腹部肿块

血液、尿液外渗在肾周局部包裹形成肿块，有时腹部可触及包块。

5.发热

由于血肿、尿外渗容易继发感染，甚至导致肾周脓肿或化脓性腹膜炎，伴全身中毒症状。

6.其他

当血液、尿液渗入腹膜腔时常出现腹膜刺激症状、肌强直等。

(二)实验室检查

尿中含大量红细胞。继发感染时出现血白细胞增高。血红蛋白及血细胞比容持续性降低时提示活动性出血。

(三)X 线片

患肾影增大，患侧腰大肌模糊并突向健侧，同时可有横结肠胀气。当血流进入腹膜后腔引起局部反射性胃肠积气、麻痹性肠梗阻等表现。

(四)排泄性尿路造影

(1)局部肾挫伤或轻度裂伤，造影时肾形态及功能基本正常。

(2)严重挫伤肾功能受损时，肾显影浅淡或显影延迟。

(3)肾深度裂伤时，对比剂可以分别进入包膜下、肾筋膜囊或肾周组织呈蜂窝状显影。

(4)肾蒂伤时，肾脏多不显影，肾边缘致密。

二、CT 表现

(一)肾挫伤

1.CT 平扫

患肾体积增大，密度不均匀，其内可见少许斑片状高密度出血灶。

2.增强扫描

病灶为边缘模糊的略低密度区，当肾损伤出现灌注紊乱时，延迟扫描低密度病变中央可出现点状对比剂聚集。

(二)肾撕裂伤

(1)撕裂的间隙为出血充填，新鲜出血为条状高密度影，亚急性和陈旧性血肿为等密度及低密度改变；增强扫描为条形或楔形低密度影。撕裂间隙有对比剂外溢提示活动性出血。

(2)当肾撕裂伤累及集合系统致尿液外渗时，撕裂间隙内为低密度尿液充填。增强扫描早期无强化，延迟扫描对比剂外溢充填。

(3)尿液外渗时，沿肾周间隙形成含尿囊肿，囊肿较大时可致肾脏移位，增强延迟扫描可见囊肿内有对比剂充填。

(4)肾碎裂时可见肾多处撕裂或呈碎片状并与肾分离。当有血运时，增强碎片有强化；当无血运时，增强后碎片无强化；属于肾梗死范围。

三、肾蒂伤

(1)主肾动脉完全阻塞引起肾梗死时,肾实质不强化,肾盂无对比剂积聚,肾实质边缘强化,出现“皮质边缘征”。

(2)动脉部分撕裂或动脉内膜断裂引起主肾动脉狭窄及肾灌注不足,增强扫描患肾实质显影浅淡,肾盂内对比剂分泌减少。

(3)动脉分支阻塞引起节段性梗死,形成底朝包膜、尖端指向肾门的楔形低密度阴影。

(4)肾蒂伤在常规 CT 上的直接征象不明显,多层螺旋 CT 扫描及肾血管的三维重组能直观地显示肾血管的损伤,有报道诊断正确率高达 100%,在一定程度上可替代肾动脉造影。

四、肾损伤后血肿

(1)当只有肾挫伤时,仅见少量出血可局限于肾内。

(2)肾破裂出血量较多时,血液极易进入肾包膜下沿包膜蔓延,形成新月形、梭形包膜下血肿。

(3)当血肿时间较长,血红蛋白降解时,血肿呈低密度改变。

(4)间断出血可形成高低密度相间隔的葱皮样改变。

第三篇　MRI 技术诊断

第十二章　MRI 成像技术

磁共振成像(MRI)是利用原子核在磁场内所产生的信号经重建成像的一种影像技术。早在 1946 年 Block 和 Purcell 就发现了物质的核磁共振现象并应用于化学分析上，而形成了核磁共振波谱学。1973 年 Lauterbur 发表了 MRI 成像技术，使核磁共振应用于临床医学领域。为了准确反映其成像基础，避免与核素成像混淆，现已将核磁共振成像改称为磁共振成像。参与 MRI 的成像因素较多，决定 MRI 信号强度的参数有 10 个以上，只要有 1 个参数发生变化，就可在 MRI 信号上得到反映。因此，MRI 具有极大的临床应用潜力。由于对 MRI 成像的贡献，Lauterbur 与 Mansfierd 共获 2003 年的诺贝尔奖奖金。

核磁共振(NMR)是一种核物理现象。早在 1946 年 Block 与 Purcell 就报道了这种现象并应用于波谱学。核磁共振成像技术发展十分迅速，已日臻成熟完善。检查范围基本上覆盖了全身各系统，并在世界范围内推广应用。为了准确反映其成像基础，避免与核素成像混淆，现改称为磁共振成像。参与 MRi 成像的因素较多，信息量大而且不同于现有各种影像学成像，在诊断疾病中有很大优越性和应用潜力。

第一节　MRI 成像基本原理与设备

一、MRI 成像基本原理

所有含奇数质子的原子核均在其自旋过程中产生自旋磁动量，也称核磁矩，它具有方向性和力的效应，故以矢量来描述。核磁矩的大小是原子核的固有特性，它决定 MRI 信号的敏感性。氢的原子核最简单，只有单一的质子，故具有最强的磁矩，最易受外来磁场的影响，并且氢质子在人体内分布最广，含量最高，因此医用 MRI 均选用 H 为靶原子核。人体内的每一个氢质子可被视作为一个小磁体，正常情况下，这些小磁体自旋轴的分布和排列是杂乱无章的，若此时将人体置入在一个强大磁场中，这些小磁体的自旋轴必须按磁场磁力线的方向重新排列。此时的磁矩有两种取向;大部分顺磁力线排列，它们的位能低，状态稳;小部分逆磁力线排列，其位能高。两者的差称为剩余自旋，由剩余自旋产生的磁化矢量称为净磁化矢量，亦称为平衡态宏观磁场化矢量 MO。在绝对温度不变的情况下，两种方向质子的比例取决于外加磁场强度。

在 MR 的坐标系中，顺主磁场方向为 Z 轴或称纵轴，垂直于主磁场方向的平面为 XY 平面或称水平面，平衡态宏观磁化矢量 M。此时绕 Z 轴以 Larmor 频率自旋，如果额外再对 MO 施加一个也以 Larmor 频率的射频脉冲，使之产生共振，此时 MO 就会偏离 Z 轴向 XY 平面进动，从而形成横向磁化矢量，其偏离 Z 轴的角度称为翻转角。翻转角的大小由射频脉冲的大小来决定，能使 M 翻转 90°至 XY 平面的脉冲称之为 90°脉冲。在外来射频脉冲的作用下 MO 除产生横向磁化矢量外，这些质子同向进动，相位趋向一致。

当外来射频脉冲停止后，由 *MO* 产生的横向磁化矢量在晶格磁场（环境磁场）作用下，将由 *XY* 平面逐渐回复到 *Z* 轴，同时以射频信号的形式放出能量，其质子自旋的相位一致性亦逐渐消失，并恢复到原来的状态。这些被释放出的，并进行了三维空间编码的射频信号被体外线圈接收，经计算机处理后重建成图像。

在 MRI 的应用中常涉及如下几个概念。

（一）弛豫

弛豫是指磁化矢量恢复到平衡态的过程，磁化矢量越大，MRI 探测到的信号就越强。

（二）纵向弛豫

纵向弛豫又称自旋－晶格弛豫或 T_1 弛豫，是指 90°射频脉冲停止后纵向磁化逐渐恢复至平衡的过程，亦就是 *MO* 由 *XY* 平面回复到 *Z* 轴的过程。其快慢用时间常数 T_2 来表示，可定义为纵向磁化矢量从最小值恢复至平衡态的 63％所经历的弛豫时间。不同的组织 T_1 时间不同，其纵向弛豫率的快慢亦不同，故产生了 MR 信号强度上的差别，它们在图像上则表现为灰阶的差别。由于纵向弛豫是高能原子核释放能量恢复至低能态的过程，所以它必须通过有效途径将能量传递至周围环境（晶格）中去，晶格是影响其弛豫的决定因素。大分子物质（蛋白质）热运动频率太慢，而小分子物质（水）热运动太快，两者都不利于自旋能量的有效传递，故其 T_1 值长（MR 信号强度低），只有中等大小的分子（脂肪）其热运动频率接近 Larmor 频率，故能有效快速传递能量，所以 T_1 值短（MR 信号强度高）。通过采集部分饱和的纵向磁化产生的 MR 信号，具有 T_1 依赖性，其重建的图像即为 T_1 加权图像。

（三）横向弛豫

横向弛豫又称为自旋－自旋弛豫或 T_2 弛豫。横向弛豫的实质是在射频脉冲停止后，质子又恢复到原来各自相位上的过程，这种横向磁化逐渐衰减的过程称为 T_2 弛豫。T_2 为横向弛豫时间常数，等于横向磁化由最大值衰减至 37％时所经历的时间，是衡量组织横向磁化衰减快慢的一个尺度。T_2 值也是一个具有组织特异性的时间常数，不同组织以及正常组织和病理组织之间有不同的 T_2 值。大分子（蛋白质）和固体的分子晶格固定，分子间的自旋－自旋作用相对恒定而持久，故它们的横向弛豫衰减过程快，所以 T_2 短（MR 信号强度低），而小分子及液体分子因具有快速平动性，使横向弛豫衰减过程变慢，故 T_1 值长（MR 信号强度高）。MR 信号主要依赖 T_2 而重建的图像称为 T_2 加权图像。

二、MRI 设备

磁共振成像设备包括 5 个系统：磁体系统、梯度系统、射频系统、计算机及数据处理系统以及辅助设备部分。

磁体分常导型、永磁型和超导型三种，常用的有超导型磁体和永磁体。磁体性能的主要参数有磁场强度、磁场均匀性、磁场稳定性等。常导型的线圈用铜、铝线绕成，磁场强度可达 0.15T～0.3T；永磁型的磁体由磁性物质制成的磁砖所组成，较重，磁场强度偏低，最高可达 0.3T；超导型的线圈用银－钛合金线绕成，医用 MR 设备所用的磁场强度一般为 0.35T～3.0T。梯度系统由梯度放大器及 X、Y、Z 三组梯度线圈组成。它的作用是修改主磁场，产生梯度磁场。其磁场强度虽只有主磁场的几百分之一，但梯度磁场为人体 MRI 信号提供了空间定位的三维编码的可能。由于对图像空间分辨力的要求越来越高，故对梯度磁场的要求也高，梯度系统提供的梯度场强已高达 60MT/M。

射频系统用来发射射频脉冲,使磁化的氢质子吸收能量而产生共振。在弛豫过程中氢质子释放能量并发出 MRI 信号,后者被检测系统接收。射频系统主要由发射与接收两部分组成,其部件包括射频发射器、功率放大器、发射线圈、接收线圈以及噪声信号放大器等。

MRI 设备中的计算机系统主要包括模/数转换器、阵列处理机及用户计算机等。其数据采集、处理和图像显示,除图像重建由傅里叶变换代替了反投影外,其他与 CT 设备非常相似。

第二节　MRI 图像特点

人体不同器官的正常组织与病理组织的 T_1 值是相对固定的,而且它们之间有一定的差别,T_2 值也是如此。这种组织间弛豫时间上的差别,是磁共振成像诊断的基础。值得注意的是,MRI 的影像虽然也以不同的灰度显示,但其反映的是 MRI 信号强度的不同或弛豫时间 T_1 与 T_2 的长短,而不像 CT 图像,灰度反映的是组织密度。一般而言,组织信号强,图像所相应的部分就亮,组织信号弱,图像所相应的部分就暗,由组织反映出的不同的信号强度变化,就构成组织器官之间、正常组织和病理组织之间图像明暗的对比。

MRI 的图像若主要反映组织间 T_1 特征参数时,为 T_1 加权像(T_1 WI),反映的是组织间 T_1 的差别,T_1 WI 有利于观察解剖结构。若主要反映组织间 T_2 特征参数时,则为 T_2 加权像(T_2 WI);T_2 WI 对显示病变组织较好。还有一种称为质子密度加权像(PdWI)的图像,其图像的对比主要依赖于组织的质子密度,又简称质子加权像。

MRI 是多参数成像,因此,在 MRI 成像技术中,采用不同的扫描序列和成像参数,可获得 T_1 加权像、T_2 加权像和质子加权像。在经典的自旋回波(SE)序列中,通过调整重复时间(TR)和回波时间(TE),就可得到上述三种图像。一般短 TR、短 TE 可获得 T_1 加权像,长 TR、长 TE 可获得 T_2 加权像,长 TR、短 TE 可获得质子加权像。

第三节　MRI 检查技术

MRI 成像技术有别于 CT 扫描,它不仅可行横断面,还可行冠状面矢状面以及任意斜面的直接成像。同时还可获得多种类型的图像,如 T_1 WI、T_2 WI 等。若要获取这些图像必须选择适当的脉冲序列和成像参数。

一、序列技术

MRI 成像的高敏感性基于正常组织与病理组织弛豫时间 T_1 及 T_2 的不同,并受质子密度、脉冲序列的影响,常用的脉冲序列如下。

(一)自旋回波(SE)序列

采用“90°-180°”脉冲组合形式构成。其特点为可消除由于磁场不均匀性所致的去相位效应,磁敏感伪影小。但其采集时间较长,尤其是 T_2 加权成像,重 T_2 加权时信噪比较低。该序列为 MRI 的基础序列。

(二)反转恢复(IR)序列

采用“180°－90°－180°”脉冲组合形式构成。其特点为具有较强的 T_1 对比，短反转时间(T_1)的反转恢复序列，同时具有强的 T_2 对比，还可根据需要设定 T_1，饱和特定组织产生具有特征性对比的图像，如短 T_1 反转恢复(STIR)、液体衰减反转恢复(FLAIR)等序列。

(三)快速自旋回波(turboSE,TSE;fastSE,FSE)序列

采用“90°－180°－180°”脉冲组合形式构成。其图像对比性特征与 SE 相似，磁敏感性更低，成像速度加快，使用大量 180°射频脉冲，射频吸收量增大，其中 T_2 加权像中脂肪高信号现象是 TSE 与 SE 序列的最大区别。

(四)梯度回波(GRE)序列

梯度回波技术中，激励脉冲小于 90°，翻转脉冲不使用 180°，取而代之的是一对极性相反的去相位梯度磁场及相位重聚梯度磁场，其方法与 SE 中频率编码方向的去相位梯度及读出梯度的相位重聚方法相同。由于小翻转角使纵向磁化快速恢复，缩短了重复时间 TR，也不会产生饱和效应，故使数据采集周期变短，提高了成像速度。其最常用的两个序列是快速小角度激发(FLASH)序列和稳态进动快速成像(FISP)序列。

(五)快速梯度自旋回波(TGSE)序列

TGSE 是在 TSE 的每个自旋回波的前面和后面，再产生若干个梯度回波，使 180°翻转脉冲后形成一组梯度和自旋的混合回波信号，从而提高单位重复时间(TR)的回波数。该序列具有 SE 及 TSE 的对比特点，且较之具有更高的磁敏感性，采集速度进一步加快。

(六)单次激发半傅里叶采集快速自旋回波(HASTE)序列

该序列在一次激励脉冲后使用 128 个 180°聚焦脉冲，采集 128 个回波信号，填写在 240×256 的 K 空间内。HASTE 序列具有 TSE 序列 T_2 加权图像的特征，每幅图像仅需一次激励便可完成数据采集，高速采集可冻结呼吸及其他生理性运动。因此该序列多用于有生理性运动器官的 T_2 加权成像。

(七)平面回波成像(EPI)

EPI 技术是迄今最快的 MRI 成像技术，它是在一次射频脉冲激励后在极短的时间内(30～100ms)连续采集一系列梯度回波，用于重建一个平面的 MRI 图像。EPI 技术已在临床广泛应用，单次激发 EPI，以扩散成像、灌注成像、脑运动皮层功能成像为主要的应用领域，多次激发 EPI 则在心脏快速成像、心脏电影、血管造影、腹部快速成像等领域取得进展。

二、MR 对比增强检查

MRI 影像具有良好的组织对比，但正常与异常组织的弛豫时间有较大的重叠，其特异性仍较差。为提高 MRI 影像对比度，一方面着眼于选择适当的脉冲序列和成像参数，以更好地反映病变组织的实际大小、程度及病变特征，另一方面则致力于人为地改变组织的 MRI 特征性参数，即缩短飞和 T 弛豫时间。MRI 对比剂可克服普通成像序列的限制，它能改变组织和病变的弛豫时间，从而提高组织与病变间的对比。

MRI 对比剂按增强类型可分为阳性对比剂(如钆-二乙三胺五乙酸，即 Gd-DTPA)和阴性对比剂(如超顺磁氧化铁即 SPIO)。按对比剂在体内分布分为细胞外间隙对比剂(如 Gd-DT-

PA)、细胞内分布或与细胞结合对比剂,如肝细胞靶向性对比剂钆卞氧丙基四乙酸盐(Gd-EOB-DTPA),网状内皮细胞向性对比剂(如 SPIO)和胃肠道磁共振对比剂。

临床上最常用的 MRI 对比剂为 Gd-DTPA。其用药剂量为 0.1mmol/kg,采用静脉内快速团注,约在 60 秒内注射完毕。对于垂体、肝脏及心脏、大血管等检查还可采用压力注射器行双期或动态扫描。常规选用 T_1WI 序列,结合脂肪抑制或磁化传递等技术可增加对比效果。

三、MR 血管造影技术

磁共振血管造影(MRA)是对血管和血流信号特征显示的一种技术。MRA 作为一种无创伤性的检查,与 CT 及常规放射学相比具有特殊的优势,它不需使用对比剂,流体的流动即是 MRI 成像固有的生理对比剂。流体在 MRI 影像上的表现取决于其组织特征,流动速度、流动方向、流动方式及所使用的序列参数。

常用的 MRA 方法有时间飞越(TOF)法和相位对比(PC)法。三维 TOF 法的主要优点是信号丢失少,空间分辨力高,采集时间短,它善于查出有信号丢失的病变如动脉瘤、血管狭窄等;二维 TOF 法可用于大容积筛选成像,检查非复杂性慢流血管;三维 PC 法可用于分析可疑病变区的细节,检查流量与方向;二维 PC 法可用于显示需极短时间成像的病变,如单视角观察心动周期。

一种新的 MRA 方法,称对比增强 MRA(CE-MRA),其适用范围广,实用性强,方法是静脉内团注 2～3 倍于常规剂量的 Gd-DTPA 对比剂,采用超短 TR、TE 快速梯度回波技术,三维采集,该方法对胸腹部及四肢血管的显示极其优越。

四、MR 电影成像技术

磁共振电影(MRC)成像技术是利用 MRI 快速成像序列对运动脏器实施快速成像,产生一系列运动过程的不同时段(时相)的"静态"图像。将这些"静态"图像对应于脏器的运动过程依次连续显示,即产生了运动脏器的电影图像。MRC 成像不仅具有很好的空间分辨力,更重要的是它具有优良的时间分辨力,对运动脏器的运动功能评价有重要价值。

对于无固定周期运动的脏器,如膝关节、颞颌关节等,其 MRC 的方法是将其运动的范围分成若干相等的空间等分,在每一个等分点采集一幅图像,然后将每个空间位置的图像放在一个序列内连续显示即成为关节运动功能的电影图像。

五、MR 水成像技术

磁共振水成像技术主要是利用静态液体具有长 T_2 弛豫时间的特点。在使用重 T_2 加权成像技术时,稀胆汁、胰液、尿液、脑脊液、内耳淋巴液、唾液、泪水等流动缓慢或相对静止的液体均呈高信号,而 T_2 较短的实质器官及流动血液则表现为低信号,从而使含液体的器官显影。

作为一种安全、无须对比剂、无创伤性的影像学检查手段,MR 水成像技术已经提供了有价值的诊断信息,在某种程度上可代替诊断性 ERCP、PTC、IVP、X 线椎管造影、X 线涎管造影及泪道造影等传统检查。MR 水成像技术包括 MR 胰胆管成像(MRCP)、MR 泌尿系成像(MRU)、MR 椎管成像(MRM)、MR 内耳成像、MR 涎腺管成像、MR 泪道成像及 MR 脑室系统成像等。

六、脑功能成像

脑功能性磁共振成像(fMRI)可提供人脑部的功能信息,为 MRI 技术又开启了一个全新的研究领域，包括扩散成像(DI)、灌注成像(PI)和脑活动功能成像，三种不同功能成像的生理基础不同。

(一)扩散成像

DI主要用于脑缺血的检查，是由于脑细胞及不同神经束的缺血改变，导致水分子的扩散运动受限，这种扩散受限可以通过扩散加权成像(DWI)显示出来。DWI在对早期脑梗死的检查中有重要临床价值。脑组织在急性或超急性梗死期，首先出现细胞毒性水肿，使局部梗死区组织的自由水减少，表观扩散系数(ADC值)显著下降，因而在DWI上表现为高信号区，但这在常规T_1、T_2加权成像上的变化不明显。DWI技术可由快速梯度回波序列完成，但在EPI技术中表现得更为完善。

(二)灌注成像

PI通过引入顺磁性对比剂，使成像组织的T_1、T_2值缩短，同时利用超快速成像方法获得成像的时间分辨力。通过静脉团注顺磁性对比剂后周围组织微循环的T_1、T_2值的变化率，计算组织血流灌注功能；或者以血液为内源性示踪剂(通过利用动脉血液的自旋反转或饱和方法)，显示脑组织局部信号的微小变化，而计算局部组织的血流灌注功能。PI还可用于肝脏病变的早期诊断、肾功能灌注以及心脏的灌注分析等。

(三)脑活动功能成像

脑活动功能成像是利用脑活动区域局部血液中氧合血红蛋白与去氧血红蛋白比例的变化，所引起局部组织T_2的改变，从而在T_2加权像上可以反映出脑组织局部活动功能的成像技术。这一技术又称之为血氧水平依赖性MR成像(B0LDMRI)。它是通过刺激周围神经，激活相应皮层中枢，使中枢区域的血流量增加，进而引起血氧浓度及磁化率的改变而获得的。

七、R波谱技术

磁共振波谱(MRS)技术是利用MR中的化学位移现象来测定分子组成及空间分布的一种检测方法。随着临床MRI成像技术的发展，MRS与MRI相互渗透，产生了活体磁共振波谱分析技术及波谱成像技术，从而对一些由于体内代谢物含量改变所致的疾病有一定的诊断价值。

在均匀磁场中，同种元素的同一种原子由于其化学结构的差异，其共振频率也不相同，这种频率差异称化学位移。MRS实际上就是某种原子的化学位移分布图。其横轴表示化学位移，纵轴表示各种具有不同化学位移原子的相对含量。

目前常用的局部1H波谱技术，是由一个层面选择激励脉冲紧跟二个层面选择重聚脉冲，三者相互垂直，完成“定域”共振，使兴趣区的1H原子产生共振，其余区域则不产生信号。定域序列的一个主要特点是能在定域区产生局部匀场。脉冲间隔时间决定回波时间。在1H波谱中，回波时间通常为20～30ms，此时质子波谱具有最确定的相位，从而产生最佳分辨的质子共振波谱。

第四节　MRI诊断的临床应用

由于MRI磁场对电子器件及铁磁性物质的作用，有些患者不宜行此项检查，如置有心脏起搏器的患者，颅脑手术后动脉夹存留的患者，铁磁性植入物者（如枪炮伤后弹片存留及眼内金属异物等），心脏手术后，换有人工金属瓣膜患者，金属假肢、关节患者，体内有胰岛素泵、神经刺激器患者，以及妊娠三个月以内的早孕患者等均应视为MRI检查的禁忌证。

MRI的多方位、多参数、多轴倾斜切层对中枢神经系统病变的定位定性诊断极其优越。在对中枢神经系统疾病的诊断中，除对颅骨骨折及颅内急性出血不敏感外，其他如对脑部肿瘤、颅内感染、脑血管病变、脑白质病变、脑发育畸形、脑退行性病变、脑室及蛛网膜下隙病变、脑挫伤、颅内亚急性血肿，以及脊髓的肿瘤、感染、血管性病变及外伤的诊断中，均具较大的优势。MRI可诊断超急性期脑梗死。

MRI不产生骨伪影，对后颅凹及颅颈交界区病变的诊断优于CT。MRI具有软组织高分辨特点及血管流空效应，可清晰显示咽、喉、甲状腺、颈部淋巴结、血管及颈部肌肉。

由于纵隔内血管的流空效应及纵隔内脂肪的高信号特点，形成了纵隔MRI图像的优良对比。MRI对纵隔及肺门淋巴结肿大和占位性病变的诊断具有较高的价值，但对肺内钙化及小病灶的检出不敏感。运用心电门控触发技术，可对心肌、心包病变、某些先天性心脏病做出准确诊断。MRI可显示心脏大血管内腔，故对心脏大血管的形态学与动力学的研究可在无创的检查中完成。特别是MR影像、MRA的应用，使得MRI检查在对心血管疾病的诊断方面具有良好的应用前景。

多参数技术在肝脏病变的鉴别诊断中具有重要价值。有时不需对比剂即可通过T_1加权像和T_2加权像直接鉴别肝脏囊肿、海绵状血管瘤、肝癌及转移癌。MRCP对胰胆管病变的显示具有独特的优势。胰腺周围有脂肪衬托，采用抑脂技术可使胰腺得以充分显示。肾与其周围脂肪囊在MRI图像上形成鲜明的对比，肾实质与肾盂内尿液也可形成良好对比。MRI对肾脏疾病的诊断具有重要价值。MR泌尿系成像（MRU）可直接显示尿路，对输尿管狭窄、梗阻具有重要诊断价值。

MRI多方位、大视野成像可清晰显示盆腔的解剖结构。尤其对女性盆腔疾病诊断有价值，对盆腔内血管及淋巴结的鉴别较容易，是盆腔肿瘤炎症、子宫内膜异位症、转移癌等病变的最佳影像学检查手段。MRI也是诊断前列腺癌，尤其是早期者的有效方法。

MRI对四肢骨骨髓炎、四肢软组织内肿瘤及血管畸形有较好的显示效果，可清晰显示软骨、关节囊、关节液及关节韧带，对关节软骨损伤、韧带损伤、关节积液等病变的诊断具有其他影像学检查所无法比拟的价值，在关节软骨的变性与坏死诊断中，早于其他影像学方法。

随着科学技术的发展，新颖的开放型MRI系统已成功地将图像引导技术推广到入侵式介入过程，在这种系统中，医生可方便地在磁体旁的空间完成活检治疗或手术过程。

一、开放型磁体

MR成像技术需要较高的恒定磁场，而且要求在成像视野（FOV）的整个范围内有较高的均匀性。应用中,有许多结构的磁体可以产生这样的磁场。在磁共振介入中,磁体必须是开放型的,以便于介入过程的操作。

(一)水平开放型MR成像系统

这种磁共振成像系统由上下两个永磁体构成,产生垂直磁场。采用了灵敏度高的螺旋形接收线圈。在该系统中,介入操作区共有三个,即两侧和后方。实验证明,用于垂直磁场中的螺旋形线圈的灵敏度要比用于水平磁场中的马鞍型线圈的灵敏度高50%左右,因此0.3特斯拉永磁体水平开放MR系统的信噪比相当于0.5～0.7特斯拉封闭式超导体MR系统的信噪比,图像质量亦然。为了进一步提高信噪比,采用了相控阵线圈系统,其特征是,既有高的灵敏度,又具备广阔的视野。这种线圈系统,相互独立的接收频道可达4个,且可同时使用。具体做法是,将一个直径小,且局部灵敏度高的表面线圈放在病变部位,其周围再排列数个这种小线圈,从而增大了视野,这些线圈便构成了相控阵线圈系统,各小线圈信号同相相加,提高了信噪比。

(二)垂直开放型MR成像系统

美国GE公司首先研制成功了超导体垂直开放型MR成像系统,该系统由两个垂直放置的超导体线圈构成,产生水平磁场。磁体之间56cm宽开口,允许2名医生靠近患者。系统的超导材料使用了铌锡合金,其超导转换18.1K铌锡合金的高超导转换温度,可使线圈正常工作在高于4.2K的温度,这样可使线圈达到足够的冷却和采用两极热屏蔽,而不用液态氦。因为没有液态氦储缸,缩短了超导线圈同制冷器壁之间的距离,从而增加了可进入区域的宽度。机械机构的设计,允许磁体可安全工作于1.0特斯拉的高强度,一般磁体可成功地工作在0.7特斯拉。超导线圈的峰值场强可达1.5特斯拉,超导线圈用宽3.0mm、厚0.23mm的超导线带绕制而成。薄的铌锡合金带夹在两个绝缘铜层之间,铜和绝缘层的比例是6∶1。

在普通超导成像机中,射频和梯度线圈是完整地围绕在患者周围,妨碍着接近患者。在垂直方向开放的MR系统中,所开发成功的屏蔽梯度线圈,中央区域有一大豁口(56cm),在三个方向上都有自由空间,而不会明显地降低梯度场的强度和线性,也不会形成边缘电流。梯度线圈产生的听觉噪声经校准而符合要求。采用修正的鸟笼式线圈接收和发射射频信号,或采用发射一接收的表面线圈。表面线圈可以同无菌披盖件结合在一起,也可直接覆盖在患者成像区域的表面。此外,为了介入过程的需要,特地设计了柔软式表面线圈。

梯度线圈所对应的强度、线性、边缘电流和声学性能都得到认定。采用将梯度场展开为球谐波函数系列的方法,对图像重建期间的梯度场的线性加以校正。同时,系统从人体工程学的观点,设计出医生对患者临床接近程度。特别研制的椅子和腰椎表面线圈,可以在患者坐姿时成像。

二、介入引导中的MR成像

在MR介入中,所产生的图像有两种,其一是标准的常规图像,其二是相互关联的图像。“相互关联”的含义:图像平面由器具决定,图像系列产生于感兴趣区域,图像之间有交叉,介入过程由操作者控制。医生通过声讯系统告诉控制室中的技术员,选择与器具有关的成像平面医生可由图像之间的相互关系,选择和控制成像平面的位置和方向,由此来确定手控器具的位置。图像数据的采集、图像重建和显示连续有序地进行,前一图像重建和显示的同时,平行地进行下一图像的数据采集。在研究方案中，光学跟踪系统的空间坐标显示在图像中。图像数据的采集时间为1.5s，重建加上显示时间为1.45s。如果器具位置的改变正好发生在图像数据启动采集之前，滞后时间（即器具位置的改变与相应图像显示之间的时间）是2.95s。重建和显示时间之和短于数据采集时间，因而每隔15s就显示一幅新图像。这样，相互关联图像接近于实时显示。

来自器具上发光二极管的空间信息用于确定手握器具的走向，确定器具末端偏离特定部位的情况。将空间信息送至工作站，根据应用"菜单"指示MR系统对所选平面成像。因为仅由器具位置定出成像平面，因而成像平面可能有很多。

实际上可以选择三个与器具相关的相互垂直的平面建立图像，当选择"在平面"时，在包含器具长轴的平面建立图像。当选择"垂直平面"时，在垂直于器具长轴的平面建立图像。理论上，可选择任何平面，但习惯于选择这三个平面。定名为90°的成像平面，包含器具长轴且垂直于水平面；定名为0°的成像平面，包含器具长轴且垂直于90°平面。0°和90°平面皆为"在平面"。定名为垂直的成像平面，垂直于器具长轴且位于器具的末端。所显示的平面由器具的长轴所决定，而不是由病变位置决定。可归结为："90°平面"，包括活检探针长轴且垂直于水平面；"0°平面"，包括活检探针长轴且垂直于90°平面；垂直平面，垂直于探针长轴且位于探针的末端。

成像平面均相关于器具的位置而选择，在图像中指示出器具的通过路线。如果器具具有足够的刚性，则成像平面密切与器具轴有关。而当器具弯曲时，则图像中不可能显示出完整的器具（包括其末端位置）。

三、MR介入的工作过程

介入工作室包括开放型磁体和与MR成像相配套的设备、麻醉机、患者监视装置、电视监视器和两路语音联系装置，提供真空、空气和麻醉气体的装置，以及电烧灼器、激光和冷冻治疗装置。同介入成像室相邻的是图像控制台和计算机硬件室。其配属的工作室有处理和装配器具的清洁室，另有一处三张病床的区域，供术前和术后的患者使用。为了相互关联地选择成像平面，系统中增加了三维数字系统，称为Pixsys。这个装置采用三个高分辨率的电视摄像机，用以确定红外发光二极管的空间位置，二极管安装在刚性手握器具上。根据两个或多个发光二极管的位置，可以决定在患者体内器具末端的位置，二极管位于患者的体外，处于摄像机的视线范围。一种特定的逻辑组合，根据电视图像计算探头的方向和探头末端的位置。一种相互关联的工作站，提供的软件窗环境由鼠标和应用"菜单"启动。工作站能自动计算出器具方向和末端坐标的瞬时值。成像机应用这些数据控制MR图像平面和成像脉冲序列。MR介入过程中相互关联图像控制的流程图。开放型磁体允许医生能直接靠近患者，并同时控制MR成像过程。安置在探头上的发光二极管可被电视摄像机看到，并计算出探头末端的三维坐标。在磁体内，医生可控制成像平面，看到所产生的图像，图像显示在与磁场相宜的液晶监视器上。

第十三章　神经系统疾病的MRI诊断

第一节　颅内肿瘤

一、颅脑肿瘤的基本MRI表现

(一)占位征象

由于颅腔容积固定,颅内肿瘤几乎均有占位效应。产生占位效应的主要原因:①肿瘤本身;②瘤周水肿;③瘤周胶质增生;④肿瘤继发病变;出血、脑积水等。

不同部位的肿瘤有不同征象。

幕上半球占位征象表现特征:①脑室系统(主要是双侧脑室、三脑室)变形、移位;②肿瘤附近脑沟、脑池变窄或闭塞;③中线结构(如大脑镰、透明中隔等)向健侧移位。

幕下半球占位征象:①四脑室变形、移位,其上位脑室扩大积水;②同侧脑池变窄(如小脑肿瘤)或轻度扩大(如听神经瘤);③脑干变形、移位。

脑干肿瘤占位征象:①脑干本身体积膨大;②相邻脑池受压变窄或闭塞;③四脑室变形、后移。

其他如脑室内肿瘤、鞍区肿瘤、松果体区肿瘤均可造成类似改变。上述占位征象在肿瘤较小时,表现不明显,随着肿瘤体积的增大,占位征象则日趋显著。

(二)信号异常

正常成人的脑灰质弛豫时间:$T_1=800ms$,$T_2=60ms$。脑白质弛豫时间为:$T_1=500ms$,$T_2=50ms$。因此,在T_1WI图像上,脑白质信号略高于脑灰质;在T_2WI图像上,脑白质低于脑灰质。

肿瘤的信号特征取决于:肿瘤实质的含水量,尤其是细胞外间隙;瘤体内的其他物质;钙化、出血、囊变、脂肪等。可以归纳为:①多数肿瘤(因细胞中毒性水肿或瘤体内游离水与结合水的比率增加而)呈长T_1、长T_2改变。②少数肿瘤(如脑膜瘤、错构瘤及神经纤维瘤等)与正常脑组织信号接近,需结合发病部位、占位效应等综合判断。③其他物质的肿瘤,如含脂肪成分多的肿瘤,因脂肪成分不同可呈短T_1,高信号、等信号或低信号,以高信号居多。T_2WI则特异性较低,为较高信号。瘤内出血,则因出血的不同时间而有不同信号表现,其机制及表现详见脑出血。囊变部位呈长T_1、长T_2信号。钙化呈长T_1、短T_2信号。而顺磁性物质则呈短T_1、短T_2信号改变。

良性肿瘤的T_1、T_2加权像信号接近正常脑组织,而恶性肿瘤则与正常脑组织的信号差别大,有助于鉴别肿瘤的良恶性。

(三)脑水肿

瘤周水肿和脑肿胀常常同时存在。其发生机制可能为:①血脑屏障破坏、血管通透性增加；②静脉回流障碍，毛细血管内压力增高；③组织缺氧和代谢障碍，钠泵减弱，细胞内水分增多。

脑水肿分为三度：Ⅰ度，瘤周水肿≤2cm；Ⅱ度，2cm＜瘤周水肿＜一侧大脑半球的宽径；Ⅲ度，瘤周水肿＞一侧大脑半球的宽径。

脑水肿的范围与肿瘤恶性程度有关，肿瘤恶性程度高，水肿范围大，反之亦然。

脑水肿在MRI上表现为：T_1WI上呈现为肿瘤周围的低信号区，T_2WI呈高信号改变，一般沿脑白质分布，如胼胝体、放射冠、视放射等，可随弓状纤维呈指状伸入大脑皮层的灰质之间。

（四）脑积水

颅内肿瘤可阻塞脑脊液循环通路，形成阻塞性脑积水。脑室内脉络丛乳头状瘤使脑脊液分泌增加，则可形成交通性脑积水。临床上以前者多见。

阻塞性脑积水，表现为阻塞部位以上脑室系统扩大，还可以有脑室旁白质水肿，呈现长T_1、长T_2信号改变。其原因为脑室内压力升高，室管膜的细胞连接受损出现裂隙，水分子进入脑室周围组织。脑积水时间长，室管膜受损而出现胶质增生，形成室管膜瘢痕，又可阻止脑脊液漏入脑实质，使脑室周围异常信号减轻，甚至消失。

由于肿瘤造成阻塞的部位不同，可出现不同范围的脑积水。单侧室间孔受阻，可出现一侧侧脑室扩大；双侧同时受阻，表现为双侧侧脑室扩大。多见于鞍区肿瘤、第三脑室肿瘤以及透明隔肿瘤等。

中脑导水管阻塞，可出现第三脑室和双侧侧脑室扩大。常见于松果体区肿瘤、中脑胶质瘤等。

第四脑室出口阻塞，可造成四脑室以上脑室系统扩大，主要见于幕上占位病变和脑干病变。

脑室内肿瘤亦可形成阻塞性脑积水，第三、四脑室内的肿瘤易出现。侧脑室体部或三角部肿瘤，可出现侧室下角扩大或者后角扩大。

（五）脑疝

当颅内肿瘤占位效应发展到一定程度，使邻近部位的脑组织从颅腔高压区向低压区移位，从而引起一系列临床综合征，称为脑疝。常见有小脑幕裂孔下疝、枕骨大孔疝和大脑镰疝。

小脑幕裂孔下疝（颞叶钩回疝）：是幕上占位病变将海马回和钩回疝入小脑幕裂孔，将脑干挤向对侧。MRI表现为中脑受压向对侧移位、旋转或者形态异常；鞍上池、脚间池、四叠体池和环池变形、移位或者闭塞；侧脑室同侧受压，对侧扩大；还可以出现大脑后动脉闭塞等征象。

枕骨大孔疝（小脑扁桃体疝）：是颅压增高时，小脑扁桃体经枕骨大孔疝出到椎管内。MRI表现为枕大池消失；阻塞第四脑室而出现上位脑室扩大。

大脑镰疝（扣带回疝）：大脑镰呈镰刀形，前部较窄，向后逐渐增宽。幕上半球病变可将同侧扣带回等和中线结构挤向对侧。MRI表现为大脑纵裂、透明中隔和第三脑室离开中线；病侧扣带回移向对侧；严重时基底节和丘脑亦可移至对侧。较少见的还有直回疝、小脑幕裂孔上疝和切口疝等。

二、星形细胞瘤

(一)概述

星形细胞瘤是最常见的神经上皮性肿瘤,占颅内肿瘤的13%～26%,占神经上皮源性肿瘤的40%。男性多于女性,约占60%。年龄分布在6个月至70岁,高峰年龄31～40岁,多见于青壮年。

(二)病理

1.发生部位

可发生在中枢神经系统的任何部位,一般成人多见于幕上半球,儿童则多见于幕下。幕上肿瘤好发于额叶、颞叶,并可沿胼胝体侵及对侧。幕下者多发生于小脑。

2.大体病理

分化良好的星形细胞的肿瘤,多位于大脑半球白质,少数可位于灰质并向白质或脑膜浸润,肿瘤没有包膜,有时沿白质纤维或者胼胝体纤维向邻近脑叶或对侧半球发展。含神经胶质纤维多的肿瘤色灰白,与正常白质相似;少数则呈灰红色,质软易碎。肿瘤可有囊变,可为单发或多发,囊内含有黄色液体,称为“瘤内有囊”,如病变形成大囊,囊壁有小瘤结,则称为“囊中有瘤”。分化不良的肿瘤,呈弥散性浸润性生长,半数以上有囊变,易发生大片坏死和出血。

3.组织学分类

根据WHO的中枢神经系统肿瘤组织学分类,星形细胞的肿瘤包括:

星形细胞瘤:纤维型(Ⅱ级)、原浆型(Ⅱ级)、肥大细胞型(Ⅱ级)。

毛状星形细胞型瘤(Ⅰ级)。

室管膜下巨细胞星形细胞瘤(Ⅰ级)。

星形母细胞瘤(Ⅱ、Ⅲ、Ⅳ级)。

分化不良性星形细胞瘤(Ⅲ级)。

(三)临床表现

局灶性或全身性癫痫发作是星形细胞瘤最重要的临床症状。其次是精神改变,神经功能障碍及颅内高压等。

(四)MRI表现

1.幕上Ⅰ、Ⅱ级星形细胞瘤

大多数Ⅰ、Ⅱ级星形细胞瘤为实体型,位于皮髓质交界处,局部脑沟变平,其瘤体呈明显的长T_2高信号,不太明显的长T_1低信号,边界较清楚,90%瘤周不出现水肿,占位征象不明显。少数有轻度或者中度水肿,约1/4的病例有钙化,表现为T_1WI和T_2WI图像上不规则低信号,MR显示钙化不如CT。瘤内出血少见。

注射Gd-DTPA增强后,Ⅰ级星形细胞瘤一般不强化,Ⅱ级星形细胞瘤呈轻度强化。

2.幕上Ⅲ、Ⅳ级星形细胞瘤

Ⅲ、Ⅳ级星形细胞瘤属于恶性肿瘤,其MR表现:T_1、T_2值比Ⅰ、Ⅱ级星形细胞瘤延长更明显,瘤体边界不规则,周围脑组织水肿明显,占位效应显著。瘤内出现坏死、囊变或出血时,则呈混杂信号,位于额叶、顶叶及颞叶的肿瘤,瘤体可横跨胼胝体向对侧扩散,也可沿侧脑室、第三脑室、中脑导水管及第四脑室的室管膜扩散。

注射Gd-DTPA后，肿瘤实体可表现为均一性强化，亦可呈不均匀强化或不规则、不完整环状强化，环壁不均匀，有瘤节，邻近病变的脑膜因浸润肥厚而强化。

3.小脑星形细胞瘤

小脑星形细胞瘤80%位于小脑半球，20%位于小脑蚓部，可为囊性或实性。

囊性星形细胞瘤在MRI图像表现为长T_1低信号和长T_2高信号改变，边界清楚，少数病变囊壁有钙化，在T_1WI、T_2WI上均呈低信号。注射Gd-DTPA后，囊壁瘤节不规则强化。

实性星形细胞瘤则呈不规则的长T_1、长T_2改变，多数伴有坏死、囊变区，肿瘤实性部分有明显强化。

小脑星形细胞瘤多有水肿，第四脑室受压、闭塞，上位脑室扩大积水，脑干受压前移，脑桥小脑角池闭塞。

(五)诊断要点

(1)癫痫、精神改变、脑受损定位征象、高颅压表现。

(2)Ⅰ、Ⅱ级星形细胞瘤：T_1WI为略低信号，T_2WI为高信号，坏死、囊变少，瘤周水肿轻、强化轻。

(3)Ⅲ、Ⅳ级星形细胞瘤：长T_1、长T_2改变，信号强度不均匀，多见坏死、囊变、出血肿瘤边缘不整，瘤体有不均匀显著强化。瘤圈水肿、占位征象重。

(4)小脑星形细胞瘤：多位于小脑半球，表现为“囊中有瘤”或“瘤中有囊”，呈长T_1、长T_2改变，肿瘤实质部分强化明显，易出现阻塞性脑积水。

(六)鉴别诊断

1.幕上星形细胞瘤鉴别诊断

(1)单发转移瘤。

(2)近期发病的脑梗死。

(3)颅内血肿吸收期。

(4)脑脓肿。

(5)非典型脑膜瘤。

(6)恶性淋巴瘤。

2.幕下星形细胞瘤鉴别诊断

(1)髓母细胞瘤。

(2)室管膜瘤。

(3)血管网状细胞瘤。

(4)转移瘤。

三、少突胶质细胞瘤

(一)概述

少突胶质细胞瘤占颅内肿瘤的1%～4%，约占胶质细胞瘤的7%，男性多于女性，好发年龄30～50岁之间，高峰年龄30～40岁。

(二)病理

1.发病部位

本病绝大多数发生于幕上,约占96%。特别常见于额叶,其次为顶叶、颞枕叶等。

2.大体病理

少突胶质细胞瘤一般为实体,色粉红,质硬易碎,境界可辨,但无包膜,瘤向外生长,有时可与脑膜相连,肿瘤深部也可囊变,出血坏死不常见,约70%的肿瘤内有钙化点或钙化小结。

3.组织学分类

根据WHO的分类,少突胶质细胞瘤包括:少突胶质细胞瘤(Ⅱ级很少,Ⅰ级),少突胶质-星形细胞混合性瘤(Ⅱ级),间变性(恶性)少突胶质细胞瘤。

(三)临床表现

少突胶质细胞瘤生长缓慢,病程较长。50%~80%有癫痫,约33%有偏瘫和感觉障碍,约33%有高颅压征象,还可出现精神症状等。

(四)MRI表现

肿瘤在MR图像上表现为长T_1低信号和长T_2高信号,约70%的病例可见钙化,表现为T_1WI、T_2WI图像上肿瘤内部不规则低信号。大多数肿瘤边界清楚,水肿轻微。Gd-DTPA增强后,瘤体呈斑片状、不均匀轻度强化或不强化,恶变者水肿及强化明显。

(五)诊断要点

(1)多见于成人,病程进展缓慢。

(2)临床上以癫痫,精神障碍,偏瘫或偏身感觉障碍为主要表现。

(3)肿瘤多发生于幕上,以额叶为多,其次为顶叶、颞叶。

(4)肿瘤在MR图像上呈长T_1、长T_2改变,瘤体内多见长T_1、短T_2的不规则低信号,为钙化所致。

(5)恶性者,水肿重,可有囊变、出血,强化明显。

(六)鉴别诊断

(1)星形细胞瘤。

(2)钙化性脑膜瘤。

(3)室管膜瘤。

(4)钙化性动静脉畸形。

(5)结核瘤。

四、脑干胶质瘤

(一)概述

脑干胶质瘤系神经外胚层肿瘤,绝大多数为原纤维或纤维性星形细胞瘤(Ⅰ、Ⅱ级,WHO分类),间变型或恶性胶质瘤较少见。

(二)MRI表现

脑干体积增大,正常形态消失,肿块呈略长T_1或等T_1、长T_2改变。较大肿块中央可有囊变、坏死,与脑脊液信号相仿。肿块周围脑池(四叠体池、环池、桥前池等)变形、扭曲、闭塞。中央导水管、四脑室受压变窄、移位或闭塞,可致上位脑室梗阻性脑积水。增强后,以不均匀、不规则强化为多，亦可呈环形或结节状强化。

(三)鉴别诊断

(1)髓母细胞瘤。

(2)转移瘤。

(3)脑干梗死。

(4)脑干感染性病变。

(5)脑干脱髓鞘性疾病。

五、髓母细胞瘤

(一)概述

髓母细胞瘤来源于胚胎残留组织，恶性程度高，多见于儿童，占颅内肿瘤的 1.8%～6.5%，约占胶质瘤的 10%，男性多于女性，发病高峰年龄 4～8 岁。

(二)病理

1.发病部位

肿瘤主要发生在小脑蚓部，少数可发生在小脑半球(多见于年长儿与成人)，肿瘤增大后可突入第四脑室，甚至达小脑延髓池。

2.大体病理

肿瘤由于富含实质细胞和血管，质脆软似果酱。呈浸润性生长，边界不清楚，有时可有假包膜，而边界清楚。

3.组织学分类

促纤维增生型髓母细胞瘤；髓母肌母细胞瘤。

(三)临床表现

最常见症状为头痛、呕吐、共济失调、高颅压征象。神经根受刺激可引起斜颈。

(四)MRI 表现

小脑蚓部占位性病变，呈长 T_1、长 T_2 信号改变，部分肿瘤可呈等 T_2 信号，原因可能为肿瘤细胞中细胞核(细胞核含水量比细胞质少)所占比例较大有关。瘤体内可有出血、囊变、钙化，但较少见。第四脑室受压变形、移位，多伴有梗阻性脑积水。Gd-DTPA 增强，多有明显均匀的强化。

肿瘤可沿脑脊液种植转移至脑室壁、脑池、蛛网膜下隙等。

(五)诊断要点

(1)多见于儿童，伴小脑受损及高颅压征象。

(2)多发生于小脑蚓部，呈长 T_1、长 T_2 改变，强化明显且较均匀。

(3)易发生脑脊液种植转移。

(六)鉴别诊断

(1)星形细胞瘤。

(2)室管膜瘤。

(3)小脑动静脉畸形。

(4)蚓部假瘤。

六、脑膜瘤

(一)概述

脑膜瘤是颅内最常见的肿瘤之一,占颅内肿瘤的15%～20%,仅次于星形细胞瘤,居第二位。可见于任何年龄,多数见于40～70岁,高峰年龄在45岁左右。女性多见,男女之比约为1∶2。

(二)病理

1.发病部位

脑膜瘤起源于蛛网膜内皮细胞或硬膜内的脑膜上皮细胞群,因此,凡有蛛网膜颗粒或蛛网膜绒毛的部位均可发生,以大脑凸面、矢状窦旁、大脑镰旁最多见,其次为蝶骨嵴、鞍结节、中颅窝、嗅沟、脑桥小脑角及后颅窝等。

2.大体病理

肿瘤常单发,偶为多发,大小不一,形态可随发生部位不同而异。肉眼观肿瘤呈球形、分叶状或不规则形,边界清楚,质实或硬。少数肿瘤呈斑块状,覆盖在脑半球的表面,称斑块型。肿瘤质硬,切面灰白色,呈颗粒或条索旋涡状,有的含砂砾样物质。脑膜瘤多为良性,邻近的脑组织受压,但无肿瘤浸润,邻近的颅骨有时因瘤细胞的浸润而发生骨质增生,但一般并无广泛的播散或转移。

3.组织学分类

根据WHO的分类如下。

(1)脑膜皮瘤型(内皮瘤型、合体细胞型、蛛网膜皮瘤型)。

(2)纤维型(纤维母细胞型)。

(3)过渡型(混合型)。

(4)砂样瘤型。

(5)血管瘤型。

(6)血管母细胞型。

(7)血管外皮细胞型。

(8)乳头状型。

(9)间变性(恶性)脑膜瘤。

(三)临床表现特点

(1)肿瘤生长缓慢,又居脑外,特别是在“静区”,定位征象可以不明显。

(2)高颅压征象出现缓慢。

(3)脑膜瘤发生在不同的部位,可有不同的功能异常;癫痫、精神障碍、嗅觉异常,视力障碍等。

(四)MRI表现

1.肿瘤本身MRI表现特点

大多数脑膜瘤的信号接近于脑灰质。T_1WI图像上,肿瘤多呈等信号,少数为低信号。T_2WI图像上,则多表现为等信号,部分可为高信号或低信号。在脑膜瘤内部,MRI信号常不均一,可能为囊变、坏死、出血、钙化或纤维分隔所致。此外,MRI还可显示瘤体内不规则血管影,呈流空效应。Gd-DTPA增强后呈明显强化,多较均匀,较大肿瘤出现囊变、坏死时,则不均匀,相邻脑膜可呈鼠尾状强化征象。大部分脑膜瘤与邻近脑组织有一包膜相隔,在T_1WI、T_2WI像上均表现为连续或不连续的低信号,病理证实为由纤维组织和肿瘤滋养血管构成。瘤周常有轻至中度的脑水肿。

2.提示肿瘤位于脑外的征象

(1)白质塌陷征:脑膜瘤较大时,压迫相邻部位脑实质,使脑灰质下方呈指状突出的脑白质变薄,且与颅骨内板之间的距离增大,此征象称为白质塌陷征,是提示脑外占位性病变可靠的间接征象。

(2)以宽基底与硬膜相连。

(3)肿瘤所在脑沟、脑池闭塞,邻近脑沟、脑池增宽。

(4)颅骨正常结构消失,不规则。

(五)诊断要点

(1)神经定位体征不定,高颅压征象出现晚。

(2)MRI平扫,大多数病变呈等信号,强化明显,且均一,肿瘤伴有坏死、囊变时,则不均匀。

(3)脑外肿瘤征象。

(六)鉴别诊断

1.位于大脑凸面和大脑镰的脑膜瘤

(1)胶质瘤。

(2)转移瘤。

(3)淋巴瘤。

2.位于鞍上和颅前窝的脑膜瘤

(1)垂体瘤。

(2)星形细胞瘤。

(3)颈动脉瘤。

(4)脊索瘤。

(5)转移瘤。

3.位于颅中窝的脑膜瘤

(1)三叉神经鞘瘤。

(2)神经节细胞瘤。

(3)胶质瘤。

(4)颈内动脉动脉瘤。

(5)软骨瘤。

4.位于颅后窝的肿瘤

(1)听神经瘤。

(2)转移瘤。

(3)血管网状细胞瘤(实性)。

(4)恶性淋巴瘤。

(5)脊索瘤。

5.位于脑室内的脑膜瘤

(1)脉络丛乳头状瘤。

(2)胶样囊肿。

七、听神经瘤

(一)概述

听神经瘤是颅神经瘤中最常见的一种,占颅内肿瘤的5.9%～10.6%。起源于听神经可发生于任何年龄,高峰年龄30～50岁。男性略多于女性。听神经瘤多为良性肿瘤,恶性者罕见。

(二)病理

小脑脑桥角区是听神经瘤的发病部位。

听神经由桥延沟至内耳门长约1cm,称近侧段;在内听道内长约1cm,称远侧段。听神经瘤3/4发生在远侧段,1/4发生在近侧段。

肿瘤呈圆形或结节状,有完整包膜,大小不一,质实,常压迫邻近组织,但不发生浸润,与其所发生的神经粘连在一起。可伴有出血和囊性变。镜下肿瘤组织学分束状型和网状型形态。后者常有小囊腔形成。

(三)临床表现

常以单侧耳鸣、耳聋、头昏、眩晕等为首发症状,少数患者可有高颅压、锥体束征象。

(四)MRI表现

MRI具有高对比度,无创伤以及无颅骨伪影影响的特点,成为听神经瘤诊断最敏感的方法。其影像特点为:多数肿瘤呈略长T_1、等T_1和长T_2信号改变,T_1WI上表现为略低或等信号,T_2WI上呈高信号。

肿瘤信号均匀一致,但较大肿瘤可有囊变。肿瘤呈类圆形或半月形,紧贴内听道口处,瘤组织呈漏斗状,尖端指向内听道口。脑干、小脑受压移位征象。注射Gd-DTPA肿瘤实质部分信号明显升高,囊性部分无强化。

微小听神经瘤位于内听道内,体积小,诊断困难,MR可直接显示耳蜗、听神经及前庭器官。微小听神经瘤与正常健侧听神经相比呈不对称性局限性增粗,呈结节状略长T_1(或等T_1)及长T_2信号改变。增强后,均明显强化。

(五)诊断要点

(1)多于中年后缓慢起病。

(2)以耳鸣、耳聋、眩晕、头昏为首发症状。

(3)脑桥小脑角区,以内听道口为中心的肿块,伴同侧听神经增粗,在T_1WI上呈略低或等信号,T_2WI上呈高信号,注射Gd-DTPA后呈明显均匀的强化。

(六)鉴别诊断

(1)脑膜瘤。

(2)表皮样囊肿。

(3)室管膜瘤。

(4)脊索瘤。

(5)颈静脉球瘤。

(6)血管网状细胞瘤。

(7)动脉瘤。

(8)小脑脓肿。

八、垂体腺瘤

(一)概述

垂体腺瘤是鞍区最常见的良性肿瘤，约占颅内肿瘤的10%，仅次于胶质瘤和脑膜瘤。正常垂体上缘下凹或扁平。高度：男性＜7mn，女性＜9mm(垂体高度以女性生育期最高，随年龄增大而下降，男性一生变化不明显)。明显的局部上凸者90%以上为垂体微腺瘤所致。正常垂体柄直径小于4mm，90%左右的正常人比基底动脉细，下端可偏移1.5°＋1.2°。

垂体柄移位是垂体病变的间接指征。正常垂体前叶的MR信号与脑灰质相似。垂体后叶91%在T_1WI上呈高信号，其原因可能为：①垂体后叶Herring体内含脂类物质；②垂体后叶分泌含脂类的激素。

垂体病变须行冠状位和矢状位扫描，层厚为1～2mm，发现可疑病变需行Gd-DTPA增强扫描。

(二)肿瘤分类

1.按肿瘤大小分类

(1)＜1cm：垂体微腺瘤。

(2)＞1cm：垂体大腺瘤。

2.按肿瘤的功能分类

分泌性腺瘤：分泌相应激素，表现为特殊的临床综合征，就诊时往往体积较小。

无分泌性腺瘤：就诊时体积大，有占位性效应，压迫性功能障碍等。

(三)临床表现

1.压迫症状

视力障碍；垂体功能低下症状；头痛等。

2.内分泌亢进症状

PRL腺瘤出现闭经、泌乳；HGH腺瘤出现肢端肥大；ACIH腺瘤出现库欣综合征等。

(四)MRI表现

鞍内肿瘤在MR上有4种征象：①蝶鞍扩大，伴骨质吸收变薄或破坏；②垂体高度＞9mm，并且局限性上凸；③鞍内出现异常肿块；④漏斗上升。

1.垂体微腺瘤的MRI表现

垂体微腺瘤在矢状位和冠状位显示最清晰，在T_1WI像上呈略低信号，T_2WI图像上为稍高信号异常改变。冠状位可显示垂体局限性上凸，垂体柄移位，鞍底向下凹陷，双侧海绵窦可不对称。部分微腺瘤呈短T_1或等T_1及等T_2信号改变。Gd-DTPA增强后，早期正常垂体、海绵窦明显强化，而微腺瘤由于血供不如垂体丰富，而呈低信号。延迟扫描，肿瘤呈等信号或稍高信号(高于垂体部分)。

2.垂体大腺瘤的 MRI 表现

肿瘤呈圆形、分叶状或不规则形。冠状位扫描显示呈哑铃状，即所谓束腰征，这是由于肿瘤向鞍上生长，受鞍隔束缚之故。蝶鞍扩大、变薄或破坏。

实性肿瘤与脑组织呈等信号，有囊变、坏死时，则该区呈明显长 T_1、长 T_2 改变。瘤内出血时，除急性期外，在 T_1WI、T_2WI 上均呈高信号。海绵窦受侵时，双侧海绵窦不对称，颈内动脉受压移位，Mechel 腔消失。注射 Gd-DTPA 后，瘤体实性部分明显强化，但早期低于正常垂体。

(五)诊断要点

1.微腺瘤

(1)临床、实验室检查有相关分泌异常。

(2)垂体内局灶性异常信号，可伴有垂体上缘上凸，垂体柄移位，鞍底下陷。

(3)动态增强早期，瘤体不强化，与强化明显的正常垂体形成鲜明的对比。

2.大腺瘤

鞍内软组织肿块，多有束腰征，与正常垂体呈等信号，可伴有囊变、坏死。蝶鞍扩大，骨质吸收破坏，增强后强化明显。

(六)鉴别诊断

1.微腺瘤需与下列病变鉴别

(1)垂体囊肿。

(2)转移瘤。

(3)垂体梗死。

2.大腺瘤需与下列病变鉴别

(1)颅咽管瘤。

(2)脑膜瘤。

(3)星形细胞瘤。

(4)动脉瘤。

九、颅咽管瘤

(一)概述

颅咽管瘤起源于胚胎时期 Rathke 囊的上皮残余，占脑肿瘤的 2%～4%。从新生儿至老年人均可发生，20 岁以前发病接近半数，男性较多于女性。

(二)病理

颅咽管瘤可沿鼻咽后壁、蝶窦、鞍内、鞍上池至第三脑室前部发生，以鞍上多见，也可鞍上、鞍内同时发生。

肿瘤大多数为囊性或部分囊性，少部分为实性。囊性肿瘤生长缓慢，囊壁光滑，厚薄不等。囊内可为单房或多房，囊液黄褐色，含有不同数量的胆固醇结晶、角蛋白脱屑以及正铁血红蛋白。囊壁和肿瘤实性部分多有钙化。

(三)临床表现

(1)颅咽管瘤压迫视交叉，可致视力视野障碍。

(2)内分泌症状,垂体受压出现侏儒症(多见于儿童),尿崩症。

(3)高颅压症状等。

(四)MRI 表现

颅咽管瘤 MRI 表现变化多。

1.囊性病变常表现为两种信号特点

(1)病变内含较高浓度的蛋白、胆固醇或正铁血红蛋白时,呈短 T_1、长 T_2 信号改变,在 T_1WI、T_2WI 图像上均呈高信号。

(2)病变为囊性坏死和残留的上皮细胞,并且蛋白含量少时,呈长 T_1、长 T_2 信号改变,在 T_1WI 像上为低信号,T_2WI 像上为高信号。

2.实性颅咽管瘤亦表现为两种信号特点

(1)病变缺少胆固醇和正铁血红蛋白,呈等 T_1、长 T_2 信号改变。

(2)病变内含角蛋白、钙质或散在的骨小梁时,呈长 T_1、短 T_2 信号改变,在 T_1WI、T_2WI 像上均呈低信号。

注射 Gd-DTPA 后,在 T_1WI 图像上肿瘤实质部分表现为均匀或不均匀增强,囊性部分呈壳状强化。

(五)诊断要点

(1)青少年多见。

(2)临床上表现为高颅压、视力视野障碍及内分泌方面的改变。

(3)MRI 表现多样化,囊性病变根据囊内成分的不同,在 T_1WI、T_2WI 像上均可表现为高信号,亦可呈 T_1WI 低信号,T_2WI 高信号;实性病变则表现为在 T_1WI 像呈等信号,T_2WI 图像上呈高信号,亦可均表现为低信号。

(六)鉴别诊断

(1)垂体瘤。

(2)畸胎瘤。

(3)生殖细胞瘤。

(4)胶质瘤。

十、表皮样囊肿

(一)概述

表皮样囊肿起源于异位胚胎残余组织的外胚层组织,是胚胎晚期在继发性脑细胞形成时,将表皮带入的结果,又称为胆脂瘤、珍珠瘤。其发病率占颅内肿瘤的 0.73%～3.07%。各年龄均可发病,发病高峰年龄 40～50 岁,男性略多于女性。

(二)病理

本病常位于中线外侧,以脑桥小脑角最多,约占 1/2 以上,其次为鞍上池、脑室系统及中颅窝。

表皮样囊肿表面有一菲薄的包膜,可有钙化。表面所附血管不向深部延伸,囊壁内层被覆鳞状上皮,上皮不断增生角化,积聚物如豆腐渣,常含有脂肪、胆固醇结晶等。

少数病例肿瘤内可有出血和反应性肉芽组织增生。

(三)临床表现

病程长,无特征性症状,常表现为脑积水、癫痫或7、8、9对脑神经受损症状。

(四)MRI表现

绝大部分囊肿呈不均匀的长T_1、长T_2信号改变,这是由于囊肿内含固态胆固醇结晶与角化蛋白的缘故。在T_1WI呈略高于脑脊液的低信号,T_2WI上呈略低于脑脊液的高信号。囊肿多呈类圆形或不规则形,位于鞍上池或脑桥小脑角池。部分含液态胆固醇及三酸甘油酯等纯脂肪成分时,则呈短T_1、长T_2改变。注射Gd-DTPA后,囊肿不强化。

(五)诊断要点

(1)病程长,多于中青年发病。

(2)脑桥小脑角或鞍上池等处类圆形、不规则形占位性病变,多数病变T_1WI图像呈略高于脑脊液的低信号,T_2WI图像则为略低于脑脊液的高信号。

(3)增强后不强化。

(六)鉴别诊断

(1)蛛网膜囊肿。

(2)脑脓肿。

(3)颅咽管瘤。

(4)皮样囊肿。

(5)血管网状细胞瘤。

(6)星形细胞瘤。

(7)听神经瘤囊变。

十一、皮样囊肿

(一)概述

皮样囊肿又称皮样瘤,比表皮样囊肿少见,约占颅内肿瘤的0.2%,可发生于任何年龄,高峰年龄为30～40岁,女性多于男性。

(二)病理

以后颅窝中线区最常见(约占1/3),其次为鞍旁区、半球间裂、四叠体池等。

皮样囊肿含有外胚层与中胚层两种组织成分,囊壁厚,常有钙化,内含大量水分子、油脂、表皮、真皮及其中的毛囊、皮脂腺、汗腺等。囊肿与皮肤之间常有一窦道相连,也可以闭合成纤维条索。

(三)MRI表现

颅内中线区肿物,因囊内含真正的脂肪成分,T_1WI图像上呈短T_1高信号,T_2WI呈长T_2高信号。边缘常伴钙化,T_1WI及T_2WI上均呈不规则低信号。瘤周无水肿。增强后,囊肿无强化效应。

(四)诊断要点

(1)病程慢。

(2)颅内中线区占位性病变,在T_1WI、T_2WI上均呈高信号,可伴有钙化,无增强效应。

鉴别诊断基本同表皮样囊肿。

十二、畸胎瘤

(一)概述

畸胎瘤占颅内肿瘤的 0.1%～14%，多发生 20 岁以下的青少年，男性比女性多见。

(二)病理

半数左右的畸胎瘤位于松果体内，15%位于鞍区，其余散在于颅内中线处。

畸胎瘤表面光滑，界限清楚，呈圆形、结节状或分叶状。大多数肿瘤部分为囊性，部分为实性。囊腔大小不一，其内含有油脂、毛发和牙齿等结构。镜下见有多种胚叶组织结构。

(三)MRI 表现

肿瘤由于含多种成分，而信号不均，其中脂肪成分，在 T_1WI、T_2WI 上均呈高信号，钙化则均呈低信号。恶性畸胎瘤者，呈浸润性生长，大量增生的异常胶质细胞取代了脂肪成分，使肿瘤呈长 T_1、长 T_2 信号改变。常有梗阻性脑积水。

十三、脊索瘤

(一)概述

脊索瘤是颅底较少见的一种破坏性肿瘤，起源于胚胎脊索残余组织，约占颅内肿瘤的 0.2%。脊索瘤各年龄段均可发生。高峰年龄 30～40 岁，男性较女性多见。

(二)病理

脊索瘤多起自斜坡中线部位，位于硬膜外，缓慢浸润生长。其中，半数位于骶骨，35%位于斜坡，15%位于脊柱。颅底脊索瘤的典型发生部位位于蝶、枕骨软骨接合处。

大体标本为灰白色半透明的明胶样肿块，中间有与包膜相连的间隔，将其分割成多叶状，瘤内可有出血、囊变和钙化。组织学上为富有染色质核的小泡性细胞(即液滴状细胞)构成。脊索瘤偶见恶性，但脊索瘤均伴中线骨质的破坏及软组织肿块。

(三)临床表现特点

(1)中、青年多见，病史长。

(2)早期头痛最常见，继之出现脑神经和脑干受损的表现，高颅压征象出现晚。

(四)MRI 表现

颅底脊索瘤表现为斜坡中线部位的不规则实质性肿块，常累及鞍下和鞍旁区。在 T_1WI 上呈低信号，T_2WI 上为不均匀高信号。瘤内囊变区呈更长 T_1、长 T_2 改变。出血灶在 T_1WI、T_2WI 上均呈高信号。钙化则均呈低信号。增强后常呈中等度不均匀强化。邻近骨质呈明显破坏，失去正常形态，斜坡髓质内高信号消失。

MRI 由于能多方位成像，可清楚显示瘤体的全貌，生长的方向及对邻近器官组织的压迫。

(五)诊断要点

(1)起病慢，病史长，中青年多见。

(2)头痛为最常见症状，可有脑神经及脑干受损表现。

(3)MRI 显示斜坡中线处占位性病变，呈长 T_1 长 T_2 改变，伴邻近骨质的明显破坏。

(六)鉴别诊断

(1)颅底软骨瘤、骨软骨瘤。

(2)软骨肉瘤。

(3)转移瘤。

(4)鼻咽癌。

(5)脑膜瘤。

十四、颅内转移瘤

(一)概述

颅内转移瘤国内报道其发生率占颅内肿瘤的3.5%~10%。肿瘤来源前三位依次为肺、子宫与卵巢和黑色素瘤。发病高峰年龄40~60岁,通常男性多于女性。

颅内转移瘤的转移途径如下。

1.血行转移

常见肺癌、乳腺癌、肾癌和皮肤癌等。

2.直接侵入

鼻咽癌、视网膜母细胞瘤,颈静脉球瘤等。

3.经蛛网膜下隙

极少数脊髓内肿瘤,如胶质瘤,室管膜瘤可经此途径向颅内转移。

4.经淋巴途径转移

中枢神经系统无淋巴系统,但却有淋巴系统转移之学说。可能由于:①椎间孔血管周围的淋巴管;②脑神经内、外衣中的淋巴管;③已有颈淋巴结转移癌的颈淋巴管。

(二)病理

1.结节型

幕上大脑中动脉供血区脑实质内多见,小脑少见,脑干更少。可以是单发,也可多发。较大肿瘤中间有出血、坏死;肿瘤周围水肿广泛,肿瘤界限清楚,但镜下观察,肿瘤沿血管间隙蔓延。

2.脑膜弥散型

肿瘤沿脑脊液播散广泛转移,位于脑膜、室管膜,使其增厚或呈颗粒状,以颅底多见。位于软脑膜者称癌性脑膜炎或弥散性软脑膜癌瘤。硬脑膜转移罕见。

(三)临床表现

(1)多有原发癌症状,但30%的患者以颅脑症状为首发症状。

(2)脑转移症状:高颅压、精神障碍、神经定位体征、脑膜炎等。

(四)MRI表现

病变多见于皮髓质交界处,亦可局限于白质内。小者为实性结节,大者多有坏死。可多发亦可单发。大多数病变均呈稍长 T_1、长 T_2 信号改变,瘤周水肿明显。小肿瘤大水肿为转移瘤的特征表现,但4mm以下的小结节周围常无水肿。注射Gd-DIPA后,绝大多数病例均有强化,强化形态多样,可呈结节状、点状均匀强化或不均匀强化,亦可表现为不规则状环形强化,边缘与周围组织界限清晰。

(五)诊断要点

(1)原发肿瘤病史。

(2)多数肿瘤呈稍长 T_1、长 T_2 信号改变,瘤周水肿明显,形态多样。小肿瘤大水肿应高度怀疑转移瘤的可能,特别是无明确原发病史时。

(六)鉴别诊断

1.多发转移瘤时需与下列疾病鉴别

(1)多发脑脓肿。

(2)多发脑膜瘤。

(3)脑梗死。

(4)多发性硬化。

(5)脑白质病。

2.单发转移瘤时需与下列疾病鉴别

(1)胶质瘤。

(2)脑膜瘤。

(3)单发脑脓肿。

(4)结核瘤。

第二节　脑血管病变

一、脑梗死

(一)概述

脑梗死是指因血管阻塞而造成的脑组织缺血性坏死软化。造成脑梗死的原因主要是:①动脉粥样硬化;②高血压;③糖尿病;④高脂血症;⑤血液黏度过高;⑥脑血管解剖的生理变异等。

(二)病理

脑动脉闭塞后,病理改变是一个连续过程,可将其分为 3 期。

1.坏死期

脑动脉闭塞后,4～6h,脑缺血区出现灌注综合征,出现血管源性脑水肿。1～2d 后神经细胞坏死,残存者有局部缺血性改变。

2.软化期

脑血管闭塞 2～3d 后,病变区变软,神经细胞及纤维消失,为格子细胞所代替。

3.恢复期

坏死软化的组织被吞噬细胞所清除。大的软化灶可形成囊腔,内含液体;小的软化灶由星形细胞及其纤维填塞。

(三)临床表现

一般症状有头痛、眩晕等,神志多清醒。不同部位的血管梗死,有不同的临床表现。

(四)脑梗死分期及 MRI 表现

1.超急性期(0～6h)

梗死后 6h 内,缺水区水分增加,使病灶区在 T_1WI 上呈略低或等信号,T_2WI 成像对水分积聚异常敏感,发病 2h,可呈较高信号,4h 则呈明显高信号。部分病例甚至 30min 即可显示异常改变。而在此期,CT 检查常为阴性。

2.急性期(6～24h)

在此期,细胞毒性脑水肿继续发展,髓鞘脱失,细胞坏死,血脑屏障破坏,水分及蛋白质大分子均进入梗死区。梗死后再灌注,使脑水肿进一步加重,致梗死范围扩大,使 T_1、T_2 值明显延长,在 T_1WI 为明显低信号,T_2WI 上信号更高。病变区脑沟变浅消失。Gd-DTPA 增强扫描,此期可见梗死区有脑回状强化。

3.亚急性期(2～7d)

脑水肿以发病后第三天最重,占位效应明显,可引起脑疝。由于血脑屏障破坏,蛋白质大分子渗入病变区,梗死范围增大。梗死区仍呈 T_1WI 低信号,T_2WI 高信号。24～72h 增强,脑回状强化明显。

4.稳定期(8～14d)

梗死中心细胞坏死,周围血管增生,水肿消退,占位效应消失。病变区仍呈长 T_1 与长 T_2 信号。注射 Gd-DTPA,仍呈脑回状强化。此期可出现坏死、囊变。最易发生梗死后出血。

5.慢性期(＞15d)

病情轻者,逐渐恢复,T_1WI 与 T_2WI 表现逐渐接近正常。严重者因坏死、囊变、软化,呈边界清晰的圆形或卵圆形长 T_1、长 T_2 信号的改变。增强扫描,仍呈脑回状强化,可维持 2～3 日。可继发出现局限性脑萎缩。

(1)脑梗死特点:①异常信号区的范围与闭塞血管供血区一致。②同时累及灰质和白质。

(2)脑梗死的范围和形态与闭塞的血管有关:①大脑中动脉主干闭塞,病变呈三角形异常信号改变,基底朝向脑凸面,尖端指向第三脑室。②大脑中动脉闭塞在豆纹动脉的远端,病变多为矩形异常信号改变,出现"基底节回避现象"。③大脑前动脉梗死,表现为长条状的异常信号改变,位于大脑镰旁。④大脑后动脉梗死,表现为顶叶后部及枕叶的半圆形异常信号改变,位于大脑镰旁的后部。⑤穿动脉闭塞,表现为基底节、内囊、丘脑的圆形、椭圆形或长条状异常信号改变。⑥局灶性脑皮层梗死,表现为脑回丢失。室管膜下脑梗死,脑室边缘呈波浪状改变。

(五)不同类型的脑梗死 MRI 诊断要点

1.腔隙性脑梗死

腔隙性脑梗死是指脑深部穿支动脉闭塞所致的脑缺血性软化,而形成豌豆或粟粒大小的腔隙。腔隙灶直径多在 5～15mm,大于 10mm 称为巨腔隙。最大直径可达 20～35mm,是由 2 个以上穿支动脉闭塞所致。高血压是引起腔隙性脑梗死的直接原因。其 MRI 表现如下。

(1)多发生于双侧基底节区、半卵圆中心,其次为脑干。

(2)病灶直径多在 5～15mm,呈圆形、卵圆形、星形或裂缝状,在 T_1WI 上呈略低或低信号,T_2WI 上为高信号。

(3)MR 显示腔隙性梗死,明显优于 CT。

2.出血性脑梗死

出血性脑梗死又称为梗死后出血,是指脑梗死后,缺血区血管再通,血液溢出的结果。脑梗死后出血多在脑梗死后一至数周发生，发生率约占脑梗死的 3%～5%。

梗死后出血的形态分为 3 种：①脑深部血肿；②梗死皮层区斑片状出血；③梗死区外周围少量出血。

MRI 诊断要点如下。

(1)常见于大面积脑梗死患者，先显示脑梗死的长 T_1、长 T_2 信号改变，1～2 周后出现脑出血信号特征。

(2)多为斑片状出血，T_1WI 高信号，T_2WI 原高信号影变得不均匀。

(3)慢性期可见血肿周边部有含铁血黄素低信号形成。

3.分水岭脑梗死

分水岭脑梗死是两支主要动脉分布区供血交界区发生的脑梗死，占全部脑梗死的 10%。多由全身低血压、颈内动脉狭窄或闭塞等引起。MRI 表现及分型为：分水岭脑梗死与其他脑梗死一样，MRI 表现为长 T_1、长 T_2 信号改变，常呈条形或类圆形，分布在两支主要动脉分布区边缘带。主要部位有：①前分水岭脑梗死，位于大脑前动脉与大脑中动脉皮质支的边缘带。②后分水岭脑梗死，位于大脑中动脉与大脑后动脉皮质支的边缘带。③皮质下分水岭脑梗死，位于大脑中动脉皮质支与深穿支的边缘带。④小脑分水岭脑梗死。

二、高血压性脑出血

(一)概述

高血压引起脑实质内出血，为老年人三大死亡原因(心梗和癌肿)之冠。

本病的发病机制：可能与动脉痉挛有关。动脉痉挛可引起血管壁和局部脑组织缺血缺氧导致血管壁纤维性坏死，多发性微动脉瘤形成或血管壁本身的出血或栓塞等，血压升高时，导致血管破裂出血或血管壁发生渗漏而出血。脑出血主要发生在幕上半球半卵圆中心，约占 80%，脑皮层下约 10%，脑干、小脑约各占 5%。

(二)病理

1.血肿在不同时期的病理改变

(1)急性期：血肿内含新鲜血液或血块，周围脑组织有一定程度的软化，还可有点状出血。

(2)吸收期：血肿内红细胞破坏，血块液化。血肿周围出现吞噬细胞，并逐渐形成含有丰富毛细血管的肉芽组织。

(3)囊变期：坏死组织被清除，缺损部分由胶质细胞及胶原纤维形成瘢痕。血肿小可由此类组织所填充，血肿大时则遗留囊腔。这与脑软化相同，不同点在于血红蛋白产物长久残存于瘢痕组织中，使该组织呈现棕黄色。

2.其他改变

较大的血肿可导致脑疝；脑脊液通路障碍可致脑积水；邻近脑池、脑室之血肿破溃入蛛网膜下隙及脑室，造成脑室积血及蛛网膜下隙积血。

(三)临床表现

活动时发病，发展快，昏迷。高颅压表现，局灶定位体征。小量出血的临床表现与脑梗死相似。

(四)MRI 表现及诊断要点

颅内出血 MR 信号变化复杂，主要与血肿成分的演变有关。

1.超急性期

起病 24h 内,新鲜血肿主要由含氧合血红蛋白的红细胞、血清蛋白和血小板组成。基本上属非顺磁性物质,对 MR 信号影响轻微。

MR 诊断要点:

(1)T_1WI 和 T_2WI 均呈等或略高信号,但 T_2WI 信号可不均匀。

(2)病灶周围脑组织有轻至中度水肿。

2.急性期

出血后 2~7d,这一阶段血肿内血红蛋白以 3 种形式存在:①出血后 2~3d,完整红细胞内的血红蛋白变为脱氧血红蛋白;②3~4d 后,血肿除脱氧血红蛋白外,大部分转化为细胞内正铁血红蛋白;③出血后 5~7d,此期红细胞开始溶解,出现游离未稀释的正铁血红蛋白。

MR 诊断要点:

(1)T_1WI 上,病变为等信号(高、中场强 MR)或高信号(低强 MR);T_2WI 为低信号,以血肿中心最明显。

(2)周围脑水肿明显。

3.亚急性期

出血后 8~30d,在血肿周边部位,游离的正铁血红蛋白向中心推移,直至整个血肿内均变成稀释的 MHB(正铁血红蛋白)。

MR 诊断要点:

(1)早期(8~15d):T_1WI、T_2WI 均呈周边高信号、中心低信号改变。

(2)晚期(16~30d):含铁黄素开始沉积,T_2WI 上血肿边缘出现低信号带;由于血肿中央氧血红蛋白氧化成高铁血红蛋白,部分血肿此时 T_1WI、T_2WI 均为高信号。

(3)脑水肿减轻。

4.慢性期

出血后 1~2 个月。血肿由游离稀释的 MHB 组成,周围包绕着含铁血黄素沉积环。

MR 诊断要点:

(1)T_1WI、T_2WI 均为高信号 T_2WI 上,血肿边缘出现环状低信号带。

(2)血肿完全吸收后,T_1WI、T_2WI 呈斑点样不均匀的略低或低信号。

(3)软化灶形成者,T_1WI 低信号,T_2WI 高信号,周边环绕极低信号带。

三、颅内动脉瘤

(一)概述

颅内动脉瘤是由于局部血管异常改变,产生的脑血管瘤样突起,主要与脑动脉管壁先天异常、动脉粥样硬化、创伤、感染等有关,是引起自发性蛛网膜下隙出血最常见的原因。可发生于任何年龄,以 30~60 岁最常见,女性多于男性。

(二)分类

1.按病因分类

(1)先天性动脉瘤。

(2)损伤性动脉瘤。

(3)感染性动脉瘤。

(4)动脉硬化性动脉瘤。

2.按大小分类

(1)＜1cm:一般动脉瘤。

(2)1.0～2.5cm:大动脉瘤。

(3)＞2.5cm:巨大动脉瘤。

3.按形态分类

(1)粟粒状动脉瘤。

(2)囊状动脉瘤。

(3)假性动脉瘤。

(4)梭形动脉瘤。

(5)夹层动脉瘤。

(三)MRI 表现

(1)MR 可直接显示动脉瘤,由于流空效应呈圆形或迂曲扩张的无信号影。

(2)部分血栓化动脉呈复杂的信号改变;血流和涡流因流空效应显示无信号。缓慢的血流在偶数回波相呈高信号。血栓均在瘤壁内面,呈高信号同心圆状。钙化、含铁血黄素在所有序列中均为低信号。

(3)完全血栓化动脉瘤呈混杂信号,MHB 形成的高信号与含铁血黄素、钙化形成的低信号混杂存在。

(4)MRA 可清楚显示动脉瘤的高信号影。

(5)有时可见蛛网膜下隙出血改变、脑内血肿形成等。

(四)鉴别诊断

(1)脑膜瘤。

(2)垂体腺瘤。

(3)颈内动脉海绵窦瘘。

(4)颅咽管瘤。

四、动静脉畸形(AVM)

(一)概述

动静脉畸形为脑血管畸形中最常见者,是由一团动脉、静脉及动脉化的静脉样血管组成。动脉直接与静脉交通,中间无毛细血管。可发生于任何年龄,以 16～35 岁最多见,男性稍多于女性。

(二)病理

畸形血管团小者 1～2cm,大者可占大脑半球的 1/2。输入动脉和输出静脉一般各一支,也可以多支。输出静脉大多数汇入上矢状窦或深部的大脑大静脉。少数汇入横窦或岩上窦。

AVM 存在短路现象,邻近脑组织常常缺血,畸形血管容易破裂出血,其结果造成脑萎缩。有些部位还可以有脑水肿、梗死、钙化和出血。

动静脉畸形的发生部位和分型：

1.部位(Stein 法)

(1)表浅型(软膜、皮层)：主要累及脑膜及皮层。

(2)深或中央型：累及皮层下灰质及邻近白质。

(3)髓质型：主要累及髓质动脉及静脉。

(4)旁中央及中线型(胼胝体、脑干、小脑)。

2.分型

(1)单纯软脑膜供血型：最多见，占 75%。

(2)单纯硬脑膜供血型：占 10%。

(3)混合供血型：占 15%。

(三)临床表现

以蛛网膜下隙出血或脑内出血最多见，癫痫、头痛、TIA 发作，进行性神经障碍，颅内压增高等。

(四)MRI 表现

AVM 多位于幕上，大脑表面。在 T_1WI、T_2WI 上由于快速流空效应，均呈无信号的迂曲成团的畸形血管影，呈葡萄状或蜂窝状。慢速血流在偶数回波相可呈高信号。Gd-DTPA 增强后，畸形血管团呈高信号而显影更清晰。MRA 能清楚显示供血动脉，迂曲血管团及引流静脉。

病灶内有出血或血栓钙化形成时，则呈混杂信号影。病灶周围可见局限性脑萎缩和软化灶形成。

(五)鉴别诊断

(1)胶质瘤。

(2)脑脓肿。

(3)脑梗死。

(4)囊肿。

(5)各种原因的脑出血及脑软化。

五、皮层下动脉硬化性脑病(Binswanger 病)

(一)概述

皮层下动脉硬化性脑病又称 Binswanger 病，进行性皮层下血管性脑病。在老年人中发病率为 1%～5%。男女发病相等。随年龄增大及伴有高血压、糖尿病者发病率增加。

(二)病因病理

室管膜下白质是皮层穿支动脉的终末区，称边缘带。当动脉硬化时，使管腔狭窄，边缘区缺血，而发生白质脱髓鞘、水肿及组织坏死。

白质变性与脑梗死发生率呈正相关，脑萎缩也很常见。

皮层下动脉硬化性脑病可分为 3 度：

轻度(Ⅰ型)：病变仅限于侧脑室前角、枕角周围，有轻度智能减退或无明显症状。

中度(Ⅱ型)：病变除Ⅰ型所见外，尚见于侧脑室体部、前后角周围、半卵圆中心，但未融合，有中度智能减退。

重度(Ⅲ型):Ⅱ型所见病变相互融合成片,有重度智能减退。

(三)临床表现

2/3 慢性发病,1/3 为急性发病。常以精神症状为首发症状,主要为缓慢进行性痴呆,性格改变等。可有锥体束征(如偏瘫等),肌张力升高,共济失调等。少数可有癫痫发作。

(四)MR 表现

1.脑室周围及中央半卵圆中心区对称性月晕状异常信号,在 T_1WI 上呈长 T_1 低信号,在 T_2WI 上呈长 T_2 高信号,以前角周围明显。

2.脑室周围、半卵圆中心及基底节区可伴多发腔隙性或大片脑梗死。

3.多伴有脑萎缩征象。

第三节　颅脑损伤

一、硬膜外血肿

(一)概述

硬膜外血肿指外伤后聚集在硬膜外腔的血肿,占颅脑损伤的 3%,多为单发,少数多发,各年龄组均可发生,以成人多见。

(二)病理

硬膜外血肿常由于直接外力作用于头部引起骨折或颅骨局部暂时变形伤及脑膜中动脉及其分支所致,其中 90%伴发骨折。血肿多位于颞顶部,偶尔硬脑膜的静脉窦撕裂可引起静脉性硬膜外血肿,常见于横窦窦汇和上矢状窦,可穿越中线。

(三)临床表现

典型的临床表现为昏迷－清醒－再昏迷,即常有中间清醒期,严重者可出现脑疝。

(四)MRI 表现

硬膜外,血肿呈双凸透镜形,位于颅内板与硬膜之间,一般不跨越颅缝,伴占位效应,邻近脑实质受压。高场强 MR 成像,急性期(＜3d)T_1WI 呈等或高信号,PDWI 呈等或略高信号,T_2WI 呈低信号;亚急性期(4d 至 3 周)T_1WI、PDWI 及 T_2WI 均为高信号;慢性期(＞3 周)T_1WI呈高信号,T_2WI 中央高信号,周边含铁血黄素沉积呈低信号。在血肿与脑实质间常见低信号的硬膜结构。

(五)诊断要点与鉴别诊断

硬膜外血肿有明确外伤史,血肿呈双凸状,较局限,好发于颞顶部,一般不难诊断,主要与硬膜下血肿鉴别。

二、硬膜下血肿

(一)概述

硬膜下血肿是发生于硬膜下腔的血肿,可由直接或间接外伤引起,占颅脑损伤的 3%～

6%，根据血肿形成时间可分为急性、亚急性和慢性硬膜下血肿三种类型。1/3～1/2 为双侧性。

（二）病理

急性硬膜下血肿（＜3d）和亚急性硬膜下血肿（4d 至 3 周）常因皮层动静脉撕裂引起，多伴有脑挫裂伤，好发于额、颞及大脑凸面，少见矢状窦和脑底静脉窦破裂，其血肿分别位于大脑纵裂内和脑底部，而慢性硬膜下血肿（＞3 周）则由于桥静脉断裂所致，中老年人常见。

（三）临床表现

急性和亚急性硬膜下血肿常有严重意识障碍，极少中间清醒期，颅内压增高症状和脑疝出现早。慢性硬膜下血肿则病情发展慢，症状出现晚，可有相应神经系统定位体征。

（四）MRI 表现

硬膜下血肿多呈新月形，介于硬脑膜与蛛网膜之间，可跨越颅缝，甚至累及整侧大脑半球的硬膜下腔，伴占位效应，局部脑实质受压内移，脑沟消失；严重者，侧脑室变窄，中线结构向对移位。其三种类型血肿的 MR 信号改变与硬膜外血肿相似。

（五）诊断要点与鉴别诊断

硬膜下血肿呈新月形，可跨越颅缝，MRI 显示硬膜呈低信号，有利于确定血肿在硬膜外或硬膜下。慢性硬膜下血肿需与硬膜下积液鉴别，后者因蛛网膜撕裂形成活瓣造成脑脊液聚集于硬膜下腔，MRI 表现 T_1WI 呈均匀低信号，T_2WI 呈高信号，与脑脊液信号一致。

三、脑内血肿

（一）概述

脑内血肿为外伤后脑实质出血所形成的血肿（≥2cm）。在闭合性颅脑损伤中，其发生率为 0.5%～1.0%，占颅内血肿的 5%。

（二）病理

脑内血肿常因对冲性脑挫裂伤所引起，好发于额叶和颞叶前端。其中浅部血肿占 80%，由冲击伤或凹陷性骨折造成皮层血管破裂出血所致，往往伴有脑挫裂伤和硬膜下血肿；深部血肿占 20%，为脑受力变形或剪力作用使深穿支血管破裂所致，位于基底节、丘脑或脑室壁附近，血肿较大时可破入脑室。

（三）临床表现

根据血肿的部位而定，浅部血肿伤后意识障碍持久，进行性加重，易引起脑疝，无明显神经系统定位体征。深部血肿病情进展缓慢，可出现局部脑功能损害症状和颅内压增高症状。

（四）MRI 表现

脑内血肿呈圆形或不规则形，其影像特征及信号演变与自发性脑内血肿一致。高场强 MR 成像，超急性期血肿 T_1WI 呈略低信号，T_2WI 和 PDWI 呈高信号；急性期血肿 T_1WI 呈等信号，PDWI 呈等或略高信号，T_2WI 呈低信号，外周水肿带。亚急性期血肿 T_1WI 上呈等信号核心层和高信号核外层，无边缘带，稍低信号外周水肿带；T_2WI 上，早期呈低信号的核心层、更低信号的核外层及高信号外周水肿带，后期呈低信号的核心层、高信号的核外层、低信号的边缘带及高信号外周水肿带。慢性期血肿 T_1WI 和 T_2WI 上核心层和核外层均为高信号，低信号边缘带，无外周水肿带。

(五)诊断要点与鉴别诊断

脑内血肿有明确外伤史,常伴脑挫裂伤,MRI 表现典型,诊断不难。

四、脑挫裂伤

(一)概述

脑挫裂伤指暴力打击头部造成的脑组织器质性损伤,是脑挫伤和脑裂伤的合称,属原发性闭合性颅脑损伤。

(二)病理

脑挫伤为脑组织浅或深层散在点状出血及静脉瘀血、脑水肿;脑裂伤则为剪性或旋转性外力作用所致脑组织、软脑膜及血管断裂,局部出血、水肿甚至坏死。二者常同时发生,多见于额、颞极和额叶眶面。

(三)临床表现

依外伤程度和部位不同,有不同程度的意识障碍,颅内压增高征象及相应的神经系统定位体征,如伴蛛网膜下隙出血可出现脑膜刺激征。

(四)MRI 表现

病灶内出血与水肿混杂,因此 T_1WI 和 T_2WI 呈高、低混杂信号,占位效应明显。形成软化灶则 T_1WI 呈低信号,T_2WI 呈中央高信号,周边低信号环,伴局部脑室扩大,脑沟增宽。

(五)诊断要点与鉴别诊断

MRI 能反映脑实质出血和水肿的特征,结合外伤史,脑挫裂伤不难诊断。有时需与出血性脑梗死鉴别。

五、弥散性轴索损伤

(一)概述

弥散性轴索损伤指头部遭受加速性旋转暴力时因剪力伤造成脑实质撕裂,是一种严重的致命伤。10%～20%的重型颅脑损伤伴弥散性轴索损伤,偶有单发。

(二)病理

主要表现为轴索断裂、轴浆溢出,呈多灶性出血、水肿。病灶位于脑灰白质交界处、胼胝体、大脑脚和脑干等特殊部位。

(三)临床表现

伤后即刻意识障碍,生命体征紊乱,多数患者不久死亡,少数可持续深昏迷数周或数月,甚至成为植物人。

(四)MRI 表现

弥散性轴索损伤的病灶多数为非出血性,在灰白质交界处等部位呈散在的 5～15mm 圆形或椭圆形异常信号,分布不对称,T_1WI 呈低或等信号,T_2WI 呈高信号,而灶性出血急性期 T_1WI 呈等信号,T_2WI 呈低信号,亚急性和慢性期 T_1WI 和 T_2WI 均为高信号。

(五)诊断要点与鉴别诊断

弥散性轴索损伤有剪力伤病史,特殊的发病部位,且病情与 MRI 表现不一致,多可明确诊断。有时应与脑挫裂伤和弥散性脑水肿相鉴别。

第四节　颅内感染

一、脑脓肿

(一)概述

脑脓肿指化脓性细菌侵入脑内引起局部脑组织破坏形成脓腔。按其感染途径可分为耳源性脑脓肿、血源性脑脓肿、鼻源性脑脓肿、外伤性脑脓肿和隐源性脑脓肿等。

(二)病理

脑脓肿形成主要有 3 个阶段。①急性脑炎期:病变部位炎性细胞浸润,局灶性脑组织充血、水肿甚至坏死、液化。②化脓期:局灶性液化区扩大并融合形成脓腔,可呈单房或多房,周边薄层炎性肉芽组织包绕。③包膜形成期:通常在 1～2 周开始至 4～8 周完全形成,脓肿壁由内层炎性细胞带、中层肉芽和纤维组织及外层增生的胶质细胞三层结构组成。

(三)临床表现

可有畏寒、发热、全身不适等中毒症状,依脓肿所在部位不同而出现偏瘫、失语、记忆障碍或癫痫等相应的定位症状。

(四)MRI 表现

急性脑炎期,病灶在 T_1WI 上呈不规则低信号,T_2WI 呈高信号;脓腔和脓壁形成后,T_1WI上脓腔和外周水肿区呈低信号,脓壁呈等信号,T_2WI 上脓腔和水肿区则呈高信号,脓壁呈等或低信号,注射 Gd-DTPA 增强扫描脓壁呈环形强化。

(五)诊断要点与鉴别诊断

MRI 能清楚分辨脑脓肿的典型结构即脓腔、脓壁和水肿区三部分,结合感染病史较容易做出诊断。但急性脑炎期表现无特异性,需与胶质瘤、转移瘤、炎性肉芽肿等鉴别。

二、化脓性脑膜炎

(一)概述

化脓性脑膜炎指由化脓性细菌引起的软脑膜炎症,致病菌中成人以肺炎双球菌最常见,儿童以嗜血性流感杆菌和大肠埃希菌多见。

(二)病理

感染途径主要是血行播散,其次为直接扩散。早期软脑膜充血、水肿,继之炎性渗出物覆盖脑表面并沉积于脑沟、脑裂和脑池,有时波及脑室引起室管膜炎;后期脑膜增厚粘连导致颅神经受压和阻塞性或交通性脑积水,如并发动脉炎可引起脑梗死。

(三)临床表现

首先有畏寒、发热等全身感染症状,并出现头痛、呕吐、颈项强直等脑膜刺激征,以及烦躁、谵妄等精神症状,累及脑神经则引起眼外肌麻痹、复视、斜视和周围性面瘫等。

(四)MRI 表现

覆盖于脑表面的炎性渗出物,以脑底部为主,T_1WI 呈低信号,T_2WI 呈高信号,脑沟和脑裂增宽,邻近脑组织水肿。脑膜增厚且增强扫描明显强化,伴脑积水则见脑室明显扩大。

(五)诊断要点与鉴别诊断

化脓性脑膜炎病变广泛分布于软脑膜,沿蛛网膜下隙扩展,结合感染病史,脑膜刺激征及脑脊液检查白细胞增多等不难诊断。主要应与非化脓性脑膜炎、蛛网膜下隙出血和脑膜转移等鉴别。

三、病毒性脑炎

(一)概述

病毒性脑炎是由病毒感染所引起的脑组织局部炎症,包括单纯疱疹病毒性脑炎、亚急性硬化性全脑炎和带状疱疹病毒脑炎。

(二)病理

病毒性脑炎基本病理改变主要是血管周围炎性细胞浸润,脑组织水肿、坏死伴胶质结节形成,神经细胞核内可见包涵体。

(三)临床表现

常有头痛、发热等病毒感染症状,继之出现语言障碍、智力减退和癫痫等神经系统症状,严重者可昏迷甚至死亡。

(四)MRI 表现

早期病灶小、水肿轻时,T_1WI 显示不清楚,而 T_2WI 较敏感呈现高信号;后期病灶范围扩大,水肿加重则 T_1WI 呈低信号,T_2WI 呈高信号,增强扫描病灶不均匀强化,也可见软脑膜和脑室周围强化。单纯疱疹病毒性脑炎病变主要位于双侧颞叶和边缘系统,常不对称或仅限于一侧。亚急性硬化性全脑炎病变广泛分布于皮层下和脑室周围伴弥散性脑水肿,而带状疱疹病毒性脑炎病变多沿脑血管走行分布。

(五)诊断要点与鉴别诊断

病毒性脑炎 MRI 表现无特异性,确诊需结合病史、临床症状和体征及血或脑脊液检查病毒抗体升高等临床资料。

四、颅内结核

(一)概述

颅内结核感染多继发于身体其他部位的结核菌经血行播散而来,以肺结核最常见。主要有结核性脑膜炎和结核瘤两种类型。

(二)病理

结核菌经血行播散至软脑膜引起炎症反应,在脑膜和脑实质内形成小结核肉芽肿,坏死组织破入蛛网膜下隙即引起结核性脑膜炎,大量纤维蛋白渗出物沉积脑底部脑沟及脑池,可造成阻塞性脑积水和局限性脑梗死。脑实质内的小肉芽肿逐渐增大融合,中央出现干酪样坏死,周围胶原纤维等肉芽组织包绕形成结核瘤,部分可有钙化。

(三)临床表现

常有低热、盗汗等结核病全身症状,结核性脑膜炎患者脑膜刺激征明显,严重者出现意识障碍甚至昏迷,结核瘤中急性者往往有颅内压增高症状,慢性者以头痛和癫痫发作为主诉。

(四)MRI 表现

结核性脑膜炎病变以脑底部明显,脑基底池充填渗出物 T_1WI 呈低信号,T_2WI 呈高信号，脑凸面脑膜增厚且增强扫描明显强化，基底节区常见梗死灶，多伴阻塞性脑积水，结核瘤常多发，位于基底池附近和大脑皮层下，中央坏死区及外周水肿带 T_1WI 呈低信号，T_2WI 呈略高信号，钙化灶则 T_1WI 和 T_2WI 均呈低信号，增强扫描瘤灶呈结节状或环形强化，中央坏死区和水肿带无强化。

(五)诊断要点与鉴别诊断

颅内结核的诊断应结合临床；青少年多发，有结核病史，全身中毒症状及脑脊液生化检查糖和氯化物减少等。结核性脑膜炎 MRI 表现与化脓性脑膜炎类似，两者需鉴别；另外，结核瘤需与脑脓肿和转移瘤等鉴别。

五、艾滋病(AIDS)的颅内感染

(一)概述

AIDS 又称获得性免疫缺陷综合征，是由人体免疫缺陷病毒(HIV)引起的致命性流行病。主要经 AIDS 患者的体液传播，约 75%患者的中枢神经系统受侵犯，包括直接感染和机遇感染。

(二)病理

HIV 具有嗜淋巴细胞和嗜神经的生物特性，感染 T_4 淋巴细胞造成其大量破坏，致机体免疫功能下降，同时经血脑屏障侵入中枢神经系统，在其内繁殖导致神经细胞损害，主要是白质脱髓鞘，空泡变性及萎缩，血管周围炎性细胞浸润。

(三)临床表现

1.急性 HIV 性脑膜炎

在 HIV 感染约 6 周发病，表现为发热、嗜睡和关节痛等病毒血症，伴全身淋巴结肿大，影像检查无异常。

2.亚急性 HIV 性脑膜炎

主要是进行性痴呆和显著脑萎缩。

3.慢性 HIV 性脑膜炎

表现为脑膜刺激征，可累及Ⅴ、Ⅶ、Ⅷ对脑神经。

(四)MRI 表现

亚急性和慢性 HIV 性脑膜炎的 MRI 示脑白质区散在多发的大小不等病灶，分布不对称，偶有单发，T_1WI 呈等或低信号，T_2WI 呈高信号，无或轻度占位效应，增强扫描病灶可强化。伴脑萎缩则可见脑沟、脑裂、脑池及脑室系统广泛扩大，同时可见脑底脑膜增厚及脑膜强化。

(五)诊断要点与鉴别

AIDS 的颅内感染诊断主要依靠病史、临床症状和体征及 HIV 抗体检测阳性等临床资料，MRI 只能显示病变分布和范围，无特异性。

六、脑囊虫病

(一)概述

囊虫病是猪囊尾蚴寄生于人脑内所引起的疾病，占全身囊虫病的 80%。人是猪带绦虫的唯一终末宿主，主要经口传播。

(二)病理

脑囊虫病演变分 4 期。①囊泡期:囊液清亮,囊腔内见蚴虫头节。②胶样囊泡期:蚴虫头节退变,囊液混浊,周围脑组织水肿。③颗粒结节期:囊泡缩小,壁增厚钙化,周围肉芽肿形成。④钙化结节期:囊虫形成钙化结节。

(三)临床表现

主要表现为癫痫发作、精神症状、脑膜刺激征和颅内高压征象。病情轻重与囊虫大小、数量、部位和时期有关。

(四)MRI 表现

按病变部位分脑实质型、脑室型和脑膜型三种类型。以脑实质型表现最典型,囊尾蚴存活时,病灶呈圆形,多发常见,大小相似,附壁囊虫头节呈偏心小点状影,T_1WI 呈略高信号,T_2WI呈低信号,囊液 T_1WI 和 T_2WI 分别为低信号及高信号,周围水肿不明显,增强扫描囊壁和头节强化;囊虫退变死亡时,头节消失,囊腔增大,周围水肿明显;病灶钙化后,T_1WI 和 T_2WI均为低信号,周围水肿消退。脑室型和脑膜型病灶大小不等、形态不一,囊壁较薄,头节少见,可引起阻塞性脑积水。

(五)诊断要点与鉴别诊断

囊性病灶内发现头节结合绦虫感染史和囊虫补体结合试验阳性等,脑囊虫病不难诊断。如病变不典型,则单发者需与皮样囊肿和蛛网膜囊肿等鉴别,多发者需与脑脓肿和转移瘤等鉴别。

第十四章　呼吸系统疾病的 MRI 诊断

第一节　肺　结　核

肺结核是肺部的常见疾病，常规 X 线、CT 对肺结核的影像表现已有较深入的认识，但随抗生素及抗结核药物的广泛应用，结核杆菌不仅产生了抗药性，其病变的表现也发生了一定变化。肺结核发病率有增多的趋势，而且其影像学病变的表现也越来越复杂，越来越不典型，X 线、CT 有时诊断非常困难，而 MR 检查可以提供非常有价值的信息。

初次感染的原发性肺结核常见于婴幼儿和儿童，一般无症状或症状较轻，随预防接种卡介苗的普遍实施，原发复合征已非常少见。继发性肺结核常见于成人，有逐渐增多的趋势，临床表现与患者的体质等因素有关，常见症状包括：①全身中毒症状，如低热、盗汗、乏力、午后潮热、消瘦等。②局部症状有咳嗽、咯血等，合并胸膜炎时可出现胸痛。此外，患者结核菌素试验呈阳性，结核菌可从痰液、支气管吸出物和胃液中检出。

一、MRI 诊断要点

（一）渗出性病变

呈结节状或片状影，病灶边缘模糊，常为多发，T_1WI 呈较高信号，T_2WI 呈等信号，增强扫描强化较均匀。病灶内常可见支气管充气征。

（二）增生性病变

周围渗出逐渐吸收，病灶边缘逐渐变清楚，T_2WI 信号变低，T_1WI 信号较肌肉高，病灶形态多不规则，可见收缩样改变。

（三）干酪样病变

病灶信号均匀，T_2WI 中央信号较高，增强扫描病灶中央坏死区多无强化。干酪样病变可表现为大片状，甚至累及一个肺时，常伴肺门及纵隔淋巴结肿大。有时与肺癌伴淋巴结肿大及阻塞性肺炎较相似，但肺门及纵隔内淋巴结增强扫描表现为环状强化，而肺癌的淋巴结表现为均匀强化，可资鉴别。结核球是被纤维包裹的干酪样病灶，直径一般大于 2cm，3cm 左右多见，大于 5cm 少见。病灶偶尔也可见长、短毛刺或分叶。但结核球动态增强扫描表现为病灶早期迅速强化（肺动脉供血强化早于支气管动脉供血），然后下降，一般无平台期，延迟扫描病灶周围强化明显，而中央不强化或强化较弱。而肺癌增强扫描，动态强化略延迟，可维持一个平台期，延迟期强化均匀。

（四）空洞

结核空洞可多发也可单发，空洞壁薄者较多见，常为 2～3mm，也可为厚壁。空洞内壁多不规则，空洞内常可见液平面。

(五)纤维化、钙化

纤维化呈索条状或大片状,形态不规则,常呈长毛刺状改变,T_2WI信号相对较低。大片状纤维化,肺体积缩小有时与肺不张较难鉴别。纤维化合并支气管扩张时,T_2WI可见聚拢的柱状改变,由于其内有液体聚集,T_2WI信号较高,诊断较容易。MR只能显示较大的钙化,T_2WI和T_1WI均呈低信号。

(六)支气管内膜结核

影像学一般不能直接显示病灶,只能显示病灶合并的肺不张。在靠近肺门处无肿块,是和肺癌鉴别的重要征象。肺结核一般中上肺叶多见,下叶肺结核报道逐渐增多,以右侧多见。

二、鉴别诊断

(一)结核球和周围型肺癌

结核球边缘较光滑,分叶,毛刺较少见,周围常见卫星病灶。

结核球多为肺动脉供血,动态增强病灶迅速强化,然后迅速下降,病灶中央不强化。周围型肺癌,肿块常有分叶及短毛刺,胸膜凹陷征也常见于周围型肺癌,周围型肺癌多系支气管动脉供血,动态增强扫描病灶强化较慢,造影剂在病灶内滞留时间长(部分造影剂渗入细胞外液),到达峰值后,可维持一个平台期,延迟期病灶强化均匀。

(二)肺门、纵隔淋巴结核和转移性淋巴结肿大

淋巴结核增强扫描由于中央有干酪样坏死,病灶呈环行强化,转移性淋巴结常呈均匀强化。

第二节　肺　　癌

肺癌是最常见的肺部原发恶性肿瘤,由于受空气污染及吸烟人数增多,我国肺癌发病率有逐年增多的趋势,在肿瘤的死因中,肺癌在男性居首位,在女性居第二位,发病年龄为45～75岁。

一、MRI在肺癌的诊断中的优势

MRI对肺癌的诊断价值不如CT,但MRI在肺癌的诊断中有些独到之处。其主要优势如下。

(1)MRI的T_1WI、T_2WI及增强扫描等提供更多的信息,有利于肿瘤的鉴别诊断。动态增强扫描可以提供肿瘤血供的动态信息。

(2)MRI可多方位成像,可清晰显示支气管,更好地显示支气管的阻塞情况。

(3)肿瘤与继发的阻塞性肺不张信号不同,可以较容易地区分肿瘤和肺不张,更明确地显示肿瘤的范围。

(4)对纵隔内淋巴结转移显示优于CT,对肿瘤的胸膜转移、心包、纵隔侵犯等病变的显示优于CT。

(5)MRI血流成像等技术使MRI对血管显示较好,能清晰显示肿瘤和周围血管的关系及肿瘤内部血管的情况。

(6)对大量胸积液所掩盖的肺癌病灶,以及肺上沟瘤有很高的诊断价值。

二、MRI 诊断要点

(一)中央型肺癌

肺门周围肿块,是中央型肺癌的最直接表现。①管腔内型:支气管内可见软组织肿块。②管壁型:受累支气管管壁不规则增厚,管腔狭窄甚至梗阻。③管壁外型:多发生在肺段支气管,引起肺的阻塞性变化较轻。和常规 X 线及 CT 检查比,MRI 可以区分肿块和肺不张,T_2WI肿块信号较肺不张低,增强扫描肿块强化也较周围不张的肺弱。

(二)周围型肺癌

为发生于肺野外围段以下支气管的肿瘤,MRI 表现为实质性肿块可显示肺癌的常见形态学征象,如分叶与毛刺,脐样征,兔耳征。动态增强可为周围型肺癌与其他疾病鉴别提供有价值的信息。当患者有大量胸腔积液时,由于胸积液在 T_1WI 为低信号改变,故可清楚显示中等信号的肿块征象,有利于诊断。

(三)细支气管肺泡癌

结节型表现同周围型肺癌相似,肺炎型表现同肺炎相似,双侧肺野内多发片状异常信号区,可呈毛玻璃状或蜂窝状改变,可以见到"支气管充气征",患者常有明显的换气障碍,病变进展迅速。弥散型表现为两肺广泛分布的腺泡结节状阴影,结节可融合。

(四)Pancost 瘤

位于肺上叶的顶部,MRI 可显示肿瘤侵犯胸壁、肋骨。临床上典型表现为臂丛神经痛和 Horner 三联征(患侧瞳孔缩小、上睑下垂和眼球内陷),称肺上沟瘤综合征。

(五)肺癌转移征象

①直接蔓延:侵犯邻近脏层胸膜、心包和大血管,还可侵犯邻近胸壁。MRI 对胸膜转移显示非常清楚,T_2WI 胸腔积液呈高信号,胸膜转移结节呈稍高信号,对比非常明显。病灶还可经肺静脉侵犯左心房。②淋巴转移:纵隔淋巴结转移常见的部位包括气管旁、主肺动脉窗、肺门、隆突下及食道奇静脉隐窝,在肿块和肺门淋巴结之间有时可见癌性淋巴管炎,肺癌转移淋巴结坏死非常少见,增强扫描多呈均匀强化,是与纵隔淋巴结核的重要鉴别点。③血行转移:肺内多发圆形、边缘光滑结节,好发于肺的外周。

第三节　肺动脉栓塞

肺动脉栓塞又称肺栓塞,是指内源性或外源性栓子栓塞肺动脉,引起肺循环障碍的综合征。肺动脉栓塞病死率高达 20%～30%,在西方国家仅次于肿瘤和冠心病,居第 3 位。在我国肺动脉栓塞并不少见,只是对其认识不足。绝大部分肺动脉栓塞生前未能得到正确诊断,根据国内外尸检报告,肺动脉栓塞患病率高达 67%～79%。如果生前能做到及时诊断,得到正确、有效的治疗,病死率可以下降至 8%。MRI 诊断要点如下。

MR 检查方法主要包括:常规 SE、快速梯度回波、造影剂增强 MRA 和屏气超快速扫描等,特别是快速梯度回波序列和静脉内注射造影剂 MRA 检查,屏气在几秒钟内即可获得三维肺动脉的图像，肺动脉的 7～8 级分支均可清楚地显示，其诊断能力已经接近 DSA 的水平。

(一)中心型肺动脉血栓

血栓常位于左、右肺动脉主干及叶一级的肺动脉，T_1 WI、T_2 WI 呈高或等信号，梯度回波及 MRA 图像上呈条状低信号的充盈缺损。MR 检查可清楚显示中心型肺栓塞和位于肺叶以上肺动脉内的栓子，结合肺栓塞所致心脏大血管的多种继发性改变，如右心室扩大、肺动脉主干扩张等，可准确做出肺栓塞的诊断。MRI 还可以根据有无右心室壁的增厚，做出肺栓塞急、慢性期的鉴别。急性期肺栓塞患者肺动脉扩张和右心室扩大显著，无右心室壁的增厚；而慢性期的肺栓塞患者，在肺动脉高压的基础上均有右心室壁的增厚。肺栓塞主要继发于血栓栓塞性疾病，多见于双下肺，且右侧比左侧多见，其主要并发症为肺梗死。MRI 检查在肺栓塞的诊断中占有重要地位。

(二)周围型肺栓塞

MR 检查不能直接显示栓子，仅见肺内有斑片状异常信号，3D DCE-MRA 也不能显示肺动脉内栓子，但是患者病变区域均可见肺动脉的小分支显示减少。常有肺动脉主干和左、右肺动脉扩张，右心房、室扩大和右心室壁增厚等肺动脉高压的改变。无法判断肺内病变的性质，此时参考核素 V/Q 检查有一定帮助。幸好，段以下发生栓塞的机会仅占 6%。

第四节　胸膜疾病

一、胸膜间皮瘤

(一)概述

原发性胸膜肿瘤少见，其中绝大部分是间皮瘤，其他如纤维瘤、血管瘤及脂肪瘤等均属罕见。胸膜间皮瘤多见于 40 岁以上，男、女性别和左、右侧发病率无差别。胸膜间皮瘤的发病与接触石棉有一定关系。胸膜间皮瘤以良性较多见，良性者病变多较局限，形成肿块，弥散生长的胸膜间皮瘤多为恶性，常伴胸腔积液。

(二)病理

胸膜间皮瘤起源于胸膜的间皮细胞及纤维组织细胞。一般把胸膜间皮瘤分成两大类，即局限型和弥散型。局限型多为良性，14%～30%为恶性；弥散型间皮瘤均为恶性。

1.局限性胸膜间皮瘤

局限性胸膜间皮瘤多源于脏层胸膜（占 3/4），通常半数以上有蒂且突入胸腔；也可来自纵隔、膈肌或胸壁的壁层胸膜。

2.弥散性胸膜间皮瘤

按病理组织改变，分上皮型、纤维肉瘤型和混合型三种。胸膜广泛增厚，从轻度到显著增厚，可达数厘米，常呈结节状、斑片状不规则增厚，侵及侧胸壁、纵隔和横膈等处胸膜，常伸入到叶间裂内。环形增厚的胸膜呈盔甲状，包绕或侵犯肺组织，使肺的容积显著缩小，肺功能丧失。胸膜增厚通常伴不同程度的胸腔积液，有时为大量胸腔积液，以浆液血性居多。

(三)临床表现

局限性良性间皮瘤可长期无任何症状,通常在X线体检时偶尔被发现。当肿瘤较大时,可产生胸内不适、气短和咳嗽等症状。恶性胸膜间皮瘤,胸痛是最常见的症状,且多为剧痛。

(四)MRI表现与诊断要点

(1)胸膜脏层或壁层不规则肿块,上下蔓延,可呈结节状;有融合倾向,可穿入叶间裂。

(2)肿块呈长T_1与长T_2信号,侵犯范围很大,可侵及纵隔。

(3)可伴胸腔积液与积血:积液呈长T_1、长T_2信号;积血呈短T_1、长T_2信号。

因此,MRI检查可明确肿瘤的存在,对胸膜间皮瘤的确诊有一定帮助。

(五)鉴别诊断

局限性胸膜间皮瘤需与周围型肺癌鉴别;弥散性胸膜间皮瘤有时易与胸膜转移、慢性脓胸所致胸膜肥厚混淆,慢性脓胸所致胸膜增厚多内缘平直、均匀增厚,肋间隙常变狭窄,见到包裹积液存在则诊断更容易。

二、胸膜转移瘤

(一)概述

肿瘤侵犯胸膜是相当常见的,或许一方面因为胸膜本身面积大,很容易受转移灶的种植,另一方面是肺癌的发病率逐年上升,使得胸膜易受其害。有胸腔积液的成人中,30%～50%是由于胸膜转移性疾病引起。最常见的原发恶性肿瘤是肺癌、乳腺癌、卵巢癌和胃癌。

(二)病理

胸膜表面有许多结节状转移灶,少数病例可见胸膜广泛不规则增厚。因肿瘤侵犯胸膜而常常产生大量胸腔积液。

(三)临床表现

多数患者诉咳嗽、呼吸困难、胸部沉重感、胸痛、体重下降、不适等。少数患者没有症状。

(四)MRI表现

胸膜转移瘤MRI检查可见游离胸腔积液,单侧或双侧,有时于胸膜上可见多个小结节状实性肿块或胸膜轻度增厚,T_1加权图像上其信号高于胸腔积液信号,T_2加权图像上不如胸腔积液信号高,容易与胸腔积液分辨。血性胸腔积液由于具有较短的T_1时间和较长的T_2时间,在T_1、T_2加权图像上都呈高信号。注射Gd-DTPA后结节性病灶有明显强化。

(五)诊断要点

胸膜转移瘤,特别是腺癌的转移,可发生弥散性胸膜浸润病变,易与原发性恶性胸膜间皮瘤混淆,两者形态相仿,无特征性区别,主要依靠转移瘤多有原发癌病灶、肺内肿块、纵隔淋巴结肿大等表现。

(六)鉴别诊断

(1)胸膜间皮瘤。

(2)胸膜感染性病变。

三、气胸

(一)概述

胸膜的壁层或脏层破裂,空气可进入胸膜腔内形成气胸。

(二)病理

气胸可分为自发性和外伤性两种,后者多由壁层胸膜破裂所致,常伴胸壁软组织穿通伤、肋骨骨折及皮下气肿等。空气进入胸膜腔后,胸腔内压力升高,肺组织以肺门为中心向纵隔旁收缩萎陷,萎陷的程度取决于进入胸腔的空气量的多少以及肺和胸膜等的病理情况。一般分为闭合性、开放性和张力性气胸三类。

(三)临床表现

气胸的临床症状决定于肺部疾病情况、气胸严重程度和气胸性质。如为自发性气胸,且气体量少,则症状常较轻微,可有轻度胸闷、气短。如先前的肺部疾病已使肺功能有明显损害,再有气胸,则气急、胸闷情况常较明显。如为张力性气胸则病情危急。胸壁损伤并发气胸,症状亦较明显。一般体征为患侧胸腔叩诊呈鼓音,呼吸音减低或消失,纵隔移向健侧。

(四)MRI 表现与诊断要点

气胸在 MRI 上表现为低信号,如气体量很少,肺组织压缩不明显,则亦呈低信号,有时可能漏诊。胸腔内有大量的气体,肺组织明显压缩,呈中等信号团块状,纵隔偏向健侧,诊断容易。如伴有胸腔积液,则可显示气液平,积液在 MRI T_1 WI 上呈较低信号。MRI 对伴发的胸腔积血非常敏感,在 MRI T_1 加权图像上呈高信号。

四、胸腔积液

(一)概述

在正常生理情况下,胸膜腔内有少量液体(10～15mL)起润滑作用。临床上所称胸腔积液,是由于病理状态所致胸腔内液体增加。

(二)病理

胸腔积液病因很多,常见有肿瘤(原发或转移)、炎症或感染、心源性、肾衰竭、药物诱发以及外伤等。按积液性质分渗出液和漏出液两大类。按积液的量分少量、中量和大量。胸腔积液多存在整个胸腔内,也可仅局限于胸腔的某一部位。

(三)临床表现

炎性胸腔积液在少量时往往有胸痛、发热,若胸腔积液逐渐增多,则胸痛可逐渐减轻;积液增多,可压迫肺、纵隔等产生胸闷、气促等症状。若为肿瘤性胸腔积液,则积液量增多时胸痛也不会减轻。损伤性血性胸腔积液多有胸部损伤或肋骨骨折史。

(四)MRI 表现与诊断要点

胸膜衬贴于胸壁内面和肺部表面,正常情况下,其 MRI 信号较弱,不易被观察到。胸膜腔内仅有少量液体,也不易被发现。胸膜炎症时,胸膜腔内炎性液体渗出,少量液体表现为背侧胸壁下弧形或新月形影,在 T_1 加权图像上表现为比肌肉信号更低的低信号影,T_2 加权图像上则呈均匀高信号影。大量渗液可压迫肺组织引起肺膨胀不全。局限性包裹性积液,渗液包裹在囊内,边缘光滑整齐,与胸壁常呈钝角,其信号特点与游离积液相同。包裹性积液可出现于叶间、肋面或肺底等部位,MRI 多轴位成像有助于其明确诊断。

(五)鉴别诊断

根据病史及 MRI 表现,胸腔积液诊断不难,有时积液可由肿瘤或转移病变所致,诊断时需要注意。

第五节 纵隔肿瘤

一、胸腺瘤

(一)概述

胸腺瘤是前纵隔内最常见的肿瘤,约占前纵隔内肿瘤的50%。儿童较少见,多数于成年时发现。有良、恶性之分或为侵犯性与非侵犯性之分。

胸腺瘤主要由淋巴细胞和上皮细胞所构成。可分为,上皮性(占45%)、淋巴性(占25%)、和淋巴上皮性(30%)。上述任何一种细胞形式为主的胸腺瘤均可以合并重症肌无力,但较常见于淋巴细胞性胸腺瘤。胸腺瘤1%～15%是恶性的,称其为侵犯性胸腺瘤。确定胸腺瘤良、恶性的通常依据是肿瘤的蔓延范围。

(二)临床表现

主要症状为胸痛、胸闷、咳嗽、气短,如果肿瘤压迫喉返神经则产生声音嘶哑,压迫食管产生吞咽困难。胸腺瘤患者中约50%出现重症肌无力,重症肌无力患者中10%～15%有胸腺瘤存在。

(三)MRI表现与诊断要点

(1)前纵隔血管前间隙内卵圆形肿块,即甲状腺下极与第四肋之间。

(2)肿块边界清晰、光滑,囊变区呈长 T_1 与长 T_2 信号,钙化呈无信号黑影,故信号可不均匀。

(3)恶性者在纵隔内扩散,挤压脂肪组织并包绕血管,甚至侵入肺内,外形不规则。

(4)注射Gd-DTPA后胸腺瘤明显强化。

(5)胸腺瘤90%位于前纵隔,10%位于后纵隔,5%～10%瘤内有囊变区。

(四)鉴别诊断

表现典型的前中纵隔实质性胸腺瘤,较易与畸胎瘤、胸骨后甲状腺及胸腺脂肪瘤等区别。

(1)畸胎瘤含有3个胚层的组织,脂质成分在MRI上较有特征性。

(2)胸骨后甲状腺位于前上纵隔,与甲状腺关系密切。

(3)胸腺脂肪瘤主要有脂质成分组成,MRI上呈高信号。

(4)胸腺瘤需与增生的胸腺组织相鉴别,胸腺增生保持胸腺组织形态。

二、畸胎类肿瘤

(一)概述

畸胎类肿瘤为常见的纵隔肿瘤,在原发性纵隔肿瘤中,其发病率仅次于神经源性肿瘤和胸腺瘤,居第3位。畸胎类肿瘤好发生于前纵隔,多位于前纵隔中部心脏与升主动脉交界处,偶见于后纵隔。

病理上畸胎类肿瘤可分成两类,即皮样囊肿和畸胎瘤。皮样囊肿亦称囊性畸胎瘤,由外胚层和中胚层组织组成。实质性畸胎瘤即一般所称的畸胎瘤,组织学上包括了3个胚层的各种组织,可出现人体内各种不同脏器的组织成分。畸胎瘤可恶变成恶性畸胎瘤,实质性畸胎瘤较囊性畸胎瘤更易发生恶变。

(二)临床表现

较小的畸胎类肿瘤可没有症状。当肿瘤逐渐长大或继发感染或恶变,以及穿破周围组织器官时就产生相应的表现,如胸痛、胸闷、咳嗽、气促、发热、穿破心包,引起心包炎、心包积液及相应症状;穿破支气管和肺,可咳出皮脂和毛发;穿破胸膜腔,则产生胸腔积液或感染。

(三)MRI 表现

畸胎类肿瘤包括囊性畸胎瘤和实质性畸胎瘤。

1.*囊性畸胎瘤*

即皮样囊肿,为囊性肿块,由外胚层和中胚层组织组成,内含皮脂样液体,囊肿壁为纤维组织。通常是单房,也可为双房或多房。在 T_1 和 T_2 加权图像上均可表现为高信号影。双房或多房囊肿,其内可见低信号影分隔。

2.*实质性畸胎瘤*

由内、中、外三胚层成分组成,表现复杂。在 T_1 加权上表现为信号极不均匀肿块,其中的脂肪成分呈高信号,软组织成分呈中等信号,水样液体呈低信号,钙化则表现为信号缺失区。T_2 加权图像呈不均匀高信号。肿块边缘一般比较清楚,形态规则或不规则。90%的畸胎瘤为良性,根据 MRI 信号特点,较难区分良、恶性畸胎瘤。

(四)诊断要点

(1)大多数畸胎类肿瘤位于前中纵隔,偶见畸胎类肿瘤位于中纵隔或后纵隔,诊断较困难。

(2)主要根据畸胎类肿瘤多种组织成分的信号特点来确定诊断。

(五)鉴别诊断

(1)胸腺脂肪瘤。

(2)胸腺瘤。

(3)胸腺淋巴血管瘤。

三、淋巴瘤

(一)概述

淋巴瘤是指原发于淋巴结或结外淋巴组织的全身性恶性肿瘤,几乎可侵犯全身所有脏器。可发生于任何年龄,男女无显著差异。纵隔淋巴瘤通常累及两侧气管旁及肺门的多数淋巴结,生长迅速,融合成块,亦可侵犯肺、胸膜及心脏,甚至转移到骨髓。

淋巴瘤分为 Hodgkin 病(HD)和非 Hodgkin 淋巴瘤(NHL)两大类,在临床、病理和预后方面有所不同。在病理上最特征性区别为 Reed-Stemberg 细胞(R-S 细胞),一种含大的深染色核的巨网状细胞,在 HD 中可找到,而在 NHL 中却不存在。

(二)临床表现

胸内淋巴瘤以 HD 多见,占 2/3,NHL 约占 1/3。增大淋巴结质硬,一般无压痛,相互融合成块,或相互分开。

早期常无症状,仅触及周围淋巴结,中晚期常出现发热、疼痛、疲劳、消瘦等全身症状。在胸部可压迫气管、食管、上腔静脉等,出现相应症状,如咳嗽、吞咽困难和上腔静脉阻塞综合征等。

(三)MRI 表现

(1)常侵犯两侧纵隔或肺门淋巴结,且呈对称性,很少单独侵犯肺门淋巴结。

(2)在 MRI 上受累淋巴结可融合成较大的肿块,增大的淋巴结常位于血管前或气管旁。

(3)淋巴瘤在 T_1 加权图像上为中等或中等偏低信号,在 T_2 加权图像上为中等偏高信号,信号质地一般较均匀,但增大淋巴结内有时可出现坏死,则信号表现不均匀。

(4)MRI 有助于明确上腔静脉有无受累、受压、移位及狭窄的程度。

(5)淋巴瘤累及胸膜、心包时,MRI 可显示胸膜或心包积液。

(6)MRI 扫描在淋巴瘤放疗后的随访中有重要意义。放疗所致的纤维性肿块在 T_1、T_2 加权图像上都表现为低信号,而复发的肿瘤在 T_2 加权图像上表现为高信号。

(四)诊断要点

(1)淋巴瘤的诊断要结合 MRI 上纵隔淋巴结肿大表现及临床上多器官、全身受侵犯的特点进行诊断。

(2)纵隔淋巴结肿大无特异性。

(五)鉴别诊断

(1)结节病。

(2)淋巴结结核

多以单侧肺门或纵隔分布。

(3)转移性肿瘤

绝大多数有原发恶性肿瘤病史。

四、神经源性肿瘤

(一)概述

神经源性肿瘤为后纵隔最常见的肿瘤,在全部纵隔肿瘤中占 14%～25%,90%位于椎旁间隙,10%左右偏前些。

在病理上可分为如下几个方面。

(1)起源于周围神经的神经纤维瘤和神经鞘瘤(42%)。

(2)起源于交感神经节的交感神经节瘤(良性)、成神经细胞瘤和成交感神经细胞瘤(恶性,39%)。

(3)起源于副神经节的副神经节瘤和化学感受器瘤(4%),可为良性或恶性。

(二)临床表现

大多数患者无临床症状而由胸片偶然发现,少数患者有胸痛、胸闷或咳嗽、咯血或霍纳综合征。

(三)MRI 表现

(1)后纵隔脊柱旁肿块,呈长 T_1 与长 T_2 信号,边界清楚,信号强度同其他实性肿瘤。

(2)轴面上呈圆形或卵圆形,可见椎骨侵蚀,矢状面可见椎间孔扩大,冠状面可见瘤体呈哑铃状,位居椎管内外。

(3)瘤体可见囊变区,呈更长 T_1 与 T_2 信号。

(4)注射 Gd-DTPA 后明显强化。

(5)邻近的肺组织一般呈堆压改变,与肿瘤分界非常清楚。

(四)诊断要点

后纵隔脊柱旁的实质性肿瘤绝大多数为神经源性肿瘤。

(五)鉴别诊断

(1)食管病变。

(2)血管性病变。

(3)脊柱病变。

第十五章　循环系统的MRI诊断

第一节　先天性心脏疾病

先天性心脏病(CHD)是一类较常见的心血管系统疾病，据其畸形性质不同，对患者生长发育的影响程度不同。随着心胸外科技术的发展，许多病变均可得到手术矫治，对先天性心脏病的早期、正确诊断十分重要。多普勒超声心动图是目前诊断先心病最常用的检查方法，但对复杂性和小儿先心病的诊断有较大的困难。X线心血管造影是先心病术前诊断的金标准，但其为创伤性检查，部分患者对碘剂过敏，使检查不能实施或者发生过敏反应，甚至危及患者的生命。作为非损伤性的MRI检查技术，其特点是软组织对比度高，在不使用造影剂的情况下，既能获得清晰的心脏、大血管形态结构图像，又能弥补超声心动图和X线血管造影的不足，尤其对复杂先心病的诊断可通过不同方法、不同切层扫描，能明显提高临床诊断水平。因此，在不远的将来，MRI完全有可能代替X线心血管造影检查，使先心病的术前诊断成为无创伤性。

一、室间隔缺损(VSD)

(一)概述

单纯性室间隔缺损是最常见的先心病之一，约占先心病的22%，居先心病的第2位。为胎儿期室间隔发育不全所致。男性多于女性，主要病理改变为室间隔不完整，致使左右心室的血液经缺损处相通，产生左右分流。室间隔缺损的部位、大小和数目变异较大，按其发生的部位，将其分为以下几种类型：①漏斗部缺损；②膜部和膜周部缺损，含隔瓣后缺损；③肌部缺损；④房室共道型缺损。本病亦可与法洛四联征、大血管转位、三尖瓣闭锁等复杂畸形合并存在。

(二)病理改变

正常情况下，左心室的收缩压明显高于右心室，当有室间隔缺损存在时，左心室的血液经缺口流向右心室，产生左向右的分流。较小的室缺，分流量较小，对右心室的功能影响亦小，右心室负荷增加亦不明显，临床上可无症状，或仅有轻微症状。当缺损较大，左向右分流量较大时，右心室容量负荷增加，肺血增多，导致肺动脉高压，产生明显的临床症状；长期的肺动脉高压，使肺血管发生广泛性器质性病变，右心室的阻力负荷进一步加大。当右心室压力明显升高，超过左心室压力时，分流方向逆转，出现右向左分流。当两心室压力持平时，分流减少或有双向分流。

(三)临床表现

轻者无症状。缺损较大者可有活动后心悸、气喘、容易并发呼吸道感染等症状。晚期重度肺动脉高压时出现发绀、心力衰竭等。查体可见心前区隆起，胸骨左缘3、4肋间闻及全收缩期杂音，多伴有震颤，肺动脉第二心音亢进。

(四)MRI 表现

室间隔缺损的 MRI 检查,以体轴横断面和垂直室间隔心室长轴层面显示最佳,亦可加做垂直室间隔心室短轴像和电影 MRI。为避免假阳性,至少应做 2 种不同方向的切层扫描,并同时显示出缺损时,方可诊断。

(1)在 MRI 上显示心室间隔的连续性中断,局部有一缺损,缺损两端圆钝。

(2)Cine-MRI 上可见缺损处的分流信号,此时,心腔内血流为高信号,而近缺口局部可见低信号区。

(3)左右心室扩大,以左心室为著,伴有心室壁增厚。

(4)当有肺动脉高压时,出现肺动脉扩张及右室壁更增厚。

(五)诊断要点

(1)临床症状,体征提示有室间隔缺损存在。

(2)MRI 上在 2 种以上不同的切层方向上显示出室间隔连续性中断、局部有缺损。

(3)Cine-MRI 上可见异常的血流分流信号。

(六)鉴别诊断

单纯室间隔缺损的 MRI 诊断不难,膜部缺损或小的肌部缺损容易漏掉,Cine-MRI 对诊断会有帮助。膜部室间隔在正常情况下 MR 信号较弱,易误诊为膜部室缺。

在 MRI 确诊室间隔缺损同时,还应仔细观察心血管的其他结构,注意有无合并存在其他方面的畸形。

二、房间隔缺损(ASD)

(一)概述

房间隔缺损是最常见的先天性心脏病之一,占全部先心病的 20%～26%,居先心病的首位。女性多发,男女之比约为 1∶2。房间隔缺损可单纯存在,亦可与其他畸形合并存在。

(二)病理

房间隔缺损可分为原发孔型(Ⅰ孔型)和继发孔型(Ⅱ孔型)两种。原发孔型房间隔缺损为胚胎发育期原发隔发育不全,未能与心内膜垫融合所致,多归入心内膜垫缺损(房室隔缺损)。继发孔型房缺是由于原发房间隔吸收过多或继发房间隔发育障碍所致。根据其部位不同分为 4 种类型。①中心型(又称卵圆孔缺损型):位于房间隔中心卵圆窝处,约占总数的 75%。②上腔型(又称高位型缺损):占 4%～5%,位于上腔静脉入口的下方,缺损上缘与上腔静脉入口相延续,常合并右上肺静脉异常引流。③下腔型:位于房间隔的后下方,缺损下缘紧邻下腔静脉入口,占总数的 10%～12%。④混合型缺损:缺损巨大,累及上述 2 个以上部位,约占总数的 8.5%。

由于房间隔缺损,左心房的血液经缺损口流入右心房,使右心房、右心室及肺动脉血容量增加。随着病情的发展,肺小动脉逐渐出现内膜增生,中层肥厚,导致肺动脉高压。继之右心房内压力升高加重,当超过左房时,产生右向左分流,导致右心非氧合血进入左侧的体循环,临床出现发绀,发展为艾森曼格综合征。

(三)临床表现

本病初期或缺损较小者可无临床症状。缺损较大时,可有活动后心慌、气短、乏力等,易患呼吸道感染等。晚期出现昏厥、心力衰竭等。体检发现心界向左侧扩大，于胸骨左缘2、3肋间闻及2～3级收缩期杂音，多无细震颤，肺动脉瓣区第二心音亢进并分裂。

(四)MRI表现

(1)房间隔不连续，可见缺口，以轴位横断和垂直室间隔心室长轴像显示最佳。为避免误诊，应在2种以上不同方向切层中同时显示有房间隔不连续时，方能诊断为房间隔缺损。

(2)右心房室增大，肺动脉干增宽，右心室壁可增厚。

在诊断房间隔缺损时，应注意区分正常的卵圆窝，由于卵圆窝处房间隔菲薄，MRI信号很弱，产生类似房间隔缺损的假象，此时卵圆窝两边的房间隔是逐渐变薄，而当真正房间隔缺损时，缺口两边的房间隔增厚，形成所谓“火柴头”征。

在采用SE序列做MRI诊断房间隔缺损有困难时，可考虑应用GRE序列，做Cine-MRI。在重点可疑ASD部位，行Cine-MRI扫描，能清楚显示左向右分流血液喷射情况，表现为在亮白信号的血池内，在缺口处，右心房侧(晚期右向左分流时，出现在左心房侧)可见黑色(低信号)的血流束。

(五)诊断要点

(1)临床检查于胸骨左缘2、3肋间闻及2～3级收缩期杂音。肺动脉瓣第二音亢进、分裂。

(2)MRI的轴位横断、垂直室间隔心室长轴位等2种以上切面上显示房间隔不连续，缺口两边可见“火柴头”征象。

(3)GRE序列Cine-MRI中见心房水平分流，在高信号(白色)的血池内出现低信号(黑色)的血流束。

(4)MRI中同时可见右心房、室及肺动脉干增大，右室壁增厚。

(六)鉴别诊断

当检查方法正确、图像清楚时，诊断房间隔缺损并不难，主要应与卵圆孔未闭相鉴别。MRI诊断房间隔缺损时，容易出现假阳性和假阴性。假阳性主要是误将卵圆窝处因菲薄，MR信号很弱，误诊为房缺，主要区别点是此时房间隔是逐渐变薄，而非边缘增厚，形成“火柴头”征。假阴性，主要因缺口大小或扫描层面选择不当，或图像质量较差。必要时，加做Cine-MRI，可提高对房缺的确诊率。

三、动脉导管未闭(PDA)

(一)概述

动脉导管未闭是最常见的先天性心脏病之一，发病率为15%～21%，占全部先心病的第三位，男女之比为1∶(2～3)。动脉导管位于主动脉峡部与左肺动脉根部，是胎儿期血液循环的正常通道，95%婴儿生后1年内闭塞，1岁后仍开放者为动脉导管未闭。病理解剖上将其分为3种类型：①管型(圆柱型)，约占本病的80%；②漏斗型；③窗型。动脉导管未闭多数单独存在，亦可与其他畸形合并存在。

(二)病理

动脉导管未闭造成主动脉与肺动脉间直接相通，产生心底部的左向右分流，初期分流量大小取决于未闭的动脉导管的口径。由于存在上述左向右分流使左心房室的容量负荷加大，导致左心室扩大，室壁增厚，严重可致左心衰竭；肺动脉血流量增加，形成肺动脉高压，使右心室后负荷加重，右室壁增厚，继之出现右心室腔扩大，致右心衰竭；晚期肺动脉压力达到或超过主动脉压力时，出现双向或右向左分流，临床出现发绀。

(三)临床表现

未闭动脉导管细小者可无症状，导管粗大者出现活动后心悸、乏力、咳嗽等症状，可并发感染性心内膜炎。晚期肺动脉高压合并右向左分流者可有咯血、全身发绀等，严重者出现心力衰竭。

体检于胸骨左缘第二肋间闻及双期连续性机器样杂音，杂音响亮处可触及震颤。分流量大时，有周围血管征，表现为动脉舒张压降低、脉压加大、水冲脉等。有肺动脉高压者肺动脉瓣区第二音亢进。

(四)MRI表现

(1)在MRI的轴位横断面及垂直室间隔心室短轴位上，于主动脉峡部与左肺动脉起始部之间，可见未闭的动脉导管将两者相连通。MRI能确定导管未闭的分型。

(2)GRE Cine-MRI中能见到异常的血流信号，并能显示分流的方向。

(3)在心室水平面可见左侧房室扩大，以左心室扩大为著，左室壁增厚。

(4)升主动脉、主肺动脉及左肺动脉扩张。

(5)晚期有肺动脉高压者，MRI上还见右心室扩大及右室壁增厚。

(五)诊断要点

(1)临床表现具有动脉导管未闭的症状、体征，如胸骨左缘第二肋间闻及双期机器样杂音，肺动脉瓣区可触及震颤。

(2)MRI于大血管平面见主动脉峡部与左肺动脉起始部之间有未闭的动脉导管相通。

(3)GRE Cine-MRI中显示主动脉峡部与肺动脉干分叉部之间有异常的血流信号。

(六)鉴别诊断

检查方法正确，图像清晰，显示出未闭的动脉导管时，诊断不难，无须与其他病变相鉴别。有时未闭动脉导管很细小，或扫描方法不当，未能显示出未闭的动脉导管时，造成漏诊。此时应在不同方向的切面上扫描，同时加做不同的序列，能提高MRI对动脉导管未闭的诊断正确率。

四、法洛四联征(TOF)

(一)概述

法洛四联征(简称法四)为最常见的发绀类复杂性先天性心脏畸形，占先心病总数的12%～14%，在小儿先心病中排在房缺、室缺和动脉导管未闭之后，而位居第四位。本病由肺动脉狭窄(主要为右室漏斗部和肺动脉瓣混合型狭窄)、室间隔缺损、升主动脉骑跨于室间隔之上和右心室肥厚等4个基本病理改变构成的复杂畸形，其中以右室漏斗部的狭窄最为重要。如只有心室间隔缺损、肺动脉口狭窄和右心室肥大，而无主动脉骑跨者，称为不典型的法四。本病可与房间隔缺损(称为法洛五联症)、右位心、大血管转位等畸形合并存在。

(二)病理变化

法四的病理生理改变主要取决于右室流出道及肺动脉狭窄。由于室间隔缺损较大，左右心室及主动脉的压力相似，右室流出道狭窄愈重，排血阻力愈大，右心室经室缺由右向左分流量就愈大,发绀重,如肺动脉狭窄较轻,右心室排血阻力小,经室缺产生双向分流,发绀则较轻,个别人仅有左向右分流,患者可无发绀。重者右心室肥厚失代偿后,最终导致右心衰竭。

(三)临床表现

患者自幼出现进行性发绀和活动后心悸、气喘、乏力,喜取蹲踞位休息。严重发绀患者活动后由于严重缺氧而引起发作性昏厥或抽搐。体检见患儿发育差,有杵状指(趾),心界不大,听诊胸骨左缘 3～4 肋间有收缩期喷射样杂音,肺动脉第二音减弱。心电图电轴右偏、右房扩大,右心室肥厚。

(四)MRI 表现

(1)右心室壁肥厚,接近甚至超过左心室壁的厚度。而正常人右室壁的厚度仅为左室壁厚度的 1/3～1/2,以轴位横断面、心室短轴切面和垂直室间隔心室长轴位显示清楚。

(2)室间隔缺损,以嵴下型即主动脉瓣下最常见。在轴位横断、垂直室间隔心室长轴或短轴切层上均能清楚显示。

(3)肺动脉瓣和右心室流出道(即漏斗部)狭窄,在两者之间常能见到第三心室形成。在轴位横断面、冠状面及平行室间隔心室长轴位上显示清楚。

(4)升主动脉扩张,顺钟向右转、前移并骑跨于缺损的室间隔之上。以轴位横断面、垂直室间隔心室短轴切面上显示清楚,尤其是后者,能同时测得升主动脉扩张程度和骑跨程度。一般为 50%左右。

(5)肺动脉干、左、右肺动脉均有不同程度的缩小。

(6)在 GRE Cine-MRI 上可见因室间隔缺损和主动脉骑跨所造成的血流分流情况,同时还可见右室流出道、肺动脉瓣的狭窄程度及血流情况。

(7)同时可显示合并存在的其他畸形。

(五)诊断要点

(1)患儿临床表现有发育差,发绀、杵状指(趾)等,听诊于胸骨左缘 3、4 肋间闻及收缩期喷射样杂音。

(2)MRI 上可见右心室壁肥厚,接近甚至超过左室壁厚度;室间隔高位缺损;右室流出道及肺动脉瓣狭窄;主动脉增宽,前移并骑跨在缺损的室间隔上。

(3)Cine-MRI 中显示左右心室之间分流、右室流出道及肺动脉狭窄。

(六)鉴别诊断

MRI 对诊断法四效果良好,一般均能显示出畸形的存在,故诊断不难。如只有室间隔缺损、肺动脉狭窄和右心室肥厚,而无主动脉骑跨和前移,则可诊断为不典型法四。

本病主要应与下列病变相鉴别。

1.法四型右室双出口

鉴别要点在于判断升主动脉的骑跨程度,法洛四联征的骑跨程度小于 75%,而法四型右室双出口主动脉骑跨于右室侧超过 75%。

2.法洛三联征

由肺动脉口狭窄、心房间隔缺损和右心室肥大构成,无室间隔缺损和主动脉的骑跨。

3.完全型大动脉错位

完全型大动脉错位是指升主动脉和主肺动脉与左右心室的连接关系异常或/和两大动脉空间相互位置关系异常。鉴别方面主要辨认解剖结构上的左、右心室以及与主动脉、肺动脉的关系。MRI上辨认右心室为内膜面粗糙有调节束，具有肌性流出道；左心室内膜光滑、无调节束、无肌性流出道，可见乳头肌结构。

4.永存动脉干

重度法四肺动脉可完全闭锁或右室流出道完全闭塞，肺血供仅依赖侧支循环，又称为假性动脉干。而永存动脉干仅有一组半月瓣，心底部发出单一动脉干，肺动脉起源于共同动脉干的不同部位。

五、主动脉缩窄(CA)

(一)概述

主动脉缩窄是指主动脉先天性局限性狭窄，通常狭窄位于左锁骨下动脉以远的主动脉部。本病较常见，约占先天性心脏病的1.1%～3.4%，男性多于女性，男女比例为4∶1～5∶1。

(二)病理改变

根据病变发生的部位，将主动脉缩窄又分为2种类型。

1.导管前缩窄型

本型较多见，缩窄部位位于主动脉峡部，即左锁骨下动脉开口处至动脉导管入口处之间的一段较长缩窄区，占主动脉弓的后半或后1/3，常伴有其他心血管畸形。严重的缩窄可造成主动脉弓离断。

2.导管后缩窄型

导管后缩窄型较少见，常在动脉导管交接处或其以下，仅为一小段缩窄，多不伴有其他先天性心血管畸形。

主动脉缩窄的病理改变，表现为动脉管壁局限性环形狭窄，狭窄处动脉壁中层变形，内膜增厚，可呈膜状或嵴状凸入主动脉腔内。由于主动脉缩窄，近心端管腔内血压增高，左心室后负荷加重，左心室壁继发性肥厚，晚期导致左心衰竭。另外，缩窄远段血流减少，血压降低，甚至测不出血压，下肢缺血。机体产生代偿，狭窄远段血流由锁骨下动脉的分支供应。

(三)临床表现

由于缩窄近端血压明显高于远端，产生一系列症状体征：①头部及上肢血压升高，可有头痛、头晕、耳鸣等，严重时可产生脑血管意外及心力衰竭；②下肢缺血而产生无力、肢冷，间歇跛行；③上肢血压明显高出下肢血压；④心浊音界向左下扩大，心尖区有抬举性冲动，心前区、背部肩胛区间闻及收缩中晚期吹风样杂音。

(四)MRI表现

(1)MRI上能直接显示主动脉缩窄的部位、范围和程度，以垂直室间隔心室短轴位上显示最佳，并能直接测量各段内径及缩窄的长度。

(2)多数病例在缩窄远端可见主动脉狭窄后扩张。

(3)左心室壁普遍增厚。

(4)GRE Cine-MRI上可见狭窄处血流异常改变，MRA中还能显示异常的侧支循环情况，如内乳动脉、椎动脉及肋间动脉等。

(5)合并存在的其他畸形。

(五)诊断要点

(1)年轻患者出现上肢血压明显高于下肢者为本病典型表现,伴有心脏杂音和血管杂音可提示本病。

(2)X 线片可见左侧心影上缘主动脉结处"3"字征。

(3)在 MRI 中,垂直室间隔心室短轴位上直接显示主动脉缩窄的部位、程度和范围。

(六)鉴别诊断

重度的主动脉缩窄应与主动脉闭锁相鉴别,前者仍有少量血流直接通过,而后者无直接血流。在 MRI 确诊有困难时,可采用 Cine-MRI 或 MRA 进行检查,有利于发现血流信号。

第二节　原发性心肌病

原发性心肌病系指一组病因不明的心肌受累疾病,主要分为扩张型心肌病,肥厚型心肌病和限制型心肌病三种类型。原发性心肌病在临床上并不少见,约占心血管系统住院患者的0.6%～4.3%。以前,临床上诊断原发性心肌病须首先排除风心病、冠心病、肺心病、先心病等之后方能诊断。MRI 由于能清楚显示心肌情况,对本病具有较高的诊断价值。

一、扩张型心肌病(DCM)

(一)概述

扩张型心肌病是原发性心肌病中最常见的一种,临床上发病年龄较轻,以青壮年居多。

(二)病理变化

扩张型心肌病表现为各心腔扩大,以心室扩大为著,心室壁的厚度可在正常范围内或变薄。镜下见心肌细胞肥大、变性,可有坏死,间质纤维组织增生,心内膜增厚等,导致心室收缩功能下降,舒张末期心室容积和室内压增加,心室腔扩张,可合并有房室环扩大,瓣膜关闭不全等。

(三)临床表现

本病进展缓慢,早期可无症状,以后逐渐出现功能不全症状,如劳力性气促、乏力、呼吸困难等继之出现下肢水肿、腹胀、肝大等充血性心力衰竭的症状。体检时可见心脏扩大、心音减弱、舒张期奔马律及各种心律失常等。

(四)MRI 表现

(1)心脏明显扩大,以心室扩大为著,心室横径增大较长径明显,使心室外观呈球形。根据心室扩大的情况,将本病又分为左室型、右室型和双室型。

(2)心室壁厚度正常,或轻度减低,MRI 信号强度无改变,仍呈等信号。

(3)心室壁运动普遍减弱,甚至接近无运动,室壁收缩期增厚率普遍下降或消失。

(4)GRE Cine-MRI 上显示心室运动减弱更为清楚,同时可见房室瓣反流。

(5)心腔内可见大量血流速度缓慢而形成的高信号,有时可见有附壁血栓形成。

(五)诊断要点

(1)临床上表现为心脏扩大,心律失常和充血性心力衰竭。

(2)MRI 上显示心室腔呈球形扩张,室壁 MRI 信号正常,厚度正常或轻度变薄。

(3)须排除其他原因造成的心脏扩大。

(六)鉴别诊断

1.已知原因的器质性心脏病

临床表现,病史及 MRI 上显示出相应器质性病理变化。

2.缺血性心肌病(冠心病)

发病年龄较大,MRI 上表现室壁不均匀性变薄,节段性心肌信号异常改变。

二、肥厚型心肌病(HCM)

(一)概述

肥厚型心肌病是以心肌的非对称性肥厚、心室腔变小及心室充盈受限,导致舒张期顺应性下降为特征的心肌病变。本病病因不明,常有家族史,认为系显性遗传性疾病。多见于 30～40 岁,男性多于女性,有家族史者女性居多。

(二)病理变化

肥厚型心肌病的主要病理改变在心肌,尤其是左心室形态学的改变。其特征为不对称性心室间隔肥厚,有时心肌均匀肥厚及心尖部肥厚。组织学上肥厚心肌细胞肥大,排列紊乱,可见畸形细胞。

根据左室流出道有无梗阻又将本病分为梗阻型和非梗阻型。前者病变主要累及室间隔、左室前壁基底段,肥厚心肌凸入左心室流出道部,造成左室流出道部狭窄。

(三)临床表现

本病起病缓慢,部分患者可无自觉症状,而在体检时发现或猝死,出现临床症状者主要表现为劳累后呼吸困难,心前区痛、乏力、头晕、心悸、晚期可出现心力衰竭。梗阻型者于胸骨左缘、心尖内侧闻及收缩中期或晚期喷射性杂音,可伴有收缩期震颤。心电图表现为 ST-T 改变,左心室肥厚,可有异常 Q 波。

(四)MRI 表现

(1)左室壁明显增厚,受累部位心室壁舒张末期平均厚度(21.8 ± 5.6)mm[正常人为$(7.6\pm1.1$mm$)$],收缩末期厚度为$(23.6\pm5.4$mm$)$[正常人为$(12.0\pm1.5$mm$)$]。

(2)肥厚部位的心室壁厚度与正常部位室壁厚度(常取左室下壁后基底段)的比值$\geqslant1.5$。

(3)肥厚室壁在 T_1WI 上多呈均匀中等强度信号,而在 T_2WI 上部分病例可见中等信号中混杂有点状高信号。

(4)左室腔缩小、变形。

(5)有左室流出道狭窄时,收缩末期测量左室流出道内径小于 18mm,GRE Cine-MRI 上见左室流出道内收缩期有低信号,为喷射血流。

(6)左心房扩大。

(五)诊断要点

(1)年轻人出现心悸、头晕、心前区痛,心电图示左心室明显肥厚,有异常 Q 波者,应考虑为本病,特别是有家族史者。

(2)MRI 显示左室壁明显肥厚,平均>20mm,肥厚心室壁与正常心室壁之比大于 1.5。

(3)左心室变形、心腔缩小。

(六)鉴别诊断

1.高血压病所致心肌肥厚

发病年龄较大,有高血压病史,MRI 显示左室普遍均匀性增厚,且肥厚程度较轻,无流出道狭窄。

2.主动脉瓣狭窄

左室肥厚为均匀、对称性,MRI 上能显示主动脉瓣狭窄,而非流出道狭窄。

3.先心病室缺

能显示室间隔不连续,且无室间隔肥厚。

三、限制型心肌病(RCM)

(一)概述

限制型心肌病主要特征是心室的舒张充盈受限,代表性疾病是心内膜心肌纤维化。本病临床上少见,仅有少数病例报告。

(二)病理变化

本病主要病理改变为心内膜增厚,病变主要累及心室的流入道和心尖,致流入道变形,并导致血流动力学严重障碍,心室舒张功能受限,伴收缩功能受损,心排出量减少,终致心力衰竭。根据受累心室不同分为 3 个亚型,右室型、左室型和双室型,以右室型最常见。

(三)临床表现

本病以发热、全身倦怠为初始症状,白细胞增多,特别是嗜酸细胞的增多较为明显。以后逐渐出现心悸、呼吸困难、水肿、肝大、颈静脉怒张、腹腔积液等心力衰竭症状。

(四)MRI 表现

(1)心室壁增厚,心室腔变形,心内膜面凹凸不平,可见极低信号影,提示有钙化灶。

(2)心房显著扩大,右室型者以右房扩大为著,并向上、下腔静脉扩张,而左室型者以左房扩大为著。

(3)在心腔内可见因血流缓慢而造成的异常高信号影。

(五)诊断要点及鉴别诊断

MRI 对本病诊断有确诊意义,能直接显示心内膜、心肌和心包情况,能准确区分各种亚型。鉴别诊断上主要应与缩窄性心包炎相鉴别,本病心包正常,而缩窄性心包炎可见心包增厚。

第三节 心脏肿瘤

心脏肿瘤临床非常少见,可分为原发性和继发性两大类。按其发生的部位又将其分为心内膜肿瘤和心肌肿瘤。心内膜肿瘤主要向心腔内生长,又称为心腔内肿瘤,约占原发性心脏肿瘤的90%左右,其中约97%为黏液瘤,其他类型的肿瘤很少见。

一、概述

黏液瘤是心内最常见的肿瘤,约90%为左房黏液瘤,绝大多数位于左房卵圆窝附近,其他各心腔内少见。黏液瘤多见于女性,男女之比为1∶3,中年发病较多见,有家族遗传倾向。

二、病理改变

大体观黏液瘤呈灰白色,略带黄色,呈分叶状或梨形,表层易脱落小碎片,切开呈胶冻状,内部可见灶性钙化或有小血肿。多数有蒂与房间隔相连。显微镜下示黏液样基质含弹力纤维,黏液瘤细胞呈星芒状、梭形、圆形或不规则形,散在或呈团状排列,其瘤体表面覆有心内皮细胞。

三、临床表现

左房黏液瘤在舒张期常随血流向左心室移动,阻塞二尖瓣口,收缩期黏液瘤又退回左心房,临床表现似二尖瓣狭窄,约1/3患者舒张期或双期杂音随体位变化而出现、消失或改变强度。瘤体碎片脱落,可引起体动脉或肺动脉栓塞,产生相应的表现并可致死。此外,患者临床上还可表现有反复发热、体重减轻、关节痛、贫血、血沉增快、血清球蛋白增多等全身性表现和心脏血流受阻表现。

四、MRI表现

(1)MRI上示心腔内有一团块状异常信号影,在T_1WI上肿块呈均匀中等信号,在T_2WI上为不均匀中等度高信号。

(2)肿块有蒂与心腔壁相连,并随心动周期变化肿瘤位置可以发生改变。

(3)在GRE-MRI中于高信号的心腔内可见团块状低信号充盈缺损,动态显示可见在心腔内移动,如左房黏液瘤在舒张期常由左心房经二尖瓣口凸入左心室,而在收缩期又回至左心房内。

(4)一般心脏各房室大小、形态无异常改变,个别心房内肿瘤阻塞房室瓣口,或肿瘤较大时也可导致心房增大,但多为轻至中度增大。

五、诊断要点

(1)临床表现心脏舒张期或双期杂音随体位的变化而改变。

(2)MRI上示心腔内有团块状异常信号,有蒂与心腔壁相连。

(3)GRE Cine-MRI中见心腔内有低信号充盈缺损,且随心动周期不同,其位置可发生改变。

六、鉴别诊断

心腔内原发其他类肿瘤罕见,97%为黏液瘤,故MRI诊断黏液瘤并不难,需鉴别的是心腔内附壁血栓。一般附壁血栓边缘光滑,无蒂,其位置不随心动周期变化而改变。常附着于左房后壁与侧壁,而左房黏液瘤常附着于房间隔上,边缘呈分叶状。

第四节　心包炎性病变

心包炎是最常见的心包病变，可由多种病因所致，主要有感染性（结核或化脓菌感染等）、自身免疫性、过敏性、物理、化学损伤及肿瘤等，国内以结核性心包炎居多，非特异性心包炎次之。

心包炎的病理过程：心包炎可分为纤维蛋白性（干性）和渗出性（湿性）。前者于脏壁层心包之间出现纤维蛋白，炎细胞渗出，慢性期可发展为缩窄性心包炎。后者心包腔内有渗出液，即心包积液。

一、心包积液(PE)

(一)概述

正常心包脏、壁层之间有少量浆液性心包液，起润滑作用，一般不足 50mL，当心包在各种致病因素作用下，有大量炎性渗出液渗入到心包腔内，使心包内液体异常增多，一般超过 50mL。

(二)病理变化

按起病方式心包积液分为急性和慢性两种，急性者积液量在短时间内迅速增加，心包内压力急剧升高，引起急性心脏压塞，使心室舒张受限，静脉回流受阻，肝静脉淤血进而使心排出量降低，患者可出现休克，甚至死亡。慢性者心包内积液缓慢增多，心包腔内压力可不升高或仅轻度升高，患者症状较轻，直至大量积液达到或超过 3000mL 才产生严重心脏压塞的临床表现。

(三)临床表现

患者临床上常表现为心前区痛、呼吸困难等，体检时可见心尖冲动减弱或消失，心界向两侧扩大，心音弱而遥远。心脏压塞时心动过速、休克、颈静脉怒张，肝大、腹腔积液、脉压差小及奇脉等。

(四)MRI 表现

(1)在 SE 序列中可见心包腔明显增宽，其内可见异常 MRI 信号影，MRI 信号特点与积液成分有关。单纯浆液性心包积液在 T_1WI 上呈低信号，在 T_2WI 上呈高信号；含蛋白成分较高的炎性心包积液时，在 T_1WI 上呈中等或略高信号，在 T_2WI 上呈高信号；血性心包积液或心包积血时，在 T_1WI 和 T_2WI 上均呈中等或高信号。

(2)由于受心脏跳动影响，心包积液的 MRI 信号不均，部分因受流空效应影响而形成低信号或无信号。

(3)在 GRE Cine-MRI 上心包积液均呈明亮高信号。

(4)心包积液的分度。

Ⅰ度为少量积液：积液量＜100mL，舒张期测量心包脏壁层间距为 5～14mm。

Ⅱ度中等量积液：积液量 100～500mL，心包脏壁层间距为 15～24mm。

Ⅲ度大量积液：积液量＞500mL，心包脏壁层间距＞25mm。

（五）诊断要点

(1)临床上患者表现为胸痛、胸闷、呼吸困难，心界向两侧扩大，心音减弱。

(2)SE 序列中见心包腔扩大，其内可见异常信号影，在 T_1WI 上呈低信号或略高信号，在 T_2WI 上均呈高信号。

(3)GRE Cine-MRI 上积液呈现明亮高信号。

（六）鉴别诊断

少量心包积液时，MRI 容易漏诊，此时应在不同方向的切面上进行扫描，以发现少量心包积液。中等至大量心包积液时 MRI 能显示其影像特点，诊断不难。

二、缩窄性心包炎(CPC)

（一）概述

缩窄性心包炎是指急性心包炎过后，心包脏、壁层粘连、增厚、纤维化甚至钙化，心包腔闭塞代之以一个纤维瘢痕外壳，包绕心脏，致使心脏舒张期充盈受限而产生血液循环障碍。本病的病因以结核性占大多数，其次为化脓性，创伤和恶性肿瘤等也可见到。

（二）病理变化

心包炎急性期过后，渗液逐渐吸收，纤维性瘢痕组织形成，心包广泛性粘连、增厚，壁层与脏层融合在一起。钙盐的沉积使心包更加增厚和僵硬，因而可加重缩窄作用。有的病例纤维瘢痕局限在房室沟或主动脉根部形成缩窄环，病变以右心室表现更重，瘢痕厚度可达 20mm 以上。显微镜下瘢痕主要由胶原纤维构成，内部有玻璃样变性，脂肪浸润和钙化。增厚、钙化的心包压迫整个心脏和大血管根部，限制了心脏活动，使心室充盈受限，引起回心血流受阻和心排出量下降，大静脉压升高，体、肺循环淤血，脉压下降等。

（三）临床表现

起病隐匿，常于急性心包炎后数月至数年发生缩窄性心包炎。患者临床表现有不同程度呼吸困难，腹部膨胀，乏力、肝区疼痛。体检时可见肝大，颈静脉怒张，腹腔积液及下肢水肿，有 Kussmaul 征，即吸气时颈静脉更为扩张。心脏体征有心尖冲动不易触及，心浊音界正常，心音减低，可以听到心包叩击音。

（四）MRI 表现

(1)心包脏、壁层界限不清，且不规则增厚，其厚度大于 4mm，以右心侧，尤其右心室壁外方多见，并且增厚明显。

(2)增厚的心包在 SE 脉冲序列 T_1WI 上大多数呈中等信号或中等度低信号，若见斑块状极低信号提示为心包钙化。

(3)左、右心室腔缩小，心室缘和室间隔僵直。

(4)心室壁运动幅度降低，心房室内径收缩期和舒张期的幅度变化降低。

（五）诊断要点

(1)有急性心包炎病史，近期出现呼吸困难、腹胀、体循环回流障碍等。

(2)MRI 中显示心包不规则增厚、脏层和壁层界限不清，其中有极低信号影代表心包钙化。

(3)心室壁运动幅度下降，收缩期和舒张期心室内径幅度变化降低。

(六)鉴别诊断

MRI 能清楚显示心包增厚、粘连,显示钙化更加支持缩窄性心包炎的诊断,MRI 对本病诊断不难。

第五节 大血管病变

一、主动脉瘤(AA)

(一)概述

动脉瘤是由于动脉壁遭到破坏或结构异常而形成的囊样扩张性病变。它可发生在动脉系统的任何部位,但以胸、腹主动脉瘤较多见。常见的病因有损伤、动脉粥样硬化、动脉中层退行性病变、感染、先天性动脉中层缺陷及梅毒感染等。常见于中老年人,男性多于女性,主要与动脉粥样硬化有关。

(二)病理变化

病理上又将动脉瘤分为真性动脉瘤和假性动脉瘤。真性动脉瘤的瘤壁由发生病理损害后的主动脉壁全层构成。假性动脉瘤的瘤壁无主动脉全层结构,仅有内膜面的纤维组织覆盖,周围为较厚的血栓。形态学上将动脉瘤分成 3 种类型:梭形动脉瘤,瘤体呈两头小中间大的梭形,提示病变广泛,且中间病变更重些;囊状动脉瘤,主动脉壁局限性破坏,呈囊袋状偏侧突出,可单发也可多发;混合型动脉瘤,多数在梭形动脉瘤的基础上并发囊状凸出,少数梭形或囊状动脉瘤分别发生于主动脉的两个部位。

(三)临床表现

主动脉瘤的主要症状是疼痛,多数为隐痛,少数有胸腹部剧痛。其次为动脉瘤产生的压迫症状,瘤体压迫气管、支气管致呼吸困难,咳嗽,喉返神经受压,出现声音嘶哑和失声。升主动脉瘤合并主动脉瓣关闭不全者,有劳累后心慌,气短,严重时有左心衰竭的表现,患者不能平卧,夜间阵发性呼吸困难等。体征主要有胸廓上可见搏动性肿块,压迫上腔静脉时有上腔静脉阻塞综合征。有主动脉瓣关闭不全者,主动脉瓣听诊区可闻及舒张期杂音。压迫胸交感神经者可有霍纳综合征。瘤体部位可闻及收缩期杂音。腹部主动脉瘤,在腹部触诊时可触及波动性肿块。

(四)MRI 表现

(一)真性主动脉瘤

(1)主动脉局限性扩张,呈梭形或囊状突出,结合不同方位的切层明确其形态学分型,如梭形,囊状或梭囊混合型。

(2)主动脉瘤壁与正常动脉壁相延续。

(3)瘤腔内因血液流动效应而在 SE 序列上无信号,当有附壁血栓形成时表现为略高信号。

(二)假性主动脉瘤

(1)位于主动脉旁,可见一偏心囊状占位性病变。

(2)瘤囊的腔较小,外缘形状不规则,内壁光滑,多数壁较厚。

(3)多数情况下可见瘤囊腔经小口与主动脉相通,此交通口即为假性动脉瘤的破口,个别破口太小者可显示不清。

(4)瘤腔内在SE序列上呈低信号或无信号,在GRE序列中呈高信号,Cine-MRI动态显示能明确主动脉破口的位置、大小,在破口处血流喷射进入瘤腔,局部呈低信号。

(五)诊断要点

(1)临床上有胸腹部疼痛,并触及波动性包块。

(2)MRI上显示有主动脉的局限性扩张,或在主动脉周围可见囊状占位性病变。

(3)GRE Cine-MRI动态显示假性动脉瘤的破口部位,大小。

(六)鉴别诊断

MRI中能同时显示动脉瘤的瘤腔和瘤壁结构,诊断较易,诊断效果好于血管造影。故MRI是诊断动脉瘤的最佳选择。

二、主动脉夹层(AD)

(一)概述

主动脉夹层是由于各种原因造成主动脉壁中膜弹力组织和平滑肌病变,在高血压或其他血流动力学变化的促发下,内膜撕裂,血液破入中膜,并将主动脉壁分为双层,形成主动脉壁间血肿。本病在临床上较为常见,好发于40岁以上的中老年人,高血压病是最常见的促发因素。以男性多发,为女性的2倍。

(二)病理变化

主动脉夹层初期形成主动脉壁间血肿,继之沿主动脉壁向两侧蔓延,以向远侧剥离为主,使病变范围扩大,病变可延至腹主动脉远端髂动脉分叉部,甚至分叉部以远,并累及头臂动脉开口部及近段、肾动脉、腹腔动脉及肠系膜上动脉,导致相应组织的缺血,或血运中断,产生严重并发症。

根据主动脉夹层发生的部位和累及的范围,Debakey将主动脉夹层分为3种类型。

Ⅰ型:夹层累及主动脉升部、弓部和降部,并延伸到腹主动脉中远段,破口多位于升主动脉,少数位于弓部,此型多见。

Ⅱ型:夹层局限于主动脉升部及弓部,破口多位于升主动脉,此型多发生于马方综合征。

Ⅲ型:夹层始于主动脉弓降部,并向远端延伸至降主动脉,此型多见于高血压病。

(三)临床表现

临床上急性主动脉夹层患者表现为突发胸背部剧烈刀割样或撕裂样剧痛,用镇静剂难于止痛,严重者可导致休克,但患者血压下降或反而升高,约60%患者向主动脉壁外破裂而死于急性期,亦可破入心包引起心脏压塞,或破入纵隔、左侧胸腔或腹膜后腔。慢性夹层可有上述急性发作史,或无典型疼痛。体检时可闻及血管性杂音或震颤。

(四)MRI 表现

(1)主动脉分为双腔,多数情况下假腔宽大,呈新月形或弧形,而真腔受压缩小。在真、假腔之间可见剥脱之血管内膜。

(2)在 SE 序列,T_1WI 示真腔内因血流速度快而呈低信号或无信号,假腔内血流缓慢或有血栓形成而产生中等至高信号。

(3)GRE Cine-MRI 中,真腔内血流速度快,呈均匀明亮高信号,假腔内血流缓慢呈不均匀高信号,甚至可见涡流现象,并能显示内膜破口的位置。

(4)部分病例假腔内可见血栓形成,在 SE 序列 T_1WI 呈高信号。GRE Cine-MRI 中,血流呈高信号而血栓呈较低信号。

(五)诊断要点

(1)临床上有突发剧烈胸、背部疼痛病史。

(2)SE 序列 T_1WI 示主动脉分成双腔,之间见线样低信号为剥脱之血管内膜。

(3)假腔为新月状或弧形,呈较高信号,而真腔受压缩小,且呈低信号或无信号。

(4)GRE Cine-MRI 中显示真假腔血流情况及内膜破口处。

(六)鉴别要点

主动脉夹层在临床上易与急性心肌梗死混淆,腹主动脉夹层还应与急腹症相鉴别,但在 MRI 中能清楚显示夹层的特征,诊断不难,很容易做出鉴别。

三、静脉血栓形成(VT)

(一)概述

静脉系统血管内在炎症刺激、外伤、静脉血流淤滞、异常血液高凝状态及在某些药物作用下,常发生血栓形成,静脉血栓形成可发生于静脉系统的各个部位,但以发生在上、下腔静脉对患者的影响较大,远端小静脉发生血栓时由于侧支循环的代偿对患者局部的影响较小。

(二)病理变化

静脉血栓形成后,造成远心端血液回流受阻、静脉内压力升高、侧支循环的形成、血栓对管壁内膜的刺激,引起管壁增厚。

(三)临床表现

发生在下腔静脉的血栓,患者可出现下肢水肿,下半身浅静脉迂曲扩张、腹腔积液,腰痛等,发生在上腔静脉的血栓,患者有头痛、憋气等症状,以及上肢肿胀、颈静脉怒张、眼结膜充血水肿、胸腹壁静脉迂曲扩张等。

(四)MRI 表现

(1)在 SE 序列中,正常静脉管腔仍为无信号或低信号,当发生静脉血栓时,呈现中等至高信号,根据血栓成分的不同,其 MRI 信号不同,新鲜血栓 MRI 信号较高,而陈旧血栓 MRI 信号略低。

(2)远心端血管扩张,可见迂曲扩张之侧支循环血管。

(3)GRE Cine-MRI 或 MRA 上显示血栓形成处管腔内呈低信号影,而正常管腔内呈高信号。

(4)血栓形成后的并发症：如软组织肿胀、腹腔积液、肝脾大。

(五)诊断要点

(1)临床上有血栓形成的病史或诱因，并出现相应部位的临床表现。

(2)SE序列上静脉管腔内有异常信号影。

(3)Cine-MRI或MRA中局部无信号。

(4)远心端血管扩张，并见侧支循环血管。

(六)鉴别诊断

1.静脉内癌栓形成

有原发病史。

2.外压性静脉阻塞

静脉周围可见外压病变。

第十六章　消化系统疾病的MRI诊断

第一节　胃肠道和腹膜腔病变

一、食管癌

食管癌(carcinoma of esophagus)是常见的恶性肿瘤,在消化道肿瘤中居首位,好发年龄为40～70岁,男女发病之比为3∶1～8∶1。食管癌是由食管黏膜上皮或腺体发生的,90%以上是鳞癌,少数是腺癌,以中段最多见,其次为下段,而上段最少。病理上分3型:①浸润型;②增生型;③溃疡型。

(一)诊断要点

1.症状和体征

(1)早期:可无明显症状,部分患者有食管内异物感、吞咽食物哽噎感、胸骨后针刺样疼痛或烧灼感。

(2)中、晚期:主要表现为进行性吞咽困难,甚至不能进食,最终导致恶病质及全身衰竭。

(3)如癌肿已侵犯食管外组织,多有持续性胸骨后疼痛或背痛;侵犯喉返神经可致声音嘶哑;侵犯气管形成食管—气管瘘,进食时有呛咳。

2.食管造影

(1)食管黏膜皱襞中断、破坏和消失。

(2)管腔狭窄见于各型食管癌的进展期,表现为食管轮廓不规则,管壁僵硬;典型浸润型食管癌表现为环状向心性狭窄,范围局限,分界清楚,边缘较光整。

(3)腔内充盈缺损是增生型食管癌的主要表现。

(4)溃疡型食管癌典型表现为轮廓不规则的长形龛影,长径与食管纵轴一致,位于食管轮廓之内,周围有不规则充盈缺损。

(5)病变段食管壁僵硬,蠕动消失。

3.带网气囊食管脱落细胞检查

带网气囊食管脱落细胞检查是一种简便易行的诊断方法,早期病例阳性率可达90%。

4.食管镜检查

对临床高度怀疑而又未能明确诊断者,应进行此项检查,并取组织活检。

5.CT表现

食管壁增厚,可以是偏心性的或环形的;食管腔变形、狭窄甚至闭塞,局部可见软组织肿块,其上方管腔不同程度扩张,可伴有积气或积液;增强扫描增厚的食管壁或肿块有轻中度强化。

(二)MRI 表现

1.扫描方法

空腹扫描，T_1WI 和 T_2WI，局部薄层连续无间隔扫描，横断面、矢状面扫描可以显示肿瘤与周围组织的关系，冠状面有助于观察纵隔淋巴结。正常食管充分扩张时食管壁厚度＜3mm，＞5mm 为异常；食管与周围器官间有脂肪间隙，MRI 表现为高信号。

2.食管癌

表现为食管壁增厚，可以是偏心性的或环形的；腔内肿块轮廓不规则，T_1WI 呈等或低信号，T_2WI 呈稍高信号，信号强度不均匀；食管腔变形、狭窄甚至闭塞，其上方食管不同程度扩张，可伴有积气或积液。

3.增强扫描

增厚的食管壁或腔内肿块有轻中度强化。

4.食管癌外侵时

食管周围脂肪间隙模糊或消失，可在纵隔内形成肿块，邻近器官受侵犯；淋巴结转移以纵隔、颈部淋巴结多见。

5.食管癌 MRI 分期

(1)Ⅰ期：食管腔内肿块，或局限性食管壁增厚(3～5mm)。

(2)Ⅱ期：食管壁增厚＞5mm，未向外浸润和远处转移。

(3)Ⅲ期：癌肿已经侵犯食管周围组织，可有纵隔淋巴结肿大，但无远处转移。

(4)Ⅳ期：有远处转移。

6.鉴别诊断

(1)食管静脉曲张：常有肝硬化病史，食管下段和胃底胃壁均增厚，可见较多流空血管信号。增强扫描曲张的静脉呈条纹状、分叶状及蚯蚓状强化，其强化程度基本与腔静脉同步。

(2)食管平滑肌瘤：表现为突入腔内或腔外的类圆形软组织肿块，表面一般光滑，边界清楚，T_1WI 表现为等信号，T_2WI 呈稍高信号，病灶内钙化表现为低信号影，一般无邻近脂肪层和纵隔侵犯。

(3)食管炎症及瘢痕：可引起食管壁增厚，但增厚程度轻且均匀，周围脂肪间隙存在。

二、胃癌

胃癌(carcinoma of stomach)是最常见的消化道恶性肿瘤之一，好发年龄为 40～60 岁，男性多于女性，常见于胃窦部小弯侧，是由胃黏膜上皮发生的恶性肿瘤。早期胃癌是指癌组织浸润仅限于黏膜及黏膜下层者，未侵及肌层，不论其有无淋巴结转移；中晚期胃癌(进展期胃癌)指癌组织浸润超过黏膜下层或浸润胃壁全层。

(一)诊断要点

(1)早期胃癌临床症状不明显。

(2)中晚期胃癌表现为上腹部疼痛、食欲缺乏、黑便、体重减轻等症状。疼痛多无节律，进食后不能缓解。

(3)主要体征为上腹部扪及肿块，触及区域肿大淋巴结，如锁骨上淋巴结。

(4)实验室检查粪便隐血试验常呈持续阳性，有辅助诊断意义。CEA 明显增高。

(5)上消化道造影。

早期胃癌：①隆起型(Ⅰ型)，高度＞5mm、小而不规则的充盈缺损。②表浅型(Ⅱ型)，胃小沟、胃小区破坏呈不规则颗粒状，可见轻微凹陷小龛影。③凹陷型(Ⅰ型)，深度＞5mm 形态不规则的龛影，并可见黏膜皱襞中断。

进展期胃癌：①蕈伞型，多为界限清楚的不规则分叶状充盈缺损、胃腔狭窄及胃壁僵硬。②浸润型，胃腔变形和胃壁僵硬，病变部位蠕动消失；当全胃广泛受累时，胃容积缩小且形态固定则谓之“皮革胃”。③溃疡型，恶性龛影往往大而浅，位于胃轮廓之内；外形不规则呈半月形，多尖角；龛影周围绕以较宽的透亮带即“环堤征”；环堤内见结节状、指压迹状充盈缺损。上述征象称“半月综合征”。④黏膜皱襞破坏、中断、消失，局部胃蠕动消失。

(6)内镜检查：内镜检查是诊断早期胃癌的有效方法，与细胞学检查、组织病理学检查联合应用，可大大提高诊断阳性率。

(7)CT 表现：常胃壁厚度＜5mm，注射对比剂后有明显强化，可表现为单层、部分二层或三层结构。胃癌可表现为胃壁不规则增厚，增厚的胃壁内缘多凹凸不平，也可表现为突入腔内的分叶状或菜花状软组织肿块，表面不光整，常有溃疡形成，伴或不伴胃腔狭窄。增强扫描增厚的胃壁或腔内肿块有不同程度的强化。胃周围脂肪线消失提示癌肿已突破浆膜层。CT 对诊断肝脏、腹膜后等部位转移很有帮助。

(二)MRI 表现

(1)胃壁局限性不规则增厚或表现为突入胃腔内的分叶状或菜花状软组织肿块，表面不光整，常伴有溃疡形成；T_1WI 上呈等信号或稍低信号，T_2WI 呈高信号或稍高信号；增强扫描呈中等至明显强化。

(2)伴有溃疡的肿块在 T_2WI 可见溃疡内高信号的积液；胃周围脂肪线消失提示癌肿已突破浆膜层；肝脏内转移表现为多发结节状病灶，T_1WI 呈稍低信号，T_2WI 呈高信号。

(3)腹腔内及腹膜后淋巴结增大提示淋巴结转移可能，增强扫描肿大淋巴结有轻度强化。

(4)胃癌的 MRI 分期。

Ⅰ期：胃腔内肿块，无胃壁增厚，无邻近或远处转移。

Ⅱ期：胃壁厚度＞10mm，但癌肿未超出胃壁。

Ⅲ期：胃壁增厚，并侵犯邻近器官，但无远处转移。

Ⅳ期：有远处转移。

(5)鉴别诊断。

胃淋巴瘤：单发或多发结节、肿块，边缘光滑或轻度分叶，T_1WI 呈等或稍低信号，T_2WI 呈等或稍高信号，增强扫描呈轻中度强化；病变范围广泛可越过贲门或幽门侵犯食管下端或十二指肠，胃壁增厚明显，常＞10mm，但仍保持一定的扩张度和柔软性。胃与邻近器官之间的脂肪间隙存在，常伴有腹腔内淋巴结肿大。

胃间质瘤：是发生于胃黏膜下的肿瘤，病变部位黏膜撑开展平，但无连续性中断，胃壁尚柔软，T_1WI 呈等或稍低信号，T_2WI 呈稍高信号，增强扫描一般呈明显强化；肿瘤大多位于胃体呈外生型生长，腔内型少见；当黏膜表面受侵破溃时，可见气体、液体或口服对比剂积聚。

三、直肠癌

直肠癌(carcinoma of rectum)是发生于乙状结肠直肠交界处至齿状线之间的癌肿，是消化道常见的恶性肿瘤，男性多见，好发年龄为 40～50 岁。

(一)诊断要点

(1)直肠癌早期无明显症状。

(2)直肠刺激症状，排便习惯改变，便意频繁，便前肛门有下坠感、里急后重、排便不尽感，晚期有下腹部疼痛。

(3)癌肿侵犯致肛管狭窄时，大便变形、变细，当造成肠管部分梗阻后，有腹痛、腹胀、肠鸣音亢进等症状。

(4)癌肿破溃或感染时大便表面带血及黏液，甚至是脓血便。

(5)直肠指检：是诊断直肠癌最重要的方法，可了解癌肿的部位、距肛缘的距离及癌肿的大小、范围、固定程度及其与周围脏器的关系。

(6)内镜检查：包括直肠镜、乙状结肠镜和结肠镜检查，内镜检查不仅可在直视下肉眼观察病变，而且可取活体组织进行病理学检查。

(7)腔内超声：用腔内探头可检测癌肿浸润肠壁的深度以及有无邻近脏器的侵犯。

(8)CT 表现：早期仅一侧直肠壁局限性增厚，随着病变发展可侵犯肠管全周，肿瘤向内外扩展形成肿块，侵犯直肠周围间隙。直肠周围淋巴结肿大表现为直肠周围脂肪间隙内(直肠系膜)出现直径＞1cm 的结节状软组织影。

(二)MRI 表现

(1)肠壁局限性或全周弥散性不规则增厚，伴有蕈伞状肿块，管腔不规则狭窄。SE-T_1WI 肿瘤表现为等信号或等、低混杂信号，T_2WI 肿瘤为高或稍高信号。

(2)增强扫描直肠癌呈均匀或不均匀强化，延迟期肿瘤边界、病变段肠壁的外缘显示更加清晰，有利于判断肿瘤在肠壁的浸润深度及直肠系膜受侵的程度。

(3)MRI 检查可以明确诊断直肠系膜是否受侵，在临床外科手术治疗中具有重要意义。当 T_2WI 脂肪抑制序列显示肠周脂肪间隙出现肠壁外结节状软组织影，并 T_1WI 动态增强扫描明显强化，则为直肠系膜受侵的特征性表现。

(4)直肠癌 Dukes 分期(改良方案)。

A 期：肿瘤局限于肠壁。A_0 肿瘤局限于黏膜层或原位癌。A_1 肿瘤侵及黏膜下层。A_2 肿瘤侵犯肌。

B 期：肿瘤穿透肠壁，侵入肠周脂肪间隙或邻近器官，无淋巴结转移，可切除者。

C 期：不论肿瘤局部浸润范围如何，已有区域淋巴结转移者。C_1 肿瘤附近淋巴结有转移。C_2 肠系膜血管根部淋巴结有转移。

D 期：远处脏器有转移，如肝、肺、骨骼、脑等；远处淋巴结如锁骨上淋巴结转移；肠系膜血管根部淋巴结伴主动脉旁淋巴结有转移；腹膜腔广泛转移；冰冻盆腔。

四、胃肠道间质瘤

胃肠道间质瘤(gastrointestinal stromal tumors，GIST)是发生于胃肠道黏膜下的间叶源性肿瘤，占胃肠道肿瘤的 1%～3%，好发年龄为 40～69 岁。可发生于从食管至直肠的消化道任何部位，多发生于胃和小肠，其中胃占60%～70%，小肠占30%，男女发生率无明显差异，但小肠间质瘤多见于女性。

(一)诊断要点

1.临床表现

与肿瘤的大小、发生部位，肿瘤与胃、肠壁的关系以及肿瘤的恶性程度有关，缺乏特异性。肿瘤较小时多无症状，往往偶然发现。

2.症状

最多见的首发症状为不明原因的腹部不适、隐痛或扪及腹部肿块，其次是肿瘤引起的消化道出血或贫血，还可引起腹泻、便秘和肠梗阻症状。

3.消化道造影

(1)肿瘤向胃腔内生长表现为形态规则、边缘光整的充盈缺损，中心有溃疡可见"龛影"。

(2)肿瘤向胃腔外生长表现为局部胃腔受压变窄，呈推移改变，病变部位黏膜撑开展平，但无连续性中断，胃壁柔软，蠕动正常。

(3)小肠间质瘤表现为沿小肠长轴发展的偏侧性肠腔狭窄，可伴有多发溃疡。腔外型肿块表现为肠管呈外压性改变，相邻肠管受推移，显示无肠管的空白区。

4.CT表现

多表现为大小不等、圆形或类圆形软组织肿块，少数呈不规则形；因肿块易发生坏死、囊变或出血而致密度不均，少数病变可见钙化灶；肿块形成溃疡可见"气-液"或"液-液"平面。低度恶性肿瘤直径多<5cm，密度较均匀，边缘锐利；高度恶性者直径多>6cm，可见分叶，边界不清，与周围器官有粘连，密度不均匀。增强扫描肿瘤呈中等度均匀或不均匀强化，门脉期强化比动脉期明显，中心坏死、囊变区域较大时可出现厚壁囊肿样强化。

5.免疫组织化学表现

CD117阳性、CD34阳性，Actin和S-100阴性或弱阳性，是诊断胃肠道间质瘤的金标准。

(二)MRI表现

1.分型

依据肿块与胃、肠壁的关系分为腔外型、腔内型及混合型(同时向腔内外生长)，以腔外生长为主，MR多方位成像可清楚显示肿瘤起源部位以及肿瘤向腔内、腔外或跨壁生长的情况。

2.肿瘤

肿瘤多表现为大小不等、圆形或类圆形软组织肿块，边界清晰，T_1WI以低信号为主，T_2WI以高信号为主，信号不均匀，可伴有出血、钙化、坏死。增强扫描肿块中度至明显不均匀强化，静脉期强化程度高于动脉期，DWI呈高信号，ADC值不同程度降低。

3.胃间质瘤

胃间质瘤大多位于胃体，呈外生型生长，腔内型少见。典型的胃间质瘤MR表现为起源于胃壁的不均匀强化的外生型肿块，黏膜表面可有溃疡，可见气体、液体或口服对比剂进入。

4.小肠间质瘤

以空肠多见，肿瘤通常较大，绝大多数为偏心性，无肠壁向心性环状受累，病变主体位于腔外，肿瘤黏膜面溃疡时，可见气体、液体或口服对比剂进入其内；增强扫描大多数病灶呈周边不均匀性强化。

5.远处转移

具有较高的转移率，肝脏和腹膜是最常见的转移部位，转移灶大小不一，边缘清楚，T_1WI 呈等或低信号，T_2WI 呈高信号，增强有明显强化。

6.鉴别诊断

(1)胃淋巴瘤：多表现为胃壁明显增厚，病变范围广泛，常伴有腹腔内和腹膜后淋巴结肿大。

(2)胃癌：黏膜破坏比较明显，胃壁僵硬，蠕动消失，多直接侵犯邻近器官，胃周围可见多发大小不等的淋巴结。

(3)胃肠道神经鞘瘤：起源于胃肠道壁内，在壁内生长或向腔外突出，呈圆形或卵圆形，T_1WI 呈低信号，T_2WI 呈高信号，信号均匀，出血、囊变少见，增强扫描动脉期强化不明显或仅轻度强化，延迟期强化；间质瘤信号多不均匀，常伴有坏死、囊变、出血，增强后中度或明显强化。另外，免疫组织化学检查胃肠道神经鞘瘤 S-100 蛋白和 NSE 呈强阳性反应，而 CD117、CD34 呈阴性。

五、胃肠道淋巴瘤

胃肠道淋巴瘤(lymphoma)约占全身淋巴瘤的 0.9%，以非霍奇金淋巴瘤(non-Hodgkin's Lymphoma，NHL)多见，占 NHL 的 4%～20%，可以是全身淋巴瘤的局部表现，也可以是局部原发的淋巴瘤，以前者多见。原发性胃肠道淋巴瘤起源于胃肠道黏膜固有层和黏膜下层的淋巴组织，多属于 B 细胞起源。淋巴瘤在消化道的好发部位是胃和小肠。

(一)胃淋巴瘤

胃淋巴瘤以非霍奇金淋巴瘤多见，在消化道淋巴瘤中发病率最高，占 50%以上，发病年龄较胃癌为轻，多在 40～50 岁，男女发病率无差异。病变起自胃黏膜下的淋巴组织，常多发，也可单发，与幽门螺旋杆菌慢性感染有关，属于低度恶性黏膜相关淋巴瘤(mucosa associated lymphadenoma，MAL)。

1.诊断要点

(1)早期无任何症状。

(2)随着病变进展，可有上腹疼痛、食欲缺乏、恶心、呕吐、黑便、体重下降、张弛热，很少出现幽门梗阻。

(3)80%可触及上腹部肿块，也可有浅表淋巴结肿大，或肝脾大。

(4)分型。

肿块型：为境界清楚的隆起性块影，基底宽大，表面可见多发小溃疡或有粗大迂曲的黏膜。

溃疡型：呈腔内巨大溃疡，外形多样，深浅不一边缘不规则，周围呈弥散隆起，浸润范围广泛，与正常胃壁分界不清楚。

浸润型：病变主要在黏膜下沿胃壁蔓延，以致胃壁增厚、变硬，胃腔狭窄变形，黏膜皱襞粗大、迂曲，表面可有多发小溃疡和小结节，也称为巨大皱襞型。

息肉结节型：多发息肉状小隆起，大小不一，状如鹅卵石。

(5)上消化道造影。①胃黏膜粗大，但无明显破坏。②充盈缺损，边缘光整，如有表面溃疡可见龛影,溃疡周围的环堤常较光整。③全胃浸润时表现似浸润型胃癌的“皮革胃”,但仍有一定的扩张度及柔软度,胃壁伸展性良好,不引起梗阻。

(6)CT 表现:胃内可见单发或多发结节、肿块,或广泛的黏膜增厚、增宽,而黏膜表面相对正常。病变范围广泛,可以是胃窦部、胃体和胃底部,也可以是全胃;增强扫描病灶呈轻到中度均匀强化,或呈黏膜线完整的分层强化。

(7)胃镜活检正确诊断率只有 50%~60%。

2.MRI 表现

(1)胃腔或胃壁黏膜下层结节或肿块,胃壁增厚,黏膜肥大;受累范围相对较大,但无明显胃肠梗阻表现。

(2)病灶累及范围广,边界清楚,边缘光整。T_1WI 呈等、低信号,T_2WI 呈等、稍高信号,T_2WI 病灶信号比大多数原发恶性肿瘤信号要低,DWI 均呈高信号,注射对比剂后呈轻至中度强化。

(3)胃外壁较光整,周围脂肪间隙清晰,可见脾大及弥散性腹膜后或肠系膜淋巴结肿大。

3.鉴别诊断

(1)胃癌:黏膜破坏比较明昆,胃壁僵硬,蠕动消失,多直接侵犯邻近器官,但腹腔内巨块转移的淋巴结罕见,极少有肾门以下淋巴结肿大。淋巴瘤多呈全周性胃壁增厚,厚度为 1.2~7.7cm,平均为 4cm,胃壁光整,胃周脂肪线清晰。

(2)息肉结节型胃淋巴瘤需与多发息肉、胃内转移瘤(如黑色素瘤转移)鉴别。

(3)浸润型胃淋巴瘤需与胃黏膜巨肥厚症鉴别。

(二)小肠淋巴瘤

小肠淋巴瘤是常见的小肠肿瘤,以继发性非霍奇金淋巴瘤多见。好发于青壮年,男性多于女性。可发生于小肠的任何部位,以淋巴组织丰富的回肠远端多见,起源于小肠黏膜下淋巴组织,病变局限于一段肠管或散在分布于多段肠管。

1.诊断要点

(1)早期:局限于肠壁黏膜下淋巴瘤可无症状。

(2)晚期:可出现持续性脐周疼痛、不规则发热、腹泻或腹泻与便秘交替、肠道出血、贫血、消瘦乏力或肠梗阻等表现。

(3)体检:可触及腹部包块,继发性淋巴瘤常有浅表淋巴结肿大。

(4)肿瘤浸润肠壁造成肠蠕动失常,可引起肠套叠。

(5)消化道造影。①早期局限于黏膜下层,消化道造影常无异常表现,局部也可能有黏膜增粗、变平表现。②进展期病变表现为多发性腔内充盈缺损,肠管边缘可呈不规则改变,但肠蠕动仍存在,无僵硬现象。③病变发展到后期可显示局部肠管变形、僵硬,肠腔节段性狭窄或增宽,黏膜增粗呈雪花片状或消失,肿块较大者相邻肠管间距离增宽。

(6)CT 表现:多为小肠壁增厚(>1cm)、僵硬,受累的肠管较长,形成多个圆形或卵圆形的厚环,伴节段性肠腔狭窄或“动脉瘤样”扩张。也可表现为单发或多发软组织肿块,突向肠腔内或突出于肠壁外和浆膜面，肿块密度多较均匀。增强扫描增厚的肠壁、肿块或淋巴结呈轻到中度均匀强化。

(7)分型与胃淋巴瘤相同。

2.MRI 表现

(1)肿瘤浸润小肠壁可造成肠壁增厚(>1cm)、僵硬，受累肠管范围较大，形成多个圆形或卵圆形的厚环，伴节段性肠腔狭窄或“动脉瘤样”扩张。也可表现为单发或多发软组织肿块，突向肠腔内或突出于浆膜面和肠壁外，少数肿块表面可发生溃疡或瘘管。

(2)病灶 T_1WI 呈等、低信号，T_2WI 呈等、稍高信号，DWI 序列呈高信号；增强扫描增厚的肠壁肿块或淋巴结呈轻到中度均匀强化；肠腔内的液体 T_1WI 呈低信号，T_2WI 呈高信号，形成较好的影像对比。

(3)晚期病变肠腔的肿块和肠系膜、腹膜后淋巴结融合并包绕肠系膜血管形成“夹心面包征”。

(4)鉴别诊断。

小肠间质瘤：肿瘤多较大，呈圆形或椭圆形，境界清楚，多向腔外生长，瘤体信号不均匀，可发生坏死、液化，因此鉴别不难。

局限性肠炎(Crohn 病)：病变呈跳跃性改变，与正常肠管境界清楚，管腔狭窄呈偏心性，黏膜溃疡，肠腔轮廓常呈锯齿状，肠管外形固定，蠕动消失。晚期由于大量纤维组织增生，肠腔呈不规则线状狭窄，有假息肉形成，出现典型的“卵石征”。

肠结核：好发于回盲部，受侵肠管很少见巨大软组织肿块。由于结核性干酪样坏死，受累肠管以痉挛收缩为主，可出现激惹征象，肠管外形常不固定。

六、腹膜假性黏液瘤

腹膜假性黏液瘤(pseudomyxoma peritonei，PMP)是一种少见的腹膜肿瘤，发病年龄为17～79 岁，平均为 53 岁。本病多由具有分泌黏液功能的黏液腺瘤或黏液腺癌破裂，种植转移到腹膜、网膜所致，其原发病常见于卵巢或阑尾，病理特点为腹腔内充满大量黏液样液体以及腹膜和网膜等处多发胶冻样肿物，被形象地称为“果冻腹”。

(一)诊断要点

(1)多数患者起病隐匿，进展缓慢，症状缺乏特异性，因此经常是在拟诊为卵巢肿瘤或阑尾炎进行剖腹探查时才意外发现。

(2)主要表现为腹痛、腹胀、恶心、呕吐、乏力、食欲缺乏、腹部肿块、腹围进行性增大及体重下降等。

(3)常为大量黏液样腹腔积液，流动性较差，腹腔穿刺常不易抽出，部分患者亦可以表现为无明显黏液的渗出液，甚至是血性液体。

(4)实验室检查：CEA、CA19-9、CA125 等可有升高，尤其是 CEA 具有重要的诊断意义，明显升高往往提示病变趋于晚期、恶性程度较高及预后不良等。治疗后复查肿瘤标志物，有预测肿瘤复发的意义。

(5)超声检查：腹腔内可见无数大小不等液性暗区，呈蜂窝状，边界欠清晰，肝脏、脾脏边缘可见“扇贝样”压迹，改变体位无腹腔积液流动征象。

(6)CT 表现：腹腔、盆腔内有大量液性低密度区，呈多囊状改变，其内伴有絮状、结节状或线样高密度分隔；网膜增厚，密度增高，伴有网膜饼样肿块或结节，有时可见弧形钙化更具有意义。

(二)MRI 表现

(1)腹腔、盆腔内有大量多囊状液性区，其内伴有絮状、结节状或线样分隔。肝脾等实质脏器边缘见“扇贝样”或“结节状”压迹。

(2)腹膜、大小网膜弥散性不规则增厚呈“饼状”，肠管受压移位，走行僵硬，厚度为 1.0～2.0cm。

(3)病灶信号在 T_1WI 呈略低于肌肉信号，T_2WI 呈高信号，但低于水的信号。小肠集中于腹部中央，但无明显压迫改变，肠管内径多正常。

(4)增强扫描显示囊实性病变的囊壁、网膜、腹膜轻度强化，而囊内容物无明显强化。

(5)根据病变分布的范围可分为弥散性和局限性，局限性腹膜假性黏液瘤边缘界限清楚，或无明显的壁结构。

(6)鉴别诊断。

结核性腹膜炎：临床常有午后低热、消瘦、盗汗等结核中毒症状，体检腹部柔软，有揉面感，MR 表现为肠系膜增厚合并大结节，结节中央可见坏死，增强扫描为边缘环状强化，多伴有淋巴结肿大或钙化，肝脏、脾脏表面一般不受侵犯。

腹膜间皮瘤：表现腹膜结节性病灶合并大量腹腔积液，肝脏、脾脏表面可形成梭形压迹或凹陷，与腹膜假性黏液瘤表现相似，但腹膜间皮瘤增强扫描结节呈均匀强化，且极少伴有肠系膜或网膜异常。

非黏液性腺癌的腹膜癌性转移：临床多表现为血性腹腔积液，MR 见散在腹膜实质结节伴局限性腹膜增厚，且常合并腹腔脏器和淋巴结转移。

胰腺假性囊肿：局限性腹膜假性黏液瘤与胰腺假性囊肿相似，但后者临床常有胰腺炎病史，囊肿壁薄，信号不均匀。

第二节 腹膜后病变

一、腹膜后肿瘤

腹膜后肿瘤(retroperitoneal tumor)是指原发于腹膜后间隙中各种组织的肿瘤，其主要来自腹膜后间隙的脂肪组织、纤维结缔组织、筋膜、肌肉、血管、神经、淋巴以及胚胎残余组织或组织来源不明，但不包括腹膜后间隙内各器官的肿瘤，占全身软组织肿瘤的 10％～20％，以恶性多见，约占 80％。本病可发生于任何年龄，多见于 50～60 岁，10 岁以下约占 15％。

(一)诊断要点

1.症状与体征

(1)腹部肿块：80％的患者有腹部肿块，肿块多较大、深而固定，畸胎瘤、纤维瘤或纤维肉瘤质地较硬，脂肪瘤或脂肪肉瘤质地较软。

(2)腹痛与腹胀：腹痛多为肿块压迫邻近神经丛或神经干所致。腹胀多因肿块巨大，或压迫消化道引起部分梗阻所致。腰背痛与腿痛多因压迫腹膜或腰骶部神经所致。

(3)其他：发热、体重减轻以及较大肿块压迫邻近器官的症状，如压迫膀胱可有尿频、尿急，压迫直肠可有便秘，压迫门静脉或下腔静脉可出现腹腔积液、腹壁静脉曲张。

2.消化道造影

钡餐或钡灌肠可见胃肠被肿块推压的征象，并能排除消化道本身病变。

3.静脉尿路造影

观察肾及输尿管被推压移位情况、肾轴的改变、肾和输尿管造影的形态改变等，以明确肿块与肾和输尿管的关系。

4.超声检查

对肿块定位有一定帮助，能明确肿块的大小、数目、囊性或实性以及与毗邻器官的关系。

5.CT 表现

CT 可清楚地显示腹膜后肿瘤及其与邻近结构的关系，尤其是能早期发现病变；根据某些特殊征象可以对部分肿瘤进行定性诊断。

(二)MRI 表现

1.腹膜后肿瘤共同的特点

(1)腹膜后肿瘤一般都较大。

(2)较大的肿瘤信号不均，常出现坏死、囊变。

(3)推压邻近结构，这一征象有助于腹膜后肿瘤定位。

2.解剖定位

(1)肾旁前间隙肿瘤：肿瘤起自左肾旁前间隙可将胰体、尾部向前推移，甚至可使胰腺的长轴呈前后走行，同时也可将降结肠向前推移。起自右肾旁前间隙的肿瘤可将十二指肠降部和升结肠向前推压。有时可致不同程度的肾前筋膜增厚。

(2)肾周间隙肿瘤：常可使肾脏移位，肾轴旋转，肾周脂肪囊受压、变形、缩小。

(3)肾旁后间隙肿瘤：可将肾旁后间隙撑大，腰大肌受压变形。

3.定性诊断

(1)脂肪肉瘤：为腹膜后最常见和最大的肿瘤。①实质型：以纤维组织为主，脂肪含量少，MR 信号缺乏特异性，与纤维肉瘤不易区分。②假囊肿型：此型最常见，SE 序列上表现为与脂肪相似的信号特征，即 T_1WI 为高信号，T_2WI 为高或等信号，在脂肪抑制图像上病灶内脂肪信号被抑制。③混合型：以纤维组织为主的实体成分与散在的脂肪组织成分混合存在，纤维部分于 T_1WI、T_2WI 呈低或等信号，脂肪成分在 T_1WI 为高信号，T_2WI 为高或等信号，脂肪抑制像上脂肪信号被抑制。④脂肪肉瘤具有侵袭性生长方式，它可侵入各种间隙内，此为脂肪肉瘤的特点。⑤MR 对肿瘤内钙化的显示不如 CT 敏感。

(2)平滑肌肉瘤。①平扫为软组织信号肿块，中心多有不规则坏死或囊变。当坏死区较大时，肿块表现为内缘不规则的厚壁囊肿。②多表现为 T_1WI 等、低混杂信号，T_2WI 呈高、等混杂信号。③有出血时，可见 T_1WI 呈高信号，T_2WI 呈低或高信号。④增强后肿块强化明显，强化常不均匀,坏死区无强化。⑤平滑肌肉瘤常见的转移部位为肝脏,肝内转移灶为典型的“牛眼征”,有助于本病的诊断。

(3)纤维组织细胞肉瘤。①MR 表现为 T_1WI 略低信号,T_2WI 高信号,T_1WI 和 T_2WI 信号多不均匀。②增强扫描肿瘤明显强化。③约 25%的病例可见瘤内不规则钙化,但 MR 不敏感。

(4)神经母细胞瘤。①恶性度高,转移快,见于婴幼儿和儿童,3 岁以下占 80%。②呈不规则形、有分叶无包膜的软组织肿块,瘤内可有不同程度的坏死、囊变导致病灶在 T_1WI、T_2WI 均为混杂信号,增强扫描为不均匀强化。③75%以上病灶有斑点状及斑片状钙化灶,但 MR 对显示钙化不敏感。

(5)畸胎瘤。①绝大多数为良性,病理包括内、中、外三个胚层成分。囊性多见,少数为实性。②MR 对钙化不敏感,较大的骨性或钙化成分在 T_1WI 及 T_2WI 上均为低信号。③脂类成分与囊性区域 MR 信号均有典型表现,并可见“液体—脂肪”交界形成的不同信号平面。

(6)异位嗜铬细胞瘤:肾上腺以外的嗜铬细胞瘤,是起源于交感性副神经节细胞的肿瘤,故又称副神经节瘤。①主要沿腹主动脉旁交感神经链分布,占所有嗜铬细胞瘤的 10%,分为功能性和无功能性两种。②肿瘤为圆形或卵圆形,血供丰富,增强扫描一般强化明显,瘤内常有坏死、囊变。③绝大多数异位嗜铬细胞瘤表现与肾上腺内者相仿,但有少数病例强化不明显,与病理上脂肪含量较高有关。④无功能性和恶性嗜铬细胞瘤瘤体均较大。

(7)神经源性肿瘤:包括神经纤维瘤、神经鞘瘤和神经节细胞瘤。①均为良性肿瘤,沿脊柱两侧分布。②神经鞘瘤 T_1WI 信号高低不定,多为稍低或等信号,信号较为均匀,T_2WI 为不均匀高信号,有时中心可见更高信号,与神经鞘瘤的囊变、坏死有关,增强扫描实性部分明显强化。神经纤维瘤通常为双侧性,T_1WI 较肌肉组织信号略高,T_2WI 为高信号。③神经节细胞瘤呈卵圆形或不规则形,境界清楚,T_1WI 示肿瘤信号等或稍低于腹壁肌肉信号,T_2WI 呈高信号,一般不发生坏死、囊变:增强扫描病灶呈轻、中度强化,多强化不均匀,肿瘤可向周围器官间隙嵌入式生长,当其包绕血管时,血管并无明显受压变窄。

(8)淋巴瘤。①MR 平扫表现为腹膜后多个淋巴结肿大,肿大的淋巴结直径在 1.5cm 以上,后期淋巴结肿大融合成团块状。②病变信号强度在 T_1WI 为等或稍低信号,略高于肌肉而低于脂肪:T_2WI 上呈稍高信号,明显高于肌肉信号,并与周围脂肪信号类似。脂肪抑制序列淋巴结仍呈较高信号,有助于小的病变淋巴结检出。③MR 检查不用对比剂即能区别增大的淋巴结与血管,并显示血管被包绕、移位等情况。另外,可以鉴别淋巴瘤治疗后的肿瘤残余、复发与纤维化。若发生纤维化,则 T_1WI、T_2WI 均表现为低信号。④应与转移性淋巴结肿大鉴别:后者多有原发肿瘤病史;淋巴瘤患者常有发热、贫血以及全身浅表淋巴结肿大,并可有骨髓象异常。

二、腹膜后纤维化

腹膜后纤维化(retroperitoneal fibrosis)少见,发病率约为 1/20 万,发病年龄为 8～75 岁,平均约 50 岁,男女发病之比为 2∶1～3∶1。按病因可分为原发性和继发性:原发性占 2/3,目前倾向认为与血管炎、免疫性疾病、从事石棉职业有关;继发性占 1/3,考虑与下列因素有关,可继发于麦角胺、β 受体阻滞剂、甲基多巴或盐酸肼屈嗪等药物的使用,有结核、梅毒、放线菌病和各种真菌感染等特异性感染病史，或患有 Crohn 病、憩室炎、阑尾炎等非特异性感染，有乳腺癌、肺癌、甲状腺癌、胃肠道癌、泌尿生殖器癌以及淋巴瘤和肉瘤等，或曾有腹膜后出血、尿外渗、辐射、手术等病史。

(一)诊断要点

1.症状和体征

(1)腰背酸痛、疲乏、体重减轻、发热等。

(2)压迫症状：75%～80%的患者出现输尿管部分或完全梗阻的表现，如肾盂积水、尿路刺激征、少尿或无尿、慢性肾衰竭和氮质血症等，淋巴管和下腔静脉压迫可引起下肢水肿。

(3)腹部肿块：大约 1/3 的患者可在下腹部或盆腔触及肿块。

2.实验室检查

贫血，血沉加快，碱性磷酸酶升高等。

3.超声检查

肾盂及输尿管积水，肾门水平以下的腹膜后发现边界清晰的无回声肿块，腹主动脉前方及双侧被片状低回声包绕，腹主动脉及髂血管显示不同程度的狭窄。

4.静脉尿路造影

一侧或双侧输尿管受压变窄、僵直，扭曲且向中线移位但不超过中线，有不同程度的肾盂、输尿管扩张积水。

5.CT 表现

病变沿着血管走行分布并包绕腹主动脉、下腔静脉的片状、板状或边界清晰的软组织密度肿块，增强扫描呈不同程度强化。

(二)MRI 表现

(1)病变部位：多发生在腰 4.5 水平腹主动脉、下腔静脉周围，上缘很少超过肾动脉水平。

(2)急性期肉芽肿组织内含毛细血管、细胞成分较多，在 T_2WI 上信号较高，增强扫描强化较明显。

(3)慢性期由于成熟纤维组织含有较多胶原纤维多在 T_1WI、T_2WI 上呈低信号，早期增强不明显，延迟期可有轻度强化。

(4)MR 评价肿块与血管的关系较 CT 更为清晰。

(5)鉴别诊断本病需要与腹膜后的原发性恶性肿瘤(包括脂肪肉瘤、纤维肉瘤、淋巴瘤等)、转移瘤和某些良性病变(如腹膜后黄色肉芽肿、腹膜后血肿和腹膜后淀粉样变性等)鉴别。

第三节　肝脏弥漫性病变

一、肝硬化和肝硬化结节

肝硬化(cirrhosis of liver)是一种以肝细胞变性、坏死.再生、纤维组织增生、肝结构和血管循环体系改建为特征的常见的慢性肝病。发病高峰年龄为 35～48 岁，男女之比为 3.6：1～8：1。主要病因为病毒性肝炎、酗酒、血吸虫病、营养缺乏和慢性胆道梗阻等。临床上以肝功能损害和门静脉高压为主要表现，晚期常有消化道出血、肝性脑病、继发感染和癌变等。

(一)诊断要点

1.病史

既往有乙型肝炎、酗酒等病史，血吸虫性肝硬化者有疫水接触史，胆源性肝硬化者有长期胆管阻塞性胆管炎病史，在我国病毒性肝炎是导致肝硬化最常见的原因。

2.症状和体征

代偿期症状较轻，多无特异性。出现较早且突出的症状有乏力和食欲减退。失代偿期主要为肝功能减退和门静脉高压。

(1)消化道症状：主要有食欲缺乏、厌食、腹胀、恶心和呕吐等，与门静脉高压引起的胃肠道瘀血、水肿及腹腔积液等有关。

(2)出血倾向：如鼻出血、齿龈出血、皮肤紫癜、消化道出血等，主要是因肝脏合成凝血因子减少所致。

(3)内分泌功能紊乱：主要是雌激素增多，临床表现有肝掌、蜘蛛痣和皮肤色素沉着等。男性还可表现为性欲减退、毛发脱落及乳房发育，女性有月经失调和不孕。

(4)脾大和脾脏功能亢进：是因为门脉高压引起的淤血性脾大。

(5)侧支循环形成：食管和胃底静脉曲张、腹壁静脉怒张和痔静脉扩张痔核形成。

(6)腹腔积液：为肝硬化最突出的临床表现，静脉回流受阻引起，失代偿期患者75%以上有腹腔积液。

(7)其他：消瘦、乏力、肝病面容，可有不规则低热、夜盲、水肿和黄疸。触诊肝脏质地较硬，晚期肝表面可触及结节。

3.并发症

(1)上消化道出血：多为呕血，因食管胃底静脉曲张破裂所致。

(2)肝性脑病：肝功能损害致氨代谢障碍，血氨升高，氨基酸失衡，侧支循环建立，导致氨中毒所产生的精神及神经系统症状。

(3)感染：多数为肠道菌群引起，大肠埃希菌是主要致病源，常见自发性细菌性腹膜炎、尿道感染、呼吸道感染、胆道感染、胃肠道感染、败血症等。

(4)肝肾综合征：仅因肝脏病变所引起的急性肾衰竭。

(5)肝癌：30%～50%的肝硬化患者并发肝癌。

(6)水、电解质紊乱。

4.实验室检查

(1)血常规：白细胞(WBC)、红细胞(RBC)、血小板(PLT)计数、血红蛋白(Hb)含量、红细胞比容(HCT)下降，平均红细胞体积(MCV)、红细胞体积分布宽度(RDW)、血小板体积分布宽度(PDW)升高。

(2)肝功能检查。①总胆红素(TBIL)升高，＞17.1μmol/L。②转氨酶(ALT)＞40U/L(37℃)。③血清蛋白(ALB)＜35g/L，球蛋白(GLB)＞30g/L，A/G比值倒置。④凝血酶原时间(PT)延长，注射维生素K后不能纠正。⑤血清Ⅲ型前胶原肽(PⅢP)＞3.3μg/L(RIA法)，透明质酸(HA)＞77μmol/L。

(3)腹腔积液检查:一般为漏出液,如并发自发性腹膜炎,则腹腔积液比重介于渗出液与漏出液之间,WBC 增多,常在 500×10^{6}/L 以上。

5.超声检查

(1)肝内致密光点增强,分布不均。

(2)肝包膜回声增强、增粗,边缘凹凸不平。

(3)脾大,腹腔探及无回声区提示腹腔积液。

6.上消化道造影(GI)

(1)食管静脉曲张:表现为食管下段黏膜增粗,呈虫蚀样、串珠状或蚯蚓状充盈缺损。

(2)胃底静脉曲张:表现为胃底结节状或菊花状充盈缺损。

7.内镜检查

可观察静脉曲张的部位和程度,判断出血部位和原因,并可进行止血治疗。

8.肝穿刺活检

有假小叶形成可确诊肝硬化。

9.CT 表现

(1)早期肝脏体积正常或稍增大,中晚期肝脏体积缩小,各叶比例失调,肝右叶缩小,尾状叶和左叶外侧段相对增大。

(2)肝脏表面凹凸不平,肝裂增宽。

(3)早期肝硬化肝实质密度均匀,中晚期肝脏密度不均匀,为高低密度相间的稍高密度结节样增生和不同程度的低密度脂肪浸润改变。

(4)增强扫描时再生结节多为等密度,少数延迟可呈高密度或低密度。

(5)血吸虫性肝硬化多伴有线条状钙化:胆源性肝硬化可见胆管结石、肝内外胆管感染征象。

(6)继发改变如门静脉增宽、脾大、腹腔积液等表现。

(二)MRI 表现

1.MRI 平扫

(1)形态改变。①肝硬化早期或伴有脂肪肝时肝脏体积可以增大。②大多数情况下肝脏因纤维瘢痕收缩而变小,肝脏外形不规则,呈波浪状或驼峰样改变,有时可类似于肿瘤。③肝叶比例失常,常见的是尾状叶和左叶外侧段代偿性增大而右叶萎缩,通常右前叶的萎缩比右后叶更加明显,导致肝脏前缘变平坦。④肝裂增宽,其内可见到间位结肠和胆囊。

(2)信号改变。①肝硬化时肝脏信号强度可以均匀或不均匀。肝硬化伴有肝炎或脂肪沉积时肝内信号不均匀,在 T_1WI 上表现为斑片状的高信号区。另外肝硬化时可伴有铁的沉积,导致肝脏信号的下降。②MRI 对肝硬化的重要价值在于能显示再生结节,而 CT 和 US 一般难以显示。再生结节在 T_1WI 上呈等信号或稍高信号,在 T_2WI 上呈低信号或稍低信号,结节内部信号均匀,无包膜。

2.增强扫描

(1)肝硬化再生结节与正常肝实质强化相似,少数延迟可呈高信号或低信号。

(2)在 T_2WI 上可见到的不规则线状异常信号为纤维组织带,在动态增强早期可有轻度强化,而延迟强化比较明显。

(3)再生结节可压迫肝内血管,表现为管径变细、管腔变窄;压迫胆管时可以引起胆道梗阻。

3.肝外表现

(1)脾大,信号均匀,脾脏下缘超过肝脏下缘。

(2)门静脉高压,门静脉增宽,并可见侧支血管影,食管、胃底静脉曲张,T_2WI 上呈迂曲的条状、团状流空信号,增强后明显强化,CE-MRA 可清楚显示侧支血管的走行和引流途径。

(3)腹腔积液,少量时表现为肝、脾周围弧形长 T_1、长 T_2 信号,多量时表现为腹腔脏器周围长 T_1、长 T_2 信号,肠管聚集于腹部中央。

二、脂肪肝

脂肪肝(fatty liver)又称肝脏脂肪浸润,为肝脏的代谢功能异常,是由于过量的脂肪尤其是三酰甘油在肝细胞内过度沉积,从而引起肝脏脂肪变性。好发于中年人,常见病因有肥胖、糖尿病、肝硬化、酗酒、慢性肝病、肝代谢性疾病、高脂血症、营养不良、化疗和激素治疗等。根据肝脏脂肪浸润的范围分为弥散性和局限性。

(一)诊断要点

1.症状和体征

轻度或局限性脂肪肝多无临床症状。重度脂肪肝且伴有肝功能损害者,常有体态肥胖、肝大、肝区胀痛不适,或出现与病因有关的相应症状。

2.实验室检查

(1)血清三酰甘油(TG)升高,>1.71mmol/L。

(2)血清总胆固醇(TC)升高,>5.68mmol/L。

(3)β-脂蛋白(VLDL)升高,>7.0g/L。

3.超声检查

肝大,轮廓不清。肝内回声增强,血管结构回声不清。

4.CT 表现

(1)CT 平扫:肝实质密度普遍降低,CT 值多在-25~35Hu。肝脏密度低于脾脏,肝脾 CT 值比值≤0.85 时脂肪肝诊断成立,肝内血管显影呈“枯枝状”,其密度高于肝实质密度。弥散性脂肪肝中未被脂肪浸润的肝组织,被衬托为相对高密度区,称为肝岛。肝叶或肝段局部脂肪浸润称之为局限性脂肪肝。

(2)增强扫描:肝脏脂肪浸润区均匀强化,但仍低于强化后的正常肝脏和脾脏密度,无占位效应。肝内血管走行分布正常,可有受压变细。

(二)MRI 表现

1.MRI 平扫

SE 序列对脂肪肝的敏感性较低,理论上讲脂肪肝的肝脏实质在 T_1WI 和 T_2WI 上的信号增加,但实际工作中仅有少数病例可见到肝脏信号强度增加。化学位移成像对脂肪肝的检出敏感性较高,在高场强 MRI 多采用梯度回波成像,脂肪肝在反相位(Out-phase)上的信号强度与同相位(In-phase)相比有明显下降。

2.增强扫描

弥散性脂肪肝、肝实质强化均匀一致。局灶性脂肪浸润其强化不及周围正常肝实质，边界可较平扫时清楚，呈片状或楔形低信号区，多位于肝裂周围、肝脏边缘部分。无占位效应，有时病灶内可见血管影通过。

三、门静脉海绵样变性

门静脉海绵样变性(cavernous transformation of portal vein，CTPV)是指由腹腔脏器炎症、癌肿转移、局部压迫和慢性肝病等原因，引起门静脉主干和(或)肝内门静脉分支部分性或完全性阻塞后，导致门静脉血流受阻，引起门静脉压力增高，在其周围形成大量的侧支旁路静脉血管或阻塞后的再通。这些血管增粗扭曲，与淋巴管、胆管、血管伴行，越过阻塞段进入肝内与门静脉分支吻合。CTPV发生于门静脉阻塞后的1～12个月，是门静脉阻塞后病理改变的最终结局。临床并不少见，发病年龄为35～67岁，平均51.6岁，性别差异与原发病相关。

(一)诊断要点

1.症状和体征除基础疾病的临床表现之外，常见症状和体征

(1)门静脉高压：反复大量呕血，常伴有黑便，失血量大时出现失血性休克。

(2)脾大和脾功能亢进：表现为血细胞减少，脾脏体积正常或轻微肿大。

(3)腹腔积液形成。

(4)胆汁淤积性黄疸。

(5)胰腺功能不全：发生率为85%，表现为食欲缺乏、腹痛、腹胀、恶心、消瘦和腹泻等症状；儿童可致营养不良和生长发育迟缓。

2.实验室检查

(1)红细胞(RBC)减少，白细胞(WBC)和血小板(BPC)也显著减少。

(2)血清蛋白(ALB)减少，A/G比值倒置。

(3)总胆红素(TBIL)、碱性磷酸酶(ALP)增高，尿胆红素阳性

(4)胆总管阻塞严重时，出现持续性黄疸。

(5)血清淀粉酶(AMY)增高。

3.内镜检查

胃镜检查可发现食管、胃底静脉曲张的程度和范围；经内镜逆行胰胆管造影(ERCP)可观察胆管受压情况和狭窄程度。

4.超声检查

(1)B超：肝脾大、门静脉和脾静脉增宽、腹腔积液等门静脉高压征象。

(2)超声多普勒：门静脉血流持续性运动减退。

(3)彩色多普勒超声(CDUS)诊断CTPV敏感性更高，阳性率高于血管造影，可探测门静脉栓塞处的血流类型，有利于病因诊断。

5.CT表现

CTPV除了原发病的CT表现外，CT增强扫描门静脉期可显示其特征性表现：门静脉主干和(或)主要分支闭塞；门静脉走行区迂曲的或网状的侧支静脉自肝门部向肝内门静脉周围延伸，相互之间分界不清；有时可见肝实质灌注异常、门静脉高压侧支循环建立、脾大等非特征

性表现。

(二)MRI 表现

1.直接征象

(1)平扫示肝门部及门静脉走行区正常门静脉流空信号消失,在门静脉、胆囊周围可见由侧支静脉形成的圆点状、短条状异常流空信号影。

(2)增强扫描门静脉期门静脉主干不显示或显示不良,上述异常流空信号明显强化,表现为扩张迂曲的网状血管,呈海绵样结构。

(3)CE-MRA 可以更直观准确地显示 CTPV,了解门静脉栓塞程度、侧支静脉情况等。

2.间接征象

(1)增强扫描动脉期肝实质出现异常灌注,即肝脏边缘局部区域出现强化。

(2)肝动脉管径增粗、扭曲,还可见门静脉提前显影,提示有肝动脉-门静脉分流。

(3)肝外胆管低位梗阻,胆管壁增厚、强化。

诊断 CTPV 目前尚没有公认的诊断标准,普遍认为临床上有侧支循环建立、脾大、腹腔积液等门静脉高压表现,影像学上有门静脉阻塞、侧支旁路静脉形成表现,可临床诊断为 CTPV。

四、肝豆状核变性

肝豆状核变性(hepatolenticular degeneration,HLD)也称 Wilson 病,是一种常染色体隐性遗传铜代谢障碍性疾病。由先天性酶缺陷导致铜代谢异常,引起神经系统豆状核变性和肝脏坏死后肝硬化、角膜色素环(即 K-F 环)形成等全身性疾病,多于 10~40 岁出现症状。

(一)诊断要点

1.起病缓慢

首发症状在 10 岁以前以肝损害多见,10 岁以后以神经系统损害多见,部分患者有家族史。

2.肝脏损害

表现为非特异性慢性肝损害症状,如食欲缺乏,肝区疼痛,肝大,脾功能亢进,病情加重则有黄疸、腹腔积液、肝性脑病等。

3.神经系统损害

主要表现为锥体外系症状,可出现多种多样的不自主运动,如肢体震颤、舞蹈样动作及共济失调,构音不清等。

4.精神症状

主要表现为情感障碍和动作、行为异常,如表情冷漠或兴奋躁动,动作幼稚或攻击行为,少数可有幻觉妄想。

5.角膜检查

可见 K-F 环。K-F 环为角膜边缘部铜沉着形成的绿褐色环,一般在裂隙灯下能见到。

6.铜生化测定

血清铜降低,铜蓝蛋白显著降低(正常值 20~40mg/dL),24 小时尿铜量显著增加。

7.CT 表现

主要是非特异性肝硬化表现。

(二)MRI 表现

慢性肝炎或肝硬化表现,肝内可见结节影,T_1 WI 呈高信号或稍高信号,T_2 WI 呈低信号,这可能与在肝硬化出现之前,铜在肝脏内聚集的顺磁作用有关。T_2 WI 上低信号结节周围有时可见高信号的炎性分隔。

五、血红蛋白沉着症

血红蛋白沉着症(hemochromatosis)又称血色素病,是一种铁代谢紊乱性疾病,铁沉积于肝脏和其他器官(包括脾脏、胰腺、心脏、肾脏、胃肠道和内分泌腺)的实质细胞内,可造成该器官损伤。多在 40～60 岁发病。按病因分为原发性和继发性。原发性血红蛋白沉着症是一种常染色体隐性遗传病,经肠道过多吸收铁质;继发性血红蛋白沉着症主要是由于反复多次输血导致铁质在肝脏、脾脏及骨髓的网状内皮细胞内过度沉着。

(一)诊断要点

(1)90%有肝脏增大,皮肤色素沉着,50%有关节病,30%有糖尿病。

(2)14%并发肝癌。

(3)超声检查:表现为弥散性或局限性回声增强。

(4)实验室检查:血清铁蛋白(SF)增高达 200μg/dL 以上,平均约 250μg/dL。血清转铁蛋白(TRF)的铁饱和度高达 70%～100%。骨髓涂片或切片见含铁血黄素明显增多。

(5)肝脏活检和普鲁士蓝染色是明确器官内过多铁沉积最简单、准确的方法,并能明确肝脏纤维化程度和排除其他疾病。

(6)CT 表现。①肝血红蛋白沉着症的 CT 扫描具有特征性表现,平扫可见全肝密度增高,CT 值为86～132Hu。CT 值的高低大致反映肝内的铁含量,病情越严重,肝脏密度增高越明显。②肝硬化、门静脉高压或并发肝癌也是本病的重要特征。③血红蛋白沉着症在分别采用 80kVp 与 120kVp 扫描时肝脏的 CT 值有明显差异,这点有助于本病与糖原累积症的鉴别,后者采用两种扫描条件时肝脏 CT 值变化不大。

(二)MRI 表现

(1)肝血红蛋白沉着症时,肝细胞内三价贮存铁失去顺磁特性,T_1 WI、T_2 WI 信号均明显降低,形成全肝低信号的“黑肝”表现。

(2)肝内的铁含量与 T_2 或 T_2 的弛豫时间之间密切相关。当肝内含铁量>-2mg/g 时,T_2 值显著缩短。

(3)对于原发性血红蛋白沉着症,MRI 扫描表现为肝脏信号降低,而脾脏信号正常。继发性血红蛋白沉着症则肝、脾都呈低信号。血红蛋白沉着症经治疗后,肝脏含铁量可逐步恢复至正常,其信号亦逐步增高恢复正常。

六、肝窦阻塞综合征

肝窦阻塞综合征(hepatic sinusoidal obstruction syndrome,HSOS)是由于肝窦内皮细胞损害致肝窦流出道阻塞引起的肝内窦性门脉高压。既往被称为肝小静脉闭塞症(hepatic veno-occlusive disease,HVOD),后来的研究表明本病的发展可以没有小静脉的参与,并且发生最早、最根本的病理改变是肝窦阻塞,因此更名为 HSOS。最常见的致病原因有 2 种:一是抗肿瘤化疗药物和免疫抑制剂,二是食用含吡咯双烷类生物碱的植物或被其污染的谷物。国内报道的患者多数有服用土三七史。肝窦阻塞后,肝细胞由于淤血、缺氧而发生变性、坏死,造成肝功能损害;中央静脉等小静脉的内皮细胞也可受累而导致管壁水肿、纤维化等,从而产生一系列的临床表现。

(一)诊断要点

1.病史

有应用化疗药物、土三七等病史。

2.症状和体征

(1)乏力、食欲缺乏和厌油、尿黄和眼黄。

(2)上腹疼痛、黄疸、肝脾大,不明原因的体重增加。

(3)腹腔积液:顽固性腹腔积液,腹腔积液为漏出液,腹壁浅静脉无曲张。

(4)肝硬化:病程较长者可出现肝脏质地变硬、下肢水肿、脾大等。

3.实验室检查

可见 ALT 和 TBIL 升高,也可能有血清 ALB 降低,ALT、GGT、AST、ALP 升高和 PT 延长,血小板减少等。早期肝功能损害较轻,晚期可发生肝衰竭。

4.超声检查

表现为肝大、腹腔积液,肝区回声增粗、增密、分布不均,肝内血管网络不清,三支肝静脉内径变小,血流速度正常或减慢。下腔静脉内径变小,血流速度加快,出现湍流,均无阻塞。

5.CT 表现

(1)平扫除了肝硬化表现外,肝实质内见斑片状不均匀的略低密度影,形态不规则呈"地图样"或"浮雕状"。

(2)增强门静脉期表现为特征性的地图状、斑片状强化,强化区密度较均匀且明显高于低灌注区密度。

(3)病变沿肝内静脉血管放射状分布,肝内门静脉及肝静脉血管显示纤细扭曲伴有明显的"晕征",肝脏周边、尾状叶及左叶外侧段受累较轻。

(4)肝段下腔静脉无扩张。

(5)平衡期强化程度略有下降,密度趋向均匀,与正常肝组织分界不清。

(二)MRI 表现

1.MRI 平扫

肝大,T_1WI 肝脏信号不均匀,肝静脉周围可见云絮状高信号,T_2WI 上呈片状高信号。

2.增强扫描

肝脏不均匀强化,肝静脉和下腔静脉周围肝实质渐进性强化,强化范围逐渐扩大,呈"爪"形。外围肝实质呈不均匀性强化,肝静脉无强化或呈线样的轻度强化。

第四节　肝脏炎症和寄生虫病

一、肝脓肿

肝脓肿(abscess of liver)是在化脓性细菌作用下发生的肝组织局限性化脓性炎症。根据病因分细菌性和阿米巴性两类，前者多见。发病年龄以 50～70 岁男性居多，主要感染途径有细菌经血液(门静脉、肝动脉)进入肝脏，或邻近脏器感染直接蔓延。急性期局部肝组织充血水肿，液化坏死，形成脓腔，可以是单房或多房，脓肿直径可在数毫米至十几厘米。周围肉芽组织增生形成脓肿壁，外周肝组织可有水肿，病情进展时，脓肿扩大、穿破、侵犯周围组织引起继发性脓肿。阿米巴性肝脓肿以 20～50 岁多见，为溶组织阿米巴原虫经门静脉侵入肝脏所致。

(一)诊断要点

1.症状

(1)发热：多为弛张热，发热前常有寒战。

(2)肝区痛：为持续性钝痛、胀痛。

(3)其他：腹胀、食欲缺乏、恶心、呕吐、乏力和消瘦，部分患者可出现黄疸。

2.体征

肝大，肝区有压痛或叩击痛。

3.并发症

脓肿侵犯周围组织器官，可继发膈下脓肿、脓胸、肺脓肿，可出现胸痛、咳痰等。

4.实验室检查

(1).血白细胞(WBC)计数增高$>10\times10^9/L$，中性粒细胞比例>0.7，可有血红蛋白降低。

(2)阿米巴性肝脓肿血白细胞及中性粒细胞不增多。粪内可找到阿米巴滋养体。

5.X 线检查

(1)腹部立位 X 线片：右侧膈肌升高，活动受限；右侧胸腔积液，少数患者肝内可见“气-液”平面。

(2)肝动脉造影：动脉期可见“抱球征”，新生血管或脓肿壁染色。

6.超声检查

肝内低回声或无回声液性暗区，脓肿壁呈强回声。可见“环中环征”和“彗星尾征”。

7.经皮肝脏穿刺

可抽出脓液。阿米巴肝脓肿则为棕红色果酱样物。

8.CT 表现

(1)平扫见肝内单发或多发类圆形低密度占位，中心液化坏死区 CT 值略高于水，部分病灶内可见气体。

(2)病灶边缘多不清，可见“环征”或“靶征”，完整或不完整，可单环、双环或三环。

(3)增强扫描中心坏死区无强化,脓肿壁及分隔可见强化,"环征"显示更清楚。

(二)MRI 表现

1.MRI 平扫

(1)T_1WI 上多表现为圆形、类圆形或分叶状的低信号区,其内信号可不均匀,脓肿壁的信号略高于脓腔而低于肝实质,厚薄不一,壁的外侧可见到低信号的水肿带。

(2)T_2WI 上脓肿表现为大片状高信号,由肝组织广泛水肿和脓液所致,其中心部分信号可以更高,类似于"靶征"。

(3)脓肿壁的信号低于水肿和脓液,呈相对低信号。

(4)DWI 序列上呈高信号表示脓液扩散受限。

(5)病灶内有气体高度提示肝脓肿的诊断。

(6)多房性肝脓肿可在高信号区内见到低信号的分隔。慢性肝脓肿水肿减轻或消失,病灶内信号较为均匀,边界显示清楚。脓肿壁也显示清楚,呈单环或双环。

2.增强扫描

(1)动脉期脓肿壁即可有强化,程度较轻,而脓肿周围的肝实质因充血可有明显的高灌注。

(2)门静脉期和延迟期病灶边缘仍有持续强化,病变边界显示清楚,其内液化坏死区无强化。

(3)多房性脓肿其内分隔可有强化,呈蜂窝状表现。

(4)慢性脓肿其内有较多炎性肉芽组织,也可有强化表现。

(5)延迟扫描脓肿周围的充血水肿带与肝实质的强化趋于均匀一致,与平扫 T_2WI 所显示的病变范围相比似有缩小的感觉。

二、肝结核

肝结核(tuberculosis of liver)为结核病全身性播散的局部表现,结核杆菌经肝动脉或门静脉进入肝脏而发生的特异性炎症,常继发于肺结核或肠结核。按病理分为粟粒型和结节型。

(一)诊断要点

1.实验室检查

血沉增快,>20mm/h。肝功能无明显异常。

2.结核菌素实验(PPD)

活动性结核为阳性。

3.超声检查

肝内可探及混杂回声区,没有特异性征象。

4.CT 表现

(1)粟粒型肝结核:又称小结节型,病灶 0.5~2cm,此型多见。CT 平扫可见肝大,肝内多发粟粒状低密度灶;或仅见肝大伴密度减低,对多发细小病灶分辨不清。增强扫描病灶无明显强化。

(2)结节型肝结核。①又称大结节型(结核瘤型),病灶>－2cm,可为单个或多个小结节融合而成。②CT 平扫表现为肝内单发或多发结节状低密度或不均匀混合密度灶,病变边缘模糊不清。③增强扫描动脉期病灶周围高灌注,边缘轻、中度强化静脉期及延迟期纤维包膜强化稍高于肝实质密度，中心干酪样坏死无强化。

(二)MRI 表现

根据肝结核所处病理时期的不同，其 MRI 表现多样。

1.MRI 平扫

T_1WI 无特异性，结核的干酪样坏死、纤维组织和钙化在 T_1WI 均为低信号。T_2WI 上病灶信号多种多样，结核性肉芽组织炎性细胞浸润和毛细血管增生，表现为高信号，而病灶中央干酪性坏死为凝固性蛋白，自由水少，表现为低信号。因此病灶在 T_2WI 上表现如下。

(1)早期肉芽肿伴或不伴有液化、干酪样坏死时为边界清或不清的高信号，此种表现不具特征。

(2)伴干酪样坏死或钙化时为低信号，周围有高信号环绕，此种表现最具特点。

(3)后期病灶周围纤维结缔组织增生包裹，表现为低信号，低信号内可见高信号，此种 MRI 表现亦具有特征性，尤其是多种不同改变的病灶同时存在。

2.增强扫描

具有一定特征性，早期无明显强化，延迟期呈轻中度环状强化。

3.鉴别诊断

(1)肝转移瘤：多发结节型肝结核需与肝转移瘤鉴别，转移瘤边缘延迟强化较结核明显，病灶内可有不均匀强化。肝结核患者多有肺或肠结核病史，病灶中心干酪性坏死部分无强化。

(2)肝脓肿：常有多个小脓肿聚合成单一大脓腔倾向，即“成簇征”或“集合征”。肝脓肿一般范围大，边缘强化更为显著，可显示双环或三环征，病灶内可有气泡或“气-液”平面，肝结核则无此表现。

三、肝炎性假瘤

肝炎性假瘤(inflammatory pseudo-tumor，IPT)是非肝实质性细胞成分的炎性增生病变，是一种良性增生性瘤样结节。发病机制不明，可能与创伤、感染及免疫、变态反应等因素有关，是各种致炎因子引起的肝脏局部组织炎性细胞浸润和纤维组织增生。临床少见，发病年龄为12～62 岁，以中老年男性多见，平均年龄 45.7 岁，男女发病之比为 2.5∶1。多为单发病灶，部分为多发。

(一)诊断要点

1.实验室检查

血沉增快，大于 20mm/h，C 反应蛋白阳性。

2.超声检查

肝内不均匀低回声区，边缘不清，无声晕，内无血流。

3.CT 表现

(1)平扫多为单发，形态多样，以类圆形结节或肿块居多，边界欠清。

(2)多数病灶为低密度，密度均匀或不均匀，少数病例呈稍高密度。

(3)增强扫描动脉期病灶不强化或部分边缘强化，病灶周边肝实质异常高灌注。门静脉期病灶强化逐渐增强并向病灶中心延伸，部分病灶出现“核团状”强化或强化更加明显，伴有不强化间隔平衡期病灶周边纤维组织和病灶内间隔强化与肝实质呈等密度，病灶中心低密度区缩小,但不能完全充填。

(二)MRI 表现

1.MRI 平扫

(1)炎性假瘤可单发或多发,可由多个病灶融合而成,病灶直径多小于 3cm。

(2)病灶形态各异,可为圆形、椭圆形、葫芦形或香蕉形,边界清楚或不清楚。

(3)在 T_1WI 上多为略低信号或等信号,其内信号不均匀。在 T_2WI 上病灶也多为等信号或略低信号,其中可夹杂小片状或斑片状高信号。

2.增强扫描

增强早期病灶一般无强化表现,边界不清楚,偶见轻度的早期强化。增强扫描门脉期及延迟期,病灶常有强化表现,强化方式多样,如周边环形强化、偏心结节状强化、中央核心样强化,可交叉出现其中以周边环形强化最为常见。

四、肝孤立性坏死结节

肝孤立性坏死结节(solitary necrotic nodule,SNN)是病因不明的肝脏 Glisson 包膜下灶性凝固性坏死,多数病灶内找不到明确的病原菌,可有少量嗜酸性粒细胞浸润,外层为纤维组织、淋巴细胞以及增生的小胆管构成的炎性纤维带,病灶边界清楚,可有纤细的纤维包膜以中老年男性多见。

(一)诊断要点

1.症状和体征

临床上无明显症状和体征,多在行影像检查时偶然发现。

2.实验室检查

无明显异常。

3.超声检查

肝脏 Glisson 包膜下椭圆形实性结节,包膜不明显。

4.CT 表现

平扫见肝脏包膜下稍低密度结节,边界清楚,密度均匀,大小在 5cm 以内。增强扫描动脉期病灶无强化或轻微强化,门静脉期病灶边缘强化。

(二)MRI 表现

1.MRI 平扫

在 T_1WI 上多呈低信号,T_2WI 可为低信号、等信号、稍高信号或高信号。T_2WI 上的信号表现不一致,可能与病灶内含水量多少有关。

2.增强扫描

SNN 动脉期及门静脉期无明显强化,部分边缘有强化,且在延迟期图像上更为明显。

五、肝包虫病

肝包虫病又称肝棘球蚴病(hydatid disease of liver),是棘球绦虫的幼虫寄生在人体内引起的疾病,是牧区危害人畜健康的重要寄生虫病,属法定丙类传染病。在我国棘球蚴病有两种类型。一种是由细粒棘球绦虫虫卵感染引起的囊型包虫病,即通常所称的包虫囊肿,此型多见;另一种为泡状棘球绦虫虫卵感染所致的泡型棘球蚴病,此型罕见,仅占 1%～2%。肝脏是包虫病最为常见的受累器官，肝包虫病占人体包虫病的 53%～75%。

(一)诊断要点

1.病史

有疫区生活史。

2.症状和体征

早期无症状，病灶较大时可有压迫症状，触诊上腹部可扪及囊性包块。

3.实验室检查

包虫抗体阳性，嗜酸性粒细胞增高。

4.超声检查

肝内可探及多发囊性暗区。

5.X 线检查

肝区有环形或斑点状钙化。

6.CT 表现

(1)平扫细粒棘球蚴囊表现为肝实质内单发或多发、大小不等、圆形或类圆形的低密度囊性病灶，边界清晰，CT 值为 14～20Hu。

(2)囊壁一般不显示，有时可见环状、半环状、条索状或结节状钙化。

(3)囊内囊为其特征性表现，呈多房状或蜂窝状。

(4)囊内分离表现为特征性的"双边征""浮莲征""飘带征"。

(5)泡状棘球蚴囊表现为境界不清的低密度或高低混合密度区，可见广泛的颗粒或不规则钙化，大量的颗粒状钙化是其特征性表现，囊壁一般无钙化。

(6)增强扫描囊性病灶无强化，外囊壁和周围肝组织强化而显示边界清楚。

(二)MRI 表现

1.MRI 平扫

(1)细粒棘球蚴囊表现为 T_1WI 低信号、T_2WI 高信号的圆形或类圆形病灶，境界清楚，其内信号强度多不均匀。

(2)子囊的信号不同于母囊，T_1WI 表现为更低信号，T_2WI 表现为更高信号，呈现囊中囊的特点。

(3)囊壁和囊内容物均可发生钙化，在 T_1WI、T_2WI 上均为低信号，有时难以与低信号的囊壁区分开来。

(4)内囊分离，表现为"浮莲征"或"飘带征"，在 T_2WI 上可以见到，但不及 CT 敏感和清晰。

(5)包虫囊肿也可并发感染，表现为囊壁增厚，且可见囊内气体影或"气-液"平面。没有形成子囊和囊壁钙化的病例和肝囊肿难以鉴别。此外因手术或自发破裂后，可种植于腹腔内形成包虫囊肿，偶尔也可破入胸腔内。

(6)泡状棘球蚴囊肿在 T_1WI 上为地图样的低信号区，边界不清，T_2WI 上多为高信号，部分病灶可有低信号表现，可能由于病灶内慢性炎症反应或广泛钙化所致。病灶中心有坏死时，在 T_1WI 上为更低信号，在 T_2WI 上为更高信号。

2.增强扫描

囊肿无强化,有时囊壁轻度强化。

第五节　肝脏原发性恶性肿瘤

一、原发性肝细胞性肝癌

原发性肝细胞性肝癌(hepatocellular carcinoma,HCC)是肝脏最常见的恶性肿瘤。肝细胞性肝癌地区性发病明显,可发生于任何年龄,以40～49岁多见,男女之比为2∶1～5∶1。本病可能与病毒性肝炎、肝硬化、黄曲霉素摄入和饮用水污染等因素有关。

肝细胞性肝癌的大体分类如下。①巨块型:单个肿块或多个结节融合而成,病灶直径≥5cm。②结节型:单个结节、融合结节或多结节,直径≤5cm。③弥散型:多发小结节弥散性分布。④小癌型:单个结节最大直径≤3cm,多个癌结节数目不超过2个,其最大直径总和≤3cm。

肝细胞性肝癌常侵犯静脉形成瘤栓或肝内播散:肝外血行转移多见于肺、肾上腺、骨、脑等,淋巴转移至肝门淋巴结最常见,其次为胰头周围、腹膜后及锁骨上淋巴结,还可向膈肌及邻近脏器直接侵犯和腹腔种植。

(一)诊断要点

1.症状与体征

肝细胞性肝癌亚临床期缺乏典型症状,中晚期患者有如下表现。

(1)肝区疼痛:多为持续性钝痛或胀痛,肝区压痛或叩痛。

(2)肝大:肝脏进行性增大,质地坚硬,表面凸凹不平,可触及结节或肿块。

(3)黄疸:一般在晚期,可因肝细胞损害或因胆管梗阻所致。

(4)肝硬化门静脉高压表现:脾脏肿大、腹腔积液(漏出性)和静脉侧支循环形成。腹腔积液可因门静脉高压所致,也可因癌肿侵犯肝脏包膜而引起。

(5)全身及消化道症状:低热、食欲缺乏恶心、呕吐、腹泻、乏力、进行性消瘦、恶病质等。

2.并发症

(1)肝性脑病上消化道出血及继发感染等。

(2)肝癌破裂出血:引起肝内或腹腔内出血,临床有肝区剧痛及急腹症症状,甚至有出血性休克。

(3)肝外转移症状。①胸腔转移可有下胸痛及胸腔积液征阳性:肺内转移可有咳嗽。②骨和脊柱转移可有局部压痛和神经受压症状。③胰头或肝门淋巴结转移可压迫胆管出现黄疸。

3.实验室检查

(1)血清甲胎蛋白(AFP):在排除妊娠和生殖腺胚胎瘤的基础上,AFP>500μg/L持续4周,或AFP低浓度逐渐升高不降,AFP>200μg/L持续8周,应考虑肝细胞性肝癌。

(2)AFP阴性者下列检查对肝细胞性肝癌的早期诊断有帮助。①γ-谷氨酰转肽酶Ⅱ(γ-GT2)>40U/L为阳性,肝细胞性肝癌的阳性率为67%。②异常凝血酶原(AP,又称γ-羧基凝血酶原)二＞250μg/L为阳性,肝细胞性肝癌的阳性率达90%,特异性为97%。③α-L-岩藻糖苷酶(AFU)活性升高,AFU＞110Kat/L时应考虑为肝细胞性肝癌,敏感性为75%,特异性为90%。对AFP阴性的小肝癌,AFU的阳性率均在70%以上。

(3)肝功能正常或不同程度的损害。

4.超声检查

(1)肝内实质性不均匀回声包块,坏死区可见液性暗区;包膜呈低回声。

(2)肝脏表面隆起变形。

(3)扩张的血管或胆管内高回声灶提示有瘤栓形成。

5.X线检查

(1)胸部X线片:癌肿蔓延侵犯膈肌和胸膜时,可见右侧膈肌升高、胸腔积液。肺内血行转移可见结节影。

(2)肝动脉造影:在小肝癌的定位诊断中,优于其他各种检查,但有一定创伤性。表现如下。①肿瘤供血动脉扩张,动-静脉瘘形成。②新生肿瘤血管(肿瘤染色)。③肝血管包埋在肿块内,或血管受压弯曲,呈"手握球征"。④门静脉内充盈缺损提示瘤栓形成。

6.CT表现

(1)平扫多为圆形或类圆形低密度灶,边界可清楚或不清楚。

(2)病灶密度可不均匀,中心可发生坏死;肿瘤钙化和出血少见。

(3)动态增强扫描典型强化曲线为速升速降型,即动脉期明显强化呈高密度,而门静脉期强化峰值迅速下降呈等或低密度,延迟期扫描为低密度,瘤灶内可见更低密度区,瘤灶边界较平扫显示更清晰。

(二)MRI表现

1.MRI平扫

(1)病灶形态:肝细胞性肝癌绝大多数呈圆形或类圆形,少数呈分叶状,个别浸润性生长的肿瘤形态极不规则。部分瘤体可突出于肝外生长。

(2)病灶边缘:以浸润性生长的肿瘤,无包膜,边缘显示模糊;以膨胀性生长的肿瘤,多有假包膜,边缘显示清晰。

(3)病灶信号:T_1WI上多为低信号,少数为等或高信号;T_2WI上大多为中等高信号。病灶信号可均匀或不均匀,病灶内有囊变、坏死,出血、脂肪变性和纤维间隔等改变时,信号不均匀,T_1WI上的低信号中可混杂有不同强度的高信号,而T_2WI上的高信号中可混杂有不同程度的低信号。假包膜可以是低信号或等信号,在T_1WI上显示清楚。

(4)病灶分布:肿瘤可单发,也可多发;可位于肝脏深部,但以表面为主:肝右叶最多见,左叶次之,尾叶最少。

(5)不同类型的肝癌MRI表现。

结节型肝癌:＜5cm的单发病灶,边界大多较清晰,部分可见完整或不完整的环状带一假包膜。

巨块型肝癌:病灶＞5cm,边缘不锐利,周围常有子灶;中心见坏死区。

弥散型肝癌:多发小结节弥散性分布,平扫有时难以发现。

2.MRI 动态增强扫描

时间信号曲线呈速升速降型，是肝癌的特征性表现。

(1)动脉期：①富血供病灶强化明显高于肝实质，少血供病灶不强化或仅有轻度强化，为低信号或等信号改变。②较大病灶多为不均匀强化，信号差别较大，多为周边强化，有的病灶有分隔，可见到分隔强化，整个病灶呈“多房状”改变。③病灶内或附近的门静脉分支在动脉期显影，与腹主动脉信号相近提示有动静脉分流，此征象是肝癌特征之一。④假包膜强化程度不同，可表现为低信号、等信号或高信号。

(2)门静脉期：①病灶强化信号开始下降，多数表现为低信号，这是因为肝细胞性肝癌主要靠肝动脉供血；门静脉期肝实质强化达到峰值，与病灶信号差别最大。②假包膜可强化为高信号环带，无强化者为低信号或等信号环带，厚薄不一，完整或不完整；有时包膜可显示为双层改变，内层为丰富的纤维组织成分，外层为大量受压的血管和新生胆管。③门静脉内瘤栓形成，主要表现为门静脉主干及其分支内低信号充盈缺损及管腔的扩大，管壁可有强化。④肝门区可见到强化扭曲的侧支循环血管，称为海绵样变。⑤由于门静脉瘤栓可造成肝脏局部供血不足，形成低灌注，表现为区域性低信号改变。⑥肝静脉与下腔静脉亦可受侵犯或瘤栓形成。

(3)延迟期：3～5min 或更长延迟扫描对不典型病例定性诊断有一定帮助。动脉期高信号而门静脉期表现为等信号的病灶，延迟期扫描若为低信号，符合肝细胞癌的表现；若延迟期扫描病灶仍为等信号，则倾向于肝脏良性肿瘤。

3.并发症

(1)肝外转移：肝门、胰头周围及腹膜后主动脉旁淋巴结转移；血行转移常见部位有肺、肾上腺和骨骼。

(2)肝内胆管扩张：局部或普遍性胆管扩张，严重者左右肝管均见扩张，多因肝癌肿块或肝门区转移性淋巴结肿大压迫胆管或癌肿直接侵犯胆管所致。

(3)肝癌破裂出血：慢性亚急性出血可积聚在肝包膜下。

4.小肝癌

单结节直径在 3cm 以内的小肝癌因肝动脉和门静脉供血量不同，动态增强表现各异。

(1)MRI 平扫病灶在 T_1WI 上为低信号，T_2WI 上为高信号，动脉期强化明显高于肝实质信号，门静脉期呈轻度强化，为稍高信号，延迟扫描为等或稍低信号。

(2)MRI 平扫病灶在 T_1WI 上为低或等信号，T_2WI 上为稍高信号，动脉期强化明显高于正常肝实质信号，门静脉期为低信号。

(3)MRI 平扫病灶在 T_1WI 上为低或等信号，T_2WI 上为稍高信号，动脉期为稍高信号，门静脉期病灶边缘高信号环形强化，延迟期强化的瘤体降为等或低信号，

(4)MRI 平扫病灶在 T_1WI 上为低或等信号，T_2WI 上为稍高信号，动脉期边缘高信号环形强化，门静脉期强化环信号仍高于肝实质。

5.鉴别诊断

HCC 以肝动脉供血为主，可有假包膜，＞3.0cm 的病灶多发生中心坏死；动脉期强化不均，动态增强呈“快进快出”特征；有肝硬化基础，门静脉癌栓多见；AFP 多有升高。分化良好的 HCC 需与肝脏局灶性结节增生(FNH)、肝细胞腺瘤(HCA)和肝脏血管瘤等鉴别，MRI 征

象相似之处是增强扫描动脉期强化明显，主要鉴别点如下。

(1)肝海绵状血管瘤：平扫 T_1WI 上为低信号，T_2WI 为高信号，增强动脉期病灶周边结节状强化，动态增强扫描逐渐向中心扩展，延迟扫描呈等或稍高信号充填并保持数分钟以上。

(2)肝细胞腺瘤(HCA)：好发于中年女性，与长期服用避孕药有关，MRI 平扫病灶表现多样，缺乏特征性表现，T_1WI 多呈类圆形高信号，边界相对不清。增强动脉期多均匀强化，门静脉期呈等或稍高信号，延迟期呈等或稍低信号，无血管侵犯表现。

(3)肝脏局灶性结节增生(FNH)：好发于青年女性，无肝硬化病史，AFP 阴性；MRI 平扫 T_1WI 上为等或稍低信号，T_2WI 上为等或稍高信号，中央瘢痕呈长 T_1、T_2 信号，增强扫描动脉期除中央瘢痕组织外，病灶呈全瘤均匀强化，信号接近同层主动脉信号；门静脉期等于或稍高于肝实质信号，中央瘢痕呈延迟强化。

二、特殊类型肝癌

(一)外生型肝癌

外生型肝细胞肝癌(extrahepatic growing hepatocellular carcinoma，EG-HCC)是 HCC 的一种特殊类型，肿瘤组织向肝外生长且肝外部分大于肝内部分，仅有小部分或通过"蒂"与肝脏相连。外生型肝癌多为原发，好发年龄为 40～60 岁，男性多于女性，1/3 的病例由突出于肝外的肝硬化再生结节恶变而来，可侵犯周围组织器官并与周围组织建立新的血供。

1.诊断要点

(1)临床症状和体征、实验室检查同肝细胞性肝癌。

(2)超声检查：肿块大部分位于肝轮廓之外，或有蒂与肝脏相连，边缘光整。

(3)CT 表现：好发于肝脏脏面，以左叶和右叶后下段多见；肿块大部分向肝外突出，小部分位于肝内；少数瘤体完全位于肝外，有瘤蒂与肝脏相连并获取血供；肿块密度、增强表现特征与肝内原发性肝细胞性肝癌相似。

2.MRI 表现

(1)外生性肝癌好发于肝脏脏面，以左叶和右叶后下段多见。

(2)带蒂型罕见，瘤体完全位于肝外，有明确的瘤蒂与肝脏相连并获取血供。

(3)突出型相对多见，肿瘤大部分向肝外突出，小部分位于肝内。

(4)肿块信号、增强表现与肝内原发性肝细胞性肝癌相似。

(5)鉴别诊断：该病需要与后腹膜肿瘤及胃肠道肿瘤相鉴别。部分外生型肝癌是由于肝硬化再生结节突出于肝外恶变而来，因此，发现肝硬化基础及肝内子灶、门静脉癌栓可以提示诊断。

(二)纤维板层样肝细胞癌

纤维板层样肝细胞癌(fibro-lamellar hepatocellular carcinoma，FL-HCC)是肝细胞癌的一种罕见的特殊类型，占肝细胞癌的 1%～2%，好发于无肝硬化的年轻患者(15～35 岁)，无明显性别差异，肝功能良好，乙肝表面抗原(HBsAg)阴性，AFP 增高的患者不足 10%。

1.诊断要点

(1)症状和体征：无病毒性肝炎和肝硬化病史，以肝大或腹部肿块和上腹部不适为主。

(2)实验室检查：HBsAg 阴性，AFP、CEA、AKP 正常，异常升高者不足 10%，CA19-9

正常。

(3)超声检查:肝内低回声肿块,病灶周围可出现声晕,可探及卫星灶、肝内胆管扩张、血管移位。

(4)CT表现。①边界清楚的低密度肿块,多为单发,可有分叶。②病灶内可见条索状结构,自中心向周围辐射状排列,伴有点状钙化和坏死区,纤维间隔为相对低密度。③20%的病灶周围有子灶,无肝硬化表现。④增强扫描除具肝细胞癌的影像学特征外,可见肿瘤中心呈低密度区,中央瘢痕大多无明确强化,5%的病例可出现延迟强化,是由于其内含有血管间质成分所致。有肝内胆管扩张、血管受压或推移、肝内播散、肝门部淋巴结转移等继发表现,极少有动-门静脉短路和门静脉内瘤栓形成。

2.MRI表现

(1)MRI平扫。①病灶多为单发,边界清楚,可有分叶:T_1WI多为较均匀略低信号,T_2WI信号不均匀,可为等信号或略高信号,偶尔还可以呈低信号。②病灶内可见条索状结构,T_1WI及T_2WI上均为低信号,自中心向周围辐射状排列,伴有点状钙化和坏死区,纤维间隔为相对低信号。③20%的病灶周围有子灶。④一般无肝硬化表现。

(2)增强扫描。①动脉期肿块不均匀或弥散性强化。②肿块可表现为边缘强化,假包膜不强化。③门静脉期肿瘤实性部分强化消退快,信号低于正常肝实质信号。④假包膜信号高于肿块,与正常肝实质呈等信号。

(3)中央瘢痕:在动脉期、门静脉期及平衡期大多无明确强化;25%的病例出现延迟强化,是由少数中央瘢痕内含有血管间质成分所致。

(4)继发改变:有肝内胆管扩张、血管受压或推移、肝内播散、肝门部淋巴结转移等。

三、肝癌肝动脉化疗栓塞(TACE)前后

肝动脉化疗栓塞(transhepatic artery chemo-embolization,TACE)是根据正常肝脏与肝癌血供特点的不同,对晚期肝癌进行治疗的有效方法。TACE的治疗机制:①通过肝动脉灌注的化疗药物进入肿瘤内,形成一个高浓度首过效应,达到较好的化疗效果。只有少量化疗药物进入全身,毒副反应较小。②通过肝动脉注入栓塞物质,阻塞肝癌的大部或全部血供而不影响正常肝组织。③由于肝动脉与门静脉之间有交通支,这样不仅可以栓塞肝癌的动脉血供而且可以栓塞肝癌的门静脉血供。

(一)诊断要点

1.超声检查

能较好地显示癌组织的血供、残存及复发情况,但对大血管周围肝组织存在运动伪影。

2.CT检查

可以判断有无栓塞禁忌证,依据病灶强化程度预测和评价TACE效果。

(1)病灶内有明显粗大的动-静脉短路,提示有畸形肿瘤血管,不宜盲目栓塞,以防栓塞物经分流静脉进入心肺脑引起梗死。

(2)有门静脉、下腔静脉癌栓的患者不宜栓塞治疗。

(3)弥散性肝癌不宜做灌注栓塞治疗。

(4)增强扫描动脉期强化明显的病灶血供丰富,化疗药物和栓塞物质易进入瘤体内,

TACE 效果好；不强化或强化不明显的乏血供病灶化疗药物和栓塞物质不易进入瘤体内，TACE 效果不佳。

(5)CT 上碘油的沉积情况能较好地代表肿瘤的坏死，从而反映 TACE 的疗效，但是由于碘油沉积易产生高密度伪影，因此多在 TACE 术后 2～4 周行 CT 复查。

(二)MRI 表现

由于碘油的沉积不影响 MRI 的信号强度，因此它能较好地评价 TACE 的疗效，动态增强 MRI 可较好地显示肿瘤残存的情况。

1.MRI 平扫

(1)病灶在和 T_2WI 上信号多变。

(2)T_1WI 上高信号者为肿瘤内出血、凝固性坏死，等信号者为肿瘤、凝固性坏死或炎性细胞浸润，低信号者为肿瘤、液化性坏死及炎性细胞浸润。

(3)T_2WI 上高信号者为肿瘤、出血、液化性坏死及炎性细胞浸润，等信号者为肿瘤、炎性细胞浸润，低信号者为凝固性坏死。

2.增强扫描

动态增强扫描早期有强化者为存活肿瘤，无强化区为坏死组织，瘤周肿瘤浸润和炎性反应均可表现为延迟强化。

四、肝胆管细胞癌

肝脏原发性恶性肿瘤中胆管细胞癌(cholangiocellular carcinoma)发生率居第二位，仅次于肝细胞性肝癌，占原发性肝癌的 2.6％～35.5％，平均为 20％，我国发生率相对偏低。男女患病比例约为 1.7∶1。胆管细胞癌的发生主要和胆管疾病有关，其中主要是肝内胆管的华支睾吸虫病。在有食用生鱼习惯的东南亚部分地区，胆管细胞癌患者中华支睾吸虫的感染率很高，该寄生虫所致的慢性胆管损害是胆管上皮细胞癌变的重要原因，其他地区则例外。

起源于小叶间胆管的常称为外周型胆管细胞癌；原发于胆囊管开口以上肝总管与左、右二级肝管起始部之间，主要侵犯肝总管、肝总管分叉部和左、右肝管的称为肝门胆管癌。肿瘤的大体形态有单发型、多发型、巨块型、结节型和弥散型之分，在病理形态上和 HCC 有较明显的区别，极少合并肝硬化。由于间质结缔组织较多，癌细胞内无胆色素，因此肿瘤为灰白色，质地较 HCC 为硬，侵犯血管也少见。胆管细胞癌比 HCC 更易发生肝门区及腹腔淋巴结转移，但很少发生肺转移。

(一)诊断要点

1.症状与体征

外周型胆管细胞癌早期无症状，晚期可有上腹部不适，局部扪及肿块及体重下降等；肝门胆管细胞癌常以黄疸为首发症状。

2.超声检查

显示肝内实质性占位病变，内部回声多不均匀，与肝细胞癌相似；但可显示扩张的肝内胆管。

3.X 线检查

肝动脉造影肿瘤血管和肿瘤染色不明显，肿瘤侵犯肝内血管引起血管边缘不规则，甚至血管狭窄或阻塞。

4.CT 表现

平扫表现为边缘不清的低密度肿块，有时肿瘤内可见钙化灶；增强扫描肿瘤多表现为不均匀强化，30％的肿瘤在动脉期强化不明显，延迟期对比增强逐渐明显，这与原发性肝癌不同。肿瘤位于肝门附近时，肝内胆管明显扩张，常可见附近肝叶萎缩和门静脉分支闭塞等征象。

(二)MRI 表现

(1)MRI 平扫。①2/3 的患者发生在肝左叶，单发圆形、类圆形或不规则形，大小不一，边界不清，无包膜。②T_1WI 上常为低信号，T_2WI 上常为略高信号。③如肿瘤内含黏液成分多，特别是黏液形成时，在 T_1WI 上为明显的低信号，在 T_2WI 上为明显的高信号。④肿瘤内偶尔可见到纤维组织形成的纤维瘢痕，其在 T_1WI 和 T_2WI 上均为低信号。

(2)动态增强扫描。①动脉期肿瘤周边轻度强化呈连续或不连续环状，部分病灶可见明显强化的轮廓线，反映肿瘤血管位于周边。②门静脉期病灶强化增加或无明显强化，病灶中心间隔强化。③延迟期病灶边缘强化逐渐向中心扩展，呈现不均匀强化，动脉期强化的轮廓线信号低于肝脏信号。

(3)病灶以上胆管可有扩张和结石形成。

(4)病灶局部肝包膜回缩。

(5)肿瘤累及的肝叶萎缩，且可伴有其他肝叶代偿性增生，这可能是因为门静脉灌注减少，或慢性纤维化，或长期的胆管阻塞所致。

(6)分型。

肿块型：T_1WI 上为低信号，T_2WI 上为略高信号。

管壁浸润型：胆管壁不规则增厚、闭塞，病变处以上胆管扩张。

腔内结节型：扩张的胆管内有结节状软组织信号。

(7)鉴别诊断。

肝脏转移癌：多有消化道原发恶性肿瘤病史，右肝多见，常为多发病灶。MRI 平扫 T_1WI 上多为低信号，T_2WI 上多为高信号，中央为液化坏死区；增强扫描时周边强化出现“牛眼征”。结肠黏液腺癌肝转移可有不定形钙化，需与胆管细胞癌包埋结石相鉴别。

肝脓肿：MRI 表现为“簇征”或“靶征”，DWI 上脓腔呈明显高信号，穿刺引流出脓液可确诊，肝胆管细胞癌的特征表现有延迟强化向中心扩展。

管壁浸润型胆管细胞癌：表现为管壁增厚，需与原发性硬化性胆管炎鉴别，后者为胆管扩张与狭窄相间呈“串珠样”，须注意原发性硬化性胆管炎可合并胆管细胞癌。

五、胆管囊腺癌

胆管囊腺癌为极罕见的肿瘤，具有分泌黏液的功能在病理学上和胆管盘腺瘤相对应，胆管囊腺瘤可恶变为胆管囊腺癌。

(一)诊断要点

1.症状和体征

常见右上腹疼痛或腹胀等非特异性慢性胆囊炎症状，少数可有肩背放射痛、恶心、呕吐及黄疸。

2.实验室检查

(1)肝功能损害:总胆红素和结合胆红素升高,无特异性。

(2)肿瘤标志物:血清 CA19-9＞40U/mL;CA50 升高,CEA 升高;AFP＜20μg/L。

3.超声检查

肝内探及液性暗区,可显示病灶数量、大小、有无间隔,肝内外胆管扩张的程度,有无合并结石,但定性有困难。

4.经皮肝穿刺胆管造影(PTC)

胆管扩张,可抽出黏液或黄绿色液体,囊腔与胆管相通者有对比剂进入,多房的可部分充盈。

5.CT 表现

单房性或内部有分隔的多房性囊性病变;囊壁及分隔厚薄不均,并有小乳头状实性结节从囊壁突向囊腔,也称壁结节;增强扫描可见囊壁、壁结节及分隔有明显强化,囊内无强化;CTA 可显示粗大的供血动脉及肝静脉、门静脉受压移位。

(二)MRI 表现

(1)MRI 平扫:T_1WI 多表现为囊状低信号影,T_2WI 病灶以高信号为主,囊内分隔、壁结节及软组织呈相对低信号;单房或多房,囊壁、分隔厚薄不均,囊内壁有结节状突起,少数病例囊壁有粗大的钙化。

(2)薄层扫描有利于显示囊内壁结节和间隔不完整,囊内多房之间相通。

(3)部分表现为胆总管黏液性阻塞和肝内外胆管扩张,但无结石和肿瘤性阻塞的特异性表现。

(4)增强扫描:动脉期见囊壁、壁结节及分隔有明显强化,门静脉期、延迟期仍有持续强化;囊内无强化,与正常肝组织信号差异更大。

(5)鉴别诊断。

先天性胆管囊肿:扩张的胆管较为局限,沿胆管分布,没有间隔或间隔不完整,常合并结石,增强可见“中心静脉点征”。

胆管胆固醇结石阻塞:黏液的信号略高于水,有时很难与等信号结石区别,但结石者肝内没有囊性肿块,肝内胆管扩张呈“枯枝状”。

肝胆管囊腺瘤:与单房囊腺癌不易鉴别,囊壁厚度相对均匀,没有壁结节,胆管受压平面以上扩张,囊腔与胆管不相通,CA19-9 和 CEA 正常。

六、肝母细胞瘤

肝母细胞瘤(hepatoblastoma,HB)为小儿最常见的肝脏恶性胚胎性肿瘤,占小儿肝脏恶性肿瘤的 2/3,多见于 3 岁以下婴幼儿,尤其是 6 个月以下婴儿,性别无明显差异。以肝右叶常见,占 60%～70%。多为孤立实性肿块。根据肿瘤细胞学分为上皮型、胚胎型、间质型和混合型。

(一)诊断要点

1.肝大、右上腹无痛性包块

可有大便异常,如“白陶土样”改变;后期出现生长发育迟缓、食欲下降、发热、贫血、黄疸和腹腔积液等;可伴发偏侧肥大、性早熟、高血钙和 Bedcwith-wiedmann 综合征(突脐、巨舌、巨体综合征)等。

2.实验室检查

80%～90%的病例血清 AFP 呈阳性。由于婴儿出生大约 6 个月以后 AFP 才能达到正常水平(<25ng/mL),因此评价婴儿 AFP 时应谨慎。

3.超声检查

为本病首选检查方法。肿块呈境界清楚的不均匀回声增强区,常可见小片状无回声区。出血坏死呈低回声,钙化呈强回声。

4.腹部 X 线片

肝大,下缘圆钝、隆起,膈面升高,部分可见条片状钙化。

5.CT 表现

(1)多为单发性巨型肿块,呈圆形或不规则形,边界较为清楚,密度不均,可有低密度囊变坏死区以及弧形、细条状或结节状钙化。

(2)增强扫描肿块呈不均匀强化,强化程度不及正常肝实质,可见 1 条纹状增强分隔,坏死区不强化。

(3)动脉期包膜可明显强化。

(4)肝内血管及邻近器官可受压移位。

(二)MRI 表现

(1)MRI 平扫。①与肝细胞肝癌相似。②肿块多为单发巨大肿块,呈圆形或不规则形,边界较为清楚,信号不均,T_1WI 呈低信号,T_2WI 呈高信号。③可有囊变坏死区,50%病灶内可见钙化,呈弧形、细条状或结节状低信号。④如果病灶内有纤维间隔存在,则在 T_2WI 表现为带状低信号区。

(2)增强扫描。肿块强化不及正常肝实质,呈不均匀强化,病灶内实性部分及纤维间隔在动脉期有明显强化,门静脉期强化峰值下降;病灶内液化坏死部分不强化;钙化灶呈低信号。

(3)肝内血管及邻近器官可受压移位。

(4)鉴别诊断。

肝细胞癌:本病和肝母细胞瘤的病理差别在于细胞的成熟程度。肝细胞癌 5 岁前发病罕见,罕见钙化,增强时间信号曲线呈速升速降型。

婴儿血管内皮细胞瘤:多发生在 6 个月以下婴儿,增强扫描病灶明显强化,由周边向中心区进行性增强。

间叶性错构瘤:为境界清楚的多囊性或囊实性肿块,内见分隔,无钙化,增强时囊腔不强化。

肝转移瘤:小儿肝转移瘤以神经母细胞瘤转移最多见,钙化多见。肾母细胞瘤和淋巴瘤也可发生肝转移,结合临床病史和 MRI 表现不难鉴别。

七、肝恶性纤维组织细胞肉瘤

恶性纤维组织细胞肉瘤(malignant fibrous histiocytoma,MFH)起源于间叶组织,主要由组织细胞和恶性梭形细胞组成。可见于任何年龄,男性多于女性。可发生于全身各个器官,原发于肝脏者少见，但为高度恶性的肿瘤。

(一)诊断要点

1.症状和体征

无明显症状，当病灶较大时，可有上腹部包块或压迫症状。

2.实验室检查

AFP、CEA 等均正常。

3.超声检查

易于发现病灶，但定性困难。

4.CT 表现

多为不规则、密度不均匀的低密度肿块；病灶浸润性生长，边界不清；周围器官和膈肌受侵，钙化少见；增强扫描肿瘤实性部分逐渐强化，有延迟强化特点，无强化部分逐渐缩小，呈蟹足样或间隔样改变。

(二)MRI 表现

(1)外形多不规则，边界不清，信号不均匀，T_1WI 上多为低信号，与肌肉信号相当，T_2WI 上为相对高信号；瘤内出血为混杂信号。

(2)肿瘤实性部分逐渐强化，有延时强化特点，无强化部分逐渐缩小，呈蟹足样或间隔样改变。

(3)周围器官和膈肌受侵。

(4)鉴别诊断。

肝细胞癌："快进快出"强化特点与本病不同。

胆管细胞癌：病灶虽可延迟强化，但多有周围胆管被包埋、上方胆管扩张，多并发胆管结石，CA19-9、CEA 升高。

八、肝未分化性胚胎肉瘤

肝未分化性胚胎肉瘤(undifferentiated embryonal sarcoma)又称为恶性间叶瘤，为一种罕见的恶性肿瘤。肿瘤主要由未分化的原始间质细胞组成，恶性程度高。好发年龄为 6～10 岁，男女发病率大致相仿。

(一)诊断要点

(1)多表现为腹痛、腹部包块、发热、黄疸、体重下降。

(2)肺和骨骼是该肿瘤常见转移部位。

(3)实验室检查：AFP 阴性。

(4)CT 表现：多位于肝右叶，边界清楚，偶有假包膜。肿瘤内见大小不等的囊变区，内含坏死碎肩、血液或胶样物质；部分以囊性病变为主，或囊实参半；增强扫描实性成分呈持续性强化。

(二)MRI 表现

1.MRI 平扫

(1)肿块多位于肝脏右叶，边界清楚。

(2)T_1WI 多为低信号为主的多房样囊实性肿块，或为伴有多发小囊的实性肿块。

(3)T_2WI 以高信号为主：囊壁内缘可不光整，有结节状突起，囊内可有厚薄不等的纤维间隔影。

2.增强扫描

肿瘤实性部分或间隔有持续性强化，囊性部分不强化；有时在肿瘤边缘可见环形增强的假包膜影。

第六节 胆道炎症

一、急性胆囊炎

急性胆囊炎(acute cholecystitis)是胆囊发生的急性化学性和(或)细菌性炎症，为临床常见的急腹症，多发于50岁以下女性。95%的患者合并有胆囊结石，通常由于胆结石嵌顿，引起胆囊管阻塞，胆汁淤滞，胆囊内压力增高，压迫胆囊壁血管和淋巴管，胆囊血供障碍导致炎症发生。常见致病菌为大肠埃希菌、副大肠埃希菌和葡萄球菌。病理上分为单纯性急性胆囊炎、化脓性急性胆囊炎和坏疽性急性胆囊炎。

(一)诊断要点

1.症状

(1)胆绞痛：突发右上腹持续性绞痛，常在饱餐、进食油腻食物后或夜间发作。疼痛常放射至右肩部、肩胛部和背部。如病变发展，疼痛可转为持续性并阵发性加剧。

(2)发热：常有轻度发热，通常无畏寒。如有寒战、高热提示病情加重或有并发症，如胆囊积脓、急性胆管炎或穿孔。

(3)黄疸：10%～25%的患者可出现轻度黄疸。

(4)其他：常伴有恶心、呕吐、厌食。

2.体征

(1)右上腹不同程度，不同范围的压痛、反跳痛及肌紧张。

(2)Murphy征阳性，有的患者可扪及肿大而有触痛的胆囊。

(3)胆囊病变发展缓慢，大网膜可粘连包裹胆囊，形成边界不清、固定的压痛性包块。

(4)如病变发展快，胆囊发生坏死、穿孔，可出现弥散性腹膜炎的表现。

3.实验室检查

(1)血白细胞(WBC)升高至(12～15)$\times 10^9$/L。

(2)血清转氨酶(ALT)升高[>40U/L(37℃)]。

(3)ALP增高[连续检测法(AMP)>120U/L]。

(4)1/2的患者血清胆红素轻微增高(>17.1μmol/L)。

(5)1/3的患者血清淀粉酶升高(PNP法>90U/L)。

4.超声检查

超声检查是胆道疾病首选的检查手段。

(1)胆囊增大，胆囊壁增厚(>3mm)，甚至有“双边征”。

(2)胆囊积脓可见弥散性斑点、云雾样低回声。

(3)超声Murphy征阳性，在检查中将探头压迫胆囊区腹部，患者疼痛增加或突然屏气停止呼吸,称为超声 Murphy 征阳性。

(4)胆囊窝无回声带提示积液或胆囊穿孔。

(5)合并结石可见强回声光团伴声影。

5.X 线检查

腹部 X 线片可显示胆囊阳性结石,间接提示急性胆囊炎的可能。

6.CT 表现

(1)胆囊增大,胆囊壁弥散性增厚,增厚的胆囊壁常呈分层状强化。

(2)胆囊密度增高:胆汁密度增高可接近肝脏实质密度。

(3)多并发胆囊结石、胆囊周围积液,甚至坏疽穿孔。

(二)MRI 表现

1.胆囊壁增厚

胆囊壁弥散性增厚(壁厚>3mm)是诊断胆囊炎的重要依据,增厚的胆囊壁因水肿而出现 T_1WI 低信号,T_2WI 高信号,且边缘模糊。增强扫描增厚的胆囊壁明显强化,以黏膜首先强化为特征,且强化均匀。

2.胆囊肿大

胆囊体积明显增大(直径>5cm),其内常见低信号结石影。

3.胆囊周围积液

增厚的胆囊壁周围环绕长 T_1、长 T_2液体信号。

4.并发胆囊积脓

胆囊周围脂肪间隙消失,胆囊内形成有液平的脓肿。

二、慢性胆囊炎

慢性胆囊炎(chronic cholecystitis)多为急性胆囊炎反复发作的结果,也可没有明显的急性过程,常与胆结石并存且互为因果。本病女性多见,发病年龄在 30～50 岁,男女之比为 1∶1.5。由于炎症、结石等反复刺激,胆囊有不同程度的炎性细胞浸润,纤维组织增生,胆囊壁增厚,与周围组织粘连等慢性炎症表现,严重者可致胆囊萎缩或积水。

(一)诊断要点

1.症状

(1)常不典型,多数患者有胆绞痛史和急性胆囊炎发作史。

(2)右上腹及剑突下隐痛不适。

(3)常有厌油、餐后饱胀、嗳气等消化不良症状,多在进食油腻食物后症状加重。

2.体征

右上腹局限性压痛,Murphy 征阳性。

3.实验室检查

收集十二指肠引流液进行胆汁检查,可发现胆汁内有脓细胞、胆固醇结晶、胆红素钙沉淀、寄生虫卵等,胆汁培养可发现致病菌。

4.超声检查

(1)胆囊壁增厚,胆囊缩小,回声增强,轮廓声影模糊。

(2)腔内探及团块状、长条状低回声,提示有浓厚的胆汁潴留。

(3)合并结石时可见囊壁、结石、声影"三合征"。

(4)胆囊功能减弱或消失。

5.X 线检查

胆囊阳性结石在右上腹部 X 线片表现为环形或石榴籽样密度增高影。X 线检查主要作用在于发现是否同时存在阳性结石和少数胆囊壁钙化。

6.CT 表现

胆囊壁增厚,胆囊体积缩小或增大,胆囊壁钙化,胆囊结石等。

(二)MRI 表现

(1)胆囊体积变小,部分胆囊由于胆囊积水引起体积增大。

(2)胆囊壁均匀增厚,胆囊壁、胆囊窝 T_2WI 上信号增高,增强后胆囊壁呈轻到中度均匀强化,内壁光整。

(3)胆囊内结石 T_2WI 表现为胆囊腔内低信号影。

三、黄色肉芽肿性胆囊炎

黄色肉芽肿性胆囊炎(xanthogranulomatous cholecystitis,XGC)又称为纤维性黄色肉芽肿性胆囊炎、胆汁肉芽肿性胆囊炎,是胆囊炎中一种少见的特殊类型,以胆囊慢性炎症为基础,伴有黄色肉芽肿形成、重度增生性纤维化以及泡沫状组织细胞为特征的炎性病变。发病率仅占胆囊炎症性疾病的 0.7%~13.2%,以中老年人多见,无明显性别差异。术前容易误诊为胆囊癌。

(一)诊断要点

1.症状和体征

(1)临床上无特异性表现,患者常有慢性胆囊炎及胆囊结石史。

(2)右上腹反复发作性疼痛,Murphy 征阳性。急性发作时伴有恶心、呕吐、体重下降等。

(3)常导致胆囊与周围脏器之间形成内瘘,亦可出现 Mirizzi 综合征,也常见到胆囊壁坏死、穿孔等。

2.实验室检查

同急性胆囊炎偶有血红蛋白下降,WBC 增加不明显,血沉增快;血淀粉酶和 ALP 增高少见。

3.超声检查

胆囊壁增厚,壁厚 4~10mm 占 90%,内壁光滑或有充盈缺损,轮廓不规则,少数探及壁间低回声结节及胆囊内结石。

4.CT 表现

胆囊壁增厚,壁内有低密度结节,胆囊周围炎性浸润呈不均匀稍低密度增强扫描增厚的胆囊壁显示强化,结节多无强化,多伴有胆囊或胆管结石。

(二)MRI 表现

(1)胆囊体积增大,胆囊壁增厚,以弥散性增厚为主,胆囊底部更为突出。

(2)增厚胆囊壁内见大小不一、数目不等的圆形或椭圆形异常信号,T_1WI 呈等或低信号、

T_2WI 呈等或高信号。增厚的胆囊壁内异常信号结节是其特异性 MR 表现。

(3)绝大多数病例胆囊腔内见低信号结石。

(4)MR 动态增强扫描:胆囊壁肉芽组织动脉期仅轻度强化,门脉期及延迟期强化逐渐明显,强化过程呈现炎性特点,典型者表现为"夹心饼干征",即增厚的胆囊壁内外环状强化。

(5)增强后胆囊轮廓逐渐清晰,肝胆界面较清晰。

(6)黏膜线:由于胆囊壁内多发肉芽肿的存在,将薄层肌层连同黏膜层推向胆囊腔,MR 表现为强化的线状信号,黏膜线一般完整或部分完整。

四、急性梗阻性化脓性胆管炎

急性梗阻性化脓性胆管炎(acute obstructive suppurative cholangitis,AOSC)或急性重症胆管炎(acute cholangitis of severe type,ACST)是常见的胆管外科急症,病情凶险,常导致多器官功能障碍。主要发病年龄为 22～72 岁,平均 47 岁。在我国,引起 AOSC 的最常见原因是胆管结石、胆道蛔虫和胆管狭窄。AOSC 的基本病理改变是胆管完全性梗阻和胆管化脓性感染。

(一)诊断要点

1.症状

(1)以往多有胆道疾病发作史和胆道手术史。

(2)发病急骤,病情进展快,Charcot 三联征(上腹部胀痛或绞痛,寒战、高热,黄疸),还可出现休克、中枢神经系统受抑制表现,即 Reynolds 五联征。

2.体征

(1)不同程度的右上腹或剑突下压痛,可出现腹膜刺激征,有时可扪及肿大的胆囊。

(2)体温高于 39℃,少数低于 36℃,脉搏大于 120 次/min。

3.实验室检查

(1)白细胞计数(WBC)多高于 20×10^9/L,中性粒细胞升高,胞质内可出现中毒颗粒。

(2)血小板计数(PLT)降低,最低可为$(10\sim20)\times10^9$/L,表示预后严重。

(3)凝血酶原时间延长,肝功能有不同程度受损。

4.临床诊断标准

临床出现感染性休克或下列指标中的两项可确定 AOSC 的诊断。

(1)精神症状。

(2)脉率＞120 次/min。

(3)WBC＞10×10^9/L。

(4)体温高于 39℃或低于 36℃。

(5)胆汁为脓性,胆管内压力明显升高。

(6)细菌学培养阳性。

5.分级

按 AOSC 病情分四级。1 级为单纯性,2 级伴有感染性休克,3 级伴有胆源性肝脓肿,4 级伴有多器官功能衰竭。

6.CT 表现

肝内胆管扩张，脓性胆汁淤积，胆管壁水肿，增强扫描肝内外胆管壁强化，并发胆源性肝脓肿、胆管内积气、胆管结石。

(二)MRI 表现

对肝内外胆管扩张、结石和胆囊病变显示非常满意。

1.炎性狭窄

炎性狭窄表现为胆管壁增厚，增强后见胆管壁持续强化，MRCP 胆管呈锥形逐渐狭窄。

2.胆管结石所致 AOSC

表现为胆管内类圆形短 T_2 信号影，MRCP 显示胆管呈“杯口状”狭窄或阻塞。

3.蛔虫性狭窄

胆管内线样异常信号影，因蛔虫存活或死亡，其信号表现不同。

4.壶腹部肿瘤

MRCP 显示胆总管、胰管全程扩张，肝内胆管扩张呈“软藤征”。

五、硬化性胆管炎

硬化性胆管炎(sclerosing cholangitis)是一种淤胆性疾病。胆管弥散性炎症、广泛纤维化增厚和胆管狭窄是本病的病理特征。胆管病变可为均一性、节段性或不规则性。病变可侵犯整个胆道系统，以肝外胆管病变明显，胆囊一般不受侵犯并逐渐发展致胆汁性肝硬化、门静脉高压症、肝衰竭而死亡。

本病病因不明。与自身免疫性疾病、慢性肠源性感染、病毒感染、中毒等因素有关。合并肠道炎性疾病者常见，50%～70%的患者合并溃疡性结肠炎。另外，还可合并腹膜后纤维化，类风湿关节炎等疾病。本病约 2/3 的患者发生在 45 岁以下，男女之比为 3∶2。

(一)诊断要点

1.症状和体征

(1)起病缓慢，黄疸初期呈间歇性加重，后期呈慢性持续性梗阻，伴瘙痒及间歇性右上腹疼痛、恶心、呕吐、乏力、体重减轻等。

(2)偶有畏寒、发热等胆管炎症状。

(3)常出现肝硬化、门静脉高压症的表现。

(4)体征：右上腹压痛。

2.X 线检查

以经皮肝穿刺胆道造影(PTC)显示为好，但是 PTC 检查操作难度大。造影表现：肝内胆管分支减少；肝内、外胆管节段性狭窄和扩张，呈“串珠”样。

3.CT 表现

胆管粗细不均，狭窄与扩张并存，胆管壁增厚。

(二)MRI 表现

(1)MRCP 特征性表现为渐进性胆管周围纤维化造成的肝内外胆管多发性狭窄，狭窄段胆管之间可见胆管扩张，形成特征性的胆管“串珠样”表现，肝内胆管分支减少。

(2)常侵犯全部肝外胆管，狭窄段长短不一。

(3)胆管壁增厚,增强后胆管壁强化,但厚度不超过 5mm。

(4)合并肝硬化时,肝内可见再生结节。

第七节　胆　石　症

胆石症(cholelithiasis)包括发生在胆囊和胆管的结石,是常见病、多发病,发病率为20%～40%,以成年女性多见,男女之比为 1∶5～1∶2。

结石的成分不同,其发生部位也不同:80%的胆固醇结石位于胆囊;胆管结石以胆色素结石多见,胆管结石常与胆道感染有关;混合性结石约 60%发生在胆囊内,40%在胆管内。

胆管结石易合并急性化脓性梗阻性胆管炎和胆道出血。病史长者多并发淤胆性肝硬化和胆源性胰腺炎。

一、诊断要点

(一)症状

较大结石可长期无症状,当合并胆道梗阻和感染时可有如下症状。

1.急性胆囊炎

(1)上腹或右上腹剧烈绞痛,可放射至右肩背部,甚至可诱发心绞痛。

(2)可有不同程度的发热。

(3)常有恶心、呕吐、腹胀和食欲下降等。

(4)可出现不同程度的黄疸。

2.急性胆管炎

腹痛、寒战、发热和黄疸是胆总管结石并急性胆管炎的典型表现,称为 Charcot 三联征。

3.慢性结石性胆囊炎

多有反复发作或绞痛史,每于冬秋之交发作较频繁。

(二)体征

1.剑突下和右上腹压痛,肝区叩击痛。

2.胆囊肿大时,可扪及肿大的胆囊,有触痛,Murphy 征阳性。

3.可有不同程度和不同范围的腹膜炎体征。

(三)实验室检查

(1)胆囊炎胆石症急性发作期,血白细胞计数和中性粒细胞计数增高,血白细胞>10×10^{9}/L,中性粒细胞>0.7。

(2)胆(肝)总管或双侧肝管梗阻时,肝功能测定显示有一定的损害;血清胆红素波动性升高;血清转氨酶升高。

(3)尿中胆红素升高,尿胆原降低或消失。

(4)粪中尿胆原减少。

(四)超声检查

(1)胆囊或胆管内强回声光团伴声影,充满型胆囊结石可见囊壁、结石、声影所形成的"三合征”。

(2)泥沙样结石也呈强回声,声影不明显。

(3)肝外胆管结石常因肠道气体重叠显示不清而漏诊。

(五)X 线检查

(1)右上腹 X 线片可显示胆道内阳性结石。

(2)经皮肝穿刺胆道造影(PTC)或内镜逆行胰胆管造影(ERCP):可显示胆管结石呈充盈缺损,并显示胆道梗阻的部位和程度。

(六)CT 表现

1.胆囊结石

根据结石成分不同,可分为高密度、低密度或等密度结石,混合性结石边缘呈高密度而中心呈低密度;钙胆汁罕见,表现为胆囊内呈均匀高密度。

2.肝内胆管结石

扩张的肝管内高密度结石,常为管状和不规则状结石,典型者表现为与门静脉伴行的胆管铸型,其上方的胆管可扩张。

3.肝外胆管结石

胆总管内高密度影,梗阻以上胆管扩张:高密度或软组织密度结石位于胆管中心,其周围被低密度胆汁环绕形成“靶征”;如结石紧贴胆总管一侧管壁,而余下的管腔被胆汁充盈形成“新月征”。

二、MRI 表现

(1)由于成分不同,结石在 MRI 上信号强度变化很大,特别是在 T_1WI 上,结石可以是低信号,等信号或高信号,但大部分结石相对于胆汁为低信号,中间可伴有高信号上均呈低信号,MRCP 上表现为低信号的充盈缺损。

(2)胆囊结石:表现为胆囊内单发或多发充盈缺损,形态上有圆形、多面体形或分层状;增强扫描结石没有强化,此点可与胆囊息肉鉴别。

(3)胆道结石:肝内、外胆管内单发或多发低信号充盈缺损:常合并梗阻以上胆管扩张。肝外胆管内结石,较大时可完全阻塞胆管,阻塞端呈杯口状,结石较小不阻塞胆管时,结石位于胆管中央,周围被胆汁包绕。增强扫描结石无强化。

第八节　胆道恶性肿瘤

一、胆囊癌

胆囊癌(carcinoma of gallbladder)是胆道系统常见的恶性肿瘤,好发于 60～70 岁,女性多见,男女之比为 1∶1.98。70%～98%的胆囊癌合并有胆囊结石。与胆囊癌形成有关的 4 个最重要因素为基因异常、胆囊结石、胆胰管连接处先天异常和瓷胆囊。胆囊癌多发生在胆囊体部和底部,80%为腺癌。胆囊癌可经淋巴、静脉、腹腔内种植等途径转移和直接侵犯周围组织器官,以淋巴转移多见。

按病变侵犯范围不同,Nevin 将胆囊癌分为 5 期。Ⅰ期:黏膜内原位癌。Ⅱ期:侵犯黏膜和肌层。Ⅲ期:侵犯胆囊壁全层。Ⅳ期:侵犯胆囊壁全层并有周围淋巴结转移。Ⅴ期:侵及肝脏和(或)转移至其他脏器。

(一)诊断要点

1.临床表现

胆囊癌的临床表现因其分期而不同。

(1)非浸润期:癌肿原位,未穿透胆囊壁。临床表现无特殊,或仅有类似慢性胆囊炎和胆囊结石的症状。

(2)早期浸润:肿瘤可侵犯胆囊浆膜和胆囊床,并可发生淋巴结转移。能引起腹痛并放射至肩背部。肿瘤侵犯、阻塞胆囊颈或胆囊管后,可产生类似结石梗阻和急性胆囊炎的表现。

(3)晚期浸润:肿瘤已广泛转移,主要表现有腹痛、黄疸、恶心、呕吐、体重减轻、腹部包块、腹腔积液等。

2.实验室检查

CEA、CA-199 升高,CA-125[参考值(8.4±3.2)ku/L]可呈阳性,并随病情发展而进一步增高。

3.超声检查

(1)胆囊壁不均匀增厚。

(2)腔内有形态和位置固定、不伴声影、回声强度不一的肿块。

(3)发现侵犯肝脏和淋巴结转移等征象。

4.CT 表现

(1)直接征象:表现为胆囊壁局限性增厚、突入胆囊腔内乳头状结节影,或实质性肿块占据胆囊腔大部分。癌肿侵犯胆囊管可造成梗阻,胆囊积水增大。增强扫描病灶可见强化。

(2)转移征象:胆囊癌常伴有邻近器官和淋巴结广泛转移。

(二)MRI 表现

1.结合病理学改变及 MRI 和 MRCP 表现,将胆囊癌分为 4 期

(1)Ⅰ期:病变局限于胆囊腔内,仅胆囊壁内层受累,无远处转移征象。

MRI 表现为胆囊壁局限性或弥散性不规则增厚,胆囊内壁毛糙不光整或凹凸不平,可伴有突向腔内的菜花状或结节状肿块,T_1WI 呈低信号,T_2WI 呈等、偏高信号,MRCP 可见胆囊内充盈缺损影,但胆囊壁的浆膜面光整。

(2)Ⅱ期:病变侵及胆囊窝脂肪间隙,即胆囊壁外层受累,但无邻近脏器侵犯和远处转移征象。

MRI 表现为胆囊窝内不规则软组织肿块,与胆囊壁分界不清,胆囊壁外层即浆膜面毛糙,胆囊窝脂肪间隙模糊不清,但与胆囊窝邻近肝脏组织分界尚清晰。

(3)Ⅲ期:病变在Ⅱ期基础上侵犯肝脏实质,无其他脏器侵犯及远处转移征象。

MRI 表现为胆囊窝脂肪间隙消失,胆囊区见不规则软组织肿块,T_1WI 呈等、偏低信号,T_2WI 呈等、偏高信号,肿块占据胆囊腔大部分,胆囊基本形态不同程度消失,MRCP 表现为胆

囊不显影或胆囊显示不清。胆囊窝周围邻近肝实质内出现异常信号，T_1WI 呈偏低信号、T_2WI 呈高信号，边缘不规则，与胆囊肿块分界不清。

(4)Ⅳ期：胆囊癌侵犯邻近 2 个或 2 个以上脏器，和(或)合并淋巴结转移及远处其他脏器转移等。

MRI 和 MRCP 表现除了上述Ⅲ期的表现外，还可有直接侵犯胃窦部、十二指肠，侵犯邻近腹膜、肝、十二指肠韧带，侵犯肝内外胆管和结肠等，以及腹腔肝门淋巴结转移、胰腺及胰头周围淋巴结转移、后腹膜淋巴结转移等，MRCP 尤其能清晰地显示肝内外胆管受累所致胆道梗阻征象。

2.增强扫描

动态增强扫描时，动脉期肿瘤通常轻度强化，且不均匀，在门脉期强化明显，延迟期强化持续。

二、胆管癌

胆管癌(carcinoma of bile duct)是指发生在左、右肝管至胆总管下端的肝外胆管癌。50～70 岁的男性多见，胆管癌多发生在胆管的上 1/3 段，按发生部位分肝门部胆管癌(是指发生在左，右肝管汇合处上下 2cm 之内的胆管癌)和胆总管中下段胆管癌。主要为腺癌，大体病理分为浸润型、结节型和乳头型。其扩散方式主要为沿胆管壁向上、向下浸润扩散。淋巴转移主要至肝门淋巴结。高位胆管癌易侵犯门静脉，可形成癌栓。胆管癌可能的病因有胆管结石、原发硬化性胆管炎、先天性胆管扩张症以及胆系的寄生虫感染等。

(一)诊断要点

1.症状

(1)黄疸：为本病的早期主要表现，可见于 90%～98%的患者，黄疸呈进行性加重，少数可呈波动性，但不会降至正常。常伴有皮肤瘙痒，尿色深黄，大便白陶土样。

(2)腹痛：为右上腹或剑突下隐痛、胀痛或绞痛，向腰背部放射。

(3)其他：恶心、呕吐、食欲缺乏、消瘦与乏力等。

2.体征

(1)肝大，触痛。脾大和腹腔积液提示门静脉受到侵犯，预后不良。

(2)肿瘤位于胆囊管开口以下者可扪及肿大的胆囊。

3.实验室检查

表现为梗阻性黄疸，血清胆红素升高，转氨酶升高；部分患者大便隐血试验阳性。

4.超声检查

可显示病变的部位和范围，但不能确定病变性质。

(1)肝内胆管扩张，扩张的胆管向下突然消失。

(2)肝门部胆管癌胆囊空虚，胆总管中、下段癌多伴有胆囊积水。

5.PTC 或 ERCP

可确定肿瘤位置、范围及胆道梗阻程度。表现为胆管内位置固定的不规则充盈缺损；或管腔不规则狭窄；病变以上胆管扩张。

6.CT 表现

肝门部或胆管内软组织肿块影，增强扫描肿块强化；肿块以上肝内、外胆管不同程度扩张，且扩张胆管突然截断。

（二）MRI 表现

1.肝门部胆管癌

肝门部胆管癌又称 Klatskin 瘤，占所有胆管癌的 56%～67%。临床常用的 Bismuth 分型将其分为 4 型：Ⅰ型，肿瘤位于肝总管，未侵犯汇合部；Ⅱ型，肿瘤侵犯肝总管及左、右肝管汇合部；Ⅲ型，肿瘤侵犯肝总管、汇合部，并右肝管（Ⅲa）或左肝管（Ⅲb）；Ⅳ型，肿瘤侵犯肝总管，汇合部及左、右肝管。

（1）肝门部软组织肿块，肿瘤可呈结节型（扩张的胆管内有结节状软组织肿块）、浸润型（肿瘤沿胆管壁生长）和乳头型（少见）。T_1WI 为低信号，T_2WI 为等或略高信号。

（2）MRCP 表现为肝门部胆管突然截断或狭窄，肝内胆管呈“软藤样”扩张。

（3）动态增强扫描表现为肿块呈缓慢延迟强化，动脉期病灶轻度强化，门脉期及延迟期中度强化，且较大病灶呈向心性强化（中心区通常为不完全强化）；浸润型者表现为肝门胆管壁增厚、强化；肝内胆管明显扩张聚拢伴有肝叶的萎缩为其较特征性改变。

（4）肝门周围肝组织受侵犯，表现为与肝门部肿块类似信号特征，增强后有强化。

（5）门静脉受侵，管腔内软组织肿块，增强后表现为充盈缺损；肝门区淋巴结肿大。

2.胆总管中下段癌

（1）胆总管内结节样软组织肿块或胆管壁局限性不规则增厚，以后者多见，境界不清，T_1WI 呈低信号，T_2WI 呈稍高信号。

（2）MRCP 表现为病变部位胆管突然截断，呈鸟嘴状、鼠尾状或偏心性狭窄，梗阻部以上胆管扩张呈“软藤样”，病灶远端胆总管显影时，连同病变近端的胆管、胰管，称为“三管征”，具有特征性。

（3）增强扫描，肿块型表现为胆总管腔内软组织肿块渐进性强化，浸润型表现为胆管壁局限性增厚、强化，横断面呈环形，冠状面呈“V”字形。

（4）多伴有胆囊积液、增大。

第十七章 泌尿系统疾病的MRI诊断

第一节 泌尿系统肿瘤

一、肾错构瘤

(一)概述

肾错构瘤即肾血管平滑肌脂肪瘤,是一种常见的良性肿瘤,由不同例的血管、平滑肌和脂肪组织组成。单侧单发多见,中年发病,男多于女。少数伴有脑结节性硬化,中青年发病为主,常为两侧、多发。

(二)病理

肉眼所见:肿瘤位于实质部,皮质多见。呈圆形、卵圆形,边缘清楚,无包膜。直径3～20cm,平均9.4cm。切面呈黄色或黄白相间。肾盂、肾盏可受牵拉变形移位,但无破坏。

镜下所见:成熟的脂肪组织、厚壁血管和成熟的平滑肌细胞混合而成。三者在不同的肿瘤和肿瘤的不同部位所占比例差异很大。肿瘤内常有出血。

(三)临床表现

早期无症状。后期可有肾区包块、疼痛,偶有血尿、高血压。合并结节性硬化者,还有面部皮脂腺瘤、癫痫和智力低下。

(四)MRI表现

(1)肿瘤大小不一,呈圆形或卵圆形,边缘清楚。

(2)肿瘤的MR信号表现取决于肿瘤内的组织结构,三种组织信号混杂,其中脂肪信号和血管信号具特异性。脂肪组织在T_1加权像为高信号,T_2加权像为中等信号,其内可有分隔。血管呈散在的大小不等的流空低信号。

(3)肿瘤内出血时,其信号强度增高,T_1加权像与脂肪组织混淆,但T_2加权像出血信号较脂肪信号高。

(4)肾盂、肾盏变形移位。

(5)肿瘤可突破肾包膜深入肾周间隙。

(五)诊断要点

肿瘤的良性临床表现:三种组织的特征性信号表现。

(六)鉴别诊断

(1)肾脂肪瘤或分化较好的脂肪肉瘤。

(2)肾癌。

二、肾癌

(一)概述

肾癌即肾细胞癌，又称肾腺癌、肾透明细胞癌，起源于近端肾小管上皮细胞。其发生率占肾脏肿瘤的85%，多见于40岁以上成人，很少见于儿童，男女比例2∶1。

(二)病理

大多数病例为单侧和单发病变。肿瘤多位于肾上极或肾下极的实质内，边界较清楚，呈圆形或椭圆形，其内可发生坏死、囊变、出血和钙化。组织学分3型，透明细胞型、颗粒细胞型和未分化型，预后依次变差。血道是主要的转移途径，肿瘤经肾静脉播散到全身其他器官。经淋巴道先转移到肾门、腹主动脉和下腔静脉周围淋巴结，进而向腹膜后他处转移。肾癌也可侵犯周围器官。

(三)临床表现

肾癌早期多无明显症状。典型的临床症状为血尿、腹部肿块和腰部疼痛“三联征”。具有典型三联征的病例不足1/3，大部分病例仅具有其中一项或两项症状。部分病例伴有非泌尿系统症状，如高血压、红细胞增多症、高钙血症及性功能紊乱等，由肿瘤的内分泌活动所致。

(四)MRI表现

(1)肾实质内肿物，圆形或椭圆形。肿物较大时突出肾表面，压迫肾盂输尿管时出现肾积水表现。

(2)T_1WI呈低信号，T_2WI呈高信号，且混杂不均，皮髓质信号差异消失。肿物发生坏死、囊变及出血，呈相应的特征性信号改变。

(3)肿物周围低信号环，为肿瘤的假包膜，具有一定的特异性。假包膜在T_2WI较T_1WI清楚。其病理基础是受压迫的肾实质、血管和纤维组织。

(4)增强扫描，肾癌有不同程度的增强，但强度低于正常肾实质。囊变坏死部分无强化。

(5)可以转移至同侧肾脏内，也可突破肾包膜进入肾周脂肪，进而侵犯肾筋膜及邻近器官。淋巴结转移时可见肾门、主动脉及下腔静脉旁淋巴结增大，信号不均，甚至相互融合。肾静脉和下腔静脉瘤栓形成时，可见血管腔内异常信号缺损。

肾癌的MRI分期如下。

Ⅰ期：肿瘤局限于肾包膜内。

Ⅱ期：肿瘤突破肾包膜，但仍局限于肾筋膜囊内。

Ⅲ期：肿瘤侵犯同侧肾静脉、淋巴结及下腔静脉。

Ⅳ期：远处转移或累及除同侧肾上腺外的其他器官。

MRI在判断肿瘤是否突破肾包膜仍有困难，不易区分Ⅰ期或Ⅱ期。

(五)诊断要点

(1)血尿、腹部肿块和腰部疼痛临床“三联征”。

(2)肾实质内异常信号区：肿块周围假包膜征；增强扫描呈不规则不同程度强化；肾盂肾盏变形。

(六)鉴别诊断

(1)肾囊肿出血。

(2)肾盂癌。

(3)肾淋巴瘤。

(4)肾血管肌肉脂肪瘤。

(5)肾转移瘤。

三、肾盂癌

(一)概述

肾盂癌是起源于肾盂或肾盏黏膜上皮的恶性肿瘤,分 3 种:移行细胞癌、鳞状细胞癌和腺癌。移行细胞癌占 90%,男性多于女性,60～80 岁高发。预后与细胞分化、浸润、症状长短有关。鳞状细胞癌占 8%,可与肾移行细胞癌同时发生。腺癌极少见。

(二)病理

移行细胞癌:肾盂表面粗糙、突起,可有溃疡,向实质浸润。也可呈乳头状突起,有蒂与肾盂相连,表面多有溃疡。常发生输尿管和膀胱转移。鳞状细胞癌和腺癌以向黏膜下和肾实质浸润为主。三者均可引起肾盂、肾盏的扩张、变形和移位。

(三)临床表现

早期即可出现全程血尿,不伴有其他症状。随着肿瘤的生长,相继出现肾区疼痛和肾区包块。

(四)MRI 表现

(1)肾盂内实质性肿物,肾盂、肾盏受压呈离心性移位。

(2)肿物边缘光滑,信号强度均匀,T_1、T_2加权像可与皮质信号相等或短 T_2信号。

(3)肿瘤可向肾实质内浸润,肾皮髓质分界消失。

(4)输尿管阻塞时,肾盂扩张。

(5)晚期肾门、腔静脉周围可有肿大淋巴结。

(五)诊断要点

(1)临床多以血尿为首发症状。

(2)肿物位于肾盂内,肾盂离心性扩张移位。

(六)鉴别诊断

与突向肾盂的肾癌鉴别。

四、肾母细胞瘤

(一)概述

肾母细胞瘤又称肾胚胎瘤、Wilm's 瘤,起源于肾脏内残存的未成熟的胚胎组织,占小儿恶性肿瘤的 20%。多见于 5 岁以下儿童,成人极罕见。男女发病率无明显差异。

(二)病理

肾母细胞瘤可发生于肾脏的任何部位,大部分为单侧性。外观呈巨块形,一般有完整包膜,边界清楚,内部常有囊性变。镜下主要是胚胎性肉瘤细胞和上皮细胞以及它们的过渡形态。分化好的可见肌肉、骨骼和脂肪成分。肿瘤生长迅速,压迫肾组织,引起肾盂肾盏的变形移位。常穿破肾包膜进入肾周组织,或侵犯肾静脉和下腔静脉,易血行转移至肺、肝脏,骨和脑转移少见。

(三)临床表现

常为无症状的上腹部包块,向胁部突出,表面光滑,较固定。肿块较大时牵拉肾包膜引起腹痛和腰痛。肿块压迫肾动脉致肾缺血引起高血压,侵犯肾盂肾盏可出现血尿。

(四)MRI 表现

(1)肾实质内巨大肿块,边缘清晰,呈分叶状。

(2)肿瘤在 T_1WI 上呈中等信号,T_2WI 呈高信号。肿瘤内部坏死囊变呈液性信号,出血时呈高信号。

(3)5%～10%患者双侧肾脏发病。

(4)可有肾门、主动脉旁淋巴结转移,表现为淋巴结肿大融合及信号改变。

(5)增强扫描,肿块明显强化,但强化程度低于正常肾实质。

(五)诊断要点

(1)儿童发病,以腹部肿块为特征。

(2)MRI 显示肾实质巨大肿物,边缘清楚,呈分叶状。

(六)鉴别诊断

(1)巨大肾癌。

(2)肾上腺神经母细胞瘤。

(3)多灶性良性肾肿瘤和囊性肾母细胞瘤鉴别。

五、肾转移瘤

(一)概述

肾转移瘤并不少见,但临床症状不多,常被原发瘤所掩盖。转移瘤的来源依次是肺、结肠、黑色素瘤、颅内肿瘤、乳房、子宫和睾丸肿瘤,极少数原发灶不明确。

(二)病理

转移瘤位于肾实质内,多数病例为多个肿块,可以双侧发病。肿物往往较小,不改变肾的轮廓,但常伴有坏死。

(三)临床表现

肾转移瘤症状轻,常被原发肿瘤症状掩盖。常在体检 B 超、CT 时发现。

(四)MRI 表现

(1)单侧或双侧肾实质内孤立或多个异常信号区,边缘常不清楚。肾脏多增大,但轮廓多无改变。正常的皮髓质差异消失。

(2)转移瘤信号依组织来源不同呈各种各样表现,一般在 T_1WI 上呈等或低信号,在 T_2WI 上呈高信号。

(3)某些转移瘤,如淋巴瘤,见腹膜后淋巴结肿大融合。

(五)诊断要点

(1)原发恶性肿瘤的临床病史。

(2)肾实质内的多发异常信号区,皮髓质差异消失。

(六)鉴别诊断

(1)单发转移瘤和肾细胞癌鉴别。

(2)多发转移瘤与多囊肾鉴别。

六、膀胱癌

(一)概述

膀胱癌人群发病率3.6/10万,男女之比为3.7:1,40岁以上患者占大多数。约90%病例是移行上皮癌,其次是腺癌和鳞癌。

(二)病理

膀胱癌好发于膀胱三角区,其次是膀胱侧壁。大多数为单发,也可多发,多发者占膀胱癌16%～25%。早期病变呈单纯的乳头状,进而呈息肉状或菜花状,外生性生长,突入膀胱内。后期可向膀胱壁浸润性生长,使膀胱壁增厚或呈结节状。肿瘤表面可坏死形成溃疡。常见的转移淋巴结依次是闭孔组淋巴结、髂外中组淋巴结、髂内及髂总淋巴结。

(三)临床表现

常见无痛性间歇性肉眼血尿。肿瘤位于膀胱底部颈部时,或肿瘤浸润膀胱壁深层时可出现尿频、尿急、尿痛等膀胱刺激症状。晚期出现排尿困难、尿潴留及膀胱区疼痛等。

(四)MRI表现

(1)肿瘤小于1cm时,仅表现为膀胱壁的局部增厚,信号改变不明显。

(2)较大肿瘤表现为突入腔内肿块,可有蒂或呈斑块状、分叶状。

(3)T_1WI肿瘤信号强度介于尿液和脂肪之间;T_2WI肿瘤信号与尿液信号相似或稍低。

(4)浸润程度的判断:膀胱壁受侵表现为T_2WI低信号环中断、破坏;膀胱周围受侵表现为膀胱与周围高信号脂肪界面模糊或高信号脂肪内出现灰色信号团块。前列腺及精囊的浸润表现为与肿瘤相邻部分出现与肿瘤相似的异常信号。

(五)诊断要点

(1)临床表现为间歇性、无痛性肉眼血尿,甚至有尿频、尿急、尿痛等膀胱刺激征。

(2)膀胱壁肿块向腔内突出,向膀胱壁外浸润。

(六)鉴别诊断

(1)膀胱充盈不佳致膀胱壁增厚。

(2)慢性膀胱炎。

(3)盆腔放疗致膀胱壁增厚。

(4)膀胱乳头状瘤。

(5)前列腺增生或前列腺癌。

第二节　泌尿系统感染性病变

一、肾结核

(一)概述

肾结核是一种结核杆菌感染的慢性肾脏疾病,占泌尿系统疾病的14%～16%,占所有肺外结核病的20%。原发病灶大多是肺结核。

（二）病理

早期结核灶位于肾小球，绝大多数能自行修复。当抵抗力低下时病变向髓质发展，在皮髓质交界处形成结核结节，继而干酪坏死，溃破后与肾盂相通，形成空洞。典型结核结节中心为干酪坏死，周围为类上皮细胞及郎格罕细胞，外围为淋巴细胞和纤维组织。肾盂肾盏黏膜受结核菌侵袭增厚，继而呈溃疡、坏死和广泛的纤维化，致肾盂肾盏变形狭窄，肾盂积水、积脓。晚期病灶内钙质沉积形成钙化。肾结核可扩散至肾周围形成肾周围炎或肾周围寒性脓肿。亦可经尿液蔓延至输尿管和膀胱。

（三）临床表现

（1）消瘦、虚弱、发热、盗汗等全身症状。

（2）可以有血尿、脓尿，伴有腰部钝痛。

（3）膀胱刺激征：尿频、尿急、尿痛占 80%以上，且逐渐加重。

（四）MRI 表现

（1）早期肾脏体积稍增大，晚期可缩小，形态不规则。

（2）T_1WI 皮髓质差异消失，实质内多个大小不等低信号空洞，壁形态不规则；T_2WI 呈高信号。

（3）肾窦变形移位，甚至消失。

（4）病变穿破肾包膜进入肾周时，肾周脂肪信号消失，肾筋膜增厚。

（5）增强扫描，病变周围增强，中间无变化，呈典型的"猫爪"样特征。

（五）诊断要点

（1）临床表现为逐渐加重的尿频、尿急、尿痛、血尿、脓尿及结核全身症状。

（2）肾实质内单或多个空洞，壁不规则，肾窦变形。增强后呈"猫爪"样特征。

（六）鉴别诊断

（1）肾囊肿：肾内单个或多个空洞易和肾囊肿混淆。肾囊肿多呈圆形，信号均匀，边缘清楚，增强扫描时无强化。

（2）肾癌：单个肾结核结节早期不易和肾癌鉴别。增强扫描和尿液检查可资鉴别。

（3）慢性肾盂肾炎。

二、肾和肾周脓肿

（一）概述

肾脓肿为肾实质内局限性炎症液化坏死所致的脓液积聚。最主要原因是血行性感染，极少部分来源于尿路系统感染，如肾盂肾炎。肾周脓肿系肾包膜和肾筋膜之间脂肪、结缔组织发生化脓性感染形成脓肿。以右侧多见，大部分是由于肾脓肿穿破肾包膜所致。

（二）病理

早期为肾实质内的多个微小脓肿，伴有周围水肿。小脓肿相互融合形成大的肿块，坏死液化形成大的脓腔。慢性肾脓肿坏死区周围是富含血管的增厚的肉芽组织和纤维层。肾脓肿穿破肾包膜扩散到肾周围形成肾周脓肿。

（三）临床表现

急性起病，持续性高热、腰痛及肾区叩击痛。脓肿向上发展可致同侧胸腔积液，累及腰大肌时,同侧下肢不能伸展。慢性期患者临床症状多不明显。

(四)MRI表现

(1)急性肾脓肿早期肾脏增大,皮髓质差异消失,T_1WI上肾实质信号降低。

(2)脓肿形成时,T_1WI上病灶中央低信号,T_2WI上高信号;病灶周围在T_1WI和T_2WI上均呈低信号。脓肿内出现气体,在T_1WI、T_2WI上均为极低信号的小圆形影。

(3)肾周脓肿形成时,表现为肾周围异常信号,其信号特点与肾内脓肿相似。同侧肾筋膜可增厚,腰大肌轮廓模糊。

(4)增强扫描,病变中央无增强,而周围强化明显。

(五)诊断要点

(1)典型的临床表现:持续高热和腰疼。

(2)脓肿中央呈液化组织信号,周围呈肉芽组织和纤维组织信号。

(3)增强扫描时,脓肿中央无强化,周围强化明显。

(六)鉴别诊断

(1)肾癌早期肾脓肿未完全液化和肾癌信号类似。

(2)肾囊肿感染囊肿感染时囊壁增厚,与肾脓肿信号相似。

(3)肾结核MRI表现相近,临床表现可资鉴别。

第三节　泌尿系统结石

泌尿系统结石大多以肾结石为发源地。肾结石向下移动停留在不同部位形成不同的结石,如输尿管结石、膀胱结石和尿道结石。泌尿系统结石极少用MRI检查,大多是行其他疾病MRI检查时意外发现。

结石按其化学成分分为以下几类。

1.草酸盐结石

占90%,多数为草酸钙,硬度较大,密度极高。

2.磷酸盐结石

体积较大,硬度小,密度低。

3.尿酸和尿酸盐结石

体积小,硬度和密度较草酸盐结石低。

4.其他结石

极少见。包括胱氨酸结石、黄嘌呤结石、氨苯蝶啶结石、软结石和含胆固醇结石等。

一、肾结石

(一)概述

肾结石是指发生于肾盂肾盏内的结石。肾结石占泌尿系统结石的86%以上,多发生于青壮年男性,男女之比4∶1～10∶1,两侧发病率相等,两侧同时发病者占10%。结石大多位于肾盂和肾下盏内。

(二)病理

主要改变是结石对肾脏的直接损伤、尿路梗阻和继发感染。结石对肾盂肾盏的直接损伤导致黏膜溃疡,最后纤维瘢痕形成。肾结石引起的梗阻多是不完全性的,肾盂肾盏扩张较轻;若结石发生在肾盂、输尿管交界处,则肾盂肾盏积水较重,肾皮质受压萎缩。

(三)临床表现

肾结石的症状取决于结石的大小、形状、部位以及有无并发症等。主要有三大症状:腰部疼痛、血尿和排砂石史。疼痛为钝痛或绞痛,放射到阴部区域,发作时多伴有肉眼或镜下血尿。

(四)MRI 表现

(1)微小肾结石 MRI 不易显示。

(2)在 T_1WI 和 T_2WI 上,结石均呈低信号,T_2WI 上低信号更为明显,表现为高信号尿液中的暗区。结石成分不同,其信号也有差异。

(3)结石较大阻塞肾盏时,相应近端肾盏扩张,杯口消失。肾盂输尿管交界处结石可致肾盂积水,肾实质变薄。

(4)MRU 检查可立体显示肾盂肾盏扩张的部位、程度。

(五)诊断要点

(1)典型的血尿、腰部疼痛和排砂石史三大症状。

(2)在 T_1WI、T_2WI 上呈低信号以及相应近端肾盂肾盏的继发性扩张。

(六)鉴别诊断

和孤立的肾结核钙化块相鉴别。

二、输尿管结石

(一)概述

输尿管结石绝大部分来源于肾结石,易停留在输尿管的三个生理性狭窄处。中年发病多,男女之比 5∶1,两侧发病率无差异。

(二)病理

输尿管结石刺激管壁致局部管壁的溃疡、纤维组织增生,进而管壁增厚、管腔狭窄。结石部位以上输尿管、肾盂肾盏积水扩张,扩张程度与结石大小和发病时间有关。长期梗阻可致肾实质萎缩。

(三)临床表现

主要有突发性绞痛,向阴部和大腿内侧放射,伴有血尿。

(四)MRI 表现

(1)输尿管、肾盂积水、扩张,肾实质变薄等。

(2)常规 SE 序列扫描,扩张的输尿管下部出现低信号块,T_2WI 图像上更明显。

(3)MRU 图像扩张的输尿管高信号突然中断,下方见低信号的结石影。

(五)诊断要点

(1)典型的症状:突发绞痛和血尿。

(2)肾盂、输尿管扩张,其下部低信号结石。

(六)鉴别诊断

(1)输尿管先天狭窄。

(2)后天输尿管瘢痕。

(3)输尿管肿瘤。

三、膀胱结石

(一)概述

膀胱结石主要发生于老年男性和幼年,女性极少见。可来源于肾、输尿管结石的排泄或由膀胱异物引起。

(二)病理

膀胱结石单个多见,大小不一,小如砂石,大者可占据整个膀胱,形态多为圆形、卵圆形。结石刺激膀胱壁引起膀胱壁充血水肿或出血,甚至形成溃疡。长期的结石梗阻影响尿液的排出,刺激膀胱肌肉纤维组织肥大,引起膀胱壁增厚。长期刺激可诱发膀胱癌。

(三)临床表现

典型症状为疼痛、血尿和排尿困难。疼痛为耻骨联合上或会阴部的钝痛或锐痛,平卧可缓解。排尿困难时轻时重,有时排尿中途尿流突然中断,须改变体位才能继续排尿。黏膜溃疡出血表现为终末血尿。常伴有尿急、尿频症状。

(四)MRI 表现

(1)膀胱内圆形或类圆形异常信号区,T_1WI 和 T_2WI 均为低信号,在 T_2WI 上表现为和高信号尿液形成强烈对比的充盈缺损,边缘锐利清晰。

(2)MRU 三维图像显示结石的全貌,及其引起的上尿路的积水扩张。

(3)膀胱壁可有增厚。

(五)诊断要点

(1)膀胱结石一般不做 MRI 检查,依靠超声、CT 即可确诊。

(2)典型的临床表现:疼痛、血尿和排尿困难。

(3)结石在 T_1WI 和 T_2WI 均为圆形、卵圆形低信号。

第四节　肾囊肿性病变

肾囊肿性疾病是指肾实质出现单个或多个囊肿的一大组疾病。以单纯性肾囊肿最常见,其次是多囊肾。肾囊肿的形成可以是遗传性、先天性发育异常或后天获得性,其发生机制仍不十分清楚。

一、单纯肾囊肿

(一)概述

单纯性肾囊肿过去又称孤立性肾囊肿,是骨囊肿性疾病中最常见的一种。绝大部分见于成人,50 岁以上人群中 50%发现这种囊肿,且随年龄增大比例递增,所以认为本病是后天获得性疾病。男女发病无差异。发病机制过去认为是肾缺血所致,后来认为是肾小管憩室演变而来。

(二)病理

多是单侧性病变,亦可双侧发病。囊肿数目一个至数个,大小不等,呈圆形单房。位于皮质的囊肿常突出肾表面。囊肿壁薄而透明,由一薄层纤维覆以一层扁平上皮组织组成。囊腔与肾盂肾盏不通,腔内含淡黄色液体。感染时囊壁增厚而不透明,继而可纤维化、钙化。囊肿较大时,可压迫肾盂肾盏,使之变形。

(三)临床表现

大部分患者无症状和体征,在腹部影像学检查中偶尔发现。囊肿较大时在腹部可触及包块。囊肿壁破裂时可出现腰痛、血尿。大囊肿压迫邻近血管引起肾组织缺血可致高血压。

(四)MRI 表现

(1)病变单个或多个,呈圆形,边缘光滑锐利,较大囊肿可突出肾外。

(2)囊肿内信号均匀,T_1WI 呈低信号,T_2WI 呈高信号,类似于水。

(3)囊肿感染时,T_2WI 囊肿边缘呈低信号环,为增厚的囊肿壁。T_1WI 囊肿信号常增高。

(4)囊肿内出血时,其信号因出血时间长短而不同,符合出血的信号变化规律。

(5)囊肿钙化后信号不均匀,其壁和囊肿内在 T_1WI、T_2WI 可呈不等的低信号。

(6)增强扫描,囊肿内信号无改变。

(五)诊断要点

主要依靠典型 MRI 表现:囊肿呈圆形,边缘锐利光滑,囊内信号均匀,呈长 T_1长 T_2信号。临床症状对诊断帮助不大。

(六)鉴别诊断

(1)多发囊肿与多囊肾鉴别。

(2)与合并肾囊肿的遗传性疾病,如结节硬化等鉴别。

(3)恶性肾囊肿。

(4)囊性肾癌。

二、多囊肾

(一)概述

多囊肾为遗传性疾病,按遗传特性分为 2 型:常染色体显性遗传性多囊肾和常染色体隐性遗传性多囊肾。前者最常见,大多成年发病,但婴幼儿也可出现症状,发病率 1%～2%,是后者的 10 倍。男女发病率相等。后者发生在新生儿至婴儿,病情重,发展快,最后以尿毒症死亡。本文主要论述前者。

(二)病理

囊肿自幼即有,并随年龄增大而不断增大。病理表现为双侧肾脏不对称性肿大,皮髓质内散在大量的大小不等球形、圆柱形及梭形囊肿,直径数毫米至数厘米。肾盂肾盏严重变形扩张。囊与囊之间为多少不等的肾组织。镜下见肾小体钙化,肾小管萎缩及间质纤维化。1/3 患者伴有肝囊肿,亦可伴有脾囊肿、胰腺囊肿和脑动脉瘤,甚至恶性肿瘤。

(三)临床表现

新生儿及婴儿发病者,有呼吸困难、血尿、高血压和肾衰竭,多数短期内死亡。成人发病者,常见腰部、腹部疼痛,腹部包块,早期就出现镜下血尿,囊肿破裂时出现肉眼血尿。半数以上患者有中度高血压,晚期出现尿毒症。

(四)MRI 表现

(1)双侧肾脏内大量大小不等的囊性病变,肾实质呈蜂窝状改变,肾外形呈分叶状。

(2)T_1WI 病变呈均匀或混杂低信号,出血时呈高信号;T_2WI 呈均匀或混杂高信号。

(3)肾盂肾盏受牵拉、挤压而变形。

(4)增强扫描囊肿壁更清楚,囊内无强化。

(五)诊断要点

(1)婴幼儿发病有典型表现:血尿、高血压和肾衰竭。成人发病表现有腹部包块、血尿及高血压。

(2)MRI 示双肾大量大小不等的囊性信号,肾脏呈蜂窝状。

(六)鉴别诊断

(1)多发性单纯肾囊肿。

(2)其他遗传性疾病合并多个肾囊肿。

(3)常染色体隐性遗传性多囊肾。

(4)获得性肾囊肿病,如长期透析者出现的多发肾囊肿等。

第四篇　超声技术诊断

第十八章　超声成像技术

第一节　超声波检查的方法

一、A 型法

较常用。主要从示波屏上的波幅、波数、波的先后次序等来判断有无病变。应用于诊断脑血肿，脑瘤，囊肿，胸、腹腔积液，肝脾肿大和肾盂积水等。

二、B 型法

图形直观而清晰，容易发现较小病变，可看到人体内脏各种切面图形。对肝、脾、胆囊、胰腺、肾及膀胱的多种病变能及时获得早期诊断。

三、M 型法

常同时加入心电图、心电图显示记录。可用于诊断各类心脏病，如风湿性瓣膜病、心包积液、心肌病、心房内黏液瘤、心功能测定及各类先天性心脏病的手术前诊断和手术后随访。

四、扇型法

由于可得到心脏各种切面的图像，并可观察到心脏收缩和舒张时的真实表现，故较 M 型法的观察更为细致和确切。诊断疾病的范围也更扩大了，除心脏外，尚可检查肝、胆、胰、颅脑等疾病。

五、多普勒超声法

这是测定血管腔或心腔内血流的新方法，可从体外测出血流的速度和方向。用于诊断多种四肢动、静脉疾病和部分先天性心脏病，如大血管转位、动脉导管未闭等。产科医生还用来诊断、确定胎动和胎心。

超声波检查也被用于与其他检查方法的联合应用中，在超声波检查的监视下，为进行组织学检查进行超声波下活检，以及与内镜检查联合进行的超声波内镜检查，在许多方面得以应用。

第二节　普通超声检查

常规超声检查应包括二维超声检查、频谱型多普勒超声检查和彩色多普勒血流显像检查。

一、二维超声检查

二维超声检查能清晰地、直观地实时显示各脏器的形态结构、空间位置、连续关系等，为超声检查的基础。

二、频谱型多普勒超声检查

包括脉冲波多普勒超声和连续波多普勒超声两种检查技术。前者能显示声束上某一深度的血流速度、方向及性质，有定位好、可鉴别正常血流和异常血流分界等优点。但所测定的血流速度即多普勒频移大小受脉冲重复频率的制约。当频移值超过脉冲重复频率(PRF)的一半(称为 Nyquist 频率极限)时，高速血流的峰尖部分不能正常显示，而呈现于基线的对侧，有时甚至多次反折，影响血流方向的辨识与速度的测量，这种现象称频谱倒错或混叠。连续波多普勒血流检查能对心血管内声束一条线上的血流方向、速度及性质进行细致的定量分析。其优点是对高速血流敏感，尤其对高速血液的定量具有独特意义。该技术的不足之处仍是不能分辨距离，无法了解异常血流的产生准确部位。

三、彩色多普勒血流显像

彩色多普勒血流显像可反映心血管内某一断面图上宏观血流分布状态，并以不同颜色反映出血流的方向、速度、范围、性质。优点是直观、节省时间、诊断及时准确。缺点是设备价格昂贵。另外在测量流速和压差时需转换成脉冲式或连续式多普勒。

彩色多普勒的显示特点：

(1)以红色代表朝向探头的血流，为正向；以蓝色代表背离探头的血流，为负向。带有倾斜角的血流要看主线轴，若倾斜朝向探头方向显示红色，倾斜背离探头则显示为蓝色。

(2)流速以明暗不同的亮度来表示，流速越快，越鲜亮，反之则色彩暗淡。

(3)当紊乱血流出现时则呈现多色镶嵌血流。正向紊乱血流时以红黄绿色为主色，负向紊乱血流时以蓝绿色为主色。紊乱血流越重颜色越鲜艳，反之则较暗淡。从而可以根据血流的颜色、亮度来判断紊乱血流的血流方向和程度。

在进行超声显像检查时，为了取得清晰的图像，从而达到满意的诊断效果，必须做好检查前准备工作。一般腹部的检查应在空腹时进行，经腹妇产科和盆腔部位的检查应适度充盈膀胱，以避免气体干扰。超声探测时常规采取仰卧位，也可根据需要取侧卧位或俯卧位、半坐卧位或站立位。露出皮肤，涂布耦合剂，探头紧贴皮肤进行扫查。

第三节　超声检查新技术

一、组织多普勒成像

心脏大血管腔内的红细胞运动速度较快，由于其产生的多普勒频移较高且振幅较低，而心壁、瓣膜和大血管壁的运动速度相对较慢，因此其产生的多普勒频移较低而振幅较高。传统的多普勒显像技术能通过高通滤过器，把室壁等结构运动产生的低频移高振幅多普勒频移信号滤除，仅显示心腔内红细胞运动产生的高频移低振幅多普勒频移信号。因此传统的多普勒用于观察心腔内大血管内的血流情况，称为多普勒血流成像。组织多普勒成像则恰好相反，此种技术采用低通滤过器，把来自心腔内红细胞运动的高频移低振幅多普勒频移信号去除，仅提取来自运动心壁的低频高振幅多普勒频移信号，把其输送到相关系统和速度计算单元进行彩色编码，通过数模转换器以二维和 M 型显示。此种方法主要用于定量观察和分析心肌局部运动情况。

二、彩色多普勒能量图

此技术是根据血管腔内红细胞等运动散射体的多普勒频移信号的强度或能量为成像参数进行二维彩色成像的一种检查方法。与普通彩色多普勒血流显像不同，彩色多普勒能量图的色彩亮度不代表速度，而代表多普勒频移信号的能量大小，与产生多普勒频移信号的红细胞数有关。此技术可单独使用，也常和声学造影技术合用，主要用于观察脏器的血流灌注情况。

三、腔内超声检查

包括经食管超声心动图、心腔内超声、血管内超声、经胃十二指肠超声、经直肠超声和经阴道超声。前三者主要用于诊断心血管疾病。经胃十二指肠超声和经直肠超声分别用于胃、十二指肠和直肠及周围毗邻脏器疾病的观察和诊断。经阴道超声主要用于诊断妇产科疾病。

第十九章　循环系统疾病的超声诊断

第一节　心脏瓣膜病

超声心动图是心脏瓣膜病最重要、最常用的影像学评价方法，在评价心脏杂音、四组瓣膜的狭窄与反流、瓣膜修复或置换后的功能、感染性心内膜炎等方面均非常有意义。通过发现瓣膜的结构异常（如纤维化、钙化、粘连、血栓或赘生物附着）与运动异常（如瓣叶固定不动、连枷样运动、瓣叶脱垂、修复瓣膜的撕裂），并结合多普勒检测的血流动力学参数，超声心动图可以为瓣膜病诊断的确立与病因等提供极其重要的信息，同时可对心脏的大小与功能进行观察、对心室的代偿情况进行评价。只要条件允许，临床上所有瓣膜病诊断的建立及病情评估都需参考超声心动图检查结果。临床观察发现，即使不造成明显血流动力学变化的瓣膜病变也有明确临床意义，如主动脉瓣硬化与钙化、二尖瓣环钙化与脂代谢异常、心肌灌注异常，甚至生存率降低相关；大规模人群观察显示动脉硬化危险因素与主动脉瓣钙化独立相关。因此超声心动图除了在传统瓣膜病评估中的重要作用外，还可能通过评价瓣膜结构变化而成为评价代谢综合征、动脉粥样硬化进展的重要替代方法。心脏四组瓣膜的基本功能是保证心动周期中血液在心腔内及心脏与大血管间通畅地正向流动。瓣膜病变在血流动力学效应上无一例外地表现为反流、狭窄，或二者兼具。

一、瓣膜反流

瓣膜反流或称关闭不全，可由多种病因造成，包括感染、退行性变、钙化、纤维化、瓣膜支撑结构变化、瓣环扩张等。病变导致瓣叶对合不良，或脱垂、连枷、运动受限、穿孔，造成瓣叶在本应闭合的心动周期时相（二尖瓣、三尖瓣于收缩期，主动脉瓣、肺动脉瓣于舒张期）出现反流。微量至少量的瓣膜反流在正常人群中常见，且随年龄增长而更多发。多普勒技术因敏感性极佳而可发现这些听诊不易发现的生理性反流。Klein 等应用彩色多普勒血流显像对一组正常志愿者的观察发现，少量反流在二尖瓣、主动脉瓣、三尖瓣、肺动脉瓣的发生率分别约为 48%、11%、65%、31%，无性别差异，但主动脉瓣反流通常不发生于 50 岁以下的正常人。生理性反流者瓣膜结构、心腔大小正常。

（一）二维与 M 型超声

二维与 M 型超声用于评价瓣膜结构，以及因反流所致容量负荷增加而造成的受累心腔扩大、肥厚、功能障碍等情况。

瓣叶增厚、粘连、钙化、运动受限、脱垂、连枷运动、赘生物形成等造成反流的病理改变易于在二维超声检查中发现。心腔扩大情况由反流持续时间、反流严重程度等因素决定，如慢性明显反流（中度以上）可造成受累心腔扩大、肥厚；而急性反流即使为重度反流，受累心腔常常并无明显扩大。

(二)多普勒超声心动图

多普勒超声用于发现瓣膜反流、测量血流动力学参数、评价反流程度。

1.彩色多普勒血流显像(CDFI)

CDFI可直观地显示反流信号,表现为与瓣口正向血流方向相反、时相不同的异常血流束。传统上通过反流束的最大面积半定量评估反流程度,但需考虑到反流持续时间亦影响反流量大小,有时反流并非全收缩期(二尖瓣、三尖瓣)反流或全舒张期(主动脉瓣、肺动脉瓣)反流,如二尖瓣脱垂时反流可只发生于收缩中晚期,在反流束最大面积相同的情况下,反流量很可能少于全收缩期反流。CDFI显示的反流束面积大小虽与反流程度密切相关,但准确评估反流程度应对反流信号的3个组成部分进行综合观察与分析。

(1)反流束:在接受反流的心腔内观察到反流束是瓣膜反流的直接征象。通常反流束面积越大反流程度越重,故可通过反流束面积大小半定量评估反流程度。但反流束面积受探头频率、仪器设置(尤其是脉冲重复频率与彩色增益)、瓣膜病变情况、生理状态等因素影响明显,因而单独依赖反流面积评价反流程度可能造成明显误差。反流束面积与脉冲重复频率成反比,常规检查应将尼奎斯特极限设置为50～60cm/s,彩色增益调节为心腔内不出现噪声斑点的最大增益。反流束所显示的彩色信号并非完全为反流血液的信号,因反流血液以高速进入接受心腔后,将推动心腔内原有血流沿反流方向四散运动,即彩色反流束面积包含反流血液与外周被其推动的心腔内血液两部分所产生的多普勒信号。故在反流量相同的情况下,偏心型反流的反流束面积会比中央型者明显小,因偏心反流撞击接受心腔的心壁而消耗能量、对心腔内血液的推动减小。偏心型反流常提示反流束对侧瓣叶存在结构异常,如脱垂、连枷、穿孔等。此外,反流束面积还受流率与压力等生理因素影响,瓣口压差增大、反流增加,因此了解患者检查当时的血压情况有助于全面评价左心瓣膜反流量。

(2)反流颈:反流颈是反流血流行程中最窄的部分,位于反流通过的瓣口处,或紧邻其下游。由于边界效应影响,反流颈略小于解剖反流口。反流颈的面积等于有效反流口面积(EROA)。反流颈的大小不受流率、压力影响,受技术条件(如脉冲重复频率)影响很小,因而可更准确地反映反流程度。但反流颈大小有可能在心动周期中有动态变化。因反流颈直径通常较小(很少超过1cm),所以很小的测量误差即可对反流程度判断的准确性造成显著影响,故对测量精确度的要求较高。检查时应使用尽可能小的彩色取样框(增加时间分辨力),放大图像(使用zoom功能),在能够探及最大反流颈的切面(可为非标准切面)测量反流颈直径。

(3)近端血流汇聚(或近端等速面,PISA):在反流发源的心腔内,当反流血流向反流口汇聚时,速度逐渐增高,形成以反流口为中心、由远及近、半径逐渐减小的半圆形等速面。在反流量较大的情况下,CDFI可以观察到由于尼奎斯特极限所致的多层红蓝相间的半圆形等速面,靠近反流口的第一次色彩反转处的血流速度即为尼奎斯特极限速度 v_a,测量反流口到该处的距离即为该等速面的半径 r。假设等速面在空间上为半球形,则其面积 $=2\pi r^2$;通过该等速面的反流流率(mL/s)为 $2\pi r^2 \cdot v_a$,且与反流口的流率相等;使用连续多普勒(CW)测量反流最大流速 V_{reg},即可算得最大有效反流口面积(EROA):EROA $=(2\pi r^2)/V_{reg}$。PISA法测量EROA在偏心反流中不及中央型反流准确。此外如反流口不规则,等速面的基底不是平面(不等于180°),则需乘以其角度加以校正。实际测量中还须恰当调节尼奎斯特极限(降低尼奎斯特极限或将基线调向反流方向)。但并非所有反流信号均能分辨满意的等速面与反流口,PISA 法的普及应用还有待更多经验积累与技术改进。

2.脉冲多普勒(PW)与连续多普勒(CW)

使用 PW 获取瓣环处的速度频谱,包络勾画频谱、测量一个心动周期的瓣环处血流速度-时间积分(VTI);再使用二维超声测量瓣环的直径 d,即可计算每搏输出量(SV):SV=半环面积×VTI=$(\pi d^2/4)$×VTI。使用该公式的前提是假设瓣环为圆形,三尖瓣环因形态不规则而不适用于该公式。在没有反流与分流、心律规则的正常人中,使用该方法在二尖瓣环处、主动脉瓣环处、肺动脉瓣环处测量的 SV 应均相等。而存在反流的瓣膜其 SV 将大于无反流瓣膜的 SV。据此可计算反流容积、反流分数及 EROA:

反流容积$=SV_{反流瓣膜}-SV_{非反流瓣膜}$

反流分数$=(SV_{反流瓣膜}-V_{非反流瓣膜})/SV_{反流瓣膜}$

EROA=反流容积/VTI 反流

其中 $VTI_{反流}$ 为由 CW 频谱测量的反流 VTI。

(三)反流程度定量

轻度反流通常为良性临床病程,而重度反流将造成心腔重构、病死率增高。准确评价反流程度对临床治疗决策的选择与预后评估非常重要。然而虽有上述诸多参数可供参考,定量评价反流程度仍非易事。因受图像质量、测量者经验、参数本身在理论上的不足等因素影响,各种参数测量虽可为定量反流程度提供重要参考依据,但对其准确性与局限性仍应有充分认识。检查当时的临床情况(如血压、用药情况)也会对反流定量产生影响。工作中可综合多普勒参数、心腔大小、患者临床情况等,对反流量进行轻度、轻-中度、中度、中-重度、重度等分级。

(四)各瓣膜反流特点

1.二尖瓣反流

二尖瓣装置包括瓣叶、瓣环、腱索、乳头肌、乳头肌所附着的室壁。装置的任何部位病变或功能失调都可导致二尖瓣反流的发生。常见病因包括风湿性心脏病、脱垂、连枷、腱索断裂、乳头肌功能失调或断裂、瓣环钙化、瓣叶裂、感染性心内膜炎、穿孔等。

功能性二尖瓣反流者二尖瓣叶结构并无异常,反流由左室重构造成。多见于缺血性心脏病、扩张型心肌病等,常为中央型反流。左室重构导致室腔扩大、瓣环扩张,乳头肌空间移位而与瓣叶间距离增大、腱索紧张而牵拉瓣叶致其闭合不良,此外缺血导致的节段性室壁运动不良与乳头肌功能障碍也是功能性二尖瓣反流的常见原因。二尖瓣脱垂常为瓣叶黏液样变性的结果。诊断标准通常为二尖瓣叶于收缩期脱入左房侧,超过瓣环连线水平 2mm。因二尖瓣环的立体形态类似马鞍形,所以应在胸骨旁左室长轴切面(该切面瓣环空间位置更靠近左房侧)测量脱垂瓣叶超过瓣环的距离;如在心尖四腔心切面(该切面瓣环空间位置更靠近左室侧)测量将明显增加诊断的假阳性。

2.主动脉瓣反流

主动脉瓣反流的病因包括退行性钙化、风湿性心脏病、先天性瓣叶畸形(如二叶瓣)、主动脉根部扩张、Marfan 综合征、感染性心内膜炎、主动脉夹层、人工瓣功能失常等。TEE 对于明确经胸检查不能明确的瓣膜病变有帮助。长期大量的主动脉瓣反流将造成左室扩大。偏心型主动脉瓣反流如冲击二尖瓣前叶可造成二尖瓣前叶舒张期震颤。M 型超声可很好地观察二尖瓣前叶的震颤、二尖瓣提前关闭、舒张期主动脉瓣开放等现象，后二者常为急性重度主动脉瓣反流、左室舒张压升高的标志。

3.三尖瓣反流

轻度三尖瓣反流见于 2/3 以上的正常人，并无血流动力学意义，但可用以估测肺动脉收缩压。方法为使用 CW 测量三尖瓣反流最大速度时的压差(右房－右室收缩期最大压差，因收缩期肺动脉瓣开放、右室与肺动脉相通，故可认为右室压＝肺动脉压，所以三尖瓣反流压差＝肺动脉－右房压差)，估计右房压(最简单的方法为经验估计：房大小正常的情况下，右房压为 5mmHg，右房增大时为 10mmHg，右房显著增大并重度三尖瓣反流时为 15mmHg)，肺动脉收缩压＝三尖瓣反流压差＋右房压。右室流出途径收缩期存在压差时(如流出道狭窄、肺动脉瓣狭窄)此法不适用于肺动脉收缩压估测。病理性三尖瓣反流的原因包括风湿性心脏病、脱垂、类癌瘤综合征、Ebstein 畸形、瓣环扩张、右室梗死、感染性心内膜炎(右心瓣膜受累多见于静脉不洁注射者)、三尖瓣破损等。功能性三尖瓣反流多由肺动脉高压造成，肺动脉压恢复后反流可减少或消失。右心起搏导线通常只造成轻度或轻至中度三尖瓣反流，但偶尔亦可造成大量反流。

4.肺动脉瓣反流

不同的研究报道少量肺动脉瓣反流见于 40%～78%的受检者，无瓣叶结构异常与器质性心脏病证据。病理性肺动脉瓣反流少见。成人功能性三尖瓣反流多继发于肺动脉高压，常伴肺动脉扩张、右室右房扩大，多数情况下反流程度并不严重。重度肺动脉瓣反流多见于瓣叶解剖异常及瓣叶切除术后。

二、瓣膜狭窄

(一)二尖瓣狭窄

正常二尖瓣开口面积可达 4～6cm^2，面积轻度减小时虽有解剖狭窄，但并不造成血流动力学障碍；通常面积小于 2.0cm^2时引发血流动力学异常。风湿性心脏病是二尖瓣狭窄最常见的病因。其他少见原因包括退行性钙化、二尖瓣手术后、药物毒性(抗偏头痛药物咖啡角、减肥药芬－芬等)、嗜伊红细胞增多症、赘生物等。

风湿性二尖瓣反流的超声心动图表现：①二尖瓣叶、瓣下结构(腱索)增厚、钙化，瓣叶联合处粘连。②长轴图像中二尖瓣前叶开放时呈“鱼钩”样(或“曲棍球杆”样)、后叶运动障碍，短轴图像中二尖瓣开口呈“鱼口”样。③二尖瓣口舒张期多普勒频谱 E 峰降支平缓。④左房扩大，可见自发显影，甚至附壁血栓形成。对于拟行经皮二尖瓣球囊成形术的患者，应通过评价瓣叶厚度、钙化、活动度、瓣下结构等情况进行超声积分，≤8 分者更可能从球囊扩张术中获益。

二尖瓣口面积的测量方法包括：①二维法。在胸骨旁获取二尖瓣尖(开口最小)水平短轴切面，使图像停帧于舒张期瓣叶开口最大时，在二维图中手动勾画瓣口面积。该法测得的面积最接近解剖面积，但有时难以获得满意切面，在瓣叶钙化明显、瓣口形状不规则时也难于准确测量。②压力减半时间(PHT)法。使用 CW 在心尖长轴切面中获得瓣口最大流速频谱，沿 E 峰降支(E 峰下降斜率方向)测量 PHT，通过经验公式算得面积：二尖瓣口面积＝220/PHT。合并重度主动脉瓣反流或左室充盈压增高者不适用此法。③连续方程法。因各瓣口每搏量相等，通过测量主动脉瓣环水平每搏量即可算得二尖瓣口面积：二尖瓣口面积＝主动脉瓣环直径×2×0.785×(VTI主动脉瓣环/VTI二尖瓣)。合并明显主动脉瓣或二尖瓣反流者不适用此法。④PISA法：二尖瓣口面积＝(2π×等速面半径^2×尼奎斯特速度/二尖瓣口峰值流速)×(等速面基底角度/180°)。

(二)主动脉瓣狭窄

正常主动脉瓣为纤薄的三叶结构，开放面积3～4cm^2，瓣叶间距约2cm，且在收缩期持续不变。低心排或左室流出道梗阻患者可出现主动脉瓣早期关闭。主动脉瓣狭窄常见病因包括退行性瓣叶钙化、风湿性心脏病、先天性瓣叶畸形。退行性变者可见瓣叶增厚、僵硬、回声增强、开放受限。风湿性心脏病者常二尖瓣亦有累积，瓣叶粘连明显。中青年患者孤立的主动脉瓣狭窄者常常为二叶主动脉瓣畸形，经胸检查多可明确瓣叶数目，图像不良者可行TEE检查。瓣膜狭窄几乎均为慢性病程。狭窄进展导致左室肥厚(室壁增厚、质量增大)、舒张功能减低，并可继发肺动脉高压。中等到重度的主动脉瓣狭窄者仍可无明显临床症状。超声心动图随访评价瓣口速度、压差、面积的进展情况及左室肥厚与收缩功能变化情况，对于瓣膜置换手术时机的选择非常重要。当重度狭窄者出现左室收缩功能减低、每搏量减小时，瓣口速度可减低。主动脉瓣狭窄定量见。

(三)三尖瓣狭窄

三尖瓣狭窄最常见的病因为风湿性心脏病。其他少见原因包括类癌瘤综合征、肿瘤、赘生物、导管术或起搏器植入术中损伤瓣叶、瓦氏窦瘤外压、人工瓣狭窄等。正常三尖瓣口舒张期血流速度＜0.5～1.0m/s，平均压差＜2mmHg。平均压差＞7mmHg、PHT＞190ms提示重度三尖瓣狭窄。

(四)肺动脉瓣狭窄

肺动脉瓣狭窄常为孤立的先天性畸形，或复杂先天畸形(如法洛四联征)的一部分。少见病因包括类癌瘤综合征、赘生物、心内或心外团块(肿瘤、血栓)阻塞。使用CW测量瓣口流速与压差可反映狭窄程度。

三、人工瓣结构与功能的评价

人工瓣置换可使严重瓣膜病的预后得以改善，但人工瓣尚不能达到与正常自体瓣相同的完美功能，故瓣膜置换术后需对人工瓣功能情况进行定期随诊评估、评价可能出现的人工瓣功能异常。需强调，置换术后人工瓣的基线功能评估非常重要，它可作为日后随诊评估瓣膜功能变化的参考依据。人工瓣种类繁多，基本类型包括机械瓣与生物瓣两大类。人工瓣与自体瓣膜的形态结构、血流动力学效应不同，且不同类型与型号的人工瓣之间血流动力学参数也相异，故检查者应在对患者人工瓣类型及换瓣手术基本方法有一定了解的基础上进行评估。

导致人工瓣结构与功能失常的情况包括撕脱、瓣周漏、赘生物形成、血栓、退行性变、人工瓣-患者不匹配等。二维超声检查可发现严重的结构与运动异常，人工瓣功能的评价更多地有赖于多普勒参数测量。对于经胸检查不能明确的病变，需行TEE检查。人工瓣置换术后的患者常规超声心动图检查应提供的信息包括：心室大小与功能、人工瓣形态结构、血流动力学参数(瓣口峰值流速、最大压差、平均压差、PHT或减速时间、有效瓣口面积、肺动脉收缩压、舒张充盈类型、反流分数等)。

（一）人工瓣反流

少量反流在所有类型人工瓣中均属正常，为人工瓣设计特点。表现为起自瓣环支架内的细束反流，反流束方向与数目依人工瓣类型不同而不同。二尖瓣位人工瓣正常反流束面积通常＜$2cm^2$，长度＜2.5cm；主动脉瓣位人工瓣正常反流束面积＜$1cm^2$、长度＜1.5cm。

病理性人工瓣反流常伴有瓣叶结构异常、反流束起源异常、反流量增加。评价自体瓣膜反流的方法与参数仍适用于人工瓣反流的评价。以下征象提示严重人工瓣反流。主动脉瓣位人工瓣：反流束PHT≥250ms，二尖瓣充盈类型为限制型充盈障碍，降主动脉可见全舒张期逆流，反流分数≥55%。二尖瓣位人工瓣：二尖瓣口舒张期峰值速度增高（≥2.5m/s）而PHT正常（≤150ms），二尖瓣反流CW频谱亮度高，反流分数≥55%，EROA≥$0.35cm^2$，收缩期肺静脉逆流。

瓣周漏表现为起自瓣环支架以外的异常血流束，需与人工瓣反流鉴别。

（二）人工瓣梗阻

人工瓣开口面积小于自体瓣，所以瓣口流速总是高于相应自体瓣瓣口速度。人工瓣口的正常流速又因瓣的种类、型号、部位、心排出量等的不同而相异。评价自体瓣膜狭窄的方法与参数适用于人工瓣梗阻的评价。连续方程可用于计算人工瓣口有效面积；但PHT法会对人工二尖瓣瓣口面积造成高估。梗阻发生时，人工瓣叶活动常受限，但经胸检查不易清晰辨别。二尖瓣位机械瓣梗阻最常见的原因为血栓形成，表现为瓣口流速增高且PHT延长；主动脉瓣位机械瓣梗阻的常见原因为血管翳形成，表现为瓣口流速增高、而左室流出道速度不变，后者与前者比值常≤0.2。

（三）人工瓣-患者不匹配

部分患者人工主动脉瓣有效瓣口面积与体表面积相比过小，而可造成跨瓣压明显增加及相应症状。轻度不匹配定义为有效瓣口面积指数（有效瓣口面积/体表面积）＞$0.85cm^2/m^2$，中度为≤$0.85cm^2/m^2$而＞$0.6cm^2/m^2$，重度≤$0.6cm^2/m^2$。为避免不匹配发生，主动脉瓣置换术前应选择瓣口面积＞患者体表面积×$0.85cm^2$的人工瓣。

四、感染性心内膜炎

感染性心内膜炎为潜在致命性疾病，6个月病死率高达25%～30%。依据改良的Duke诊断标准，主要诊断标准的确立有赖于血培养和超声心动图两项辅助检查。多发于有基础器质性心脏疾病（风湿性瓣膜病、二叶式主动脉瓣畸形、二尖瓣脱垂、先天性心脏病）、人工瓣置换、心腔内器械植入（如起搏器）、静脉吸毒（右心瓣膜感染性心内膜炎）者，但在既往健康者中也不少见。瓣膜最常受累，但亦可发生于其他心内膜部位。

超声心动图检查用于发现赘生物、评价瓣膜损害所致的血流动力学异常程度及并发症（脓肿、穿孔、分流）、高危患者复查评价病情变化。经胸超声心动图检查发现赘生物的敏感性为60%～75%，经食管超声心动图敏感性可达95%以上。感染性心内膜炎的直接征象包括：①赘生物。"蓬草"样不规则团块，可附着于瓣叶、腱索、起搏导线、间隔缺损的低速血流侧心内膜表面，发生部位通常为高速血流的下游。在赘生物＞10mm的患者中，50%以上至少会发生一次栓塞事件，二尖瓣赘生物要比主动脉瓣赘生物更易致栓塞。②脓肿。③新发的瓣膜反流、新发的人工瓣撕脱。

第二节　先天性心脏病

一、分流型先心病

1.房间隔缺损(ASD)

(1)明确诊断根据:①二维超声心动图(2DE)显示房间隔回声中断,断端清楚。通常大动脉短轴切面、心尖四腔心、胸骨旁四腔心及剑突下双心房切面,均可从不同方向扫查到房间隔。②CDFI显示明确过隔血流。③PWD与CWD频谱表现为双期连续呈三峰状频谱。④TEE更清楚地显示小至2mm的ASD及很细的分流束,也能清楚显示上、下腔静脉根部缺损。

(2)血流动力学依据:房水平左向右分流,右室前负荷增大,右心扩大。三尖瓣、肺动脉瓣血流量增多,流速增快。ASD患者通常肺动脉压力不高,三尖瓣反流压差一般正常范围和略高于正常。如果三尖瓣反流压差增高明显,要考虑是否合并其他导致肺动脉高压的原因或者为特发型肺动脉高压。

(3)分型:原发孔型(Ⅰ孔型)ASD位于十字交叉处。继发孔型(Ⅱ孔型)中央型在房间隔卵圆窝周围,Ⅱ孔上腔型位于上腔静脉根部;Ⅱ孔型下腔型,位置低。Ⅱ孔混合型则是中央孔部位缺损连续至腔静脉根部。Ⅱ孔型还包括冠状静脉窦型,也称无顶冠状静脉窦综合征,是由于冠状经脉窦顶部缺失,造成血流动力学上的房水平分流。

2.室间隔缺损(VSD)

(1)明确诊断根据:①2DE显示室间隔有明确中断。②多普勒检查示有高速喷射性异常血流起自VSD处,走向右室。CDFI显示分界清楚的多彩血流束,CW测定有高速或较高速甚至低速分流频谱。

(2)血流动力学依据:室水平左向右分流,肺循环血流量增加,左室前负荷增大,左心扩大。

(3)VSD分型:根据所在部位分。①漏斗部VSD包括干下型、嵴内型、嵴上型;②膜周型包括范围最广,只要缺损一侧为三尖瓣环均称为膜周型,缺损可朝向漏斗间隔(嵴下型),也可朝向流入间隔(隔瓣下型),也可仅仅累及膜部(膜部型);③低位肌部VSD称为肌部型。

3.动脉导管未闭(PDA)

(1)明确诊断根据:①2DE显示未闭动脉导管。用大动脉短轴切面稍上显示主肺动脉及左、右肺动脉分叉。PDA常位于主动脉弓降部横切面与肺动脉分叉部偏左侧。胸骨上窝切面也可清晰显示PDA走行及大小。②CDFI检查可见双期异常血流束从PDA肺动脉端起始,沿主肺动脉外缘走向肺动脉瓣侧。CW测定有双期连续性频谱。表现为从舒张期早期开始的最高峰后,继以逐渐下滑的梯形,直到第二个心动周期的同一时相又出现最高峰。其流速在无明显肺动脉高压时为3～4m/s。

(2)PDA分型:①管型。2DE显示PDA如小管状,连接主、肺动脉之间。②漏斗型。PDA的主动脉端较大,进入肺动脉的入口小。根据2DE图形可测两个口的大小和长度。③窗型。PDA几乎不能显示,仅见主动脉与肺动脉分叉部血流信号相通。

4.心内膜垫缺损(ECD)

(1)明确诊断根据:①CECD时,2DE四腔心显示十字交叉部位ASD与VSD两者相通。二尖瓣前叶于隔叶形成前、后共瓣回声,横跨房、室间隔,房室瓣口通向两侧心室。追查有无腱索及腱索附着部位,可分型诊断。PECD中ASD合并二尖瓣前叶裂时,2DE能显示其裂口,在四腔心切面上可见正常时完整且较长的二尖瓣前叶中部出现中断。左室长轴切面可见二尖瓣前叶突向左室流出道。在左室右房通道时,2DE四腔心显示三尖瓣隔叶附着点间的房室间隔缺损。②CDFI能清楚显示血流量增加。在CECD时,血流在四腔之间通过共瓣交通,当肺动脉高压不严重时,以左向右分流为主。PECD左室右房通道时,在右房内可见起自缺损部的收缩期高速血流束,横穿右房。二尖瓣裂时在裂口处可见朝向左房的反流束。

(2)分型:有部分型(PECD)和完全型(CECD)两类。PECD包括Ⅰ孔ASD、ASD合并二尖瓣前叶裂、左室右房通道。完全型即十字交叉部完全未发育形成4个心腔交通,包括共同房室瓣、ASD与VSD相连。CECD又进一步为Resteil A、Resteil B、Resteil C三型。Resteil A型共瓣有腱索附着室间隔顶端,即VSD下缘;Reteil B型共瓣腱索越过室间隔至右室室间隔面;Resteil C型共瓣无腱索附着。

二、异常血流通道型先心病

1.主动脉窦瘤破裂(RAVA)

(1)明确诊断根据:①2DE显示主动脉根部瓣环以上窦壁变薄,局限性向外突出,可能突入相邻的任一心腔。瘤壁最突出部位可见小破口。②CDFI在与2DE显示瘤壁之同一切面上可见异常血流色彩充满窦瘤并流入破裂的心腔,为双期连续型的高速血流。CW频谱可证实血流速度在3～4m/s,舒张期更清楚。如窦瘤破入右房或左房,则呈射流。CDFI表现为细束样从破口处穿过心房腔,直达心房外侧壁。③RAVA常合并窦部下室间隔沿瓣环形成的新月形VSD。2DE观察时需仔细寻查瓣环与室间隔之间延续性。CDFI可增加发现合并有VSD的敏感性,表现为细小但流速仍较高的单纯收缩期血流。

(2)血流动力学诊断依据:多数窦瘤破入右心系统,属左向右分流类心脏病。有明显的左心容量负荷增加表现。

(3)分型:主动脉有3个窦即左、右及无冠状动脉窦。3个窦均可能发生窦瘤,其破入不同。最常见的是,右窦瘤破入右室流出道、右室流入道或右心房;其次是无冠窦破入右室流入道或右房。

2.冠状动脉瘘(CAF)

(1)明确诊断根据:①2DE显示右或左主冠状动脉显著增宽,容易辨认,可沿其走行追查,常见扩张的冠状动脉在很长的一段途径中显示清楚,但难以追查到瘘口处。瘘多埋藏在心肌组织中,受2DE分辨力所限,显示不清。较少情况可见瘘口边缘,则有利于诊断。②CDFI的应用显著提高本病超声确诊率。在扩张的冠状动脉内,血流显色及亮度增加,舒张期更清楚。沿其走行可追查到瘘口。从瘘口处射出的血流时相,因其所在心腔不同,在右房者呈双期连续,在右室者亦为双期但收缩期较弱,如瘘口在左室,则分流仅出现于舒张期。CW检查血流速度亦较高,为3～4m/s。

(2)血流动力学诊断依据:分流部位随冠状动脉瘘口位置而定,漏到右房则为左室向右房分流，右心容量负荷增加。瘘口在左心，则在左室和主动脉间有附加循环，左室增大及搏动更明显。

3.肺静脉异常回流(APVC)

APVC 有完全型(TAPVC)及部分型(PAPVC)肺静脉异常回流。本文介绍完全型肺静脉异常回流的诊断。

(1)明确诊断根据：①2DE 的四腔心切面，在左房后上方显示一个斜行的较粗的管腔，为共同肺静脉干(CPV)，是 TAPVC 的重要诊断根据，正常的肺静脉回声已不存在。如为心内型 TAPVC，可见 CPV 与右房直接相通或向后倾探头，可见 CPV 汇入冠状静脉窦；如为心上型，需沿 CPV 向上方扫查垂直静脉(VV)，但难以成功。心下型 TAPVC，也可能汇入门脉，能显示门脉或肝静脉扩张、下腔静脉扩张等。四腔心切面可同时显示必有的 ASD。②CDFI 可以显示异常血流途径，从 CPV 进入 VV，再入左无名静脉，然后汇入上腔静脉。VV 内血流为向上行，与永存左上腔静脉向下行的血流方向正相反。PW 分析与正常静脉血流类似。③CDFI 可证实大量的房水平右向左分流。

(2)血流动力学诊断根据：由于肺静脉血未回流入左房而进入右房，左心前负荷减小，右心前负荷增大。左心依赖房或室水平分流提供的血液输入体循环，故患者均存在缺氧。

(3)分型：①心上型，血流通过上腔静脉进入右房。②心内型，血流经冠状静脉窦或直接引入右房。③心下型，血流经下腔静脉入右房。各型 TAPVR，均有 ASD，右房混合血经 ASD 引入左房供应体循环。

4.永存共同动脉干(TA)

TA 系指单一的动脉干发自心室并由它分出冠状动脉、体循环动脉及肺动脉。

(1)明确诊断根据：①2DE 显示单一的动脉干，类似主动脉位置但明显增宽且靠前。无右室流出道及肺动脉瓣回声。根据肺动脉发出的起点及型式，TA 分 3 型：Ⅰ型的主肺动脉发自 TA 的根部，2DE 显示 TA 成分叉状；Ⅱ型，左、右肺动脉分别起自 TA 较高部位，需要仔细扫查；Ⅲ型的 2DE 图像不易显示，因其供应肺循环的血管可能为支气管动脉或其他较小的动脉。②2DE 的第二个特点是明确的 VSD，在 TA 的下方，两者形成骑跨关系。③CDFI 显示双室血流共同汇入增宽的动脉干内。血流动力学为左向右分流特点，二尖瓣血流量增加。

(2)血流动力学诊断依据：两根动脉均接收双心室血流，左房、左室扩大，右室亦增大，均合并肺动脉高压，肺血管病变程度严重。

三、瓣膜异常血流受阻为主的先天性心脏病

1.左侧三房心

三房心常见类型为左房内隔膜称左侧三房心。

(1)明确诊断根据：①2DE 四腔心切面显示左房内有异常隔膜回声，将左房分为上下两腔(副房与真房)。上部接受肺静脉血通过隔膜孔入下部，下部通向二尖瓣口。隔膜位于左心耳及卵圆窝后上方，可与二尖瓣上隔膜鉴别。可能伴有 ASD 但不是必有的并发症。②CDFI 显示副房内血流受阻，显色较暗。隔膜孔常较小，血流通过时形成高速湍流。

(2)血流动力学诊断依据：由于隔膜构成对左房血流之阻力，副房增大明显，左室血流量相对低，形成二尖瓣狭窄时的房大、室相对小的状态。

2.三尖瓣下移畸形(Ebstein 畸形)

病理改变不尽相同。瓣环与三个瓣叶同时下移者少见,多见隔叶和(或)后叶下移,前叶延长,也有时隔叶或后叶全或部分阙如者。

(1)明确诊断根据:①2DE 四腔心切面显示三尖瓣隔叶下移,与室间隔左侧二尖瓣的附着点距离加大,相差 1cm 以上。右室流入道长轴切面上,可见后叶下移,明显靠近尖部,低于三尖瓣及三尖瓣前叶附着点。有时不能扫查到隔叶或后叶回声。有时下移瓣叶斜行附着室壁,可能一端下移轻,而另一端严重下移。②CDFI 常呈现右室腔及右房腔的特殊伴长的三尖瓣反流束,起自明显近心尖,甚至已到流出道的三尖瓣口,反流通过房化右室部分到真正的房腔内。

(2)血流动力学诊断依据:三尖瓣关闭不全,整个右房腔(包括房化右室部分)明显增大。不下移的三尖瓣前叶活动幅度也明显增大,形成房化右室,部分室间隔活动异常。

3.三尖瓣闭锁(TVA)

三尖瓣闭锁时可合并大动脉转位,右室流出道狭窄或闭锁。根据其并发症程度详细分型。

(1)明确诊断根据:①2DE 最佳选择切面为四腔心,三尖瓣回声波一无孔的薄隔膜或较厚的肌纤维性的致密回声带取代。同时有较大的 ASD 和 VSD 并存。②C-UCG 检查时可见对比剂回声出现于右房后全部通过 ASD 进入左房,通过二尖瓣入左室;又一部分通过室缺进入右室。

(2)血流动力学诊断依据:右房、室间无血流通过,右室依赖室水平分流提供血压,故右室发育差,肺动脉和瓣往往存在狭窄或闭锁,统称为右心系统发育不良综合征。

4.肺动脉瓣及瓣上狭窄

先天性肺动脉瓣狭窄常为瓣上粘连,开放时呈"圆顶"样,顶端有小口可使血流通过。肺动脉可见狭窄后扩张,大动脉短轴和右室流出道长轴切面可证实这种特征。瓣上狭窄如为隔膜型在 2DE 所显示瓣口上方,从两侧壁均可见隔膜回声,其中央回声脱失处为孔。管型瓣上狭窄时,在肺动脉瓣上的主肺动脉腔突然变细如管状,其后的肺动脉径又恢复正常。CDFI 检查,有起自狭窄口的多彩血流束显示,CW 证实其为高速血流。

5.右室流出道狭窄与右室双腔心

有高、中、低右室流出道狭窄,右室双腔心的狭窄处在右室体部。2DE 的左室长轴切面、右室流出道长轴切面及肋下区右室流入道至流出道到肺动脉切面,均可显示上述特征。各处狭窄多为肌性,少数为隔膜样。前者在 2DE 上呈现粗大肌性回声突向右室或右室流出道腔内;后者多见于瓣下区,为隔膜样回声从壁发出,中间孔径较小阻滞血流。CDFI 和 CW 可见发自狭窄水平高速血流。右室双腔心的异常血流束起自右室流出道下方,相当于右室调节束水平。狭窄前部右室壁明显增厚。

6.主动脉瓣及瓣上、瓣下狭窄

先天性主动脉瓣狭窄常由二瓣化引起。2DE 大动脉短轴可见主动脉瓣仅有两叶,关闭呈一字形,失去正常"Y"字形。也有的为三瓣叶的交界粘连。瓣上狭窄时,在主动脉瓣以上,见有狭窄段或隔膜回声。瓣下狭窄时常见主动脉瓣下隔膜,在左室长轴切面上,可见室间隔及二尖瓣前叶各有隔膜样回声突入左室流出道。CDFI 在狭窄水平出现湍流的多彩血流信号,CW

可证实其为高速血流。瓣上狭窄常见于 Williams 综合征，以瓣上环形狭窄为主，血流动力学与主动脉瓣狭窄类似。

四、综合复杂畸形

涉及大动脉、心室及瓣膜等心脏多种结构的病变。

1.单心室(SV)

(1)分型诊断：一般分为左室型、右室型单心室和共同心室。可能合并左位型或右位型大动脉转位，也可能仍保持正常动脉关系。

(2)明确诊断根据：①2DE 心尖四腔心切面无正常室间隔回声，显示一个大心腔接受两个心房供血，此即为 SV 的主腔。左室型 SV 可有小流出腔在主腔的前或后方。②2DE 左室长轴及大动脉短轴可判断 SV 是否合并大动脉转位。③CDFI 显示主腔血流通过球室孔进入流出腔，再通向主动脉。④2DE 及 CDFI 可明确房室瓣异常情况，鉴别是一组房室瓣供血(二尖瓣或三尖瓣)，另一组房室瓣闭锁或为共同房室瓣。

(3)血流动力学诊断依据：房室水平血压完全混合。体循环血压为混合血，患者均存在不同程度缺氧。如果没有肺动脉瓣狭窄同时存在，肺循环则承受与体循环相同压力的血流量，早期便出现肺动脉高压，肺血管病变进行性较重，很快便成为不可逆改变。

2.法洛四联征(TOF)

(1)明确诊断依据。①2DE 左室长轴切面能全部显示 TOF 的 4 个特征：主动脉位置前移，与室间隔延续性中断，主动脉骑跨于室间隔上；嵴下型或干下型室间隔缺损；右室流出道狭窄；右室肥厚。与右室双出口鉴别时，可见主动脉瓣与二尖瓣前叶仍有纤维延续性。②2DE 大动脉短轴切面及右室流出道包括主肺动脉及左右肺动脉的长轴切面，可分段确定其狭窄部位及腔径测值，明确其发育情况，判断手术治疗可行性。③CDFI 显示主动脉下 VSD 有双向分流。收缩期，双室血流均进入主动脉，少量右室血流进入肺动脉。肺动脉瓣狭窄的高速血流，可用 CW 定量测定，其流速可达 4m/s 以上。

(2)血流动力学诊断依据：由于肺动脉瓣、瓣下狭窄，右室后负荷增大，右室壁增厚，右室扩大。TOF 时右向左分流为主，右室壁搏动强心泵功能呈右室优势型，为确定手术适应证，须定量测定左室壁厚度、腔大小及左室泵功能。

3.完全型大动脉转位(D-TGA)

D-TGA 的主要病理特征是主动脉向前移位并与右心室相通；肺动脉则与左室相通。D-TGA需要有心内或大动脉间血流分流才能维持生命，最常并存的分流是 VSD 的室水平分流。

明确诊断根据：①2DE 大动脉短轴表现主动脉位置前移与肺动脉同时显示两个动脉横断面。两者呈右前、左后排列，少见有前、后或左前、右后排列者。左室长轴或五腔心切面显示肺动脉出自左室，肺动脉瓣与二尖瓣有纤维延续性。主动脉出自右室，主动脉下圆锥与房室瓣远离。②2DE 左室长轴或四腔心切面显示干下型或膜周部 VSD，也可能显示 ASD。③C-UCG 法时经静脉注射对比剂，在右房、左室显示回声后迅速进入左房或左室。④D-TGA 常伴有肺动脉瓣或肺动脉狭窄。

4.功能校正型大动脉转位(CTGA)

大动脉转位规律同 D-TGA。本病主要特点是心室转位,虽然主动脉出自解剖右室但接受左房血,而肺动脉出自左室却接受右房血。结果保持正常体肺循环通路,故称功能校正型大动脉转位。

明确诊断根据:①大动脉转位。心尖五腔心切面可显示主动脉出自解剖右室;肺动脉出自解剖左室。大动脉短轴切面显示主动脉位置前移一般位于肺动脉左前方。肺动脉可能正常或有狭窄。②心室转位称心室左襻,即右室转向左前方。2DE 可鉴别解剖右室与左室。前者与三尖瓣共存,且室内肌小梁丰富而粗大,有多条肌束。左室与二尖瓣结合、左室内膜光滑,回声呈细线状,显示整齐清晰。三尖瓣特点是可找到 3 个瓣叶,四腔心切面可见隔叶起点比二尖瓣前叶起点低 5～10mm。③2DE 可显示其常见并发症 VSD、ASD、PDA 等。

5.右室双出口(DORV)

为不完全型大动脉转位,两个动脉同时出自右室,是介于 TOF 与 D-TGA 之间的动脉位置异常。两个动脉间的位置关系变化较多,关系正常时类似 TOF,区别是主动脉骑跨超过 50%,甚至完全起自右室。关系异常时类似于 D-TGA,只是肺动脉大部分起自右室。肺动脉骑跨于室间隔缺损之,上者又称 Tossing's 病。DORV 均有 VSD 并存,VSD 位置可以多变,如主动脉瓣下、肺动脉瓣下、远离两大动脉等。

(1)明确诊断根据:①2DE 显示两大动脉并列有前移,均起自右室,或一支完全起自右室,另一支大部分起自右室。大动脉关系可正常或异常。大动脉短轴表现两个动脉横断面同时显示在图的前方。心尖四腔心切面可显示两大动脉根部位置及与心室的连接关系。②左室长轴或心尖四腔心切面证实有并存的 VSD。③DORV 时左心室的唯一出口是 VSD,也是肺循环血流的出口。CDFI 表现为显著的左向右分流,在 VSD 处显示明亮的过隔血流信号。

(2)血流动力学辅助诊断依据:DORV 心室水平双向分流,但两大动脉均起自右室,右室血流量明显增加,右室增大显著,右室壁增厚。如果不存在肺动脉瓣、瓣下狭窄,早期即可出现肺动脉高压,并进行性加重。

6.心脏位置异常分类及符号

由于胚胎发育过程中,心脏是由原始心血管扭曲及部分膨大形成,故发育异常时,心脏位置及心腔相互间位置关系可能异常。

(1)整体心脏异位:包括胸腔外颈部心脏、腹腔心脏及胸腔内右位心等。

(2)正常心脏为左位心用"L"表示,心脏随内脏转位至右侧胸腔称右位心用"R"表示。内脏不转位单纯心脏旋至右胸称单发右位心或右旋心用"R"表示。内脏已转位,但心脏保留在左胸时称单发左位心或左旋心用"L"表示。

(3)心脏所属心房、心室、大动脉间的位置关系亦可能有多种变化。

心房位置:①心房正位(S)。②心房反位(I)。正位即指右心房位于右侧,左心房位于左侧。反位即表示心房位置与正位相反。

心室位置:①心室右襻(D),正常左位心,右室在心脏右前方位置称右襻。②心室左襻(L),为右位心时右心室位于左前方。

大动脉位置:①正常(S)。②右转位(R)。③左转位(L)。

第三节　感染性心内膜炎

感染性心内膜炎为细菌等微生物感染所致的心内膜炎症，最常见的致病菌为 α 溶血性链球菌或草绿色链球菌，以侵犯心脏瓣膜多见。临床特点是发热、心脏杂音多变、脾大、贫血、黏膜皮肤瘀点和栓塞现象及周围免疫性病理损害。

感染性心内膜炎从临床表现、病程、并发症和最后转归等方面考虑，可分为急性和亚急性两型。临床上亚急性较急性常见。急性感染性心内膜炎大多数发生于正常心脏，亚急性感染性心内膜炎绝大多数发生于原有心脏瓣膜病或心血管畸形的基础上。由于左侧瓣膜所受的血流平均压力高于右侧瓣膜，赘生物多发生于主动脉瓣和二尖瓣，肺动脉瓣和三尖瓣较为少见。根据温特力效应，心内膜的病变多发生于血流高速处、高压腔至低压腔处和侧压较低区域，即二尖瓣反流的心房侧，主动脉瓣关闭不全的心室侧，室间隔缺损的右心室侧等。

一、血流动力学

感染性心内膜炎导致二尖瓣产生溃疡或穿孔、腱索或乳头肌软化断裂，将继发严重瓣膜关闭不全。此时，收缩期左心室部分血液通过关闭不全的二尖瓣反流入左心房，造成左心房血流量增加；在舒张期，反流至左心房的血流连同肺静脉回流至左心房的血流一同进入左心室，使左心室前负荷增加，从而导致左心室的扩大。长期的左心室容量负荷过重，可发生左心室功能不全。严重的二尖瓣反流可使左心房和肺静脉压力显著升高，导致肺淤血甚至肺水肿。主动脉瓣上的赘生物，常致主动脉瓣脱垂和关闭不全，舒张期左心室同时接受二尖瓣口的正常充盈血液和主动脉瓣口的异常反流血液，左心室前负荷增加。急性主动脉瓣关闭不全的患者，由于左心室快速扩张的能力有限，左心室舒张压升高明显，导致左心房压和肺静脉压升高，产生肺水肿。

感染侵袭冠状动脉窦，形成窦瘤，并可破入右心房、右心室或左心房，造成相应心内异常分流的血流动力学改变。

二、诊断要点

(一)定性诊断

1.二维超声心动图

受损瓣膜上形成团块状、条索状、扁平状或不规则状赘生物，大小不定，直径小的 2.0～3.0mm，大的 10.0～20.0mm；急性期，赘生物为偏低回声，而慢性期或治愈后的赘生物表现为高回声。

2.彩色多普勒超声心动图

当继发二尖瓣关闭不全或瓣膜穿孔时，收缩期于左心房内可探及源于瓣口或穿孔处的花彩反流束；当继发主动脉瓣关闭不全时，舒张期左心室流出道可探及源于主动脉瓣口的花彩反流束。

(二)定位诊断

1.主动脉瓣赘生物

感染性心内膜炎时,主动脉瓣是易受累的瓣膜,赘生物多附着于瓣叶常受高速血流冲击的左心室面及主动脉瓣下的左心室流出道(通常起自室间隔的基底部),较大而有活动性的赘生物舒张期可脱入左心室流出道,收缩期脱入主动脉瓣口。

2.二尖瓣赘生物

感染性心内膜炎时,二尖瓣较常受累,仅次于主动脉瓣。二尖瓣赘生物多数位于左心房面,可活动的赘生物于收缩期进入左心房,舒张期脱入左心室;较大的二尖瓣赘生物可引起类似二尖瓣狭窄甚至梗死的超声改变。

3.三尖瓣赘生物

三尖瓣较少受累,主要与经静脉注射毒品有关,其超声表现与二尖瓣赘生物相似。

4.肺动脉瓣赘生物

肺动脉瓣最少被累及;肺动脉瓣心内膜炎通常发生在肺动脉瓣狭窄、动脉导管未闭、法洛四联征及室间隔缺损等先天性心脏病基础上。

(三)定量诊断

赘生物的定量诊断包括对其大小进行测量和对其回声、活动度和分布范围的半定量评价,具体标准如下:

1.分布范围分级

0级:无赘生物。

Ⅰ级:单发赘生物。

Ⅱ级:多发赘生物,但局限于一个瓣叶。

Ⅲ级:累及多个瓣叶。

Ⅳ级:累及瓣外结构组织。

2.活动度分级

Ⅰ级:赘生物固定不动。

Ⅱ级:赘生物基底部固定。

Ⅲ级:赘生物有蒂活动。

Ⅳ级:赘生物脱垂。

3.回声分级

Ⅰ级:赘生物完全钙化。

Ⅱ级:赘生物部分钙化。

Ⅲ级:赘生物的回声强度高于心肌,但无钙化。

Ⅳ级:赘生物的回声强度类似于心肌。

赘生物的大小有助于评判并发症的发生率,根据文献报道:赘生物6.0mm时,并发症,发生率约10.0%;11.0mm时,并发症发生率约50.0%;16.0mm时,并发症发生率约100%。赘生物分布范围与活动度的分级也有帮助,其分级越高,并发症的发生率就越大。

三、诊断注意点

(1)相应的临床表现,如败血症表现:心脏短期内出现杂音,且杂音多变、粗糙;在原来心脏疾病的基础上,出现原因不明发热1周以上伴有心脏杂音改变,伴或不伴有栓塞和血管损害现象,常见脑栓塞、肺栓塞、肾栓塞及脾栓塞,皮肤出现Osler结节、Roth点及Janeway结节等,为超声诊断感染性心内膜炎的必备条件。

(2)临床上出现发热、吸毒、多发肺部感染三联症时,应考虑三尖瓣感染性心内膜炎的可能。大的三尖瓣赘生物需要与右心房肿瘤相鉴别。

(3)主动脉瓣感染心内膜炎时,要注意是否有二尖瓣瘤的形成。

(4)人工瓣感染性心内膜炎患者大部分伴有心脏脓肿,但经胸超声心动图检出率低,对可疑病例须进行经食管超声心动图检查。

四、并发,症诊断

(一)瓣膜继发性损害

感染性心内膜炎常继发瓣膜组织严重损害,是导致死亡的主要原因。

1.主动脉瓣

主动脉瓣受损常出现瓣叶穿孔或瓣叶撕裂,其典型特征是舒张期左心室流出道内探及来源于主动脉瓣的反流束。主动脉瓣叶因高速反流束的冲击而快速颤动,在M型超声曲线上表现为特征性高速颤动征。主动脉瓣连枷样改变是指舒张期受累瓣叶脱入左心室流出道,呈凹面朝下。

2.二尖瓣

二尖瓣受损出现腱索断裂,瓣叶呈连枷样改变,前后叶对合点错位,腱索断端收缩期甩入左心房,舒张期则返回左心室。

3.三尖瓣

三尖瓣受损亦会造成腱索断裂,使瓣叶活动呈连枷样改变。严重的关闭不全可继发右心容量负荷过重。

4.肺动脉瓣

肺动脉瓣受破坏时也表现为连枷样改变。在M型超声肺动脉瓣曲线上可见舒张期颤动征。

(二)瓣膜外并发症

感染向瓣膜外扩展可导致瓣周脓肿、心内瘘管形成、化脓性心包炎、心脑肾脓肿等。

1.瓣周脓肿

瓣周脓肿常见于葡萄球菌感染所致的急性心内膜炎。当患者出现新的反流杂音、心包炎或高度房室传导阻滞时,应考虑瓣周脓肿形成可能。

(1)主动脉瓣根部脓肿:主动脉根部脓肿直接征象为主动脉壁内出现无回声区。间接征象有:①Valsalva窦瘤形成。②主动脉根部前壁增厚≥10.0mm。③间隔旁瓣周厚度≥10.0mm。④人工瓣松脱摇动。主动脉根部脓肿还可引起二尖瓣膨出瘤及二尖瓣-主动脉间纤维膨出瘤。

二尖瓣膨出瘤表现为二尖瓣前叶局部向心房侧突出呈风袋状,其产生机制可能为主动脉瓣关闭不全的反流束冲击二尖瓣前叶,产生病损和感染,使局部组织薄弱,在左心室的压力下向左心房持续膨出。早期发现二尖瓣膨出瘤并处理可以避免二尖瓣膨出瘤破裂引起的致命性二尖瓣关闭不全并防止手术不彻底而残留感染灶。二尖瓣-主动脉间纤维膨出瘤表现为风袋样无回声区在主动脉根部后方向左心房突出,其产生机制可能为二尖瓣与主动脉间纤维组织发生感染,使局部组织结构薄弱,在左心室的压力下向心房内或心包内膨出。

(2)二尖瓣环脓肿:即在二尖瓣后瓣的后方左心室壁内出现的圆形无回声区,其发生率较主动脉根部脓肿低。

2.室间隔脓肿

当感染性心内膜炎患者临床上出现新的房室传导异常,须考虑室间隔脓肿形成。超声表现为病变处室间隔变厚,回声增强,甚至可出现无回声区。

3.心内瘘管

当主动脉根部脓肿破入右心室、左心房或右心房,可产生主动脉→右心室、主动脉→左心房或主动脉→右心房间分流,并产生相应血流动力学改变。

4.心肌梗死

当主动脉瓣上的赘生物脱落,进入冠状动脉循环,可阻塞左右冠状动脉近端,从而产生心肌梗死,出现室壁节段运动异常。

五、鉴别诊断

1.感染性心内膜炎与风湿性心脏病相鉴别

风湿性心脏病病变的瓣膜僵硬,活动受限。而感染性心内膜炎其瓣膜的活动性多保持正常,赘生物活动幅度大。结合临床,两者鉴别不难。

2.瓣膜赘生物与瓣膜黏液变性、心房黏液瘤相鉴别

瓣膜黏液变性病变累及单个瓣膜多见,而心内膜炎常累及多个瓣叶,且为弥散性病变;心房黏液瘤舒张期可脱入房室瓣口,但黏液瘤有蒂附着在房壁上。

第四节 心包炎和心包积液

心包炎与心包积液关系密切,心包积液是心包炎症最重要表现之一,但并非所有心包炎均有心包积液,少数仅有少量炎性渗出物。反之,心包积液不一定是炎症性,还有非炎症性。心包炎一般分为急性、慢性心包炎及缩窄性心包炎。心包积液按性质一般分为漏出液性、渗出液性、脓性、乳糜性、血性等。急性心包炎心包呈急性炎症性病理改变,包括炎性细胞浸润、局部血管扩张、纤维素沉积等。受累心包常有纤维蛋白渗出,纤维素沉积等多种渗出物,表现为心包积液等各种形式。心包炎反复发作,病程较长为慢性心包炎,容易发展为缩窄性心包炎,主要表现为心包增厚、粘连、纤维化和钙化等。部分心包腔消失,壁层及脏层融合或广泛粘连。

血流动力学急性心包炎没有心包积液时,对血流动力学无明显影响,随心包积液量增多,心包腔内压力升高,渐渐地对血流动力学产生影响,主要表现为心房、心室舒张受限,舒张末期压力增高,心室充盈不足,心排出量减少。短时间内出现较多心包积液可引起心脏压塞,发生急性心功能衰竭。缩窄性心包炎也主要影响心脏舒张功能,使心腔充盈受限,导致慢性心功能衰竭。

二、诊断要点

(一)定性诊断

1.二维超声心动图

缩窄性心包炎可见心包增厚,尤其以房室瓣环部位为显著,双心房扩大,双心室腔相对缩小,吸气时室间隔舒张早期短暂向左心室侧异常运动。超声只能间接反映积液性质,如心包腔内的纤维条索、血块、肿瘤和钙盐沉着等。化脓性和非化脓性心包积液均可见到纤维条索;手术及外伤后,血性心包积液内可见血块;恶性肿瘤时,心包腔内有时可见到转移性病灶,常附着于心外膜表面。

2.彩色多普勒超声心动图

急性心包炎及少量心包积液一般对血流动力学不产生影响。较大量心包积液及缩窄性心包炎时,房室瓣口血流速度可增快。吸气时右侧房室瓣口血流增加更明显。

3.频谱多普勒超声心动图

较大量心包积液可疑心脏压塞及缩窄性心包炎时,频谱多普勒可探及较特别血流频谱;左房室瓣口舒张早期前向血流速度明显增高、EF 斜率快速降低、舒张晚期充盈血流明显减少,形成 E 峰高尖而 A 峰低平、E/A 比值明显增大。吸气时左房室瓣口舒张早期血流峰值速度可减低。

(二)定量诊断

1.微量心包积液(小于 50.0mL)

心包腔无回声区宽 2.0～3.0mm,局限于房室沟附近的左心室后下壁区域。

2.少量心包积液(50.0～100.0mL)

心包腔无回声区宽 3.0～5.0mm,局限于左心室后下壁区域。

3.中量心包积液(100.0～300.0mL)

心包腔无回声区宽 5.0～10.0mm,主要局限于左心室后下壁区域,可存在于心尖区和前侧壁,左心房后方一般无积液征。

4.大量心包积液(300.0～1000.0mL)

心包腔无回声区宽 10.0～20.0mm,包绕整个心脏,可出现心脏摆动征。

5.极大量心包积液(1000.0～4000.0mL)

心包腔无回声区宽 20.0～60.0mm,后外侧壁和心尖区无回声区最宽,出现明显心脏摆动征。

三、诊断注意点

(1)正常健康人的心包液体小于 50.0mL,不应视为异常。另小儿心前区胸腺及老年人和肥胖者心外膜脂肪,在超声心动图上表现为低无回声区,应避免误诊为心包积液。

(2)大量心包积液或急性少量心包积液伴呼吸困难时,应注意有无心脏压塞征象,如右心室舒张早期塌陷、心房塌陷、吸气时右房室瓣血流速度异常增高等。

(3)急性血性心包积液时,应注意有无外伤性心脏破裂、主动脉夹层破入心包情况,彩色多普勒有助于诊断。

(4)超声引导心包积液穿刺已广泛应用于临床,应注意选择最适宜的穿刺途径及进针深度。

四、鉴别诊断

1.限制型心肌病

限制型心肌病的病理生理表现类似缩窄性心包炎，双心房扩大，心室舒张受限。但限制型心肌病心内膜心肌回声增强，无心包增厚及回声增强。

2.胸腔积液

胸腔积液与极大量心包积液较容易混淆，仔细观察无回声暗区有无不张肺叶或高回声带是否为心包，有助于鉴别。

第五节　心肌梗死

一、心肌梗死概述

心肌梗死(MI)属于贫血性梗死。MI 的形态学变化是一个动态演变过程。一般梗死在6h 后肉眼才能辨认，梗死灶呈苍白色，8～9h 后呈土黄色。光镜下可见心肌纤维早期凝固性坏死、核碎裂、消失，胞质均质红染或不规则粗颗粒状，间质水肿，少量中性粒细胞浸润。4d后，梗死灶外围出现充血带。7～2 周后，边缘区开始出现肉芽组织，或肉芽组织向梗死灶内生长并呈红色。3 周后，肉芽组织开始机化，逐渐形成瘢痕组织。

二、心肌梗死的超声检查

(一)检查方法及注意事项

1.应用切面观

冠心病经常受累部位为乳头肌水平以下，因此应采用胸骨旁左室长轴、各短轴、心尖四腔观、心尖两腔观、心尖左室长轴及左室第一斜位观，充分显示心尖前、后壁及侧壁。左室短轴观包括二尖瓣水平、腱索水平、乳头肌水平及心尖部位。通过上述切面仔细观察室壁运动是否协调。

2.切面超声左室壁节段划分

以乳头肌为标准，将左室沿长轴分为大约等长的 3 个部分：①底部→自二尖瓣环平面至乳头肌顶端→二尖瓣水平。②中部→自乳头肌顶部至乳头肌底部→乳头肌水平。③心尖部→自乳头肌底部至心尖顶端→心尖水平。二尖瓣和乳头肌水平短轴观各分为 5 个节段，心尖水平分为 4 个节段，共 14 个节段。短轴水平划分节段的解剖标志：①二尖瓣水平，以二尖瓣前后叶外侧连接处为前壁与侧壁交界，以二尖瓣后叶中部处为侧壁与后壁交界，二尖瓣前后叶连接处为后壁与后间隔交界，室间隔分为前后两部分。②乳头肌水平，以前外乳头肌与后内乳头肌中部处分室壁为左室前壁与侧壁、后壁与后间隔的分界，两乳头肌间中点后壁处为侧壁与后壁交界。③心尖部短轴观，分为室间隔、前壁、侧壁、后壁四个节段。

3.各节段与冠状动脉供血支的关系

①左前降支→前间隔、左室前壁、心尖。②左旋支→左室侧壁、后下壁。③右冠状动脉→后间隔、后下壁。

4.节段性室壁运动异常的观察与测量

正常室壁各节段收缩期振幅略有差异,变化程度为基底部<心尖部<中部。正常运动:收缩期心内膜向心腔运动幅度及收缩期增厚率均正常。

室壁运动异常分为:①收缩亢进,指运动幅度增强,收缩期增厚率增加。②运动减弱,即较正常运动幅度减小,收缩期增厚率下降(低于正常室壁运动幅度低限的50%～75%)。③不运动,即心内膜运动及收缩率消失。④反向运动(也称矛盾运动),即心室收缩时室壁运动背离心腔,收缩期室壁变薄、明显膨出者为室壁瘤形成。

5.切面超声心动图节段性心功能检测及计算方法

(1)室壁收缩期增厚率(△T%):为检测冠心病心肌收缩功能的敏感指标,正常参考值为<35%。

(2)半轴缩短率(△H%):正常参考值平均值二尖瓣水平为27%～35%,乳头肌水平为36%～42%,室间隔略低于游离壁。

(3)局部射血分数(RAEF):正常参考值为50%～65%。

(4)室壁运动指数:各节段室壁运动计分,正常运动为0,减弱为1,不运动为2,矛盾运动为3。把全部节段得分相加并除以节段数,所得分数为0为正常,分数越大表示心功能越差。

(二)超声心动图表现

1.急性心肌梗死

(1)节段性室壁运动异常:室壁运动幅度可反映室壁活动情况,受累节段室壁变薄,运动减弱,无运动或反常运动,未受累节段室壁代偿性运动增强。

(2)室壁收缩期增厚率异常:室壁增厚率是心肌收缩期心肌最厚时心肌厚度与舒张期心肌最薄时心肌厚度的差值,与舒张期心肌最薄时心肌厚度的比值,反映心肌纤维伸展与缩短的生理状态,其预测价值较室壁运动幅度更高。实验发现,梗死范围达到正常心肌的20%～40%时,室壁增厚率开始减小,收缩期增厚率减小或消失。

(3)局部室壁回声异常:急性心肌梗死发病数小时后局部回声减弱,以后随胶原沉着及瘢痕形成回声逐渐增强。

(4)左室功能降低左室整体心功能低下:若病变局限,则整体心功能可正常,节段性收缩功能均降低。

(5)心腔扩大:梗死心腔有不同程度的扩大。

2.陈旧性心肌梗死

心尖部局部变薄,回声增强,局部不运动。①病变区心室壁运动减弱或不运动。②收缩期室壁增厚率减小或不增厚。③病变区心肌回声增强伴室壁变薄,偶有室间隔病变区增厚。④心腔形态失常,多为乳头肌水平以下不同程度扩大,心尖圆钝,失去正常锥形。⑤左心功能减低。

3.心肌病变部位及范围的诊断

根据二维超声心动图室壁运动异常出现的节段，可确定病变部位，并了解受累冠状动脉支。M 型超声心动图室间隔运动曲线平坦。

三、诊断标准与鉴别诊断

(一)诊断标准

1.急性心肌梗死

①局部室壁运动异常。②室壁收缩期增厚率异常。③正常心肌代偿性运动幅度增强。

2.陈旧性心肌梗死

①局部室壁运动减弱或不运动，伴运动不协调。②局部室壁收缩期增厚率下降。③局部室壁变薄，回声明显增强。

(二)鉴别诊断

急性心肌梗死的鉴别诊断，包括下列情况。

1.心绞痛

主要是不稳定型心绞痛的症状可类似于心肌梗死，但胸痛性质轻，持续时间短，服用硝酸甘油效果好，无心电图动态演变及心肌酶的序列变化。

2.缩窄性心包炎

主要表现为双房增大，左、右心室壁舒张运动受限，而收缩期向心性运动正常，心包回声增强。

3.急性肺动脉栓塞

常有突发胸痛、咯血、呼吸困难、发绀和休克，多有骨折、盆腔或前列腺手术或长期卧床史。右心室前负荷急剧增加，P_2亢进，颈静脉怒张、肝大等。心电图肺性 P 波、电轴右偏，即Ⅰ导联出现深 S 波，Ⅲ导联有明显 Q 波(＜0.03s)及 T 波倒置。X 线片显示肺梗死阴影。放射性核素肺灌注扫描可见放射性稀疏或缺失区。急性肺栓塞与右心室心肌梗死，二者在右心形态学和血流动力学表现方面很相似，应用超声心动图很难鉴别。二者可单独发病，也可因右心室心肌梗死并发急性肺栓塞，主要是右心室心肌梗死常并发心腔内血栓，血栓脱落引起急性肺栓塞。

4.主动脉夹层动脉瘤

前胸出现剧烈撕裂样锐痛，常放射至背、肋、腹部及腰部。在颈动脉、锁骨下动脉起始部可听到杂音，两上肢血压、脉搏不对称。胸部 X 线示纵隔增宽，血管壁增厚。超声心动图和核磁共振显像可见主动脉双重管腔图像。心电图无典型的心肌梗死演变过程。

5.急腹症

急性胰腺炎、消化性溃疡穿孔、急性胆囊炎和胆石症等均有上腹部疼痛。

四、心肌梗死并发症的超声心动图表现

(一)室壁瘤

10％～20％的透壁心肌梗死患者有左室室壁瘤形成，约在心肌梗死 5d 后出现，并持续数

周。常见于左室前壁心肌梗死，约 80%位于前壁心尖部，下壁和后壁心肌梗死合并室壁瘤相对较少。

UCG 超声心动图主要表现为梗死区心肌的扩展、变薄，呈矛盾运动，在收缩期和舒张期都会膨出，瘤颈较宽。

(二)左室假性室壁瘤

急性心肌梗死(AMI)或心脏创伤、脓肿引起左室壁破裂，破口处形成局限性心包积血，称左室假性室壁瘤。

UCG 见室壁连续性回声中断，心腔外无回声区，瘤颈较窄，收缩期左室腔缩小而假性室壁瘤扩张，瘤壁由心包或血栓等组织构成。

CDFI 见破口处血流往返于心室腔和瘤腔之间，舒张晚期和收缩中期进入假性室壁瘤，收缩晚期开始回流，停止于舒张早中期。

(三)心室壁破裂

最常见的是心室游离壁破裂，多发生在 AMI1 周内，通常导致患者立即死亡。UCG 可发现心脏周围心包腔内液性暗区及心壁破裂处回声中断，CDFI 显示由心壁破裂处向心包腔喷射的多彩血流。据此可确定破裂口部位及大小。

(四)室间隔穿孔

室间隔穿孔发病率占 AMI 的 1%～2%，多发生在 AMI 后 2 周内，好发部位为室间隔前下方近心尖部，常合并前壁心肌梗死。

UCG 见室间隔下方回声中断，断端通常极不规则，无明显回声增强。缺损的直径在收缩期明显增大，舒张期减小，较小的穿孔在舒张期几乎看不到。

CDFI 见心尖部室水平自双击可显示空白以红色为主的多彩分流血流束。

(五)心腔附壁血栓

心腔附壁血栓是心肌梗死最常见的并发症，多发生于心肌梗死后 6～10d。附壁血栓脱落可引起栓塞，左侧心腔血栓脱落可引起体循环动脉栓塞，右侧心脏血栓脱落可导致肺栓塞。二维超声心动图是诊断心室血栓的敏感方法。

UCG 可显示心室腔内不规则团块状回声，呈多层状、中空状等，回声强度及密度不均匀。通常位于心尖区，附着于心内膜表面，可凸向左心室腔，也可呈片状。从多个断面对同一部位进行扫查，附壁血栓位置固定。极少有蒂，团块回声附着区域室壁运动减弱或消失，呈僵硬感。边缘不规则，与心肌、心内膜无连续性，与心内膜有明确界限。动态观察附壁血栓，在形态、大小及回声强度等方面变化较大，特别是经过临床治疗后变化更显著。经胸超声心动图检查心腔内血栓存在一定的漏诊率，采用其他超声技术可提高其检出率，如经食管超声心动图、经静脉左心超声造影、对比增强超声等。在经胸超声无法显示左心耳等部位的血栓以及新鲜血栓时，经食管超声心动图(TEE)经常作为首选检查。

(六)乳头肌功能不全和乳头肌断裂

左心室乳头肌功能障碍系乳头肌邻近心肌缺血或心肌梗死所致，是冠心病患者最常见的并发症。其发生与心肌梗死的部位有关，也是心肌梗死后发生二尖瓣反流的重要原因。UCG显示，前、后两组乳头肌形态变异：缺血的乳头肌比正常乳头肌增大，回声增强，形态明显不规则，收缩运动明显减弱；梗死的乳头肌形态不规整，回声不均匀、增强，收缩运动减弱或无运动。乳头肌附着和室壁运动异常；二尖瓣功能异常，二尖瓣无明显退行性病变，但运动幅度减小，瓣环扩大。在心肌梗死后首次发现二尖瓣脱垂或错位，应首先考虑乳头肌功能障碍。乳头肌功能障碍主要导致二尖瓣关闭不全，故CDFI显示其反流束多数呈偏心状，也可呈中心性。

(七)心肌梗死超声心动图检查的临床价值

急性心肌缺血发作时几乎立即出现室壁运动异常，早于心电图及酶学改变，是医学影像诊断急性心肌缺血及梗死的基础。

第二十章　呼吸系统疾病的超声诊断

第一节　胸膜病变

胸膜壁层紧贴胸壁内侧，呈细线样强回声，不随呼吸移动；脏层胸膜紧贴肺表面呈强回声线，随呼吸上下移动，可见滑动征。正确识别两层胸膜结构，是超声判断病变来源的关键。

(一)胸腔积液

临床上胸腔积液以渗出性积液多见，中青年患者应首先考虑结核性，中老年患者特别是血性积液应考虑恶性肿瘤引起。当上腔静脉回流受阻，血管内静水压升高或各种原因引起的低蛋白血症时，可导致漏出性积液，如心力衰竭、肝硬化、肾病综合征患者等。

胸部X线检查对大量胸腔积液引起的阴影，难以分辨其内部结构。超声显示胸腔积液十分灵敏而准确。它不仅能显示很少量胸腔积液，还能估计积液量、确定积液部位、协助穿刺定位或置管引流等。

1.少量胸腔积液

通过肋间直接扫查或经肝脾声窗腹部间接扫查，常积聚于胸腔最底部即后肋膈角。患者坐位从肩胛下角线至腋后线肋间扫查，可见液体呈无回声，位于肺底膈上，常见含气肺随呼吸上下移动。须注意与腹腔积液及膈下积液鉴别，应注意横膈与积液的关系，改变体位观察液体范围的变化有助于鉴别。有的胸腔积液内部有回声，难与胸膜病变鉴别，当受到心脏搏动等影响时，彩色超声可能显示出红蓝相间的"液体彩色"伪像，此征象有助于判断为积液。

2.包裹性积液

多发生于胸腔侧壁或后壁，肋间扫查可见不规则形、椭圆形局限性无回声区，有的见分隔，改变体位后液体无流动现象。局部胸膜常增厚，可达5mm以上。胸腔积液位于叶间裂时称为叶间积液，为小范围的局限性积液。

3.血性胸腔积液或脓胸

早期在胸腔积液无回声区内见散在大量细点状或颗粒状回声，体位改变后点状回声可移动。晚期胸腔积液内见多数细回声带与胸膜相连，形成不规则多房蜂窝状，周围包裹大量纤维组织。

4.估计胸腔积液量

胸腔少量积液首先聚集于肺底和肋膈窦区，液体微量仅50～60mL时，超声便能敏感地显示。积液量达200～300mL时，膈上见细长条状无回声区，厚度随呼吸略有变化。随着积液量增多，无回声区逐渐扩大。积液量超过1000mL的大量积液，胸腔内呈大片状无回声区，肺受压，膈肌下移，纵隔可向对侧移位。

5.胸腔穿刺抽液的超声定位与引导

中或大量胸腔积液一般只需要超声定位，描述穿刺进针深度即可。较少量、有分隔、特殊部位积液或临床抽液失败的病例，需要实时超声引导下进行，选择最佳进针途径，在确保穿刺针位于积液区域时抽吸、置管或注药治疗。

(二)胸膜增厚

胸膜增厚分为弥散性和局限性两种。弥散性胸膜增厚常提示胸膜纤维化或胸膜恶性肿瘤，可见于结核性胸膜炎、脓胸、胸腔术后、胸膜肿瘤等。局限性胸膜增厚常代表纤维化，多为炎症的结局，常见于肺炎、肺梗死、外伤，以及药物相关性胸膜疾病等。

弥散性胸膜增厚超声表现为胸膜广泛不规则增厚，呈等或稍低回声；局限性胸膜增厚时胸膜见边界清晰的低回声结节，呈扁平状或椭圆形。通过呼吸运动滑动征可鉴别病变来源于壁层或脏层胸膜。发生粘连时，呼吸运动受限。明显的局限性胸膜增厚有时与胸膜肿瘤鉴别困难，可考虑穿刺活检确诊。胸膜病变细针活检成功率稍低(80%以上)，建议使用 18G 或 16G 针及自动活检枪取材，并重视参考细胞学检查结果。

(三)胸膜肿瘤

胸膜原发性肿瘤主要为间皮瘤，根据病变分布形态可分为局限型和弥散型。胸膜继发性肿瘤主要为肺癌转移，或乳腺癌、胃癌、肝癌等肿瘤的胸膜转移。胸膜肿瘤的声像图有以下共同特点。

(1)肿瘤多自壁层胸膜向腔内突起，与胸壁相连或分界不清。

(2)多呈低回声或等回声，内部无气体强回声。

(3)病变多为结节状或不规则状。

(4)肿瘤常不随呼吸而移动。

(5)恶性肿瘤常合并较大量胸腔积液。

胸膜肿瘤突向肺内易误诊为肺周围性肿瘤。若发现少量胸腔积液位于肿瘤与受压肺部之间，或呼吸时肺与脏层胸膜在肿瘤深面滑动，有助于胸膜病变确诊。超声引导下胸膜占位病变穿刺活检，常可获得明确病理诊断。

(四)气胸

正常脏层胸膜-肺组织界面产生强回声反射，随着呼吸运动而移动，存在滑动征。当胸膜腔内出现游离气体形成气胸时，气体产生的混响反射也呈强回声，但不随呼吸运动而移动，故滑动征消失。胸腔内积气可随体位改变而移动。结合病史怀疑气胸者，应行 X 线检查。X 线片可显示气胸线、肺实质被压缩的程度，便于决定治疗方案。

第二节　肺部病变

一、肺不张

肺不张是由于支气管内阻塞及肺外压性因素(如大量胸腔积液等)，造成部分或全部肺组织内无气体，肺体积不同程度缩小。应用超声可清晰观察到萎陷肺的内部结构，如支气管状况等。其声像图根据病变范围和性质表现如下：

(1)一侧肺不张：可见一侧肺各叶明显缩小，回声类似肝实质，呈等回声，内有较强的支气管回声；阻塞性肺不张的CDFI表现为不张肺内血流丰富、分布规律，如树枝状，肺动脉与扩张的支气管和静脉伴行。肺叶的大小形态因无气的程度、范围、病程不同而不同。萎陷肺的底部呈楔形，常伴有多量胸腔积液。

(2)部分肺不张：一侧肺部分无气并缩小，多呈楔形低至中等回声，尤以下叶不张显示较清晰。

(3)肺膨胀不全：肺不张病变回声较肝脏回声稍增强，内有散在气体强回声闪动，随呼吸肺体积有改变，吸气状态体积增大，气体强回声范围也增大，说明支气管尚未完全阻塞。去除病因或抽出积液后可使肺重新充气膨胀，声像图见肺内气体强回声逐渐增多，肺体积渐增大。

(4)肿瘤合并肺不张：由于多量胸腔积液，易显示位于不张肺内的肿瘤，呈弱回声、等回声或强回声。如肺内转移癌、中心型肺癌等。

二、肺炎性病变

肺炎性病变通常累及肺段一部分或整个肺段、肺叶。当病变贴近胸膜时超声可显示。炎性病变声像图特点如下。

(1)病灶常呈楔形、类三角形，与正常肺分界欠清。

(2)呈等回声或稍低回声。

(3)内部可见支气管气相，散在分布。

(4)大叶性肺炎可见支气管气相和液相，随呼吸可见扩张支气管内气体强回声在液体中来回滑动。

(5)肺体积无明显缩小。

(6)随着炎症消退好转，病变回声逐渐增强，边界显示不清，直至消失。

三、肺脓肿

肺脓肿指肺组织局限性化脓感染并继发液化坏死。部分脓肿适合超声引导经皮穿刺置管引流治疗。声像图特点如下。

(1)早期病灶类圆形，低回声而不均匀。

(2)周边逐渐形成不规则增厚的偏强回声脓腔壁，内部可见强弱不等的杂乱回声，为脓液、坏死物和气体的混合物，可出现液-气分层平面。

(3)可引起胸膜增厚、粘连或胸腔积液。

四、肺肿瘤

(一)周围型肺肿瘤

胸部X线片及CT扫描发现贴近胸膜的肿瘤，若表面没有正常肺组织，超声多数能显示。声像图特征如下。

(1)肿瘤位于肺周围近胸壁，多呈类圆形、分叶状、不规则形，分叶状肿瘤因含气肺对肿瘤两侧的遮掩，声像图亦可显示为类圆形。

(2)肿瘤多呈低回声，少数可呈等回声。肿瘤较大合并坏死则可呈较强回声，中心有液化坏死时可见无回声区。

(3)肿瘤后方为含气肺,呈现为强回声多次反射;该图像易将肺的低回声实性肿瘤误诊为囊性肿瘤,需注意鉴别。

(4)观察肿瘤与胸膜关系,可判断肿瘤浸润程度。肿瘤侵犯脏层胸膜时,肿瘤两侧细线状回声的脏层胸膜逐渐增厚不平整,并向内凹陷,形成"兔耳"征,肿瘤与壁胸膜间常伴少量胸腔积液。肿瘤侵犯胸壁时一般较大且不规则,胸膜模糊或中断,呼吸时活动受限或固定不动,肋骨也可被侵犯包绕。

(5)需要与肺炎实变、结核瘤、肺脓肿等良性疾病鉴别。

(二)中心型肺肿瘤

中心型肺肿瘤因肺组织与肿瘤间有气体的干扰常不能显示。当肿瘤压迫阻塞支气管,致使远端肺含气量减少或消失,肺组织呈阻塞性实变、不张时,该段肺组织即成为较好的声窗,常可使中心型肿瘤得以显示。超声诊断需注意识别肺组织与肿瘤。

(1)阻塞性无气肺为楔形或三角形,多呈较均匀等回声或稍强回声,胸膜层连续完整。无气肺内多可见支气管扩张,呈平行线或管道样结构,其腔内充满液体呈无回声,称为"支气管液相";其腔内充满强回声伴后方多重反射,称为"支气管气相";若在充满液体的支气管内并有气体强回声,为"支气管气液相"。支气管液相、气相、气液相有助于判断阻塞性无气肺、肺实变的存在,是中心型肺肿瘤的继发征象,提示进一步扫查中心部有无肿瘤。

(2)中心型肺肿瘤呈圆形、类圆形、不规则形;内部回声较无气肺更低,肿瘤较小时以弱回声多见,较大时可出现强而不均回声甚至液腔。3/5 肿瘤与无气肺组织的分界清晰,分界欠清者应根据支气管分布及回声特点确认肿瘤范围。病灶内部较少有支气管。

(3)因各种原因不适宜纤维支气管镜检或镜检失败,经超声检查,通过实变肺能够显示中心型肺肿瘤者,可在超声引导下行穿刺活检,患者痛苦小;在超声及彩超引导下可避开大血管、支气管,通过无气肺或胸腔积液直接穿刺肿瘤,一般可安全获得组织学诊断。

第二十一章　消化系统疾病的超声诊断

第一节　胃　　癌

胃癌是发生于胃黏膜的恶性肿瘤，是最常见的恶性肿瘤之一，占我国消化道肿瘤的第一位，发病年龄多见于40～60岁，男女比约为3∶1。

胃癌可以发生于胃的任何部位，最常见于胃窦，其余依次为胃小弯、贲门区、胃底及胃体；以腺癌和黏液癌最多见。胃癌的病理变化分为早期胃癌和进展期胃癌两大类。局限于黏膜层的小胃癌称为原位癌，浸润深度未超过黏膜下层的称为早期胃癌，超过黏膜下层的称为进展期胃癌，也叫中晚期胃癌。

早期胃癌常无明显症状，随着病情进展，逐渐出现胃区不适、疼痛、呕吐、消化道出血等，晚期胃癌可引起腹腔积液、恶病质。进展期胃癌易侵及周围脏器和转移到附近淋巴结。

一、超声表现

(一)二维灰阶超声

早期胃癌胃壁局部增厚常＞1.0cm，肿瘤位于胃壁的第1至第2层内，超声检查显示困难。我国胃癌研究协作组1981年在Borrmann胃癌分型的基础上提出的6种胃癌分型有许多优点，超声依据其特点的分型也较其他方法准确。6种分型的超声表现如下。

1.结节蕈伞型(BorrmannⅠ)

肿瘤向腔内生长，呈结节状或不规则蕈伞状，无明显溃疡凹陷。表面粗糙如菜花样、桑葚状，其基底较宽。

2.局限增厚型(盘状蕈伞型)

肿瘤所在处胃壁增厚，范围局限，与正常胃壁分界清楚。

3.局限溃疡型(BorrmannⅡ)

肿瘤呈低回声，中央凹陷呈火山口状，溃疡底一般不平，边缘隆起与正常胃壁分界清楚。

4.浸润溃疡型(BorrmannⅢ)

溃疡凹陷明显，溃疡周围的胃壁不规则增厚区较大，与正常胃壁分界欠清楚。

5.局限浸润型

壁局部区域受侵，全周增厚伴腔狭窄，但内膜面无明显凹陷。

6.弥散浸润型(BorrmannⅣ)

病变范围广泛，侵及胃大部或全胃，壁增厚明显，胃腔狭窄，部分病例可见胃黏膜层残存，呈断续状，胃壁第3层强回声线(黏膜下层)紊乱、增厚，回声减低、不均匀。

(二)彩色多普勒超声

较大肿瘤实质内常发现有不规则的血流信号。

(三)超声对胃癌侵及深度的判断

1.早期胃癌

肿瘤范围小、局限、胃壁第3层(黏膜下层)存在。当黏膜下层受侵时此层次则呈断续状。对此类型中隆起型和浅表隆起型显示较好,对浅表凹陷型和凹陷型显示率低。早期胃癌的确诊要依靠胃镜活检。

2.肌层受侵

胃壁第3、4层回声线消失,但第5层线尚完整,胃壁趋于僵硬。

3.浆膜受侵

胃壁最外层强回声线外隆或不光滑。

4.侵出浆膜

胃壁第5层强回声线中断,肿瘤外侵生长,和相邻结构不易分辨。

(四)胃癌转移征象

1.淋巴结转移

容易累及的淋巴结。主要包括:贲门旁,胃上、下淋巴结,幽门上、下淋巴结,腹腔动脉干旁淋巴结,大网膜淋巴结等。肿大的淋巴结多呈低回声,部分与肿瘤融合,呈现肿瘤向外突出的结节。

2.其他转移

肝脏、脐周围、腹膜、盆腔及卵巢是胃癌转移的常见部位;胃癌的卵巢转移称为克鲁肯贝格瘤,表现为囊实性肿瘤,多是双侧受累。

二、诊断要点

管壁不规则增厚或肿块形成,肿瘤实质呈低回声,欠均匀;溃疡凹陷出现"火山口"征。病变未侵及固有肌层时胃壁蠕动减缓,幅度减低,随着病变向固有肌层浸润和管壁明显增厚,则出现胃壁僵硬、蠕动消失;胃排空延迟甚至胃潴留。较大肿瘤常造成管腔狭窄。

三、鉴别诊断

超声诊断胃癌常须鉴别的疾病有胃炎、胃溃疡、胃嗜酸性肉芽肿等非肿瘤性胃壁增厚性疾病,另外须与其他类型胃部肿瘤相鉴别。

四、临床评价

超声检查作为无创性检查方法,具有操作简便、无痛苦,可以反复检查等优点,除进行筛选检查外,对因病重或年老体弱等不宜做X线或胃镜检查者,尤具实用价值。早期胃癌的超声诊断效果稍差,常需胃镜检查确诊。超声检查主要用于进展期胃癌的诊断,能显示胃癌的断面形态,测量肿瘤的大小,判断癌组织的浸润深度,发现肿瘤的周围和远处转移等,从而确定临床治疗方案,减少晚期胃癌的剖腹探查率。但超声显示胃部肿瘤的能力决定于肿瘤本身的大小、形态和位置,小于10mm的肿瘤难以在空腹时显示,肿块型比管壁增厚型容易发现。胃底及小弯垂直部扫查易受气体干扰及声窗局限,此处胃癌容易漏诊。

第二节 急性阑尾炎

急性阑尾炎是阑尾发生的急性炎症。为外科临床常见病，是最多见的急腹症，居各种急腹症的首位。正常阑尾超声不易显示；但阑尾炎性肿大时或伴有积液时，超声检查可以发现病变阑尾的图像。

根据急性阑尾炎的发病过程将其分为4种病理类型：单纯性阑尾炎、化脓性阑尾炎、坏疽性（穿孔性）阑尾炎、阑尾周围脓肿。单纯性阑尾炎表现为阑尾轻度肿胀，管壁各层均有水肿，炎症细胞浸润，以黏膜及黏膜下层为著，管腔内少许渗液。化脓性阑尾炎表现为阑尾显著肿胀，浆膜高度充血，被纤维蛋白与脓性渗出物覆盖，或被大网膜包裹，管腔内小脓肿形成，积脓，腹腔有渗出液。坏疽性（穿孔性）阑尾炎为阑尾管壁缺血、坏死、穿孔，并有较多渗出液，周围可形成炎性包块和脓肿。

临床表现有转移性腹痛或阑尾区痛、恶心、呕吐、发热、阑尾区压痛、肌紧张和反跳痛。

一、超声表现

超声直接征象为阑尾增粗、“靶环”征、阑尾壁层次不清等；间接征象如阑尾区低同声团、超声麦氏点征阳性、回盲部淋巴结肿大、腹盆腔积液，阑尾腔内偶见粪石强回声等。CDFI显示阑尾壁及其周围血流丰富。

急性单纯性阑尾炎超声显示阑尾轻度肿胀，管壁稍增厚，直径＞6mm，浆膜回声不光滑，管壁层次欠清晰，腔内可见少量液性暗区。周围无明显液性暗区。

化脓性阑尾炎超声显示阑尾明显肿胀粗大，长轴呈手指状，直径＞10mm。管壁增厚，层次不清，厚薄不一，浆膜回声稍强，纵切呈腊肠样，横切呈同心圆形，腔内可见密集强光点漂浮。阑尾周围见少量无回声暗区包绕。

坏疽性阑尾炎阑尾肿胀显著，形态不规则，管壁明显增厚，各层次结构不清，浆膜层可有回声中断，腔内回声杂乱，见片状不均匀低回声。阑尾周围渗出物增加，可见不规整液性暗区。阑尾周围、肠间隙及盆腔可见不规则无回声区。

阑尾周围脓肿声像图显示阑尾失去规则的条状形态，形态无法辨认，可见强弱不等的点状同声，在阑尾区周围见圆形或类圆形的无回声区、低回声或混合回声团块，边界不清、不规则，周边可因大网膜包裹而呈强回声，邻近肠管蠕动减弱，肠襻间隙及腹盆腔可见积液。

二、诊断要点

阑尾增粗呈同心圆征、阑尾壁层次不清；阑尾区低回声或混合回声团块，腹盆腔积液，阑尾腔内偶见粪石强回声等。

三、鉴别诊断

阑尾炎及阑尾周围脓肿需与多种右侧附件病变鉴别。

四、临床评价

超声已成为急性阑尾炎最重要的影像学检查手段，除单纯性阑尾炎及后位阑尾炎容易漏诊外，其余各型阑尾炎的超声诊断准确性都较高，特别是高频超声具有很高的临床应用价值。

超声检查可以鉴别急性阑尾炎的程度和病理类型，判断阑尾穿孔、阑尾周围脓肿，并与其他急腹症相鉴别，为临床医师选择治疗方案和手术时机提供重要的参考指标。但是超声检查也有一定的局限性，肠道气体的干扰可能造成阑尾无法显示，不能做出正确的超声诊断。

第三节　肠　梗　阻

肠内容物不能正常向下运行通过，称为肠梗阻，是临床常见而又严重的一种急腹症。肠梗阻根据病因和病理表现，分为机械性肠梗阻和麻痹性肠梗阻；根据梗阻的程度，分为完全性和不完全性肠梗阻。梗阻部位以上肠管扩张、积液、积气，严重者并发肠穿孔和肠壁坏死。机械性肠梗阻的扩张肠管蠕动活跃，梗阻远端常见肿瘤、结石、肠套叠等；麻痹性肠梗阻的肠壁蠕动波减缓甚至消失。肠梗阻主要症状有阵发性腹部绞痛、腹胀、呕吐，机械性肠梗阻肠鸣音亢进，完全性肠梗阻时无排便和排气。梗阻晚期常发生水、电解质紊乱。

一、超声表现

(1)肠管扩张，腔内积气、积液。

(2)肠壁黏膜皱襞水肿、增厚，排列呈鱼刺状(又称“琴键”征)。

(3)机械性肠梗阻肠壁蠕动增强，幅度增大，频率加快，甚至出现逆蠕动，肠内容物反向流动；麻痹性肠梗阻肠管扩张，肠蠕动减弱或消失。

(4)绞窄性肠梗阻时肠蠕动减弱，腹腔内出现液体回声。

(5)梗阻病因的诊断：机械性肠梗阻远端出现异常回声对于病因的确定有重要帮助，常见病因有肿瘤、异物、肠套叠、肠疝等；麻痹性肠梗阻可以出现在机械性肠梗阻晚期，更多见于手术后或其他急腹症，手术后表现为全肠管扩张，继发于其他急腹症时肠管的扩张局限而轻微。

二、诊断要点

肠管扩张，腔内积液、积气，肠壁蠕动增强或减缓，伴有腹痛、腹胀、呕吐、排气排便减少或无。

三、鉴别诊断

肠梗阻需与肠套叠、急性阑尾炎、急性腹膜炎、急性胰腺炎等急腹症鉴别。

四、临床评价

超声检查能够重复多次，若能持续发现肠管扩张，即可诊断肠梗阻。超声检查肠梗阻的意义在于能够确定梗阻的部位、程度、原因等，简便易行。

第四节　急性胆囊炎

急性胆囊炎是指细菌感染胆囊而发生急性炎症改变的疾病。多由胆囊结石梗阻引起，也可为非结石性急性胆囊炎。

临床表现主要有右上腹疼痛，持续性加重，向右肩和右腰背部放射，伴有恶心、呕吐。结石性急性胆囊炎主要表现为胆绞痛，非结石性胆囊炎主要以右上腹持续性疼痛为主。单纯性胆囊炎症状较轻，疼痛局限于胆囊区。化脓性胆囊炎呈剧痛，有尖锐刺痛感，疼痛范围大，病变常累及胆囊周围组织甚至累及腹膜，引起腹膜炎。疼痛阵发性加剧时，患者常有吸气性抑制。随着疼痛的加剧，轻者表现为畏寒、发热，重者表现为寒战、高热。多数患者出现 Murphy 征阳性，即右肋下胆囊区深压痛与触压时深呼吸受限。

一、超声表现

(一)急性单纯性胆囊炎

胆囊轻度增大，胆囊壁轻度增厚，胆囊腔饱满，有时可见细小的炎性渗出光点。无特异性声像图改变，应密切结合临床表现进行诊断。

(二)急性化脓性胆囊炎

胆囊肿大，胆囊壁弥散性增厚，厚度多大于 5mm，多呈向心型，部分呈偏心型，胆囊壁水肿常呈“双壁”征，部分病例壁回声可增厚减弱。胆囊壁各层界限模糊，浆膜层和黏膜层回声增强。囊腔内常可见细点状、斑块状低回声团块，为炎性渗出物、坏死组织和淤积的胆汁混合而成。大部分患者胆囊腔内可见到结石强回声，尤其在胆囊颈部常可见嵌顿的结石。胆囊“莫非”征阳性。

(三)急性坏疽性胆囊炎

在急性化脓性胆囊炎特征基础上，胆囊壁明显增厚，且厚薄不均，回声杂乱，强弱不等并呈多层低回声带。气性坏疽时，并可见胆囊腔内气体强回声。

(四)常见并发症

胆囊穿孔是急性胆囊炎常见的并发症，常并发于急性坏疽性胆囊炎。穿孔部位的胆囊壁连续性中断。穿孔部位和程度不同可形成不同的超声表现。如穿孔部位发生在胆囊床部位，常常形成胆囊周围脓肿，胆囊周围出现边界不清的无回声暗区，暗区内可见大量的细小光点漂浮；如穿孔部位位于胆囊底部时，多形成局限性腹膜炎，表现为局限性包裹性无回声暗区，暗区内可见不均匀的光点或强弱不等回声。严重时形成弥散性腹膜炎，表现为腹膜增厚，回声强弱不等，分布不均匀，腹腔可见范围不一的积液。胆囊出血也是常见并发症之一，表现为胆囊腔内见细小低回声光点，或凝聚成后方无声影、可随体位改变移动的团块。

二、诊断要点

胆囊肿大，胆囊“墨菲”征阳性，胆囊壁弥散性增厚，呈“双壁”征，囊腔内强回声结石，或细点状回声，胆囊周围无回声区。

三、鉴别诊断

(一)胆囊增大

如因胆管梗阻引起的胆囊体积增大，胆囊壁薄而光滑，压痛不明显，常可发现造成胆管梗阻的原因。

(二)胆囊壁增厚

餐后、急性肝炎、肝硬化、右心衰竭、腹腔积液等均可引起胆囊壁增厚，呈双边，应结合临床进行鉴别，慢性胆囊炎和胆囊腺肌症的胆囊壁增厚，胆囊不肿大，胆囊“墨菲”征阴性。

四、临床评估

超声根据胆囊腔的大小、壁的变化、囊腔内的回声和胆囊周围回声的变化，不仅能迅速对急性胆囊炎进行诊断，而且可以对其引起的并发症进行诊断，是临床急诊急性胆囊炎首选的影像学诊断方法。

第五节　胆　石　症

胆石症是指因胆道系统结石所形成的一系列临床病理改变。任何人群均可发生。在我国一组 8585 人的流行病调查中，胆囊结石的发病率为 24.3%，肝外胆管结石的发病率为 46.5%，肝内胆管结石的发病率为 29.0%。胆囊结石和肝外胆管结石发病高峰年龄是 51～60 岁，肝内胆管结石发病高峰年龄为 31～40 岁。肝内胆管结石在胆系结石中病死率最高，为 4.2%。

胆石的成因较复杂，胆汁成分的改变、寄生虫感染、细菌感染、代谢障碍、溶血性贫血等原因均可形成胆石。胆石的形成过程分为 3 个阶段：胆汁饱和或过饱和，起始核心的形成，逐渐形成结石。

一、胆囊结石

胆囊结石是最常见的胆囊疾病，好发于中年肥胖女性。胆囊结石中以胆固醇结石和混合性结石多见。由于结石对胆囊壁的刺激，易合并胆囊炎，最终导致胆囊缩小，胆囊壁增厚。胆囊结石合并胆囊癌发生率较高。

根据胆石成分的不同，可将胆石分为以下几种类型。①胆固醇结石。②胆色素结石。③混合性结石：主要由胆固醇、胆色素、钙盐、蛋白、金属离子等成分构成。④其他结石：碳酸钙结石、瓷瓶胆囊为少见结石，胆囊壁胆固醇沉着症也被部分学者归为胆结石。胆囊结石常引起急性和慢性胆囊炎，其临床表现不同。急性结石性胆囊炎表现为有季肋部疼痛，向右肩部放射。早期发热和中性粒细胞升高不明显，恶心多，呕吐少。后期墨菲征阳性，右上腹有明显的腹紧张、压痛、反跳痛，呼吸受限。慢性结石性胆囊炎主要表现为右上腹不适、隐痛、饱胀感、嗳气，食用油脂较多的食物后，以上症状会加剧。

(一)超声表现

1.典型声像图

胆囊腔内出现强回声团块，团块后方伴有声影，团块可随体位变化在囊腔内移动。

2.非典型声像图

充满型胆结石表现为“WES”征：W 为胆囊壁高回声，E 为结石强回声，S 为声影。在胆囊壁高回声和结石强回声间可见一线状低回声，可能为残存的胆汁。泥沙状胆结石表现为胆囊腔内出现黏稠的细小回声光带，随体位移动而在胆囊壁上移动，其形态常常因移动而发生变化，常可见弱声影，有时声影不明显。直径小于 3mm 的松软的结石，其后方往往不伴有声影，可根据体位改变是否移动进行诊断。当结石嵌于胆囊颈部或哈氏囊时，往往引起胆囊积液，压迫肝总管引起肝总管部分或完全梗阻时，进而产生胆汁性肝硬化时，称为 Mirizi 综合征。胆囊壁罗-阿窦内结石时，壁内可见单个或多个强回声，后方伴“彗星尾”征。

(二)诊断要点

胆囊腔内强回声团块,可随体位改变移动,后方伴有声影。

(三)鉴别诊断

1.十二指肠气体

胆囊体部与十二指肠紧邻,十二指肠气体回声常常被初学者误诊为胆囊结石,可多切面进行扫查之后观察回声是否在胆囊腔内,如还不能鉴别,可保持强回声团块的切面,仔细观察团块形态是否发生变化,十二指肠蠕动时会造成肠腔气体大小的变化。必要时可嘱咐患者饮水200mL,团块中如可见液性回声通过,则为十二指肠气体。

2.胆囊内胆泥、组织碎屑、脓性团块、息肉等

长期禁食患者,胆汁瘀滞,可形成胆泥,胆泥为均匀稍低回声,形态可随体位变化,有时胆泥可合并结石。急性化脓性胆囊炎时,胆囊内坏死组织碎屑、脓性分泌物等可形成团块状回声,但其透声性较结石好。胆囊内隆起样病变与结石不同的是不随体位移动并与胆囊壁相连。

(四)临床评估

超声是公认的诊断胆结石的首选方法。超声对胆囊结石诊断敏感性达97%~100%与MRI相近(97.7%),特异性达93.6%~100%,准确性90.8%~93%。超声在确定结石数目和大小方面优于CT,对含钙结石的敏感性方面低于CT。对于过度肥胖或肠气干扰严重的患者,可进行多切面、多体位、多重复检查。

二、胆管结石

胆管结石较为常见,根据来源分为原发性结石和继发性结石,根据部位分为肝外胆管结石和肝内胆管结石。可引起胆管壁炎症,出现充血、水肿、增生和纤维化,导致胆管壁增厚。结石嵌顿可造成胆管完全性梗阻。

肝内胆管结石患者疼痛不明显,而常表现为周期性发热寒战,黄疸往往不明显。胆总管结石常出现胆管阻塞三联征,即右上腹疼痛、发热寒战、黄疸,如发生急性阻塞性化脓性胆管炎时,还可出现休克和精神异常症状。

(一)超声表现

1.肝外胆管结石

胆管腔内见伴有声影的强回声团块,部分可呈中等同声或低回声,边界清晰,与胆管壁之间可见分界。胆管近端可见不同程度的扩张,胆管壁稍增厚。有时改变体位可见强回声团块移动。

2.肝内胆管结石

肝内可见与门静脉伴行的,沿胆管分布的斑片状或条索状强回声,后方伴声影,结石常造成局限性胆汁淤积,使结石近端的胆管局限性扩张,与门静脉呈平行管征。

(二)诊断要点

肝外胆管内强回声团块,后方伴声影,近端胆管扩张。肝内沿胆管分布的斑片状或条索状强回声,后方伴声影,近端胆管扩张。

(三)鉴别诊断

(1)胆道积气。胆肠吻合术后,胆道积气,常可见沿胆管分布的条索状强回声,仔细观察该强回声,可随呼吸出现闪烁运动,后方伴"彗星尾"征,无胆管扩张。

(2)正常肝圆韧带。肝左叶内强回声结构,后方伴声影,转动探头,显示为起自矢状部向前方延伸至肝包膜处的带状强回声结构。

(3)肝内钙化灶。为肝内强回声光点,不伴有胆管扩张。

(四)临床评估

超声是胆管结石首先的检查方法,但肝外胆管结石诊断较胆囊结石困难,且检出率较肝内胆管结石低。原因是胃肠气体干扰及胆汁对比条件差等。临床上对高度怀疑胆管结石而又未能显示结石的患者,采用脂餐法、饮水法或胸膝位法,可提高肝外胆管结石检出率。

第二十二章　泌尿系统疾病的超声诊断

第一节　肾　囊　肿

肾囊肿有以下多种类型：肾皮质囊肿（单纯性肾囊肿，包括孤立性和多发性肾囊肿）、多囊肾、肾髓质囊性变（海绵肾）、多囊性肾发育异常等。这里重点讨论单纯性肾囊肿。单纯性肾囊肿病因未明，发生率随年龄而增长。尸检研究发现，50 岁以上者半数有之。囊肿的壁菲薄，其中充满澄清液体。小的囊肿直径仅几毫米或几厘米，一般无临床症状，大的囊肿可以形成腹部肿物。这种囊肿常单发，也称孤立性囊肿；部分患者有 2 个以至数个，称多发性肾囊肿，也可双肾皆有囊肿。本病预后良好，即使双肾多数性囊肿也呈良性经过，与先天性多囊肾不同。

单纯性肾囊肿与复杂性肾囊肿的区别在于复杂性肾囊肿囊壁稍厚或钙化，囊内可以有分隔、钙乳沉淀或因合并出血、感染出现囊内回声增多。

一、超声表现

一般呈圆形或椭圆形；囊壁菲薄（几乎难以辨认）、光滑整齐；囊内无回声；囊肿后方回声增强。以上为典型单纯囊肿声像图标准，囊肿的大小不等。有的囊肿两旁尚可见到由于边缘回声失落引起的侧边声影。此外，囊肿在肾内常造成肾皮质和肾窦弧形压迹，外生性囊肿也可向外隆起使肾包膜产生局部隆起。CDFI 检查：囊内无血流信号，或许在囊壁偶见少许绕行的血流信号。

二、诊断与鉴别诊断

（一）单纯性肾囊肿

一般容易诊断。然而，超声表现并不都是典型的。例如：直径＜1cm 或更小的囊肿内部常出现低水平回声（部分容积效应伪像所致，采用谐波成像或改变扫查位置有助于改善图像质量）；位置很深的单纯性囊肿其壁回声可以显得不够锐利和清晰。

（二）多发性肾囊肿

即多数性单纯囊肿患者。对于双侧性多数性肾囊肿，尚应与多囊肾做仔细鉴别。

（三）复杂性肾囊肿

少部分肾囊肿呈分叶或多房状，内有细线样分隔回声；极少数肾囊肿壁出现“彗星尾”征，斑点状或弧形强回声（代表钙化），或伴有钙乳沉淀引起的分层回声。囊肿内合并出血或感染时，可出现弥散性低回声或沉渣状回声。复杂性肾囊肿也称不典型肾囊肿，必须与小肾癌进行鉴别（可进一步检查如增强 CT 和定期随访）。

（四）肾盂旁肾囊肿

起源于淋巴管，其囊肿位置特殊，在肾窦区出现圆形或椭圆形无回声结构。可呈单房性，部分呈多房性。后者呈细线样分隔，极易与肾积水混淆。其特点是囊肿只占据一部分或大部分肾中央区，不可能完全具有肾积水的特征——肾小盏扩张，囊肿与肾锥体之间或多或少存在肾窦脂肪强回声。

三、临床意义

（1）超声诊断肾囊肿的敏感性超过X线肾盂造影和放射性核素扫描，可靠性高达95％以上。多数体积不大（＜5cm）的无症状而具有典型单纯囊肿表现者，由于预后良好，经超声诊断可免除穿刺、肾动脉造影等损伤性检查或手术探查。

（2）对于不符合典型单纯囊肿的患者，即复杂性肾囊肿需进一步明确囊肿性质。尤其对于囊壁较厚和分隔较厚，伴有实性成分和钙化的囊肿，应特别注意CDFI检查有无丰富血流信号以除外肿瘤，必要时进一步做超声造影、增强CT扫查或超声引导下穿刺活检。

（3）超声引导穿刺引流和乙醇硬化治疗适合于体积超过5～6cm有症状的肾囊肿和合并出血、感染的肾囊肿。业已公认，这种微创技术几乎可以完全替代手术和腹腔镜手术治疗。

第二节　肾　结　石

结石的种类很多，大小不一，主要成分为草酸钙和草酸钙与磷酸钙混合性结石（80％～84％），碳酸钙与磷酸镁铵混合性结石（6％～9％），尿酸结石（6％～10％），胱氨酸结石（1％～2％），其他为黄嘌呤结石、磺胺结石、纤维素结石、黏蛋白结石等（1％～2％）。肾结石常为含有两种成分的混合结石，例如草酸钙与磷酸钙、磷酸钙与磷酸镁铵等。草酸钙结石表面光滑或呈桑葚状，X线显影最佳；磷酸盐结石表面粗糙，常呈鹿角状，往往形成于尿路感染的碱性尿中，X线显影尚佳；尿酸结石表面光滑或粗糙，X线显影差；胱氨酸结石、黄嘌呤结石等表面光滑质软，X线不显影。相比之下，超声对所有成分的结石均可显示。

临床上肾结石患者主要表现为腰痛、血尿。腰痛可为阵发性剧痛即肾绞痛，也可以是隐痛。肾绞痛出现在引起梗阻时，多为结石降入输尿管内。血尿可以是肉眼血尿或镜下血尿。结石继发肾积水、感染时有相应临床表现。结石还可继发肿瘤。肾结石可以是单发，也可多发，单侧多见，双侧性者占8％～17％。结石与梗阻和感染互为因果，常同时并存。

一、超声表现

（1）肾结石的声像图表现依结石的大小、形态多变，依结石的成分不同在超声图像上也表现各异，主要为强回声光团，其后方伴清晰的声影。

（2）结石一般呈圆形强回声光团、光斑或光点。大小不一，大的可达数厘米，小者仅数毫米。回声强度与大小和结构成分有关。小结石可显示其全貌，回声呈强光点；中等大小的结石呈强光团；大的结石呈强光带。草酸钙和磷酸钙类结石质硬、表面光滑，显示为弧形强回声，后方声影明显，而尿酸、胱氨酸及黄嘌呤类结石透声性较好，可显示结石全貌。

（3）结石的移动性主要与结石的大小及肾内液体的多少有关，当肾内液体的增多、结石相对较小时，随体位改变结石就可以移动。

海绵肾的结石很小，表现为双侧肾内各锥体回声明显增强，以乳头部最明显，呈放射状排列，后方无声影或有弱声影。

肾钙质沉淀症为双侧性，早期仅显示为肾髓质边缘出现一圈高回声带，使肾锥体的轮廓显示清晰、完整，进展期高回声带向内增宽并逐渐占据整个髓质。后方声影的有无与钙质的沉积量有关，一般无声影。

肾钙乳症的结石强回声呈水平的层状，后方伴声影，随体位改变而移动。肾盂源性囊肿出现在囊肿肾盂旁的无回声区内。

二、诊断要点

典型肾结石表现为肾窦区出现强回声光团，后方伴清晰的声影。

三、鉴别诊断

中、大型结石容易明确诊断，小结石需注意与管壁钙化（呈细条状或等号状）以及肾窦区强的结构反射（多为细条状）鉴别。

肾结核的钙化斑位置较表浅、边缘毛糙。

四、临床评估

超声诊断肾结石敏感性和特异性都很高，常为临床首选检查方法，特别是对于X线阴性结石的诊断作用较大。

第三节 肾 肿 瘤

一、肾细胞癌

为肾脏最常见的恶性肿瘤，又称肾癌，约占肾脏恶性肿瘤的85%。多见于40岁以上成人。病理学分为透明细胞癌、乳头状癌、嫌色细胞癌、集合管癌和肾癌未分类，其中最常见的是透明细胞癌，占70%～80%，又称为普通肾癌。肿瘤呈实质性、圆形或分叶状，有假包膜，与周围肾组织分界清晰，大的肿瘤内有出血、坏死和钙化。乳头状癌常伴有出血和囊性变，囊性变可达40%～70%。多房性囊性肾细胞癌是一种特殊类型的肾细胞癌，具有纤维囊壁，内部全部为囊和间隔，间隔可厚至数毫米，间隔上有上皮细胞（含有透明细胞）。这种肾细胞癌低度恶性，生长慢，预后较好。肾细胞癌多为单肾单发性，少数可多发或双肾同时发生。肾细胞癌多见于肾脏上、下两极，尤其是上极。肿瘤侵入肾盂、肾盏出现血尿，侵入肾静脉形成癌栓并扩散至全身，沿淋巴系统转移至肾门引起肾门淋巴结肿大。肾癌早期可无明显症状，临床表现主要为无痛性肉眼血尿，但位于肾周边部和向外生长的癌肿出现血尿较晚。

（一）超声表现

（1）肾脏形态失常，局部增大，局部肾包膜向外隆起，由于肾脂肪囊的强回声分界，肿块边缘尚清。

（2）肾实质内出现实质性肿块，圆形或不规则形，有球体感，肿块大小不一，多呈低回声或中等回声，3cm左右也可为高回声，较大的肿块内部出现出血、坏死的无回声区，甚至囊性变。较大的结节内可有多个小结节，且小结节的边缘回声稍低。少见的多房性囊性肾细胞癌呈多房性囊性肿块，边缘清楚，囊腔间隔厚约1mm至数毫米。

（3）肾窦回声受挤压移位，出现局限性凹陷、中断甚至肾盂积水。

(4)肾癌转移征象中较常见的是肾静脉内癌栓，其中右肾静脉癌栓通过肋缘下斜切时易于显示，癌栓沿肾静脉至下腔静脉，肾门淋巴结肿大显示为肾门处局限性低回声区。

(5)彩色多普勒表现有4种类型。①抱球型：肿瘤的周边部显示丰富的彩色血流，呈弯曲状或绕行，肿瘤内见点状和条状彩色血流。②星点型：肿瘤内有少数点状彩色血流，而外周很少。③丰富血流型：肿瘤内部血流丰富，显示为肿瘤众多的点状、条状和分支状彩色血流，而彩色多普勒能量图显示呈盘曲成丝球状的彩色血流信号。④少血流型：肿瘤内部血流很少或无血流。频谱多普勒显示，主要为高速的动脉血流。多数肿瘤内可检测到较丰富的动脉血流，但仍比肾实质血流稀疏。丰富血流型均为透明细胞癌，抱球型多数也为透明细胞癌，乳头状细胞癌内血流稀少。嫌色细胞癌血流甚少，多房性囊性肾细胞癌在囊壁或间隔可见血流。肿瘤附近的肾脏血流受压、移位。

(6)肾静脉血栓的彩色多普勒显示肾静脉内血流缓慢或中断，而肾周可见代偿增粗的静脉，迂曲状。

(二)诊断要点

肾脏形态失常，肾实质内出现实质性肿块，低或中等回声，较大的结节内可有多个小结节，且小结节的边缘回声稍低。肾窦回声受挤压移位，可有肾门淋巴结肿大及肾静脉血栓。多数肿块内可检测到较丰富的动脉血流，但仍比肾实质血流稀疏。

(三)鉴别诊断

1.肾盂癌

发生在肾盂肾盏内，血尿出现的时间早，肿瘤体积较小，常合并有肾盂积水。

2.囊性肾细胞癌与肾囊肿

肾囊肿出血或含有胶冻样物质时其内可有弱回声，但其边缘较光滑平整，后方回声增强。而肾细胞癌壁较厚、不规整，壁上多可检测到动脉血流。必要时可做穿刺活检或细胞学检查。

3.肾柱肥大

位于肾中部的肾柱肥大，似一低回声肿块，大小一般不超过3cm，可压迫肾窦回声凹陷。但其回声均匀，回声强度与肾皮质相似，且与肾皮质回声相延续而无明显界限，肾表面无异常突起，其附近的肾锥体形态正常。彩色多普勒检查其内无肾癌血流，其旁的肾动脉亦无受压变形。

4.肾上腺肿瘤

肾上腺肿瘤位于肾上极上方，与肾脏有线状高回声分解，为肾周脂肪组织受压而成，在肾包膜、肾上腺肿瘤包膜间呈“海鸥”征。

5.肾实质脓肿

肾实质脓肿患者一般有明显的临床症状，例如腰痛、发热、血常规升高等。动态观察，脓肿内部回声由低回声向无回声转变。

(四)临床评估

肾细胞癌出现症状时已经较大，超声诊断并不难。早期发现的较小肿瘤鉴别困难时，可做穿刺活检。

二、肾盂癌

多发生于40岁以上的成年人，是发生在肾盂肾盏的癌肿，发病率明显低于肾实质癌。病理类型主要为移行上皮癌，其中约80%为乳头状癌，20%为结节性实体癌。肿瘤常使肾盏漏斗部或肾盂与输尿管连接部发生梗阻，导致肾积水。临床上血尿出现较早，表现为无痛性、间歇性全程血尿。

(一)超声表现

(1)肾盂肾盏内出现小的低回声或中等回声病灶，部分肾窦强回声中断或扩张，较大肿瘤(>1cm)时有肾盂分离，无回声环绕小肿块使其边界及附着点更清楚。

(2)彩色多普勒难以检测到瘤内血流，有的可在瘤内或其基底处仅检测到点状、棒状、短条状血流，频谱为低速的动脉血流。

(二)诊断要点

肾盂肾盏内出现小的低回声病灶，有肾盂积水时肿块可清晰显示。彩色多普勒有时可检测到点状、棒状、短条状动脉血流。

(三)鉴别诊断

肾盂腔内血凝块扩张的肾盂腔内形成中等无回声团，在患者改变体位时可有移动。

(四)临床评估

肾盂肿瘤临床症状出现较早，超声检查时肿瘤体积一般较小，表面可有坏死脱落，需注意与血凝块相鉴别。

三、肾血管平滑肌脂肪瘤

肾血管平滑肌脂肪瘤是一种较常见的良性肾肿瘤，又称肾错构瘤，中年女性多见。

可以是单发或多发，单侧或双侧。肿瘤由成熟的血管、平滑肌和脂肪组织交织而成，含大量的结缔组织，形态呈圆形，表面无包膜，但与肾组织分界清楚。肿块大小不一，由于瘤内容易发生出血，使肿瘤在几天内迅速增大，出血吸收后瘤体缩小，但可再次出血使瘤体再次增大。临床多无症状，多在影像学检查时发现。大的肿瘤可出现腰部胀痛及腹部肿块。肿瘤内出血时瘤体迅速增大，患者有突发腰痛、低热和腹部肿块。

(一)超声表现

(1)肿瘤较小时，表现为肾实质内接近肾包膜处出现小的圆形较强回声光团，边缘规则，边界清晰，内部回声致密较均匀，后方无声影。

(2)较大的肾血管平滑肌脂肪瘤内容易发生多次出血形成不规则低回声区或无回声区，或者形成由高回声与低回声交错排列的混合回声，类似洋葱样。

(3)彩色多普勒检查，较小的肿瘤内一般无血流显示，较大的肿块内有动脉血液供应，血流速度中等。

(二)诊断要点

肾实质内接近肾包膜处的圆形强回声光团，边缘规则，边界清晰，内部回声致密较均匀，后方无声影。较大的肿瘤内可见低回声或无回声，或呈洋葱样。

(三)鉴别诊断

成人肾实质其他类型的良性肿瘤很少见，肾血管平滑肌脂肪瘤主要是与高回声型肾癌鉴别，后者边界模糊，形态不规则，周边可有声晕，后方回声可有衰减，周边组织可有受压，彩色多普勒肿瘤内部及周边可探及血流信号。

(四)临床评估

肾血管平滑肌脂肪瘤常于肾超声检查时偶尔发现，由于其超声表现较典型而易于诊断，但由于小的肾细胞癌可表现为高回声，鉴别困难时可做穿刺活检以及定期追踪观察。

四、肾母细胞瘤

绝大多数发生在小儿，尤以 5 岁以内小儿多见，是小儿最常见的恶性肿瘤。又称 Wilms 瘤或肾胚胎瘤，约 95% 发生在单侧肾，双侧较少见。肿瘤常位于肾脏的上下极，很少侵犯肾盂。肿瘤大小不一，由于肿瘤恶性程度很高，发现时肿瘤已生长至很大。肿瘤呈圆形或椭圆形，表面光滑，有假包膜，与肾组织分界清晰。内为实质性，易发生变性、坏死和出血。肿瘤生长迅速，容易转移，主要通过肾静脉血行转移或经淋巴结转移至肾门部。

(一)超声表现

(1)肿瘤较大，近圆形，多位于肾上极或下极，与肾组织分界清晰，残余肾脏相对较小，呈茄形，被挤压至一边，肾盂、肾盏受挤压出现肾积水，并向下或向上推挤移位。

(2)肿瘤边缘整齐、平滑，界限清楚，内为不均匀实质性回声，中等偏强或稍低，其内常可见液化坏死形成的不规则无回声区。

(3)肿瘤侵犯肾包膜后，肿块与周围组织分界不清，肾静脉转移时沿肾静脉到下腔静脉可见低回声的癌栓，肾门淋巴结转移时引起肾门淋巴肿大。

(4)彩色多普勒检查，肿瘤边缘和内部有明亮、粗大的血流显示，呈长条状、分支状和点状。频谱多普勒显示为高速高阻力血流频谱，而声学造影使显示的肿瘤血管数目明显增加、长度延长、分支增多。

(二)诊断要点

儿童肾内发现较大的不均匀的实质性肿块，其内为中高回声，并有不规则无回声，边界清楚、平整，周围肾结构受压。彩色多普勒检查肿瘤边缘和内部有明亮、粗大的动脉血流显示。肾门淋巴结和肾静脉可有转移。

(三)鉴别诊断

小儿肾内发现较大的肿块首先考虑肾母细胞瘤，结合超声表现一般易于诊断。需鉴别的疾病为来自腹膜后的神经母细胞瘤，后者也多见于小儿，发现时已体积很大，超声显示其位于腹膜后，推挤肾脏整体异位、变形，常越过腹中线生长。

(四)临床评估

对于肾母细胞瘤，根据患者年龄和超声表现一般可做出诊断。

第四节　肾　外　伤

闭合性肾损伤可分肾挫伤、肾实质裂伤(包膜破裂)、肾盏(肾盂)撕裂、肾广泛撕裂(全层裂伤，甚至肾蒂断裂)等多种类型。肾挫伤可发生在肾实质内，也可引起包膜下血肿；肾包膜破裂引起肾周围积血和积液；肾外筋膜破裂引起腹膜后血肿。肾外伤可合并其他脏器损伤如肝脾破裂，此时也可伴有腹腔出血，肾蒂撕裂者常引起严重的出血性休克。

肾外伤分级标准(美国创伤外科协会)。

Ⅰ级：肾挫伤/非扩展性包膜下血肿(无肾实质裂伤)。

Ⅱ级：非扩展性肾周血肿或肾实质裂伤，深度<1cm。

Ⅲ级：肾实质裂伤>1cm，但无尿液外渗。

Ⅳ级：肾实质裂伤累及集合系统(尿液外渗)，节段性肾动脉或静脉损伤，或主干肾动脉或静脉损伤伴局限性血肿。

Ⅴ级：肾碎裂、肾蒂撕裂伤或主干肾动脉栓塞。

肾外伤的实用分类方法还有：Ⅰ.轻度(肾实质挫伤，包膜下小血肿，小的肾皮质撕裂)，占大多数(75%～85%)，并且适合保守治疗；Ⅱ.重度(撕裂伤延伸至收集系统，有肾节段性坏死/梗死)，仅占10%，可以保守或外科处理，具体取决于严重程度；Ⅲ.灾难性损伤(血管蒂和粉碎性损伤)；Ⅳ.肾盂输尿管结合部撕裂伤。其中，Ⅲ、Ⅳ伤势严重，共占5%，需紧急手术治疗。总体来说，闭合性钝性损伤大多数病情相对较轻，可以采用保守疗法。因此，肾外伤程度的分级诊断是很重要的。

一、超声表现

(一)肾实质挫伤

(1)肾包膜完整：局部肾实质回声不规则增强，其中可有小片回声减低区。

(2)包膜下少量出血：在包膜与肾实质之间，可能出现新月形或梭形低回声区或高回声区，代表包膜下出血(新鲜出血易被忽略)，提示肾实质可能有轻微裂伤，但超声未能显示(声像图假阴性)。

(3)CDFI无明显异常。

(二)肾实质裂伤(伴包膜破裂)

(1)肾周围积液(积血)征象显著：即肾包膜外有无回声或低回声区包绕。多量出血时，肾的大部分被无回声区包绕。

(2)肾破裂处包膜中断现象，局部肾实质内可有血肿引起的局部低回声和裂隙。破裂处可位于肾中部，或肾脏上、下极，但常规超声检查可能不易找到，除非裂伤范围较大。

(三)肾盏撕裂伤(往往与实质病变并存)

(1)肾实质回声异常增多，或有小片低回声区，包膜完整。

(2)肾中央区扩大伴有不规则回声，与肾实质的边界模糊不清。

(3)肾盂扩张征象集合系统因血块堵塞时发生，扩张的肾盂肾盏中常有不规则低水平回声。

(四)肾广泛性撕裂伤

有同时伴有上述两型表现，其中肾周大量积液征象十分突出(积血、尿液)，断裂、损伤的肾脏结构模糊不清。CDFI有助于显示肾血管及其分布异常，肾梗死区内缺乏血流信号。

超声造影与肾外伤的类型和分级诊断。

Ⅰ级：肾包膜完整，包膜下见新月形无增强区，肾实质内未见异常的无增强灶。

Ⅱ级：肾包膜可连续或不连续，包膜下或肾周可见带状或半月形无增强区，实质内见不规则无增强区，范围＜1cm，肾窦局部可因受压迫而变形。

Ⅲ级：实质内见斑片状无增强区（范围＞1cm），但未达集合系统。

Ⅳ级：肾实质内大片状无增强区，并与肾盂相通，可见肾盂分离现象。

Ⅴ级：肾碎裂，组织碎成2块以上，可有造影剂外溢或肾实质完全不增强。

二、临床意义

(1)常规超声尽管方便易行，非常适合多数闭合性肾损伤患者的诊断和初步筛查、初步了解肾损伤的类型和严重程度，也适合于保守观察治疗患者于肾脏外伤的影像随诊检查，然而必须承认，常规超声敏感性、特异性均较差，存在着假阴性，CDFI的敏感性也差，不足以解决肾外伤的临床分型。对于病情危重的“灾难性肾外伤”，以及临床怀疑多脏器损伤的患者，宜首选增强CT扫描并采取其他应急措施。

(2)传统认为，增强CT是肾外伤的分级诊断的金标准。研究证明，超声造影/对比增强超声(CEUS)新技术通过显示肾实质的血流灌注情况，进一步查明肾损伤的范围、破裂部位、有无节段性梗死，以及有无活动性出血，从而做出精确的分级诊断，准确率接近增强CT检查。超声造影简便易行，比较经济，对于指导临床治疗具有重要实用价值。

(3)增强CT不仅能够全面地评价肾外伤，明确损伤类型及范围，了解肾的血流灌注和肾脏的功能，还具有诊断肝、脾、肾等多脏器损伤的优势（有报道，发生率高达60%～80%），故多年来发达国家常以增强CT作为肾和其他实质脏器外伤的首选影像诊断方法。

参考文献

[1]索峰.现代医学影像诊断与临床[M].长春:吉林科学技术出版社,2019.

[2]马林.医学影像诊断与新技术应用[M].长春:吉林科学技术出版社,2019.

[3]李永玲.实用超声诊断新进展[M].哈尔滨:黑龙江科学技术出版社,2020.

[4]杜广芬,杨莉,李卫国,等.医学影像诊断思维与临床实践[M].北京:科学技术文献出版社,2020.

[5]赵丽娜.新编医学影像基础与诊断[M].昆明:云南科技出版社,2020.

[6]王宝剑.医学影像技术与临床诊断[M].哈尔滨:黑龙江科学技术出版社,2020.

[7]缪文捷.医学影像学基础与诊断实践[M].长春:吉林科学技术出版社,2019.

[8]沙占国,同志原,陈烨昕,等.实用医学影像诊断[M].北京:科学技术文献出版社,2020.

[9]吕洋.新编医学影像学诊断基础与临床[M].北京:科学技术文献出版社,2020.

[10]刘德华.临床影像诊断与介入应用[M].哈尔滨:黑龙江科学技术出版社,2020.

[11]于呈祥.医学影像理论基础与诊断应用[M].北京:科学技术文献出版社,2020.

[12]蒋兴.常用影像学诊断技术[M].北京:中国纺织出版社有限公司,2020.

[13]任悠悠.医学影像学诊断精要[M].南昌:江西科学技术出版社,2020.

[14]褚华鲁.现代常见疾病影像诊断技术[M].西安:陕西科学技术出版社,2020.

[15]聂伟.实用医学影像诊断与鉴别诊断[M].长春:吉林科学技术出版社,2018.

[16]王伟,卢明春,周玉强,等.实用医学影像诊断[M].北京:科学技术文献出版社,2020.

[17]马彦高,邱金霞,张春峰,等.影像学基础与诊断应用[M].北京:科学技术文献出版社,2018.

[18]张丽萍,李海云,韦智晓,等.临床影像医学新进展[M].天津:天津科学技术出版社,2020.

[19]刘兴光,庄儒耀,徐荣,等.当代影像医学技术与诊断[M].天津:天津科学技术出版社,2018.

[20]孙媛媛.医学影像诊断与新技术应用[M].长春:吉林科学技术出版社,2018.